The Cardiovascular Surgery Volume

Interpretation
of Clinical Pathway
and Therapeutic Drugs

2018年 版

临床路径治疗药物释义
INTERPRETATION OF CLINICAL PATHWAY AND THERAPEUTIC DRUGS

心 血 管 外 科 分 册

《临床路径治疗药物释义》专家组 编

中国协和医科大学出版社

图书在版编目（CIP）数据

临床路径治疗药物释义·心血管外科分册/《临床路径治疗药物释义》专家组编. —北京：中国协和医科大学出版社，2018.8

ISBN 978-7-5679-1143-7

Ⅰ．①临…　Ⅱ．①临…　Ⅲ．①心脏外科学-用药法 ②血管外科学-用药法

Ⅳ．①R452

中国版本图书馆 CIP 数据核字（2018）第 139288 号

临床路径治疗药物释义·心血管外科分册

编　　　者：《临床路径治疗药物释义》专家组
责 任 编 辑：许进力　王朝霞
丛书总策划：林丽开
本 书 策 划：刘　雪　许进力

出版发行：**中国协和医科大学出版社**
（北京东单三条九号　邮编100730　电话65260431）
网　　址：www.pumcp.com
经　　销：新华书店总店北京发行所
印　　刷：北京文昌阁彩色印刷有限责任公司

开　　本：787×1092　　1/16 开
印　　张：31
字　　数：610 千字
版　　次：2018 年 8 月第 1 版
印　　次：2018 年 8 月第 1 次印刷
定　　价：125.00 元

ISBN 978-7-5679-1143-7

心血管外科临床路径及相关释义编审专家名单

(按姓氏笔画排序)

王　欣　中国医学科学院阜外医院
王　巍　中国医学科学院阜外医院
王水云　中国医学科学院阜外医院
王立清　中国医学科学院阜外医院
王春生　复旦大学附属中山医院
尹朝华　中国医学科学院阜外医院
冯　钧　中国医学科学院阜外医院
庄　建　广东省心血管病研究所
刘　苏　河北医科大学第二医院
刘建实　天津市胸科医院
刘爱民　中国医学科学院北京协和医院
闫　军　中国医学科学院阜外医院
孙晓刚　中国医学科学院阜外医院
孙寒松　中国医学科学院阜外医院
杨一峰　中南大学湘雅二医院
李守军　中国医学科学院阜外医院
李晓峰　首都医科大学附属北京儿童医院
肖　锋　北京大学第一医院
肖颖彬　陆军军医大学新桥医院
吴洪斌　中国医学科学院阜外医院
吴韫宏　广西医科大学第二附属医院
宋云虎　中国医学科学院阜外医院
张海波　上海儿童医学中心
陈　忠　首都医科大学附属北京安贞医院
苗　齐　中国医学科学院北京协和医院
林　野　中国医学科学院阜外医院
易定华　第四军医大学西京医院
罗国华　中国医学科学院阜外医院
罗新锦　中国医学科学院阜外医院
罗明光　中国医学科学院阜外医院
孟　旭　首都医科大学附属北京安贞医院
赵金平　武汉大学中南医院
胡盛寿　中国医学科学院阜外医院

秦安京　首都医科大学附属复兴医院

莫艳红　柳州市人民医院

钱向阳　中国医学科学院阜外医院

倪一鸣　浙江大学医学院附属第一医院

郭　伟　中国人民解放军总医院

郭宏伟　中国医学科学院阜外医院

唐　跃　中国医学科学院阜外医院

黄方炯　首都医科大学附属北京安贞医院

董念国　华中科技大学同济医学院附属协和医院

舒　畅　中国医学科学院阜外医院

甄文俊　北京医院

漆志涛　中国医学科学院阜外医院

潘湘斌　中国医学科学院阜外医院

《临床路径治疗药物释义》编审专家名单

编写指导专家

金有豫	首都医科大学
孙忠实	中国人民解放军海军总医院
李大魁	中国医学科学院北京协和医院
王汝龙	首都医科大学附属北京友谊医院
孙春华	北京医院
贡联兵	中国人民解放军第 305 医院
李玉珍	北京大学人民医院
王育琴	首都医科大学宣武医院
汤致强	中国医学科学院肿瘤医院
郭代红	中国人民解放军总医院
胡　欣	北京医院
史录文	北京大学医学部
翟所迪	北京大学第三医院
赵志刚	首都医科大学附属北京天坛医院
梅　丹	中国医学科学院北京协和医院
崔一民	北京大学第一医院

编　委（按姓氏笔画排序）

丁玉峰	华中科技大学同济医学院附属同济医院
卜书红	南方医科大学南方医院
马满玲	哈尔滨医科大学附属第一医院
王伟兰	中国人民解放军总医院
王咏梅	首都医科大学附属北京佑安医院
王晓玲	首都医科大学附属北京儿童医院
方建国	华中科技大学同济医学院附属同济医院
史亦丽	中国医学科学院北京协和医院
吕迁洲	复旦大学附属中山医院
朱　珠	中国医学科学院北京协和医院
朱　曼	中国人民解放军总医院
刘丽宏	首都医科大学附属北京朝阳医院
刘丽萍	中国人民解放军第 302 医院
刘皋林	上海交通大学附属第一人民医院
孙路路	首都医科大学附属北京世纪坛医院

杜　光　南方医科大学南方医院
杜广清　首都医科大学附属北京康复医院
李　静　煤炭总医院
李国辉　中国医学科学院肿瘤医院
李雪宁　复旦大学附属中山医院
杨会霞　清华大学第二附属医院
杨莉萍　北京医院
吴建龙　深圳市第二人民医院
沈　素　首都医科大学附属北京友谊医院
张　渊　上海交通大学附属第六人民医院
张相林　中日友好医院
张艳华　北京大学肿瘤医院
陆奇志　广西壮族自治区江滨医院
陆瑶华　上海交通大学附属第六人民医院
陈瑞玲　首都医科大学附属北京天坛医院
林　阳　首都医科大学附属北京安贞医院
周　颖　北京大学第一医院
屈　建　安徽省立医院
侯　宁　山东省立医院
侯连兵　南方医科大学南方医院
徐小薇　中国医学科学院北京协和医院
郭海飞　北京大学第六医院
陶　玲　中山大学附属第三医院
蔡　芸　中国人民解放军总医院

《临床路径治疗药物释义·心血管外科分册》参编专家名单

（按姓氏笔画排序）

金有豫　丁玉峰　卜书红　马满玲　王　欣　王　巍　王水云　王立清
王伟兰　王汝龙　王咏梅　王育琴　王春生　王晓玲　方建国　尹朝华
史亦丽　史录文　冯　钧　吕迁洲　朱　珠　朱　曼　庄　建　刘　苏
刘丽宏　刘丽萍　刘建实　刘皋林　刘爱民　闫　军　汤致强　孙忠实
孙春华　孙晓刚　孙寒松　孙路路　贡联兵　杜　光　杜广清　李　静
李大魁　李玉珍　李守军　李国辉　李晓峰　李雪宁　杨一峰　杨会霞
杨莉萍　肖　锋　肖颖彬　吴建龙　吴洪斌　吴韫宏　沈　素　宋云虎
张　渊　张相林　张艳华　张海波　陆奇志　陆瑶华　陈　忠　陈瑞玲
苗　齐　林　阳　林　野　易定华　罗国华　罗新锦　罗明光　周　颖
屈　建　孟　旭　赵志刚　赵金平　胡　欣　胡盛寿　侯　宁　侯连兵
秦安京　莫艳红　钱向阳　倪一鸣　徐小薇　郭代红　郭　伟　郭宏伟
郭海飞　唐　跃　陶　玲　黄方炯　梅　丹　崔一民　董念国　舒　畅
甄文俊　蔡　芸　漆志涛　翟所迪　潘湘斌

序 一

　　作为公立医院改革试点工作的重要任务之一，实施临床路径管理对于促进医疗服务管理向科学化、规范化、专业化、精细化发展，落实国家基本药物制度，降低不合理医药费用，和谐医患关系，保障医疗质量和医疗安全等都具有十分重要的意义，是继医院评审、"以患者为中心"医院改革之后第三次医院管理的新发展。

　　临床路径是应用循证医学证据，综合多学科、多专业主要临床干预措施所形成的"疾病医疗服务计划标准"，是医院管理深入到病种管理的体现，主要功能是规范医疗行为、增强治疗行为和时间计划、提高医疗质量和控制不合理治疗费用，具有很强的技术指导性。它既包含了循证医学和"以患者为中心"等现代医疗质量管理概念，也具有重要的卫生经济学意义。临床路径管理起源于西方发达国家，至今已有30余年的发展历史。美国、德国等发达国家以及我国台湾、香港地区都已经应用了大量常见病、多发病的临床路径，并取得了一些成功的经验。20世纪90年代中期以来，我国北京、江苏、浙江和山东等部分医院也进行了很多有益的尝试和探索。截至目前，全国8400余家公立医院开展了临床路径管理工作，临床路径管理范围进一步扩大；临床路径累计印发数量达到1212个，涵盖30余个临床专业，基本实现临床常见、多发疾病全覆盖，基本满足临床诊疗需要。国内外的实践证明，实施临床路径管理，对于规范医疗服务行为，促进医疗质量管理从粗放式的质量管理进一步向专业化、精细化的全程质量管理转变，具有十分重要的作用。

　　经过一段时间临床路径试点与推广工作，我们对适合我国国情的临床路径管理制度、工作模式、运行机制以及质量评估和持续改进体系进行了探索。希望通过《临床路径释义》一书，对临床路径相关内容进行答疑解惑及补充说明，帮助医护人员和管理人员准确地理解、把握和正确运用临床路径，起到一定的作用。

中华医学会　会长

序 二

2009 年 3 月，《中共中央国务院关于深化医药卫生体制改革的意见》和国务院《医药卫生体制改革近期重点实施方案（2009~2011 年）》发布以来，医药卫生体制改革五项重点改革取得明显进展。

为了把医药卫生体制改革持续推向深入，"十二五"期间，要以建设符合我国国情的基本医疗卫生制度为核心，加快健全全民医保体系，巩固完善基本药物制度和基层医疗卫生机构运行新机制，积极推进公立医院改革，建立现代化医院管理制度，规范诊疗行为，调动医务人员积极性。

开展临床路径工作是用于医务保健优化、系统化、标准化和质量管理的重要工具之一。临床路径在医疗机构中的实施可为医院管理提供标准和依据，是医院内涵建设的基础。

为更好地贯彻国务院办公厅关于开展医疗卫生体制改革的有关精神，帮助各级医疗机构开展临床路径管理，保证临床路径试点工作顺利进行，受国家卫生和计划生育委员会委托，中国医学科学院承担了组织编写《临床路径释义》的工作。其中《临床路径治疗药物释义》一书，笔者深感尤其值得推荐。本书就临床路径及释义的"治疗方案选择""选择用药方案"中所涉及药物相关信息做了详尽阐述，既是临床路径标准化的参考依据，也是帮助临床医师了解药物知识的最佳平台。

本书由金有豫教授主持并组织国内专家编写。在通读全书后，我认为本书有几个非常鲜明的特点：一是开创性。作为一本临床指导类图书，《临床路径治疗药物释义》在紧密结合临床用药实践指导合理用药和个体化给药，整合"医"和"药"方面做了开创性的工作。二是包容性极强。这本书既可为临床医师提供切实可行的指导，对药学工作者也颇具参考价值。书中对药品信息资料进行了系统整理，涵盖了药品的政策和学术来源。三是延伸性。《临床路径治疗药物释义》这本书对路径病种所对应的选择用药提供了拓展阅读，指出资料来源与出处，便于临床医师进一步查阅详细内容。

笔者相信，随着更多有关《临床路径释义》及《临床路径治疗药物释义》的图书不断问世，医护人员和卫生管理人员将能更准确地理解、把握和运用临床路径，从而结合本院实际情况合理配置医疗资源，规范医疗行为，提高医疗质量，保证医疗安全。

中国工程院　院　士
中国药学会　理事长

序 言

规范医疗行为、提高医疗质量、保障患者安全和降低医疗费用是医疗界一直以来努力的方向。研究与实践证明，临床路径管理可以通过循证医学证据建立医师共识，以共识规范医疗行为，从而达到优化医疗资源配置、避免无效与无意义检查、防治药物滥用、降低医疗能耗、减少人为过失、提高医疗服务质量等诸多目标。因此，实施临床路径管理既是医疗质量管理的重要工作，也在医药卫生体制改革中扮演着重要角色。国家卫生健康委员会（原卫生部）于2011年1月公布的《2011年卫生工作要点》中特别把"继续制定常见病、多发病临床路径，增加实施病种数量，扩大临床路径实施覆盖面"作为一项公立医院的改革任务来布置。

为贯彻国务院办公厅医药卫生体制改革的有关精神，帮助各级医疗机构开展临床路径管理，原国家卫生和计划生育委员会委托中国医学科学院组织编写了《临床路径释义》，并同时编写了《临床路径治疗药物释义》，就临床路径及释义的"治疗方案选择""选择用药方案"中所涉及药物相关信息做了补充说明，《临床路径治疗药物释义·心血管外科分册》就是该丛书中的重要一本，出版至今已有五年。五年来，各级医疗机构通过开展临床路径管理工作，医疗行为规范性明显增强，医疗质量显著提高，取得了很大成效。但是近年来，伴随着我国社会主要矛盾的转变，人民群众对医疗服务的水平和质量提出了更高的要求，各级医疗机构也在实践过程中发现了第一版书中存在的一些问题和不足，并总结经验，提出了修订意见。

因此，中国协和医科大学出版社借《临床路径》及《临床路径释义》修订再版之际，再次组织国内临床药学、药理专家对《临床路径治疗药物释义》丛书的内容也进行了全面修订和更新，希望通过理论指导与临床实践相结合的方式，逐步探索出适合中国医疗实际情况的临床路径管理方案。

临床路径如同其他指南性文献一样，本来就会随着对疾病认识的不断深入和临床经验的不断积累发生动态变化，这在新药、新器械、新术式层出不穷的外科领域尤为明显；同时，在不同的医院、不同的临床科室，对临床路径的遵循状况也存在一定差别。基于这样的认识，我们希望这本书既能成为外科医师的参考工具，也能在未来继续不断更新，与临床医师共同进步。

中国医学科学院阜外医院　院长

前　言

　　临床路径是由医院管理人员、医师、护师、药师、医技师等多学科专家共同参与，针对特定病种或病例组合的诊疗流程，整合检查、检验、诊断、治疗和护理等多种诊疗措施而制定的标准化、表格化的诊疗规范。开展临床路径工作是实现医疗保健优化、系统化、标准化和全程质量管理的重要途径。

　　为更好地贯彻国务院办公厅医药卫生体制改革的有关精神，帮助各级医疗机构开展临床路径管理，保证临床路径工作顺利开展，受国家卫生和计划生育委员会委托，中国医学科学院承担了组织编写《临床路径释义》的工作。在此基础上，中国协和医科大学出版社组织国内临床药学、药理学等领域的专家共同编写了《临床路径治疗药物释义》，就临床路径及相关释义中涉及药物的部分进行了补充释义和拓展阅读。

　　参加本书编写的专家大多数亲身经历了医院临床路径试点工作。他们根据临床路径各病种的具体特点，设计了便于临床医师在诊疗过程中查阅的药品表单，对药物信息进行了系统、简明阐述。全书涵盖了药品的政策和学术来源，并在临床路径及相关释义中，对"治疗方案选择""选择用药方案""术前、术中、术后"用药、"医师表单医嘱用药"等项下涉及相关药物的信息进行了归纳整理。

　　随着医药科技的不断进步，临床路径将根据循证医学的原则动态修正；与此同时，不同地域的不同医疗机构也应根据自身情况，合理制定适合本地区、本院实际情况的临床路径。因时间和条件限制，书中的不足之处在所难免，欢迎同行诸君批评指正。

编　者
2018 年 5 月

目 录

第一篇

心血管外科
临床路径及相关释义

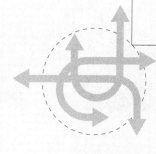

Interpretation
of Clinical Pathway

第一章

动脉导管未闭（介入封堵术）临床路径释义

一、动脉导管未闭编码

疾病名称及编码：动脉导管未闭（ICD-10：Q25.0）

手术操作及编码：动脉导管未闭介入封堵术（ICD-9-CM-3：39.7901）

二、临床路径检索方法

Q25.0 伴 39.7901

三、动脉导管未闭临床路径标准住院流程

（一）适用对象

第一诊断为动脉导管未闭（ICD-10：Q25.0），行动脉导管介入封堵术（ICD-9-CM-3：39.7901）。

> **释义**
>
> ■ 本路径对象为先天性动脉导管未闭（PDA），包括病理分型常见的管型、漏斗型动脉导管及其他少见病理分型。管型：是最常见的类型，占 PDA 患者的 80% 左右，整个 PDA 的内径基本一致，主动脉端和肺动脉端粗细基本相同，长度一般超过直径，类似管状或圆柱而称为管型。漏斗型：动脉导管的一端直径大于另一端，形似漏斗，多为主动脉端内径较粗，肺动脉端较粗者少见。窗型：动脉导管短而粗，类似于主肺动脉间隔缺损。此外，PDA 中段膨大呈哑铃状或葫芦状，或中段明显膨大如动脉瘤状的归类于哑铃型和动脉瘤型。PDA 是常见的先天性心脏病，占先天性心脏病的 15%~20%。女性发病率明显高于男性，比率为 3：1~2：1。
>
> ■ PDA 的治疗手段有多种，本路径针对的是介入封堵术，其他治疗方式见另外的路径指南。

（二）诊断依据

根据《临床诊疗指南·心血管外科学分册》（中华医学会编著，人民卫生出版社，2009）。

1. 病史：可有反复呼吸道感染、乏力、发育迟缓、发现心脏杂音等。
2. 体征：可有胸骨左缘第 1、2 肋间连续性机械样杂音等。
3. 辅助检查：心电图，胸部 X 线平片，超声心动图等。

> **释义**

■ 动脉导管未闭的症状取决于导管大小、肺血管阻力等因素。早产儿肺血管阻力下降早，出生后 1 周即可因大量左向右分流而出现症状。足月儿一般生后 6~8 周肺血管阻力下降，左向右分流加重，出现易激惹、心动过速、呼吸急促和难于喂养。单纯动脉导管未闭患者在儿童期少有自觉症状，只是发育欠佳，身材瘦小。有些儿童仅在劳累时感到疲乏、心悸。

■ 未闭动脉导管直径中等大小者临床上常无明显症状，直至成年剧烈活动后才出现气促、心悸等心功能失代偿症状。肺动脉高压虽在 2 岁以下可出现，但明显肺动脉高压症状大多在年龄较大时才表现，如头晕、气促、咯血等，动脉导管未闭造成严重肺动脉高压后，出现右向左分流，表现为差异性发绀。若并发心内膜炎，则有发热、食欲缺乏、出汗等症状，心内膜炎在儿童期较少发生，以青年期多见。

■ 动脉导管分流量大者，左侧胸廓隆起，心尖搏动增强，一般在胸骨左缘第 2、3 肋间闻及响亮的连续性机器样杂音，并扪及震颤。此杂音在肺动脉区最清晰，并向左锁骨下窝、左胸外侧或左颈部传导。动脉导管分流量小者，心脏杂音可不典型，可在相应部位闻及收缩期杂音，部分患者甚至无杂音。合并肺动脉高压病例，因肺动脉高压程度不同，杂音程度也不尽相同：可以是收缩期为主、舒张期微弱的双期杂音，单纯收缩期杂音或几乎无杂音。有些病例还可闻及继发于二尖瓣血流增加导致的心尖部舒张中期柔和杂音。

■ 动脉导管未闭患者血压可正常，但分流量大者，收缩压往往升高，而舒张压下降，同时出现周围血管征，随肺动脉压力上升体征减轻或消失。

■ 大龄儿童及成人动脉导管未闭患者心电图可显示左心室肥大。随病情进展，心电图逐渐由单纯左心室向心性肥大发展至左、右心室肥大，直至右心室肥大，同时电轴右偏；分流量小的动脉导管未闭者心电图可正常。

■ 中量以上左向右分流者胸部 X 线平片上主动脉结常增大，这与其他左向右分流的畸形不同。降主动脉形成漏斗征为特征性改变（阳性率约 50%）。X 线平片上还表现有心脏增大及肺血增多的特征，且与分流量相关。

■ 超声心动图是确诊动脉导管未闭的检查手段，对未闭导管的长度及粗细均可进行测量。由于受多种因素影响，在测量导管直径方面，超声不如造影准确。

（三）选择治疗方案的依据

根据《临床技术操作规范·心血管外科学分册》（中华医学会编著，人民军医出版社）。动脉导管介入封堵术（ICD-9-CM-3：39.7901）。

> **释义**

■ 动脉导管未闭的治疗方法随着医疗技术的进步和医用材料的完善而不断发展变化。各单位应根据自身条件，依据患者病变的病理类型和病情特点，合理选择介入封堵、常温结扎/切断、体外循环辅助下直视闭合等各种方式，开展安全、有效的治疗。

（四）标准住院日

2~5 天。

> **释义**
>
> ■ 动脉导管未闭患者为接受介入封堵治疗入院后，术前准备 1 天，在第 2~3 天实施手术，术后恢复 1~2 天出院。总住院时间不超过 5 天均符合路径要求。

（五）进入路径标准

1. 第一诊断必须符合 ICD-10：Q25.0 动脉导管未闭疾病编码。
2. 有适应证，无禁忌证。
3. 年龄>3 岁或体重>15kg；未合并重度肺动脉高压；未闭动脉导管呈管型且直径<1cm 的患者进入该路径。
4. 当患者同时具有其他疾病诊断，但在住院期间不需要特殊处理也不影响第一诊断的临床路径流程实施时，可以进入路径。

> **释义**
>
> ■ 动脉导管未闭患者，若诊断明确，辅助检查提示左心容量负荷增加、肺血量增多，即有手术治疗指征。1 岁以内患者若出现充血性心力衰竭应积极手术治疗。成人患者只要肺血管继发性病理改变尚处于可逆阶段，血流动力学仍以左向右分流为主，应予以手术。对于感冒发热，肺部啰音的患者应该择期手术，待控制感冒症状后，再行封堵治疗。合并感染性心内膜炎，一般需先经抗菌药物治疗，待感染控制 4~6 周后再行手术治疗。对少数药物治疗不能控制者，特别有赘生物脱落或存在脱落风险、发生动脉栓塞或假性动脉瘤形成时，应及时行外科手术治疗，不宜介入治疗。
>
> ■ 按目前介入治疗技术的发展水平，动脉导管未闭介入封堵术已可以在体重>4kg 的患者中施行，但由于低龄、低体重患儿的介入封堵术要考虑血管径路、动脉导管直径及病理类型等诸多特殊影响因素，故目前按特殊情况处理而不入选本临床路径。本路径将年龄>3 岁或体重>15kg 作为进入路径的入选标准。
>
> ■ 虽然介入治疗技术也能完成管径>1cm 的动脉导管未闭的治疗，但这类患者多病情较重且多合并重度肺动脉高压，治疗有其特殊性。因此考虑到封堵器的尺寸及形态特点，只选择导管直径<1cm 的漏斗型、管型动脉导管未闭患者进入本路径。
>
> ■ 因动脉导管未闭而导致重度继发性肺动脉高压的患者，其肺血管的病理改变均较为严重。对此类患者，术前需对肺动脉高压进行严格评估及药物治疗，这些特殊检查和处理会导致在治疗时间及治疗费用上出现较大的变异。为便于进行统一的医疗质量管理，本路径目前将合并重度肺动脉高压患者排除在入选标准以外。
>
> ■ 经入院常规检查发现以往所没有发现的疾病，而该疾病可能对患者健康影响更为严重，或者该疾病可能影响介入治疗实施、提高介入治疗和麻醉风险、影响预后，则应优先考虑治疗该种疾病，暂不宜进入路径。如未经治疗控制的冠心病、高血压、糖尿病、心功能不全、甲状腺功能亢进、肝肾功能不全、凝血功能障碍等。
>
> ■ 若既往患有上述疾病，经合理治疗后达到稳定，或目前尚需持续用药，经评估无手术及麻醉禁忌，则可进入路径。但可能会增加医疗费用，延长住院时间。

（六）术前准备（术前评估）

1 天。

1. 必须的检查项目：

（1）实验室检查：血常规+血型，尿常规，肝肾功能，血电解质，凝血功能，感染性疾病筛查（乙型肝炎、丙型肝炎、梅毒、艾滋病等）。

（2）胸部 X 线片、心电图、超声心动图。

2. 根据患者具体情况可选择的检查项目：如心肌酶、肺功能检查等。

> **释义**
>
> ■ 必查项目是确保手术治疗安全、有效开展的基础，在术前必须完成。相关人员应认真分析检查结果，以便及时发现异常情况并采取对应处置。
>
> ■ 患者近期有过感冒、发热，可检查心肌酶，若异常增高则不宜进入本路径治疗。
>
> ■ 既往有呼吸疾病史或胸廓明显畸形患者，应行呼吸功能检查。
>
> ■ 介入治疗中要使用含碘的对比剂，故对有相应症状或危险因素的患者应评估甲状腺功能。
>
> ■ 为缩短患者术前等待时间，检查项目可以在患者入院前于门诊完成。

（七）预防性抗菌药物选择与使用时机

抗菌药物使用：按照《抗菌药物临床应用指导原则》（卫医发〔2004〕285 号）执行，并根据患者的病情决定抗菌药物的选择与使用时间。

> **释义**
>
> ■ 由于存在血管内植入异物等易感因素，且一旦感染可导致严重后果。因此可按规定适当预防性应用抗菌药物，通常选用第二代头孢菌素。

（八）手术日

入院第 1~2 天。

1. 麻醉方式：局部麻醉（成人和大龄儿童）或全身麻醉（儿童患者）。

2. 手术植入物：动脉导管封堵器。

3. 术中用药：麻醉常规用药。

4. 输血及血液制品：视术中情况而定。

> **释义**
>
> ■ 本路径规定的动脉导管未闭介入封堵术可在局部麻醉下实施，不能配合的患者（绝大多数为学龄前儿童）在全身麻醉（绝大多数采用基础麻醉）下实施，是一种微创治疗技术。传统的未闭动脉导管直视手术治疗技术不包含在本路径中。患者术后应以弹力绷带加压包扎穿刺点，并于术后 12 小时后撤除。

（九）术后住院恢复

1~3 天。

1. 术后回病房。

2. 观察生命体征。

3. 必须复查的项目：胸部 X 线片、心电图、超声心动图。

> **释义**
>
> ■ 术后早期应注意观察患者的生命体征，主要包括心率、心律、血压等，以便及时掌握病情变化。并注意观察穿刺部位是否有血肿及足背动脉搏动情况，防止压迫穿刺点造成下肢缺血。
>
> ■ 根据患者病情需要，开展相应的检查及治疗。检查内容不只限于路径中规定的必须复查项目，可根据需要增加血常规、尿常规、肾功能、电解质、血气分析、凝血功能等检查。必要时可增加同一项目的检查频次。如有残余分流的患者应该严格检测血常规、游离血红蛋白及尿常规，及时发现机械性溶血。

（十）出院标准

1. 患者一般情况良好，完成复查项目。

2. 穿刺部位无出血、感染。

3. 没有需要住院处理的并发症。

> **释义**
>
> ■ 患者出院前不仅应完成必须复查项目，且复查项目应无明显异常。若检查结果明显异常，主管医师应进行仔细分析并作出对应处置。对穿刺部位有血管并发症的患者，经主管医师评价后如该并发症无需立即处理，可出院后随诊观察。

（十一）变异及原因分析

1. 围术期并发症等造成住院日延长和费用增加。

2. 手术耗材的选择：由于病情不同，使用不同的内植物和耗材，导致住院费用存在差异。

3. 医师认可的变异原因分析。

4. 其他患者方面的原因等。

> **释义**
>
> ■ 变异是指入选临床路径的患者未能按路径流程完成医疗行为或未达到预期的医疗质量控制目标。这包含三方面情况：①按路径流程完成治疗，但出现非预期结果，可能需要后续进一步处理，如封堵器有移位或脱落、存在残余分流导致机械性溶血等；②按路径流程完成治疗，但超出了路径规定的时限或限定的费用，如实际住院日超出标准住院日要求，或未能在规定的手术日时间限定内实施手术等；③术中诊断和术前诊断不符或不能按路径流程完成治疗，患者需要中途退出路径，如术中行心导管检查发现可能影响预后的重度肺动脉高压，或治疗过程中出现严重并发症，

导致必须终止路径或需要转入其他路径进行治疗等。对这些患者，主管医师均应进行变异原因的分析，并在临床路径的表单中予以说明。

■动脉导管未闭介入封堵术可能出现的并发症有：残余分流、封堵器脱落/移位、降主动脉狭窄、机械性溶血、各种心导管操作并发症以及感染等。

■医师认可的变异原因主要指患者入选路径后，医师在检查及治疗过程中发现患者合并存在一些事前未预知的对本路径治疗可能产生影响的情况，需要终止执行路径或者是延长治疗时间、增加治疗费用，医师需在表单中明确说明。

■因患者方面的主观原因导致执行路径出现变异，也需要医师在表单中予以说明。

四、动脉导管未闭临床路径给药方案

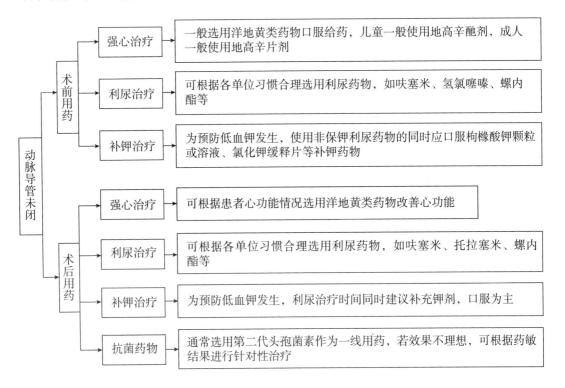

【用药选择】

1. 对于直径>5mm的动脉导管，术前即可开始给予强心、利尿和补钾药物治疗，合并肺动脉高压者，可间断氧疗，降肺动脉压力的药物可选择波生坦、西地那非或者两药联合应用。

2. 术后常规服用1个月强心、利尿及补钾药物。合并肺动脉高压者，继续服用波生坦或西地那非，并根据超声或心导管评估的肺动脉压力情况，决定服用期限。

3. 术中预防性应用抗菌药物，在术前0.5小时输注，一般常规使用第二代头孢菌素，对于青霉素或头孢类过敏者，可选用大环内酯类或克林霉素等。术后48小时后，若无特殊可停用抗菌药物，若患者血象较高，体温在38.5℃以上，可继续应用抗菌药物，并设法行细菌培养，根据痰培养、血培养结果选择敏感抗菌药物。

【药学提示】

1. 大环内酯类静脉给药可引起血栓性静脉炎，故应用阿奇霉素静脉滴注时要注意监测；此类药物与甲泼尼龙、茶碱、卡马西平、华法林等药物有相互作用。

2. 患者系统收缩压<85mmHg，需慎用波生坦，同时监测肝功能。

【注意事项】

1. 抗菌药物的滥用导致耐药株不断出现，且二重感染机会增加，故在术后 48 小时后若无明显感染证据，应停用抗菌药物。有必要继续应用抗菌药物的，应根据药敏结果合理选择。

2. 在术后 48 小时内，注意保证出量占入量的一半，必要时可适当应用静脉利尿药物，减轻心脏负担，48 小时后可适当放宽患者出入量情况。

3. 若患者合并传导阻滞等心律失常情况，建议减少或停用地高辛类药物。

五、推荐表单

（一）医师表单

动脉导管未闭临床路径医师表单

适用对象：第一诊断为动脉导管未闭（ICD-10：Q25.0）

行动脉导管未闭介入封堵术（ICD-9-CM-3：39.7901）

患者姓名：	性别： 年龄： 门诊号：	住院号：
住院日期： 年 月 日	出院日期： 年 月 日	标准住院日：2~5 天

时间	住院第 1 天	住院第 2~3 天 （手术日）	住院第 3~5 天 （出院日）
主要诊疗工作	□ 询问病史，体格检查 □ 完成入院病历 □ 完善相关检查 □ 上级医师查房 □ 术前讨论，确定治疗方案 □ 向患者及家属交代病情及围术期注意事项 □ 签署手术知情同意书、自费用品协议书等	□ 局部麻醉或全身麻醉下穿刺右股动、静脉 □ 行左、右心导管检查 □ 降主动脉造影 □ 动脉导管封堵 □ 测压评估封堵器是否造成降主动脉狭窄 □ 评估包扎后足背动脉搏动情况 □ 术者完成手术记录 □ 完成病程记录 □ 向患者及家属交代病情及术中基本情况	□ 医师查房 □ 拆除穿刺点弹力绷带，检查穿刺伤口 □ 复查心电图、超声心动图及胸部 X 线片 □ 安排出院
重点医嘱	**长期医嘱** □ 二级护理 □ 饮食 □ 患者既往基础用药 **临时医嘱** □ 血、尿常规，血型，凝血功能，电解质+肝肾功能，感染性疾病筛查 □ 胸部 X 线片、心电图、超声心动图 □ 留置针穿刺，建立静脉通路 □ 拟于明日行动脉导管介入封堵术 □ 备皮 □ 预防用抗菌药物	**长期医嘱** □ 二级护理 □ 饮食 □ 心电监测 □ 平卧 12~24 小时 **临时医嘱** □ 预防用抗菌药物 □ 穿刺点弹力绷带包扎 □ 其他特殊医嘱	**临时医嘱** □ 穿刺部位换药 □ 通知出院
病情变异记录	□ 无 □ 有，原因： 1. 2.	□ 无 □ 有，原因： 1. 2.	□ 无 □ 有，原因： 1. 2.
医师签名			

（二）护士表单

动脉导管未闭临床路径护士表单

适用对象：第一诊断为动脉导管未闭（ICD-10：Q25.0）

　　　　　行动脉导管未闭介入封堵术（ICD-9-CM-3：39.7901）

患者姓名：	性别：　　年龄：　　门诊号：	住院号：
住院日期：　　年　月　日	出院日期：　　年　月　日	标准住院日：2~5 天

时间	住院第 1 天	住院第 2~3 天（手术日）	住院第 3~5 天（术后第 1~2 日，出院日）
主要护理工作	□ 入院宣教 　　介绍主管医师、护士 　　介绍医院内相关制度 　　介绍环境、设施 　　介绍住院注意事项 　　介绍疾病相关知识 　　介绍各项安全事项 □ 核对患者姓名，佩戴腕带 □ 护理评估（营养状况、性格变化等） □ 病史询问，相应查体 □ 联系相关检查 □ 汇总检查结果 □ 完成术前准备 □ 留置套管针、备皮	□ 术前宣教 　　介绍术前饮食注意事项，全身麻醉患儿禁食、禁水 　　触摸双侧足背动脉搏动情况，并作标记 　　再次核对检查结果及各项签字单 □ 术后宣教 　　告知体位要求（患侧肢体制动，卧床 16~24 小时） 　　全身麻醉患儿完全清醒后方可进食、进水 　　不适及时通知医师 □ 观察患者病情变化，倾听患者主诉 □ 观察穿刺点及下肢血运情况 □ 心理护理 □ 观察心律变化	□ 协助患者做检查 □ 出院宣教 　　介绍出院注意事项 　　饮食指导 □ 协助办理出院手续
重点医嘱	**长期医嘱** □ 二级护理 □ 饮食 □ 患者基础用药 □ 遥控心电监测 **临时医嘱** □ 血、尿常规，血型，凝血功能，血生化，感染性疾病筛查（乙型肝炎、丙型肝炎、艾滋病、梅毒），甲状腺功能（T_3、T_4） □ 胸部 X 线片、心电图、超声心动图 □ 留置套管针 □ 拟于明日在局部麻醉/全身麻醉下行动脉导管未闭封堵术 □ 备皮 □ 预防用抗菌药物	**长期医嘱** □ 二级护理 □ 饮食 □ 患者基础用药 □ 遥控心电监测 **临时医嘱** □ 预防用抗菌药物 □ 术中换药 □ 复查胸部 X 线片、心电图、超声心动图 □ 复查血、尿常规，电解质+肝肾功能，凝血功能 □ 其他特殊医嘱	**重点诊疗** □ 今日出院
病情变异记录	□ 无　□ 有，原因： 1. 2.	□ 无　□ 有，原因： 1. 2.	□ 无　□ 有，原因： 1. 2.
护士签名			

（三）患者表单

动脉导管未闭临床路径患者表单

适用对象：第一诊断为动脉导管未闭（ICD-10：Q25.0）

　　　　行动脉导管未闭介入封堵术（ICD-9-CM-3：39.7901）

患者姓名：		性别：　　年龄：　　门诊号：	住院号：
住院日期：　　年　月　日		出院日期：　　年　月　日	标准住院日：2~5天

时间	住院第1天 （术前第1日）	住院第2~3天 （手术日）	住院第3~5天 （术后第1~2日，出院日）
医患配合	□ 接受入院宣教 □ 接受入院护理评估 □ 接受病史询问 □ 进行体格检查 □ 交代既往用药情况 □ 进行相关检查 □ 接受术前宣教 □ 患者和家属与医师交流了解病情 □ 了解手术方案及围术期注意事项 □ 签署手术知情同意书、自费用品协议书等	□ 接受手术治疗 □ 患者和家属与医师交流，了解手术情况及术后注意事项 □ 接受术后治疗 □ 接受术后宣教	□ 接受出院前康复宣教 □ 学习出院注意事项 □ 了解复查程序 □ 接受相关复查：胸部X线片、心电图和超声心动图 □ 配合医师进行伤口换药 □ 获取出院诊断证明书 □ 办理出院手续
重点诊疗及检查	**重点诊疗** □ 分级护理 □ 饮食安排 □ 既往基础用药 □ 遥控心电监测 □ 备皮 □ 留置针穿刺，建立静脉通路 □ 预防应用抗菌药物 **重要检查** □ 血、尿常规，血型，凝血功能，血生化，感染性疾病筛查，甲状腺功能（T_3、T_4） □ 胸部X线片、心电图、超声心动图 □ 根据病情补充安排其他检查	**重点诊疗** □ 分级护理 □ 饮食安排 □ 心电监测 □ 平卧12~24小时 □ 预防应用抗菌药物 □ 穿刺点弹力绷带包扎，沙袋压迫 **重要检查** □ 按医师要求进行相关检查	**重点诊疗** □ 拆除穿刺点弹力绷带，检查穿刺伤口愈合情况 □ 出院

附：原表单（2009 年版）

动脉导管未闭临床路径表单

适用对象：第一诊断为动脉导管未闭（ICD-10：Q25.0）
　　　　　行动脉导管未闭介入封堵术（ICD-9-CM-3：39.7901）

患者姓名：		性别：　　年龄：　　门诊号：		住院号：
住院日期：　　年　月　日		出院日期：　　年　月　日		标准住院日：2~5 天

时间	住院第 1 天	住院第 2~3 天（手术日）	住院第 3~5 天（出院日）
主要诊疗工作	□ 询问病史，体格检查 □ 完成入院病历 □ 完善相关检查 □ 上级医师查房 □ 术前讨论，确定治疗方案 □ 向患者及家属交代病情及围术期注意事项 □ 签署手术知情同意书、自费用品协议书、输血同意书	□ 局部麻醉或全身麻醉下穿刺右股动、静脉 □ 行左、右心导管检查 □ 降主动脉造影 □ 动脉导管封堵 □ 术者完成手术记录 □ 完成病程记录 □ 向患者及家属交代病情及术中基本情况	□ 医师查房 □ 拆除穿刺点弹力绷带，检查穿刺伤口 □ 复查心电图、超声心动图及胸部 X 线片 □ 安排出院
重点医嘱	**长期医嘱** □ 二级护理 □ 饮食 □ 患者既往基础用药 **临时医嘱** □ 血、尿常规，血型，凝血功能，电解质+肝肾功能，感染性疾病筛查 □ 胸部 X 线片、心电图、超声心动图 □ 留置针穿刺，建立静脉通路 □ 拟于明日行动脉导管介入封堵术备皮 □ 预防用抗菌药物	**长期医嘱** □ 二级护理 □ 饮食 □ 心电监测 □ 平卧 24 小时 **临时医嘱** □ 预防用抗菌药物 □ 穿刺点弹力绷带包扎 □ 其他特殊医嘱	**临时医嘱** □ 穿刺部位换药 □ 通知出院
主要护理工作	□ 入院宣教 □ 术前准备（备皮等）	□ 观察患者病情变化 □ 观察穿刺点及下肢血运情况 □ 术后康复指导	□ 帮助患者办理出院手续 □ 康复宣教
病情变异记录	□ 无　□ 有，原因： 1. 2.	□ 无　□ 有，原因： 1. 2.	□ 无　□ 有，原因： 1. 2.
护士签名			
医师签名			

第二章

动脉导管未闭（体外循环直视缝闭术）临床路径释义

一、动脉导管未闭编码

疾病名称及编码：动脉导管未闭（ICD-10：Q25.000）

手术操作名称及编码：体外循环下动脉导管直视缝闭术（ICD-9-CM-3：38.85+39.61）

二、临床路径检索方法

Q25.000 伴（38.85+39.61）

三、动脉导管未闭临床路径标准住院流程

（一）适用对象

第一诊断为动脉导管未闭（ICD-10：Q25.001），行体外循环下动脉导管直视闭合术（ICD-9-CM-3：38.85 伴 39.61）。

> **释义**
>
> ■ 动脉导管未闭是指在主动脉降部与肺动脉之间相连的管道，在胎儿期，动脉导管未闭是胎儿循环系统正常生理存在，在出生后（一般2~3周）应自然闭合，如未能闭合，就会产生左向右分流，导致一系列病理、生理变化。
>
> ■ 动脉导管未闭体外循环直视缝闭术是指在体外循环下进行动脉导管的直视缝合手术。其他治疗方式包括介入封堵手术，常温下结扎、缝扎或断缝合手术，见另外的临床路径指南。

（二）诊断依据

根据《临床诊疗指南·心血管外科学分册》（中华医学会编著，人民卫生出版社，2009）。

1. 病史：可有反复呼吸道感染、乏力、发育迟缓、发现心脏杂音等，轻者可无症状。病程早期常有上呼吸道感染病史，中期可有心悸、气短，晚期可有发绀、杵状指（趾）等表现。

2. 体征：听诊可有胸骨左缘第1、2肋间连续性机械性杂音，粗糙、传导广、伴震颤，婴幼儿期或晚期病例常仅有收缩期杂音。可伴有周围血管征。

3. 辅助检查：心电图、胸部X线平片、超声心动图等。

（1）心电图：正常或左心室肥厚表现，大分流量时双心室肥厚表现，晚期右心室肥厚心电图表现。

（2）胸部X线平片：肺血量增多，左心室或左、右心室增大，肺动脉段突出，主动脉结增宽。

（3）超声心动图：主肺动脉分叉与降主动脉之间异常通道分流即可确诊。

4. 鉴别诊断：注意与主-肺动脉间隔缺损、冠状动静脉瘘、主动脉窦瘤破裂进行鉴别。

释义

■ 动脉导管未闭产生的动脉水平左向右分流，使肺循环血量增加，左心负荷加重，患者常有呼吸道感染、乏力、生长迟缓等表现，而且在胸骨左缘第 2 肋间可闻及连续性机械性杂音。随着肺动脉压力的逐步升高，产生动脉水平右向左分流，患者可有发绀、杵状指等表现。

■ 动脉水平左向右分流，使肺循环血量增加，左心负荷加重，心电图可表现为左心室增大，胸部 X 线检查提示肺血增多，左心室增大，肺动脉段突出。随着肺动脉压力的逐步升高，心电图可表现为右心室肥厚，胸部 X 线检查可有右心室增大表现。经心脏超声检查可发现未闭的动脉导管而明确诊断。

■ 主-肺动脉间隔缺损、冠状动静脉瘘、主动脉窦瘤破裂的患者由于都可闻及连续性的杂音，而需与动脉导管未闭相鉴别，经心脏超声检查多可明确诊断。

（三）治疗方案的选择

根据《临床技术操作规范·心血管外科学分册》（中华医学会编著，人民军医出版社，2009）。

行体外循环下动脉导管直视闭合术。

（1）合并重度肺动脉高压，或合并感染性心内膜炎。

（2）预计在非体外循环下的手术中可能发生意外大出血，或急性心力衰竭。

（3）同时合并其他心内畸形拟在一次心脏手术中同时处理的动脉导管未闭。

释义

■ 动脉导管未闭合并重度肺动脉高压、合并感染性心内膜炎、预计在非体外循环下手术中可能发生意外大出血的患者可在体外循环下行动脉导管直视缝合术。手术可在心脏停跳下或在并行循环下，开肺动脉直接缝合或补片修补未闭的动脉导管。

■ 并发细菌性心内膜炎者，最好在抗菌药物控制感染 2 个月后施行动脉导管未闭手术。

■ 动脉导管未闭合并重度肺动脉高压的患者、肺动脉壁通常较薄弱，且承受较大压力，结扎或缝扎动脉导管有出血风险；合并感染性心内膜炎的患者，动脉壁可能受炎症累及而变得脆弱，结扎或缝扎动脉导管有意外出血的风险，因此选择体外循环下动脉导管直视缝合术。

（四）标准住院日

通常≤18 天。

释义

■ 是指患者从入院到出院的时间不超过 18 天，包括术前准备、外科手术和术后恢复的时间。

（五）进入路径标准

1. 第一诊断必须符合 ICD-10：Q25.001 动脉导管未闭疾病编码。

2. 年龄>3 岁或体重>15kg。

3. 有适应证，无禁忌证。

4. 当患儿同时具有其他疾病诊断，只要住院期间不需要特殊处理也不影响第一诊断的临床路径流程实施时，可以进入路径。

> 释义
>
> ■ 动脉导管未闭的患者行体外循环直视缝合手术，进入临床路径的条件包括：①诊断明确；②不适合介入封堵手术；③不适合常温下导管结扎、缝扎或断缝合；④合并重度肺动脉高压、合并感染性心内膜炎、预计在非体外循环下手术可能发生意外大出血。本路径将年龄>3 岁或体重>15kg 作为进入路径的入选标准。
>
> ■ 只要是采用体外循环直视修补，无论是直接缝闭还是补片修补，均适用本路径。
>
> ■ 经检查发现以往所没有发现的疾病，而该病可能对患者健康影响更为严重，或者该疾病可能影响手术实施、提高手术和麻醉风险、影响预后，则应优先考虑治疗该种疾病，暂不宜进入路径。如高血压、糖尿病、心功能不全、肝肾功能不全、凝血功能障碍等。
>
> ■ 若患儿同时具有其他疾病诊断，只要住院期间不需要特殊处理，也不影响第一诊断的临床路径流程实施，不增加手术和麻醉风险、不影响预后的，可以进入本路径。

（六）术前准备（术前评估）

≤6 天。

1. 必须的检查项目：

（1）血常规、尿常规。

（2）肝肾功能、血型、凝血功能、感染性疾病筛查（乙型肝炎、丙型肝炎、梅毒、艾滋病等）。

（3）心电图、胸部 X 线平片、超声心电图。

（4）血压、经皮氧饱和度。

2. 根据情况可选择的检查项目：如大便常规、心肌酶、24 小时动态心电图、肺功能检查、血气分析、心脏增强 CT 等。

> 释义
>
> ■ 必查项目是确保手术安全的基础，术前必须完成。相关人员应认真分析检查结果，发现异常要积极处理。
>
> ■ 近期患者有感冒、发热、咳嗽、咳痰等症状，需除外呼吸道感染，若有呼吸道感染暂不宜进入路径治疗。
>
> ■ 患者年龄>50 岁，或有明确心绞痛症状、心电图提示有心肌缺血表现，应行冠状动脉造影检查。

　　■ 既往有呼吸系统病史、长期吸烟史或胸廓明显畸形患者，应行肺功能检查。

　　■ 为缩短术前等待时间，一些检查项目可在入院前于门诊完成。

（七）预防性抗菌药物选择与使用时机

1. 抗菌药物：按照《抗菌药物临床应用指导原则》（卫医发〔2004〕285 号）选择用药。可以考虑使用第一、第二代头孢菌素。

2. 预防性用抗菌药物，时间为术前 0.5 小时，手术超过 3 小时加用 1 次抗菌药物；总预防性用药时间一般不超过 24 小时，个别情况可延长至 48 小时。

> **释义**
>
> 　　■ 动脉导管未闭修补手术属于Ⅰ类切口手术，由于有心内手术操作、异物植入等易感因素存在，而且一旦发生感染可导致严重后果。因此按规定选择预防性应用抗菌药物，通常选用第二代头孢菌素。

（八）手术日

一般在入院 7 天内。

1. 麻醉方式：全身麻醉。

2. 体外循环辅助。

3. 手术植入物：缺损补片材料、胸骨固定钢丝等。

4. 术中用药：麻醉和体外循环常规用药。

5. 输血及血液制品：视术中情况而定。

> **释义**
>
> 　　■ 本路径规定的动脉导管修补手术均是在全身麻醉、体外循环下进行。其他一些非体外循环下动脉导管封堵手术、动脉导管结扎、缝扎或断缝合手术不包含在路径中。
>
> 　　■ 并发症及防治：
>
> 　　1. 术中大出血：这是最严重且常导致死亡的意外事故。发生大出血的破口较隐蔽，通常在导管后壁或上角。出现大出血，手术医师应保持镇静，迅速用手指按压出血部位。暂时止血后，吸净手术野血液，若降主动脉已先游离（忌乱下钳夹），可牵起条带，用两把动脉钳阻断主动脉上下血流，同时钳夹导管，然后切断导管，寻找出血破口，再连同切端一并用 3-0 或 4-0 无创伤聚丙烯缝线做连续或"8"字形间断缝合。
>
> 　　2. 喉返神经损伤：损伤原因：①分离纵隔胸膜过程中伤及迷走神经；②分离动脉导管时直接伤及喉返神经；③结扎动脉导管时，特别在婴儿，不慎将喉返神经一并扎入；④切断缝合动脉导管时，钳夹或缝及喉返神经。熟悉局部解剖关系，操作中注意保护，少做不必要的分离，并于喉返神经表面留一层纤维结缔组织，可明显减少损伤机会。

　　3. 急性左心衰竭：常发生于阻断导管后，患者心率增快，吸出泡沫痰或血性分泌物，听诊闻及肺部啰音，及时给予对症治疗。

　　4. 假性动脉瘤：极严重的并发症，由局部感染或手术损伤造成，常于术后2周发热，声音嘶哑或咯血，左前胸听诊有杂音，造影可确诊，及时体外循环下修补。

（九）术后住院恢复

≤11天。

1. 术后早期持续监测治疗，观察生命体征。

2. 必须复查的项目：血常规、血电解质、心电图、胸部X线平片、超声心动图。

3. 抗菌药物使用：按照《抗菌药物临床应用指导原则》（卫医发〔2004〕285号）执行，并根据患者的病情决定抗菌药物的选择与使用时间。

4. 根据病情需要进行强心、利尿、扩血管等治疗。

> **释义**
>
> 　　■ 术后早期应对患者进行持续的监测治疗，以便及时掌握病情变化。主管医师评估患者病情，平稳后方可终止持续监测。
>
> 　　■ 根据患者病情需要，开展相应的检查及治疗。检查内容不只限于路径中规定的必须复查项目，可根据需要增加，如血气分析、凝血功能分析等。必要时可增加同一项目的检查频次。
>
> 　　■ 根据患者的体温、血象及是否合并感染等情况，调整抗菌药物使用种类及时间。
>
> 　　■ 术后通常使用强心、利尿、扩血管等药物，根据患者的具体情况由主管医师调整。

（十）出院标准

1. 患者一般情况良好，完成复查项目。

2. 引流管拔除，切口愈合无感染。

3. 没有需要住院处理的并发症。

> **释义**
>
> 　　■ 患者出院前不仅应完成必须复查项目，且复查项目应无明显异常。若检查结果明显异常，主管医师应进行仔细分析并作出对应处置。

（十一）变异及原因分析

1. 围术期并发症等造成住院日延长或费用超出最高限价。

2. 手术耗材的选择：由于病情不同，使用不同的内植物和耗材，导致住院费用存在差异。

3. 患儿入院时已发生严重的肺部感染、心功能不良，需进行积极对症治疗和检查，导致住院时间延长，增加住院费用等。

4. 其他患者方面的原因等。

释义

■ 变异是指入选临床路径的患者未能按路径流程完成医疗行为或未达到预期的医疗质量控制目标。这包含三方面情况：①按路径流程完成治疗，但出现非预期结果，可能需要后续进一步处理，如本路径治疗后动脉导管再通、存在残余分流等；②按路径流程完成治疗，但超出了路径规定的时限或限定的费用，如实际住院日超出标准住院日要求，或未能在规定的手术期限内实施手术等；③不能按路径流程完成治疗，患者需要中途退出路径，如治疗过程中出现严重并发症，导致必须终止路径或需要转入其他路径进行治疗等。对这些患者，主管医师均应进行变异原因的分析，并在临床路径的表单中予以说明。

■ 医师认可的变异原因主要指患者入选路径后，医师在检查及治疗过程中发现患者合并存在一些事前未预知的对本路径治疗可能产生影响的情况，需要终止执行路径或者是延长治疗时间、增加治疗费用，医师需在表单中明确说明。

■ 因患者方面的主观原因导致执行路径出现变异，也需要医师在表单中予以说明。

四、动脉导管未闭临床路径给药方案

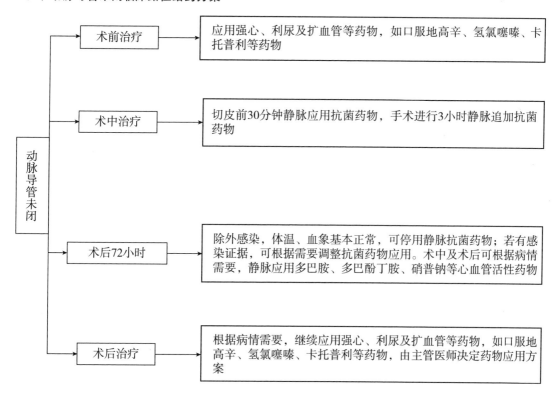

【用药选择】

1. 术前根据病情给予强心、利尿及扩血管药物。

2. 术中及术后预防性应用抗菌药物，根据病情应用心血管活性药物。

3. 术后根据病情继续应用强心、利尿及扩血管药物。

【药学提示】

1. 长期应用地高辛，应监测地高辛血药浓度，防止地高辛中毒；如果出现心率过慢，需停用地高辛。

2. 长期应用抗菌药物，出现腹泻症状，应警惕抗菌药物引起的菌群失调。

3. 应用扩血管药物卡托普利，出现干咳症状，应警惕由卡托普利引起的不良反应。

【注意事项】

1. 应用利尿和补钾药物，需监测血清钾浓度，调整药物剂量，避免高钾血症及低钾血症。

2. 利尿和补钾药物，根据病情需同时应用，或同时停用，注意避免电解质紊乱。

五、推荐表单

（一）医师表单

动脉导管未闭临床路径医师表单

适用对象：第一诊断为动脉导管未闭（ICD-10：Q25.001）

行体外循环下动脉导管直视闭合术（ICD-9-CM-3：38.85 伴 39.61）

患者姓名：	性别： 年龄： 门诊号：	住院号：
住院日期： 年 月 日	出院日期： 年 月 日	标准住院日：≤18 天

时间	住院第 1~2 天	住院第 1~6 天	住院第 2~7 天 （手术日）
主要诊疗工作	□ 病史询问，体格检查 □ 完成入院病历书写 □ 安排相关检查 □ 上级医师查房	□ 汇总检查结果 □ 完成术前准备与术前评估 □ 术前讨论，确定手术方案 □ 完成术前小结、上级医师查房记录等病历书写 □ 向患者及家属交代病情及围术期注意事项 □ 签署手术知情同意书、自费用品协议书、输血同意书	□ 气管插管，建立深静脉通路 □ 手术 □ 术后转入监护病房 □ 术者完成手术记录 □ 完成术后病程记录 □ 向患者家属交代手术情况及术后注意事项
重点医嘱	**长期医嘱** □ 按先天性心脏病护理常规 □ 二级护理 □ 饮食 □ 患者既往基础用药 **临时医嘱** □ 血尿便常规，血型，凝血功能，电解质，肝肾功能，感染性疾病筛查 □ 胸部 X 线片、心电图、超声心动图	**长期医嘱** □ 强心、利尿、补钾治疗 **临时医嘱** □ 拟于明日在全身麻醉、体外循环下行动脉导管直视缝闭手术 □ 备皮 □ 备血 □ 血型 □ 术前晚灌肠 □ 术前禁食、禁水 □ 术前镇静药（酌情） □ 其他特殊医嘱	**长期医嘱** □ 按心脏体外循环直视术后护理 □ 禁食 □ 持续血压、心电及经皮血氧饱和度监测 □ 呼吸机辅助呼吸 □ 预防用抗菌药物 **临时医嘱** □ 床旁胸部 X 线片 □ 其他特殊医嘱
病情变异记录	□ 无 □ 有，原因： 1. 2.	□ 无 □ 有，原因： 1. 2.	□ 无 □ 有，原因： 1. 2.
医师签名			

时间	住院第3~8天 （术后第1日）	住院第4~17天 （术后第2日至出院前）	住院第6~18天 （术后第5~11日）
主要诊疗工作	□ 医师查房 □ 观察有无血肿、渗血 □ 拔除胸管（根据引流量） □ 拔除尿管	□ 医师查房 □ 安排相关复查并分析检查结果 □ 观察伤口情况	□ 检查伤口愈合情况 □ 确定患者可以出院 □ 向患者交代出院注意事项复查日期 □ 通知出院处 □ 开出院诊断书 □ 完成出院记录
重点医嘱	**长期医嘱** □ 一级护理 □ 半流质饮食 □ 氧气吸入 □ 心电、无创血压及经皮血氧饱和度监测 □ 预防用抗菌药物 □ 强心、利尿、补钾治疗 **临时医嘱** □ 心电图 □ 大换药 □ 复查血常规及相关指标 □ 其他特殊医嘱	**长期医嘱** □ 饮食 □ 改二级护理（视病情恢复定） □ 停止监测（视病情恢复定） □ 停用抗菌药物（视病情恢复定） **临时医嘱** □ 拔除深静脉置管并行留置针穿刺（视病情恢复定） □ 复查胸部X线片、心电图、超声心动图以及血常规、血生化全套 □ 大换药	**临时医嘱** □ 通知出院 □ 出院带药 □ 伤口换药
病情变异记录	□ 无　□ 有，原因： 1. 2.	□ 无　□ 有，原因： 1. 2.	□ 无　□ 有，原因： 1. 2.
医师签名			

（二）护士表单

动脉导管未闭临床路径护士表单

适用对象：第一诊断为动脉导管未闭（ICD-10：Q25.001）

行体外循环下动脉导管直视闭合术（ICD-9-CM-3：38.85 伴 39.61）

患者姓名：	性别： 年龄： 门诊号：	住院号：
住院日期： 年 月 日	出院日期： 年 月 日	标准住院日：≤18 天

时间	住院第 1~2 天	住院第 1~6 天	住院第 2~7 天（手术日）
主要护理工作	□ 入院宣教（环境、设施、人员等） □ 入院护理评估（营养状况、性格变化等） □ 病史询问，相应查体 □ 联系相关检查	□ 汇总检查结果 □ 完成术前评估 □ 术前宣教（提醒患者按时禁水等） □ 完成术前准备（备皮等）	□ 协助手术 □ 观察患者病情变化 □ 定期记录重要监测指标
重点医嘱	**长期医嘱** □ 按先天性心脏病护理常规 □ 二级护理 □ 饮食 □ 患者既往基础用药 **临时医嘱** □ 血尿便常规，血型，凝血功能，电解质，肝肾功能，感染性疾病筛查 □ 胸部 X 线片、心电图、超声心动图	**长期医嘱** □ 强心、利尿、补钾治疗 **临时医嘱** □ 拟于明日在全身麻醉、体外循环下行动脉导管直视缝闭手术 □ 备皮 □ 备血 □ 血型 □ 术前晚灌肠 □ 术前禁食、禁水 □ 术前镇静药（酌情） □ 其他特殊医嘱	**长期医嘱** □ 按心脏体外循环直视术后护理 □ 禁食 □ 持续血压、心电及经皮血氧饱和度监测 □ 呼吸机辅助呼吸 □ 预防用抗菌药物 **临时医嘱** □ 床旁胸部 X 线片 □ 其他特殊医嘱
病情变异记录	□ 无 □ 有，原因： 1. 2.	□ 无 □ 有，原因： 1. 2.	□ 无 □ 有，原因： 1. 2.
护士签名			

时间	住院第 3~8 天 （术后第 1 日）	住院第 4~17 天 （术后第 2 日至出院前）	住院第 6~18 天 （术后第 5~11 日）
主要 护理 工作	□ 观察患者情况 □ 记录生命体征 □ 记录 24 小时出入量 □ 术后康复指导	□ 患者一般状况及伤口情况 □ 联系相关复查 □ 鼓励患者下床活动，利于恢复 　观察情况 □ 术后康复指导	□ 向患者交代出院注意事 　项及复查日期 □ 帮助患者办理出院手续 □ 通知出院处 □ 康复宣教
重 点 医 嘱	**长期医嘱** □ 一级护理 □ 半流质饮食 □ 氧气吸入 □ 心电、无创血压及经皮血氧 　饱和度监测 □ 预防用抗菌药物 □ 强心、利尿、补钾治疗 **临时医嘱** □ 心电图 □ 大换药 □ 复查血常规及相关指标 □ 其他特殊医嘱	**长期医嘱** □ 饮食 □ 改二级护理（视病情恢复定） □ 停止监测（视病情恢复定） □ 停用抗菌药物（视病情恢复 　定） **临时医嘱** □ 拔除深静脉置管并行留置针穿 　刺（视病情恢复定） □ 复查胸部 X 线片、心电图、超 　声心动图以及血常规，血生化 　全套 □ 大换药	**临时医嘱** □ 通知出院 □ 出院带药 □ 伤口换药
病情 变异 记录	□ 无　□ 有，原因： 1. 2.	□ 无　□ 有，原因： 1. 2.	□ 无　□ 有，原因： 1. 2.
护士 签名			

（三）患者表单

动脉导管未闭临床路径患者表单

适用对象：第一诊断为动脉导管未闭（ICD-10：Q25.001）

行体外循环下动脉导管直视闭合术（ICD-9-CM-3：38.85 伴 39.61）

患者姓名：	性别：　　年龄：　　门诊号：	住院号：
住院日期：　　年　月　日	出院日期：　　年　月　日	标准住院日：≤18 天

时间	住院第 1~2 天	住院第 1~6 天	住院第 2~7 天 （手术日）
医患配合	□ 接受入院宣教 □ 接受入院护理评估 □ 接受病史询问 □ 进行体格检查 □ 交代既往用药情况 □ 进行相关检查	□ 患者及家属与医师交流了解病情 □ 了解手术方案及围术期注意事项 □ 签署手术知情同意书、自费用品协议书、输血同意书 □ 接受术前宣教	□ 接受手术治疗 □ 患者家属与医师交流了解手术情况及术后注意事项 □ 接受术后监护治疗
重点诊疗及检查	**重点诊疗** □ 分级护理 □ 饮食安排 □ 既往基础用药 **重要检查** □ 血、尿常规，血型，凝血功能，电解质，肝肾功能，感染性疾病筛查 □ 胸部 X 线片、心电图、超声心动图 □ 根据病情补充安排其他检查	**重点诊疗** □ 接受医师安排的治疗 □ 备皮 □ 备血 □ 术前晚灌肠（按医护人员指导） □ 术前禁食、禁水（按医护人员指导） □ 术前镇静药（酌情）	**重点诊疗** □ 禁食 □ 持续血压、心电及经皮血氧饱和度监测 □ 呼吸机辅助呼吸 □ 预防用抗菌药物 **重要检查** □ 床旁胸部 X 线片 □ 其他必要检查
病情变异记录	□ 无　□ 有，原因： 1. 2.	□ 无　□ 有，原因： 1. 2.	□ 无　□ 有，原因： 1. 2.

时间	住院第 3~8 天 （术后第 1 日）	住院第 4~17 天 （术后第 2 日至出院前）	住院第 6~18 天 （术后第 5~11 日）
医患配合	□ 接受术后康复指导 □ 配合记录 24 小时出入量 □ 配合医师拔除胸管（根据引流量） □ 配合医师拔除尿管（根据病情）	□ 接受术后康复指导 □ 下床活动，促进恢复 □ 配合拔除深静脉置管并行留置针穿刺（视病情恢复定） □ 接受相关复查 □ 配合医师进行伤口换药	□ 接受出院前康复宣教 □ 学习出院注意事项 □ 了解复查程序 □ 办理出院手续 □ 获取出院诊断书 □ 获取出院带药
重点诊疗及检查	**重点诊疗** □ 一级护理 □ 半流质饮食 □ 氧气吸入 □ 生命指标监测 □ 预防用抗菌药物 □ 药物治疗 **重要检查** □ 心电图 □ 按医师要求进行相关检查	**重点诊疗** □ 饮食 □ 改二级护理（视病情恢复定） □ 停止监测（视病情恢复定） □ 停用抗菌药物（视病情恢复定） **重要检查** □ 复查胸部 X 线片、心电图、超声心动图 □ 血常规、血生化全套复查	**重点诊疗** □ 出院
病情变异记录	□ 无　□ 有，原因： 1. 2.	□ 无　□ 有，原因： 1. 2.	□ 无　□ 有，原因： 1. 2.

附：原表单（2011 年版）

动脉导管未闭临床路径表单

适用对象：第一诊断为动脉导管未闭（ICD-10：Q25.001）

行体外循环下动脉导管直视闭合术（ICD-9-CM-3：38.85 伴 39.61）

患者姓名：	性别：　　年龄：　　门诊号：	住院号：
住院日期：　　年　月　日	出院日期：　　年　月　日	标准住院日：≤18 天

时间	住院第 1~2 天	住院第 1~6 天	住院第 2~7 天（手术日）
主要诊疗工作	□ 病史询问，体格检查 □ 完成入院病历书写 □ 安排相关检查 □ 上级医师查房	□ 汇总检查结果 □ 完成术前准备与术前评估 □ 术前讨论，确定手术方案 □ 完成术前小结、上级医师查房记录等病历书写 □ 向患者及家属交代病情及围术期注意事项 □ 签署手术知情同意书、自费用品协议书、输血同意书	□ 气管插管，建立深静脉通路 □ 手术 □ 术后转入监护病房 □ 术者完成手术记录 □ 完成术后病程记录 □ 向患者家属交代手术情况及术后注意事项
重点医嘱	**长期医嘱** □ 先天性心脏病护理常规 □ 二级护理 □ 饮食 □ 患者既往基础用药 **临时医嘱** □ 血、尿常规，血型，凝血功能，电解质，肝肾功能，感染性疾病筛查 □ 心电图、胸部 X 线平片、超声心动图 □ 经皮血氧饱和度检测 □ 测四肢血压	**长期医嘱** □ 强心、利尿、补钾治疗 **临时医嘱** □ 拟于明日在全身麻醉体外循环下行动脉导管直视闭合术 □ 备皮 □ 备血 □ 血型 □ 术前晚灌肠 □ 术前禁食、禁水 □ 术前镇静药（酌情） □ 其他特殊医嘱	**长期医嘱** □ 按心脏体外循环直视术后护理 □ 禁食 □ 持续血压、心电及血氧饱和度监测 □ 呼吸机辅助呼吸 □ 预防用抗菌药物 **临时医嘱** □ 床旁胸部 X 线平片 □ 扩血管降血压治疗：硝普钠、卡托普利 □ 补液 □ 对症治疗 □ 必要时复查血气分析 □ 复查胸部 X 线片、心电图 □ 复查血常规 □ 其他特殊医嘱
主要护理工作	□ 入院宣教（环境、设施、人员等） □ 入院护理评估（营养状况、性格变化等）	□ 术前准备（备皮等） □ 术前宣教（提醒患者按时禁水等）	□ 观察患者病情变化 □ 定期记录重要监测指标
病情变异记录	□ 无　□ 有，原因： 1. 2.	□ 无　□ 有，原因： 1. 2.	□ 无　□ 有，原因： 1. 2.
护士签名			
医师签名			

时间	住院第 3~8 天 （术后第 1 日）	住院第 4~17 天 （术后第 2 日至出院前）	住院第 6~18 天 （术后第 5~11 日）
主要诊疗工作	□ 医师查房 □ 观察切口有无血肿、渗血 □ 拔除胸管（根据引流量） □ 拔除尿管	□ 医师查房 □ 安排相关复查并分析检查结果 □ 观察切口情况	□ 检查切口愈合情况 □ 确定患者可以出院 □ 向患者交代出院注意事项、复查日期 □ 通知出院处 □ 开出院诊断书 □ 完成出院记录
重点医嘱	**长期医嘱** □ 一级护理 □ 半流质饮食 □ 氧气吸入 □ 心电、无创血压及血氧饱和度监测 □ 预防用抗菌药物 □ 强心、利尿、补钾治疗 □ 扩血管降血压治疗：硝普钠、卡托普利 **临时医嘱** □ 心电图 □ 大换药 □ 复查血常规及相关指标 □ 其他特殊医嘱	**长期医嘱** □ 二级护理（酌情） □ 饮食 □ 停止监测（酌情） □ 停用抗菌药物（酌情） **临时医嘱** □ 拔除深静脉置管并行留置针穿刺（酌情） □ 复查心电图、胸部 X 线平片、超声心动图以及血常规、电解质 □ 大换药 □ 其他特殊医嘱	**临时医嘱** □ 通知出院 □ 出院带药 □ 切口换药
主要护理工作	□ 观察患者情况 □ 记录生命体征 □ 记录 24 小时出入量 □ 术后康复指导	□ 患者一般状况及切口情况 □ 鼓励患者下床活动，利于恢复 □ 术后康复指导	□ 帮助患者办理出院手续 □ 康复宣教
病情变异记录	□ 无 □ 有，原因： 1. 2.	□ 无 □ 有，原因： 1. 2.	□ 无 □ 有，原因： 1. 2.
护士签名			
医师签名			

第三章

肺动脉瓣狭窄临床路径释义

一、肺动脉瓣狭窄成形术编码

疾病名称及编码：肺动脉瓣狭窄（ICD-10：Q22.1）

手术操作名称及编码：经皮肺动脉瓣球囊成形术（ICD-9-CM-3：35.96）

二、临床路径检索方法

Q22.1 伴 35.96

三、肺动脉瓣狭窄临床路径标准住院流程

（一）适用对象

第一诊断为肺动脉瓣狭窄（ICD-10：Q22.1/I09.801/I37.0），行经皮肺动脉瓣球囊成形术
（ICD-9-CM-3：35.9603）。

> **释义**
>
> ■本路径对象为单纯先天性肺动脉瓣狭窄。不包括右心室流出道、肺动脉狭窄。
> 发生率为先天性心脏病的 8%~10%。
> ■肺动脉瓣狭窄的治疗手段有多种。经皮肺动脉瓣球囊成形术具有操作简便、
> 安全有效、住院时间短、经济等优点，近年来，已成为治疗肺动脉瓣狭窄的首选方
> 法。本路径针对的是经皮肺动脉瓣球囊成形术，其他治疗方式见另外的路径指南。

（二）诊断依据

根据《临床诊疗指南·心血管外科学分册》（中华医学会编著，人民卫生出版社，2009）。

1. 病史：可无症状；也可有活动后呼吸困难、心悸、晕厥甚至猝死等。
2. 体征：胸骨左缘第2、3肋间粗糙的收缩期喷射样杂音等。
3. 辅助检查：心电图、胸部X线平片、超声心动图等。

> **释义**
>
> ■肺动脉瓣狭窄的主要病理改变表现为瓣叶交界粘连融合，瓣叶本身增厚，开
> 启受限。严重的肺动脉瓣狭窄者，瓣膜是一增厚的圆顶隔膜，顶部仅有一针状小孔。
> 主肺动脉呈狭窄后扩张改变，右心室不同程度的继发性肥厚或异常粗大腱索形成。
> 严重肺动脉瓣狭窄可产生右心室心内膜下缺血、心肌梗死或纤维化。重度狭窄患者
> 可合并三尖瓣和右心室发育不良，以及三尖瓣关闭不全，右心房扩大。

■ 临床症状与肺动脉瓣狭窄程度呈正相关。轻度狭窄（压力阶差<50mmHg），在临床上多无明显症状，生长发育良好；多数因体检发现心脏杂音而进一步检查确诊。中度以上的狭窄（压力阶差为50~79mmHg）可出现症状，主要有活动后气促、胸闷、乏力，偶有晕厥；新生儿可表现为呼吸困难、发绀等。重度狭窄（压力阶差>80mmHg）伴有卵圆孔未闭，除有呼吸困难外，尚可有青紫、杵状指（趾）及心力衰竭等症状。

■ 典型的肺动脉瓣狭窄心脏杂音为在肺动脉瓣区闻及喷射性收缩期杂音，传导广泛，并伴有震颤。重度狭窄患者肺动脉瓣第二音减弱或消失。

■ 根据本病的临床表现尤其是闻及肺动脉瓣区杂音，结合必要的辅助检查，尤其是超声心动图即可确诊。中度以上狭窄心电图表现为右心室肥厚，电轴右偏。胸部X线平片显示肺血减少，右心室、右心房增大。二维超声心动图能明确观察肺动脉瓣发育，瓣环大小，跨瓣压差以及是否合并其他畸形。右心导管和心血管造影目前仅作为超声心动图检查的补充手段，能较好地显示肺动脉瓣狭窄的部位和严重程度。

■ 由于本病常是其他复杂性心脏病的病变之一，在鉴别诊断上主要应与其他肺血减少的先天性心脏病相鉴别，如法洛四联症和其他发绀型右心室流出道梗阻性疾病如肺动脉闭锁、三尖瓣闭锁等相鉴别。通过超声心动图或心导管和心血管造影可以鉴别。

（三）选择治疗方案的依据

根据《临床技术操作规范·心血管外科学分册》（中华医学会编著，人民军医出版社，2009）。

经皮肺动脉瓣球囊成形术。

> 释义

■ 肺动脉瓣狭窄的治疗方法随着介入技术的进步和医用材料的完善而不断发展变化。各单位应根据自身条件，依据患者病变的病理类型和特点，合理选择球囊导管，经放射线及超声辅助下经股静脉途径实施肺动脉瓣球囊成形术，开展安全、有效的治疗。

（四）标准住院日

≤5天。

> 释义

■ 肺动脉瓣狭窄患者入院后，术前准备1~2天，在第2~3天实施手术，术后恢复1~2天出院。总住院时间不超过5天均符合路径要求。

（五）进入路径标准

1. 第一诊断必须符合 ICD-10：Q22.1/I09.801/I37.0 肺动脉瓣狭窄疾病编码。

2. 有适应证，无禁忌证。

3. 年龄>2 岁或体重>12kg。

4. 40mmHg≤肺动脉瓣跨瓣压差≤100mmHg。

5. 当患者同时具有其他疾病诊断，但在住院期间不需要特殊处理也不影响第一诊断的临床路径流程实施时，可以进入路径。

> **释义**
>
> ■ 年龄>2 岁或体重>12kg：经皮操作受患者股静脉直径的影响，为避免置管操作过程中损伤患儿下肢股静脉，便于进行统一的医疗质量管理，本路径将年龄>2 岁或体重>12kg 作为进入路径的入选标准。
>
> ■ 40mmHg≤肺动脉瓣跨瓣压差≤100mmHg。轻度狭窄（压力阶差<40mmHg），患者在临床上多无明显症状，生长发育良好。重度狭窄（压力阶差>100mmHg）可合并三尖瓣和右心室发育不良，以及三尖瓣关闭不全，右心房扩大。轻度和重度狭窄不宜纳入本路径管理。
>
> ■ 肺动脉瓣狭窄合并其他需要一同处理的心血管畸形，或肺动脉瓣狭窄造成心肺功能损害者，临床需要相应的综合治疗手段处理，从而导致住院时间延长、治疗费用增加，治疗效果亦受影响，因此不应入选本路径管理。
>
> ■ 若患者同时具有其他疾病诊断，但在住院期间不需要特殊处理也不影响第一诊断的临床路径流程实施，可以进入本路径。
>
> ■ 只要是经皮肺动脉瓣球囊扩张，无论是放射线引导还是超声心动图引导，均适用本路径。
>
> ■ 经入院常规检查发现以往所没有发现的疾病，而该疾病可能对患者健康影响更为严重，或者该疾病可能影响手术实施、提高手术和麻醉风险、影响预后，则应优先考虑治疗该种疾病，暂不宜进入本路径。如高血压、糖尿病、心功能不全、肝肾功能不全、凝血功能障碍等。
>
> ■ 若既往患有上述疾病，经合理治疗后达到稳定，或目前尚需持续用药，经评估无手术及麻醉禁忌，则可进入本路径。但可能会增加医疗费用，延长住院时间。

（六）术前准备（术前评估）

≤2 天。

1. 必须的检查项目：

（1）血常规、尿常规。

（2）肝功能、肾功能，电解质，血型，凝血功能，感染性疾病筛查（乙型肝炎、丙型肝炎、梅毒、艾滋病等）。

（3）心电图、胸部 X 线平片、超声心动图。

2. 根据情况可选择的检查项目，如心肌酶、大便常规、冠状动脉造影检查、肺功能检查等。

> 释义
>
> ■ 必查项目是确保手术治疗安全、有效开展的基础，在术前必须完成。相关人员应认真分析检查结果，以便及时发现异常情况并采取对应处置。
>
> ■ 患者近期有过感冒、发热，可检查心肌酶，若异常增高则不宜进入路径治疗。
>
> ■ 通常年龄>50岁，或有明确心绞痛主诉、心电图提示有明显心肌缺血表现者，应行冠状动脉造影检查。年龄在40~50岁，合并一定冠心病危险因素的患者，也可考虑实施冠状动脉CT检查。
>
> ■ 既往有呼吸疾病史或胸廓明显畸形患者，应行肺功能检查。
>
> ■ 为缩短患者术前等待时间，检查项目可以在患者入院前于门诊完成。

（七）预防性抗菌药物选择与使用时机

1. 抗菌药物：按照《抗菌药物临床应用指导原则》（卫医发〔2004〕285号）选择用药。可以考虑使用第一、第二代头孢菌素。

2. 预防性用抗菌药物，时间为术前0.5小时，手术超过3小时加用1次抗菌药物；总预防性用药时间一般不超过24小时，个别情况可延长至48小时。

> 释义
>
> ■ 经皮肺动脉瓣球囊成形术属于Ⅰ类切口手术，但由于在腹股沟区穿刺股静脉并置入导管至心腔内进行操作，操作过程中存在细菌污染风险，且一旦感染可导致严重后果。因此可按规定适当预防性应用抗菌药物，通常选用第二代头孢菌素。

（八）手术日

一般在入院3天内。

1. 麻醉方式：局部麻醉（成人和能配合的儿童）或全身麻醉（不能配合的儿童）。

2. 手术器械：用于肺动脉瓣球囊成形术的球囊导管及其他辅助导管、导丝等。

3. 术中用药：麻醉常规用药。

4. 术中影像学监测。

> 释义
>
> ■ 本路径规定的肺动脉瓣球囊成形手术均是在非体外循环辅助下经股静脉穿刺置管实施。其他一些常规开胸下肺动脉瓣球囊扩张成形治疗技术不包含在本路径中。

（九）术后住院恢复

≤2天。

1. 术后回普通病房。

2. 观察生命体征、穿刺部位情况及下肢血液循环情况等。

3. 必须复查的检查项目：血常规、电解质、肝功能、肾功能、心电图、胸部X线平片、超声心动图。

> **释义**
>
> ■ 经皮肺动脉瓣球囊成形术后早期应对患者进行持续的监测治疗，以便及时掌握病情变化。主管医师评估患者病情平稳后，方可终止持续监测。
>
> ■ 根据患者病情需要，开展相应的检查及治疗。检查内容不只限于路径中规定的必须复查项目，可根据需要增加，如血气分析、凝血功能分析等。必要时可增加同一项目的检查频次。

（十）出院标准

1. 患者一般情况良好，体温正常，完成复查项目。
2. 穿刺部位无出血或感染。
3. 没有需要住院处理的并发症。

> **释义**
>
> ■ 患者出院前不仅应完成必须复查的项目，且复查项目应无明显异常。若检查结果明显异常，主管医师应进行仔细分析并做出对应处置。

（十一）变异及原因分析

1. 围术期并发症等造成住院日延长和费用增加。
2. 手术耗材的选择：由于病情不同，使用不同的球囊导管和耗材，导致住院费用存在差异。
3. 患儿入院时已发生严重的肺部感染、心功能不良，需进行积极对症治疗和检查，导致住院时间延长，增加住院费用等。
4. 医师认可的变异原因分析。
5. 其他患者方面的原因等。

> **释义**
>
> ■ 变异是指入选临床路径的患者未能按路径流程完成医疗行为或未达到预期的医疗质量控制目标。这包含三方面情况：①按路径流程完成治疗，但出现非预期结果，可能需要后续进一步处理，如本路径治疗后肺动脉瓣狭窄改善不明显、球囊无法扩张肺动脉瓣、术前症状体征无明显改善等；②按路径流程完成治疗，但超出了路径规定的时限或限定的费用，如实际住院日超出标准住院日要求，或未能在规定的手术日时间限定内实施手术等；③不能按路径流程完成治疗，患者需要中途退出路径，如治疗过程中出现严重并发症，导致必须终止路径或需要转入其他路径进行治疗等。对这些患者，主管医师均应进行变异原因的分析，并在临床路径的表单中予以说明。
>
> ■ 经皮肺动脉瓣球囊成形术可能出现的并发症有：右心室流出道穿孔、肺动脉瓣环撕裂、三尖瓣撕裂、中重度肺动脉瓣反流、肺水肿、神经系统或其他重要脏器并发症以及下肢血肿、感染、静脉血栓等。

　　■ 医师认可的变异原因主要指患者入选路径后，医师在检查及治疗过程中发现患者合并存在一些事前未预知的对本路径治疗可能产生影响的情况，需要终止执行路径或者是延长治疗时间、增加治疗费用，医师需在表单中明确说明。
　　■ 因患者方面的主观原因导致执行路径出现变异，也需要医师在表单中予以说明。

四、肺动脉瓣狭窄临床路径给药方案

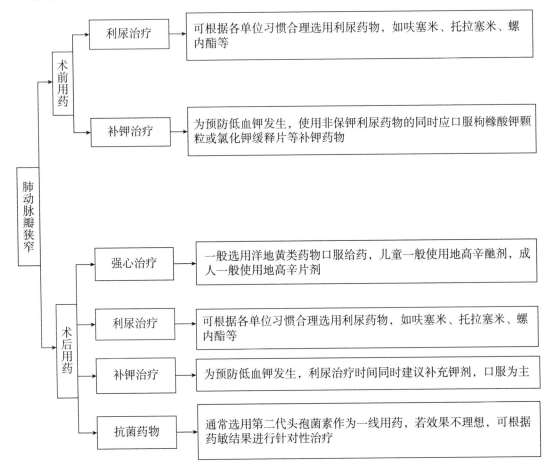

【用药选择】

1. 对于肺动脉瓣狭窄患者，术前应避免给予洋地黄类强心药物；仅给予利尿和补钾药物治疗。

2. 术后常规服用 1 个月强心、利尿及补钾药物。

3. 术中预防性应用抗菌药物，在术前 0.5 小时输注，一般常规使用第二代头孢菌素，对于青霉素或头孢类过敏者，可选用大环内酯类或克林霉素等。术后 48 小时后，若无特殊可停用抗菌药物，若患者血象较高，体温在 38.5℃以上，可继续应用抗菌药物，建议完善细菌培养检查，并根据痰培养、血培养结果选择敏感抗菌药物。

【药学提示】

大环内酯类静脉给药可引起血栓性静脉炎，故应用阿奇霉素静脉滴注时要注意监测；此类药物与甲泼尼龙、茶碱、卡马西平、华法林等药物有相互作用。

【注意事项】

1. 抗菌药物的滥用导致耐药株不断出现，且二重感染机会增加。故在术后48小时后，若无明显感染证据，应停用抗菌药物。有必要继续应用抗菌药物的，应根据药敏结果合理选择。

2. 在术后48小时内，注意保证出量占入量的一半，必要时可适当应用静脉利尿药物，减轻心脏负担，48小时后可适当放宽患者出入量情况。

3. 若患者合并传导阻滞等心律失常情况，建议术后减少或停用地高辛类药物。

五、推荐表单

(一) 医师表单

肺动脉瓣狭窄临床路径医师表单

适用对象：第一诊断为肺动脉瓣狭窄（ICD-10：Q22.1/I09.801/I37.0）

行经皮肺动脉瓣球囊成形术（ICD-9-CM-3：35.9603）

患者姓名：		性别：　　年龄：　　门诊号：	住院号：
住院日期：　　年　月　日		出院日期：　　年　月　日	标准住院日：≤5 天

时间	住院第 1~2 天	住院第 2~3 天 （手术日）	住院第 3~5 天
主要诊疗工作	□ 询问病史，体格检查 □ 完成入院病历 □ 完善相关检查、汇总检查结果 □ 上级医师查房 □ 确定治疗方案 □ 向患者及家属交代病情及围术期注意事项 □ 签署手术知情同意书、自费用品协议书、麻醉同意书等	□ 建立静脉通路 □ 术中超声心动图监测 □ 局部麻醉或全身麻醉下穿刺右股静脉 □ 行右心导管检查 □ 行右心室造影 □ 经皮肺动脉瓣球囊成形术 □ 术者完成手术记录 □ 完成病程记录 □ 向患者及家属交代病情及术中基本情况	□ 医师查房 □ 拆除穿刺点弹力绷带，检查穿刺伤口 □ 安排相关复查并分析检查结果 □ 向患者交代出院后的后续治疗及相关注意事项等 □ 安排出院
重点医嘱	**长期医嘱** □ 先天性心脏病护理常规 □ 二级护理 □ 饮食 □ 患者既往基础用药 **临时医嘱** □ 血常规、尿常规 □ 血型、凝血功能、电解质、肝肾功能、感染性疾病筛查 □ 心电图、胸部 X 线平片、超声心动图 □ 留置针穿刺，建立静脉通路 □ 拟于明日在全身/局部麻醉下行经皮肺动脉瓣狭窄球囊成形术 □ 备皮 □ 预防用抗菌药物 □ 需全身麻醉者术前禁食、禁水 □ 术前镇静药（酌情） □ 其他特殊医嘱	**长期医嘱** □ 二级护理 □ 饮食 □ 持续血压、心电监测 □ 全身麻醉者同时行血氧饱和度监测 □ 平卧 24 小时 **临时医嘱** □ 预防用抗菌药物 □ 穿刺点弹力绷带包扎 □ 其他特殊医嘱	**长期医嘱** □ 二级护理 □ 饮食 **临时医嘱** □ 穿刺部位换药 □ 复查血尿常规、电解质 □ 复查心电图、胸部 X 线平片、超声心动图 □ 通知出院 □ 其他特殊医嘱 □ 不适随诊

续　表

时间	住院第 1~2 天	住院第 2~3 天 （手术日）	住院第 3~5 天
主要 护理 工作	□ 入院宣教 □ 术前准备（备皮等）	□ 观察患者病情变化 □ 观察穿刺点及下肢血运情况 □ 术后康复指导	□ 帮助患者办理出院手续 □ 康复宣教
病情 变异 记录	□ 无　□ 有，原因： 1. 2.	□ 无　□ 有，原因： 1. 2.	□ 无　□ 有，原因： 1. 2.
医师 签名			

（二）护士表单

肺动脉瓣狭窄临床路径护士表单

适用对象：第一诊断为肺动脉瓣狭窄（ICD-10：Q22.1/I09.801/I37.0）

行经皮肺动脉瓣球囊成形术（ICD-9-CM-3：35.9603）

患者姓名：	性别：　年龄：　门诊号：	住院号：
住院日期：　　年　月　日	出院日期：　　年　月　日	标准住院日：≤5天

时间	住院第1~2天	住院第2~3天（手术日）	住院第3~5天
主要护理工作	□ 入院宣教（环境、设施、人员等） □ 入院护理评估（营养状况、性格变化等） □ 病史询问 □ 联系、汇总检查结果 □ 术前宣教（提醒患者按时禁水等） □ 完成术前准备（备皮等）	□ 观察患者病情变化 □ 观察穿刺点及下肢血运情况 □ 术后康复指导	□ 向患者交代出院注意事项及复查日期 □ 帮助患者办理出院手续 □ 通知出院处 □ 康复宣教
重点医嘱	**长期医嘱** □ 按先天性心脏病护理常规 □ 二级护理 □ 饮食 □ 患者既往基础用药 **临时医嘱** □ 血、尿常规 □ 血型，凝血功能，电解质，肝肾功能，感染性疾病筛查 □ 心电图、胸部X线平片、超声心动图 □ 拟于明日在全身/局部麻醉下行经皮肺动脉瓣狭窄球囊成形术 □ 备皮 □ 留置针穿刺，建立静脉通路 □ 需全身麻醉者术前禁食、禁水 □ 术前镇静药（酌情） □ 其他特殊医嘱	**长期医嘱** □ 一级护理 □ 饮食 □ 持续血压、心电监测 □ 全身麻醉者同时行经皮血氧饱和度监测 **临时医嘱** □ 穿刺点弹力绷带包扎 □ 预防用抗菌药物 □ 其他特殊医嘱	**长期医嘱** □ 二级护理 □ 饮食 **临时医嘱** □ 穿刺部位换药 □ 复查血尿常规、电解质 □ 复查心电图、胸部X线平片、超声心动图 □ 通知出院 □ 其他特殊医嘱 □ 不适随诊
病情变异记录	□ 无　□ 有，原因： 1. 2.	□ 无　□ 有，原因： 1. 2.	□ 无　□ 有，原因： 1. 2.
护士签名			

（三）患者表单

肺动脉瓣狭窄临床路径患者表单

适用对象：第一诊断为肺动脉瓣狭窄（ICD-10：Q22.1/I09.801/I37.0）

行经皮肺动脉瓣球囊成形术（ICD-9-CM-3：35.9603）

患者姓名：	性别：　　年龄：　　门诊号：	住院号：
住院日期：　　年　月　日	出院日期：　　年　月　日	标准住院日：≤5 天

时间	住院第 1~2 天	住院第 2~3 天 （手术日）	住院第 3~5 天
医患配合	□ 接受入院宣教、护理评估、病史询问 □ 进行相关检查 □ 患者及家属与医师交流了解病情 □ 了解手术方案及围术期注意事项 □ 签署手术知情同意书、自费用品协议书、输血同意书 □ 接受术前宣教	□ 接受手术治疗 □ 患者家属与医师交流了解手术 □ 情况及术后注意事项 □ 接受术后监护及治疗	□ 接受术后复查及治疗 □ 接受出院前康复宣教 □ 学习出院注意事项 □ 了解复查程序 □ 办理出院手续 □ 获取出院诊断书 □ 获取出院带药
重点诊疗及检查	**重点诊疗** □ 分级护理、饮食安排、既往基础用药 □ 备皮、备血 □ 术前晚灌肠或镇静 □ 术前禁食、禁水 **重要检查** □ 血、尿常规，血型，凝血功能，电解质，肝肾功能，感染性疾病筛查 □ 胸部 X 线片、心电图、超声心动图 □ 根据病情补充安排其他检查	**重点诊疗** □ 接受医师安排的治疗 □ 持续血压、心电及经皮血氧饱和度监测 □ 必要时呼吸机辅助呼吸 □ 预防用抗菌药物 **重要检查** □ 床旁胸部 X 线片 □ 其他必要检查	**重点诊疗** □ 复查心电图、超声心动图 □ 血常规、血生化全套复查 □ 出院
病情变异记录	□ 无　□ 有，原因： 1. 2.	□ 无　□ 有，原因： 1. 2.	□ 无　□ 有，原因： 1. 2.

附：原表单（2011 年版）

肺动脉瓣狭窄临床路径表单

适用对象：第一诊断为肺动脉瓣狭窄（ICD-10：Q22.1/I09.801/I37.0）

行经皮肺动脉瓣球囊成形术（ICD-9-CM-3：35.9603）

患者姓名：	性别：　　年龄：　　门诊号：	住院号：
住院日期：　　年　月　日	出院日期：　　年　月　日	标准住院日：≤5 天

时间	住院第 1~2 天	住院第 2~3 天 （手术日）	住院第 3~5 天
主要诊疗工作	□ 询问病史，体格检查 □ 完成入院病历 □ 完善相关检查、汇总检查结果 □ 上级医师查房 □ 确定治疗方案 □ 向患者及家属交代病情及围术期注意事项 □ 签署手术知情同意书、自费用品协议书、麻醉同意书等	□ 局部麻醉或全身麻醉下穿刺右股静脉 □ 行右心导管检查 □ 行右心室造影 □ 经皮肺动脉瓣球囊成形术 □ 术者完成手术记录 □ 完成病程记录 □ 向患者及家属交代病情及术中基本情况	□ 医师查房 □ 拆除穿刺点弹力绷带，检查穿刺伤口 □ 安排相关复查并分析检查结果 □ 向患者交代出院后的后续治疗及相关注意事项，如阿司匹林治疗等 □ 安排出院
重点医嘱	长期医嘱 □ 先天性心脏病护理常规 □ 二级护理 □ 饮食 □ 患者既往基础用药 临时医嘱 □ 血常规、尿常规 □ 血型、凝血功能、电解质、肝肾功能、感染性疾病筛查 □ 心电图、胸部 X 线平片、超声心动图 □ 留置针穿刺，建立静脉通路 □ 拟于明日在全身/局部麻醉下行经皮肺动脉瓣狭窄球囊成形术 □ 备皮 □ 预防用抗菌药物 □ 需全身麻醉者术前禁食、禁水 □ 术前镇静药（酌情） □ 其他特殊医嘱	长期医嘱 □ 二级护理 □ 饮食 □ 持续血压、心电监测 □ 全身麻醉者同时行血氧饱和度监测 □ 平卧 24 小时 临时医嘱 □ 预防用抗菌药物 □ 穿刺点弹力绷带包扎 □ 其他特殊医嘱	长期医嘱 □ 二级护理 □ 饮食 临时医嘱 □ 穿刺部位换药 □ 复查血尿常规、电解质 □ 复查心电图、胸部 X 线平片、超声心动图 □ 通知出院 □ 其他特殊医嘱
主要护理工作	□ 入院宣教 □ 术前准备（备皮等）	□ 观察患者病情变化 □ 观察穿刺点及下肢血运情况 □ 术后康复指导	□ 帮助患者办理出院手续 □ 康复宣教

时间	住院第1~2天	住院第2~3天 （手术日）	住院第3~5天
病情 变异 记录	□无　□有，原因： 1. 2.	□无　□有，原因： 1. 2.	□无　□有，原因： 1. 2.
护士 签名			
医师 签名			

第四章

房间隔缺损（直视修补术）临床路径释义

一、房间隔缺损编码

先天性房间隔缺损是左右心房之间的间隔发育不全遗留缺损，分为原发孔型和继发孔型两类。原发孔型房间隔缺损又称部分心内膜垫缺损或房室管畸形。继发孔型分为四型。ICD-10 中 Q21.1 为继发孔型房间隔缺损。

编码包括：中央型房间隔缺损（卵圆孔型）（ICD-10：Q21.101）

下腔型房间隔缺损（低位缺损）（ICD-10：Q21.102）

上腔型房间隔缺损（高位缺损或静脉窦缺损）（ICD-10：Q21.103）

混合型房间隔缺损（ICD-10：Q21.104）

疾病名称及编码：先天性房间隔缺损（继发孔型）（ICD-10：Q21.1）

手术操作及编码：房间隔缺损修补术伴假体（ICD-9-CM-3：35.51）

房间隔缺损修补术伴移植物（ICD-9-CM-3：35.61）

房间隔缺损修补术（ICD-9-CM-3：35.71）

二、临床路径检索方法

Q21.1 伴（35.51 或 35.61 或 35.71），除外 I27.002（肺动脉高压中度）或 I27.003（肺动脉高压重度），不包括：年龄≤3 岁或体重<15kg。

肺动脉高压中度：36~45mmHg。

肺动脉高压重度：>45mmHg。

三、房间隔缺损临床路径标准住院流程

（一）适用对象

第一诊断为房间隔缺损（继发孔型）（ICD-10：Q21.102），行房间隔缺损直视修补术（ICD-9-CM-3：35.51/35.61/ 35.71）。

> **释义**
> ■ 第一诊断为继发孔型房间隔缺损（ICD-10：Q21.0），行继发孔型房间隔缺损直视修补术（ICD-9-CM-3：35.51/35.61/35.71）。继发孔型房间隔缺损，包括常见的上腔型、中央型、下腔型及混合型房间隔缺损。
> ■ 继发孔型房间隔缺损的治疗手段多样，本路径针对的是外科直视修补术，其他治疗方式见另外的路径指南。

（二）诊断依据

根据《临床诊疗指南·心血管外科学分册》（中华医学会编著，人民卫生出版社，2009）。

1. 病史：可有心脏杂音，活动后心悸、气促等。

2. 体征：可以出现胸骨左缘第 2、3 肋间收缩期柔和杂音，第二心音固定分裂等。

3. 辅助检查：心电图、胸部 X 线平片、超声心动图等。

> **释义**
>
> ■ 继发孔型房间隔缺损的临床症状取决于分流量的大小。缺损越大，肺血管床阻力越小，心房水平分流量越多。由于肺血管床通常有良好的耐受性，因此分流量不大的继发孔型房间隔缺损早期临床上无明显症状。部分患者因查体时发现心脏杂音而进一步检查时确诊。分流量大的患者，可有呼吸困难、反复呼吸道感染、生长发育迟缓。严重者可在婴儿期发生充血性心力衰竭。继发孔型房间隔缺损时，心房水平的左向右分流，使右心和肺循环的负担加重。随着年龄的增长，可发生肺小动脉痉挛，以后逐渐产生内膜增生和中层增厚，引起管腔狭小和阻力增高，形成肺动脉高压。肺动脉高压阶段的患者，右心排血受阻，进一步加重右心房室扩大和肥厚，出现右侧心力衰竭和房性心律失常。虽然继发孔型房间隔缺损较少发生肺血管梗阻性疾病，但是，当肺动脉压力及肺血管阻力显著增加时，心房水平产生右向左分流，患者临床上出现发绀。逆向分流成为继发孔型房间隔缺损直视修补术的禁忌证。
>
> ■ 典型的继发孔型房间隔缺损心脏杂音为胸骨左缘第 2、3 肋间收缩期杂音，少部分患者可伴有震颤。肺动脉瓣区第二音亢进，呈固定性分裂。
>
> ■ 心电图检查：可因分流量的不同及肺动脉压力的不同，表现为正常心电图，电轴右偏，右心房室肥大，不完全性右束传导阻滞等。晚期患者可出现房性心律失常，表现为心房扑动、心房颤动、房性心动过速等。
>
> ■ 胸部 X 线检查：可因分流量的不同及肺动脉压力的不同，表现为大致正常，右心房室增大，肺动脉段突出，肺血量增多。肺血管阻力显著升高者，心影可不大，肺动脉干及主支明显增粗，周围血管影不粗甚至变细。继发孔型房间隔缺损较大且分流量大者，胸部 X 线平片会显示全心增大，主动脉弓大小正常或偏小，肺动脉主干及其分支明显增粗，呈明显肺血量增多征象。
>
> ■ 超声心动图检查：是临床上诊断继发孔型房间隔缺损的主要检查手段。可以明确缺损的部位及大小。明确是否合并其他心脏畸形。可以对心功能进行测定，对肺动脉压力进行评估。
>
> ■ 右心导管检查：适用于重度肺动脉高压、手术适应证可疑的患者。可测定肺血流量、肺动脉压力，计算出肺血管阻力，为手术适应证的选择提供精确的数据。

（三）选择治疗方案的依据

根据《临床技术操作规范·心血管外科学分册》（中华医学会编著，人民军医出版社，2009）。

房间隔缺损（继发孔型）直视修补术（ICD-9-CM-3：35.51/35.61/35.71）。

> **释义**
>
> ■ 继发孔型房间隔缺损的治疗方法随着外科技术的进步和医用材料的完善而不断发展变化。各单位应根据自身条件，依据患者病变的病理类型和特点，合理选择常规胸骨正中切口手术、右腋下切口手术、微创手术及介入封堵等各种方式，开展安全、有效的治疗。

（四）标准住院日

11~15 天。

> **释义**
>
> ■ 继发孔型房间隔缺损患者入院后，术前准备 1~3 天，在第 2~4 天实施手术，术后恢复 5~11 天出院。总住院时间不超过 15 天均符合路径要求。

（五）进入路径标准

1. 第一诊断必须符合 ICD-10：Q21.102 房间隔缺损（继发孔型）疾病编码。
2. 有适应证，无禁忌证。
3. 年龄>3 岁或体重>15kg，不合并中度以上肺动脉高压的患者。
4. 当患者同时具有其他疾病诊断，但在住院期间不需要特殊处理也不影响第一诊断的临床路径流程实施时，可以进入路径。

> **释义**
>
> ■ 低龄、低体重手术患儿会增加围术期及术后恢复管理方面的难度，也相应地增加治疗费用。年龄>50 岁的患者，术前特殊检查较多，术后恢复过程缓慢，往往住院时间长，为便于进行统一的医疗质量管理，本路径将年龄>3 岁或体重>15kg 及年龄<50 岁作为进入路径的入选标准。
>
> ■ 继发孔型房间隔缺损合并其他心血管畸形，或继发孔型房间隔缺损造成心肺功能损害者，临床需要相应的综合治疗手段处理，从而导致住院时间延长、治疗费用增加，治疗效果亦受影响，因此不应入选本路径管理。
>
> ■ 因继发孔型房间隔缺损而导致重度继发性肺动脉高压的患者，术前对适应证的充分评估以及围术期针对肺动脉高压的严格处理是治疗成功的关键，这些特殊检查和处理会导致在治疗时间及治疗费用上出现较大变异。为便于进行统一的医疗质量管理，本路径将合并重度肺动脉高压的患者排除在入选标准以外。
>
> ■ 只要是采用体外循环下直视修补，无论是继发孔型房间隔缺损直接缝闭还是补片修补，均适用本路径。
>
> ■ 经入院常规检查发现以往所没有发现的疾病，而该疾病可能对患者健康影响更为严重，或者该疾病可能影响手术实施、提高手术和麻醉风险、影响预后，则应优先考虑治疗该种疾病，暂不宜进入本路径。如高血压、糖尿病、心功能不全、肝肾功能不全、凝血功能障碍等。
>
> ■ 若既往患有上述疾病，经合理治疗后达到稳定，或目前尚需持续用药，经评估无手术及麻醉禁忌，则可进入本路径。但可能会增加医疗费用，延长住院时间。

（六）术前准备（术前评估）

2~3 天。

1. 必须的检查项目：

（1）实验室检查：血常规+血型，尿常规，血生化（肝肾功能+电解质），凝血功能，感染性疾病筛查（乙型肝炎、丙型肝炎、梅毒、艾滋病等）。

（2）胸部 X 线片、心电图、超声心动图。

2. 根据患者具体情况可选择的检查项目，如心肌酶、冠状动脉造影检查、肺功能检查等。

> **释义**
>
> ■ 必查项目是确保手术治疗安全、有效开展的基础，在术前必须完成。相关人员应认真分析检查结果，以便及时发现异常情况并采取对应处置。
>
> ■ 患者近期有过感冒、发热，可检查心肌酶，若异常增高则不宜进入本路径治疗。
>
> ■ 通常年龄>50 岁或有明确心绞痛主诉、心电图提示有明显心肌缺血表现者，应行冠状动脉造影检查。
>
> ■ 既往有呼吸疾病史或胸廓明显畸形患者，应行肺功能检查。
>
> ■ 为缩短患者术前等待时间，检查项目可以在患者入院前于门诊完成。

（七）预防性抗菌药物选择与使用时机

抗菌药物使用：按照《抗菌药物临床应用指导原则》（卫医发〔2004〕285 号）执行，并根据患者的病情决定抗菌药物的选择与使用时间。

> **释义**
>
> ■ 继发孔型房间隔缺损修补手术属于Ⅰ类切口手术，但由于有心腔内手术操作、异物植入等易感因素存在，且一旦感染可导致严重后果。因此可按规定适当预防性应用抗菌药物，通常选用第二代头孢菌素。

（八）手术日

入院第 3~4 天。

1. 麻醉方式：全身麻醉。

2. 体外循环辅助。

3. 手术植入物：缺损补片材料、胸骨固定钢丝等。

4. 术中用药：麻醉和体外循环常规用药。

5. 输血及血液制品：视术中情况而定。

> **释义**
>
> ■ 本路径规定的继发孔型房间隔缺损修补手术均是在全身麻醉、体外循环辅助下实施。其他一些非体外循环辅助下继发孔型房间隔缺损封堵治疗技术不包含在本路径中。

（九）术后住院恢复

8~11 天。

1. 术后转监护病房，持续监测治疗。

2. 病情平稳后转回普通病房。

3. 必须复查的检查项目：血常规、电解质、肝肾功能，胸部 X 线片、心电图、超声心动图。

4. 抗菌药物使用：按照《抗菌药物临床应用指导原则》（卫医发〔2004〕285 号）执行，并根据患者的病情决定抗菌药物的选择与使用时间。

> **释义**
>
> ■ 继发孔型房间隔缺损修补术后早期应对患者进行持续的监测治疗，以便及时掌握病情变化。主管医师评估患者病情平稳后，方可终止持续监测。
>
> ■ 根据患者病情需要，开展相应的检查及治疗。检查内容不只限于路径中规定的必须复查项目，可根据需要增加，如血气分析、凝血功能分析等。必要时可增加同一项目的检查频次。

（十）出院标准

1. 患者一般情况良好，体温正常，完成复查项目。

2. 切口愈合好：引流管拔除，伤口无感染。

3. 没有需要住院处理的并发症。

> **释义**
>
> ■ 患者出院前不仅应完成必须复查项目，且复查项目应无明显异常。若检查结果明显异常，主管医师应进行仔细分析并做出对应处置。

（十一）变异及原因分析

1. 围术期并发症等造成住院日延长和费用增加。

2. 手术耗材的选择：由于病情不同，使用不同的内植物和耗材，导致住院费用存在差异。

3. 医师认可的变异原因分析。

4. 其他患者方面的原因等。

> **释义**
>
> ■ 变异是指入选临床路径的患者未能按路径流程完成医疗行为或未达到预期的医疗质量控制目标。这包含三方面情况：①按路径流程完成治疗，但出现非预期结果，可能需要后续进一步处理，如本路径治疗后继发孔型房间隔缺损再通、存在残余分流等；②按路径流程完成治疗，但超出了路径规定的时限或限定的费用，如实际住院日超出标准住院日要求或未能在规定的手术时限内实施手术等；③不能按路径流程完成治疗，患者需要中途退出路径，如治疗过程中出现严重并发症，导致必须终止路径或需要转入其他路径进行治疗等。对这些患者，主管医师均应进行变异原因的分析，并在临床路径的表单中予以说明。

■ 继发孔型房间隔缺损修补术可能出现的并发症有：低心排血量综合征、心律失常（房性心律失常、房室传导阻滞）、缺损再通（残余分流）、主动脉瓣关闭不全、下腔静脉部分或全部引流入左心房、神经系统或其他重要脏器并发症以及伤口感染、延迟愈合等。

■ 医师认可的变异原因主要指患者入选路径后，医师在检查及治疗过程中发现患者合并存在一些事前未预知的对本路径治疗可能产生影响的情况，需要终止执行路径或者是延长治疗时间、增加治疗费用，医师需在表单中明确说明。

■ 因患者方面的主观原因导致执行路径出现变异，也需要医师在表单中予以说明。

四、房间隔缺损临床路径给药方案

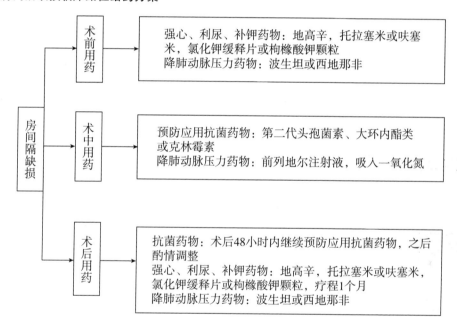

【用药选择】

1. 对于分流量大的房间隔缺损，术前即可开始予以强心、利尿和补钾药物治疗。合并肺动脉高压者，可间断吸氧治疗，降肺动脉压力药物可选用波生坦或西地那非。

2. 术中预防性应用抗菌药物，在切皮前 0.5 小时输注，一般常规使用第二代头孢菌素，对于青霉素或头孢类过敏者，可选用大环内酯类或克林霉素等。对于合并肺动脉高压者，可采取术中吸入一氧化氮，静脉滴注前列地尔等。

3. 术后 48 小时后，若无特殊情况，应停用抗菌药物。若患者血象较高或体温 38℃ 以上，或胸部 X 线片提示肺部有炎症等情况，可继续应用抗菌药物。同时行痰培养、血培养等，并根据痰培养、血培养结果选择敏感抗菌药物。术后常规服用 1 个月强心、利尿及补钾药物，病情需要时合理延长服用强心、利尿及补钾药物的时间。合并肺动脉高压者，继续服用波生坦或西地那非，并根据超声或心导管评估的肺动脉压力情况，决定服用期限。

【药学提示】

1. 大环内酯类静脉给药可引起血栓性静脉炎，故红霉素静脉滴注时药物浓度不宜超过 1mg/ml；

此类药物与甲泼尼龙、茶碱、卡马西平、华法林等药物有相互作用。

2. 患者体循环收缩压过低时，需慎用波生坦。应用波生坦者，应定期监测肝功能。

【注意事项】

抗菌药物的滥用导致耐药株不断出现，且二重感染机会增加。故在术后 48 小时后，若无明显感染证据，应停用抗菌药物。有必要继续应用抗菌药物的，应根据痰培养或血培养的药敏结果合理选择抗菌药物。在术后 72 小时内，应加大利尿药物，减轻心脏负担，尽量使患者处于负平衡，72 小时后可适当放宽患者出入量情况。

五、推荐表单

（一）医师表单

房间隔缺损临床路径医师表单

适用对象：第一诊断为房间隔缺损继发孔型（ICD-10：Q21.102）

　　　　　行房间隔缺损直视修补术（ICD-9-CM-3：35.51/35.61/35.71）

患者姓名：	性别： 年龄： 门诊号：	住院号：
住院日期： 年 月 日	出院日期： 年 月 日	标准住院日：11~15 天

时间	住院第 1~2 天	住院第 2~3 天	住院第 3~4 天（手术日）
主要诊疗工作	□ 病史询问，体格检查 □ 完成入院病历书写 □ 安排相关检查 □ 上级医师查房	□ 汇总检查结果 □ 完成术前准备与术前评估 □ 术前讨论，确定手术方案 □ 完成术前小结、上级医师查房记录等病历书写 □ 向患者及家属交代病情及围术期注意事项 □ 签署手术知情同意书、自费用品协议书、输血同意书	□ 气管插管，建立深静脉通路 □ 手术 □ 术后转入监护病房 □ 术者完成手术记录 □ 完成术后病程记录 □ 向患者家属交代手术情况及术后注意事项
重点医嘱	**长期医嘱** □ 按先天性心脏病护理常规 □ 二级护理 □ 饮食 □ 患者既往基础用药 **临时医嘱** □ 血尿便常规，血型，凝血功能，电解质，肝肾功能，感染性疾病筛查 □ 胸部 X 线片、心电图、超声心动图	**长期医嘱** □ 强心、利尿、补钾治疗 **临时医嘱** □ 拟于明日在全身麻醉体外循环下行继发孔型房间隔缺损修补术 □ 备皮 □ 备血 □ 血型 □ 术前晚灌肠 □ 术前禁食、禁水 □ 术前镇静药（酌情） □ 其他特殊医嘱	**长期医嘱** □ 按心脏体外循环直视术后护理 □ 禁食 □ 持续血压、心电及经皮血氧饱和度监测 □ 呼吸机辅助呼吸 □ 预防用抗菌药物 **临时医嘱** □ 床旁胸部 X 线片 □ 其他特殊医嘱
主要护理工作	□ 入院宣教（环境、设施、人员等） □ 入院护理评估（营养状况、性格变化等）	□ 术前准备（备皮等） □ 术前宣教（提醒患者按时禁水等）	□ 观察患者病情变化 □ 定期记录重要监测指标
病情变异记录	□ 无 □ 有，原因： 1. 2.	□ 无 □ 有，原因： 1. 2.	□ 无 □ 有，原因： 1. 2.
医师签名			

时间	住院第 4~5 天 （术后第 1 日）	住院第 5~10 天 （术后第 2~6 日）	住院第 11~15 天 （术后第 7~11 日）
主要诊疗工作	□ 医师查房 □ 观察切口有无血肿，渗血 □ 拔除尿管	□ 医师查房 □ 安排相关复查并分析检查结果 □ 观察切口情况 □ 术后 24 小时后根据引流量，拔出引流管	□ 检查切口愈合情况 □ 确定患者可以出院 □ 向患者交代出院注意事项复查日期 □ 通知出院处 □ 开出院诊断书 □ 完成出院记录
重点医嘱	长期医嘱 □ 一级护理 □ 半流质饮食 □ 氧气吸入 □ 心电、无创血压及经皮血氧饱和度监测 □ 预防用抗菌药物 □ 强心、利尿、补钾治疗 临时医嘱 □ 心电图 □ 大换药 □ 复查血常规及相关指标 □ 其他特殊医嘱	长期医嘱 □ 饮食 □ 改二级护理（视病情恢复定） □ 停止监测（视病情恢复定） □ 停用抗菌药物（视病情恢复定） 临时医嘱 □ 拔除深静脉置管并行留置针穿刺（视病情恢复定） □ 复查胸部 X 线片、心电图、超声心动图以及血常规，血生化全套 □ 大换药	临时医嘱 □ 通知出院 □ 出院带药 □ 伤口换药
主要护理工作	□ 观察患者情况 □ 记录生命体征 □ 记录 24 小时出入量 □ 术后康复指导	□ 患者一般状况及伤口情况 □ 鼓励患者下床活动，利于恢复 □ 术后康复指导	□ 帮助患者办理出院手续 □ 康复宣教
病情变异记录	□ 无 □ 有，原因： 1. 2.	□ 无 □ 有，原因： 1. 2.	□ 无 □ 有，原因： 1. 2.
医师签名			

（二）护士表单

房间隔缺损临床路径护士表单

适用对象：第一诊断为房间隔缺损继发孔型（ICD-10：Q21.102）

　　　　　行房间隔缺损直视修补术（ICD-9-CM-3：35.51/35.61/35.71）

患者姓名：		性别：　　　年龄：　　　门诊号：	住院号：
住院日期：　　年　月　日		出院日期：　　年　　月　　日	标准住院日：11~15 天

时间	住院第 1~2 天	住院第 2~3 天	住院第 3~4 天 （手术日）
主要护理工作	□ 入院宣教（环境、设施、人员等） □ 入院护理评估（营养状况、性格变化等） □ 病史询问，相应查体 □ 联系相关检查	□ 汇总检查结果 □ 完成术前评估 □ 术前宣教（提醒患者按时禁水等） □ 完成术前准备（备皮等）	□ 协助手术 □ 观察患者病情变化 □ 定期记录重要监测指标
重点医嘱	**长期医嘱** □ 按先天性心脏病护理常规 □ 二级护理 □ 饮食 □ 患者既往基础用药 **临时医嘱** □ 血尿便常规，血型，凝血功能，电解质，肝肾功能，感染性疾病筛查 □ 胸部 X 线片、心电图、超声心动图	**长期医嘱** □ 强心、利尿、补钾治疗 **临时医嘱** □ 拟于明日在全身麻醉体外循环下行继发孔型房间隔缺损修补术 □ 备皮 □ 备血 □ 血型 □ 术前晚灌肠 □ 术前禁食、禁水 □ 术前镇静药（酌情） □ 其他特殊医嘱	**长期医嘱** □ 按心脏体外循环直视术后护理 □ 禁食 □ 持续血压、心电及经皮血氧饱和度监测 □ 呼吸机辅助呼吸 □ 预防用抗菌药物 **临时医嘱** □ 床旁胸部 X 线片 □ 其他特殊医嘱
病情变异记录	□ 无　□ 有，原因： 1. 2.	□ 无　□ 有，原因： 1. 2.	□ 无　□ 有，原因： 1. 2.
护士签名			

时间	住院第 4~5 天 （术后第 1 日）	住院第 5~10 天 （术后第 2~6 日）	住院第 11~15 天 （术后第 7~11 日）
主要护理工作	□ 观察患者情况 □ 记录生命体征 □ 记录 24 小时出入量 □ 术后康复指导	□ 患者一般状况及切口情况 □ 联系相关复查 □ 鼓励患者下床活动，利于恢复 □ 观察切口情况 □ 术后康复指导	□ 向患者交代出院注意事项及复查日期 □ 帮助患者办理出院手续 □ 通知出院处 □ 康复宣教
重点医嘱	**长期医嘱** □ 一级护理 □ 半流质饮食 □ 氧气吸入 □ 心电、无创血压及经血氧饱和度监测 □ 预防用抗菌药物 □ 强心、利尿、补钾治疗 **临时医嘱** □ 心电图 □ 大换药 □ 复查血常规及相关指标 □ 其他特殊医嘱	**长期医嘱** □ 饮食 □ 改二级护理（视病情恢复定） □ 停止监测（视病情恢复定） □ 停用抗菌药物（视病情恢复定） **临时医嘱** □ 拔除深静脉置管并行留置针穿刺（视病情恢复定） □ 复查胸部 X 线片、心电图、超声心动图以及血常规、血生化全套 □ 大换药	**临时医嘱** □ 通知出院 □ 出院带药 □ 伤口换药
病情变异记录	□ 无　□ 有，原因： 1. 2.	□ 无　□ 有，原因： 1. 2.	□ 无　□ 有，原因： 1. 2.
护士签名			

（三）患者表单

房间隔缺损临床路径患者表单

适用对象：第一诊断为房间隔缺损继发孔型（ICD-10：Q21.102）

行房间隔缺损直视修补术（ICD-9-CM-3：35.51/35.61/35.71）

患者姓名：	性别：　　年龄：　　门诊号：	住院号：
住院日期：　　年　月　日	出院日期：　　年　月　日	标准住院日：11~15 天

时间	住院第 1~2 天	住院第 2~3 天	住院第 3~4 天 （手术日）
医患配合	□ 接受入院宣教 □ 接受入院护理评估 □ 接受病史询问 □ 进行体格检查 □ 交代既往用药情况 □ 进行相关检查	□ 患者及家属与医师交流了解病情 □ 了解手术方案及围术期注意事项 □ 签署手术知情同意书、自费用品协议书、输血同意书 □ 接受术前宣教	□ 接受手术治疗 □ 患者家属与医师交流了解手术情况及术后注意事项 □ 接受术后监护治疗
重点诊疗及检查	**重点诊疗** □ 分级护理 □ 饮食安排 □ 既往基础用药 **重要检查** □ 血、尿常规，血型，凝血功能，电解质，肝肾功能，感染性疾病筛查 □ 胸部 X 线片、心电图、超声心动图 □ 根据病情补充安排其他检查	**重点诊疗** □ 接受医师安排的治疗 □ 备皮 □ 备血 □ 术前晚灌肠（按医护人员指导） □ 术前禁食、禁水（按医护人员指导） □ 术前镇静药（酌情）	**重点诊疗** □ 禁食 □ 持续血压、心电及经皮血氧饱和度监测 □ 呼吸机辅助呼吸 □ 预防用抗菌药物 **重要检查** □ 床旁胸部 X 线片 □ 其他必要检查
病情变异记录	□ 无　□ 有，原因： 1. 2.	□ 无　□ 有，原因： 1. 2.	□ 无　□ 有，原因： 1. 2.

时间	住院第 4~5 天 （术后第 1 日）	住院第 5~10 天 （术后第 2~6 日）	住院第 11~15 天 （术后第 7~11 日）
医患配合	□ 接受术后康复指导 □ 配合记录 24 小时出入量 □ 配合医师拔除胸管（根据引流量） □ 配合医师拔除尿管（根据病情）	□ 接受术后康复指导 □ 下床活动，促进恢复 □ 配合拔除深静脉置管并行留置针穿刺（视病情恢复定） □ 接受相关复查 □ 配合医师进行伤口换药	□ 接受出院前康复宣教 □ 学习出院注意事项 □ 了解复查程序 □ 办理出院手续 □ 获取出院诊断书 □ 获取出院带药
重点诊疗及检查	**重点诊疗** □ 一级护理 □ 半流质饮食 □ 氧气吸入 □ 生命指标监测 □ 预防用抗菌药物 □ 药物治疗 **重要检查** □ 心电图 □ 按医师要求进行相关检查	**重点诊疗** □ 饮食 □ 改二级护理（视病情恢复定） □ 停止监测（视病情恢复定） □ 停用抗菌药物（视病情恢复定） **重要检查** □ 复查胸部 X 线片、心电图、超声心动图 □ 血常规、血生化全套复查	**重点诊疗** □ 出院
病情变异记录	□ 无　□ 有，原因： 1. 2.	□ 无　□ 有，原因： 1. 2.	□ 无　□ 有，原因： 1. 2.

附：原表单（2009 年版）

房间隔缺损临床路径表单

适用对象：第一诊断为房间隔缺损继发孔型（ICD-10：Q21.102）

　　　　　行房间隔缺损直视修补术（ICD-9-CM-3：35.51/35.61/35.71）

患者姓名：	性别：　　年龄：　　门诊号：	住院号：
住院日期：　　年　月　日	出院日期：　　年　月　日	标准住院日：11~15 天

时间	住院第 1~2 天	住院第 2~3 天	住院第 3~4 天（手术日）
主要诊疗工作	□ 病史询问，体格检查 □ 完成入院病历书写 □ 安排相关检查 □ 上级医师查房	□ 汇总检查结果 □ 完成术前准备与术前评估 □ 术前讨论，确定手术方案 □ 完成术前小结、上级医师查房记录等病历书写 □ 向患者及家属交代病情及围术期注意事项 □ 签署手术知情同意书、自费用品协议书、输血同意书	□ 气管插管，建立深静脉通路 □ 手术 □ 术后转入监护病房 □ 术者完成手术记录 □ 完成术后病程记录 □ 向患者家属交代手术情况及术后注意事项
重点医嘱	**长期医嘱** □ 按先天性心脏病护理常规 □ 二级护理 □ 饮食 □ 患者既往基础用药 **临时医嘱** □ 血尿便常规，血型，凝血功能，电解质，肝肾功能，感染性疾病筛查 □ 胸部 X 线片、心电图、超声心动图	**长期医嘱** □ 强心、利尿、补钾治疗 **临时医嘱** □ 拟于明日在全身麻醉体外循环下行房间隔缺损修补术 □ 备皮 □ 备血 □ 血型 □ 术前晚灌肠 □ 术前禁食、禁水 □ 术前镇静药（酌情） □ 其他特殊医嘱	**长期医嘱** □ 按心脏体外循环直视术后护理 □ 禁食 □ 持续血压、心电及经皮血氧饱和度监测 □ 呼吸机辅助呼吸 □ 预防用抗菌药物 **临时医嘱** □ 床旁胸部 X 线片 □ 其他特殊医嘱
主要护理工作	□ 入院宣教（环境、设施、人员等） □ 入院护理评估（营养状况、性格变化等）	□ 术前准备（备皮等） □ 术前宣教（提醒患者按时禁水等）	□ 观察患者病情变化 □ 定期记录重要监测指标
病情变异记录	□ 无　□ 有，原因： 1. 2.	□ 无　□ 有，原因： 1. 2.	□ 无　□ 有，原因： 1. 2.
护士签名			
医师签名			

时间	住院第 4~5 天 （术后第 1 日）	住院第 5~10 天 （术后第 2~6 日）	住院第 11~15 天 （术后第 7~11 日）
主要诊疗工作	□ 医师查房 □ 观察伤口有无血肿、渗血 □ 拔除胸管（根据引流量） □ 拔除尿管	□ 医师查房 □ 安排相关复查并分析检查结果 □ 观察伤口情况	□ 检查伤口愈合情况并拆线 □ 确定患者可以出院 □ 向患者交代出院注意事项复查日期 □ 通知出院处 □ 开出院诊断书 □ 完成出院记录
重点医嘱	长期医嘱 □ 一级护理 □ 半流质饮食 □ 氧气吸入 □ 心电、无创血压及经皮血氧饱和度监测 □ 预防用抗菌药物 □ 强心、利尿、补钾治疗 临时医嘱 □ 心电图 □ 大换药 □ 复查血常规及相关指标 □ 其他特殊医嘱	长期医嘱 □ 饮食 □ 改二级护理（视病情恢复定） □ 停止监测（视病情恢复定） □ 停用抗菌药物（视病情恢复定） 临时医嘱 □ 拔除深静脉置管并行留置针穿刺（视病情恢复定） □ 复查胸部 X 线片、心电图、超声心动图以及血常规、血生化全套 □ 大换药	临时医嘱 □ 通知出院 □ 出院带药 □ 拆线换药
主要护理工作	□ 观察患者情况 □ 记录生命体征 □ 记录 24 小时出入量 □ 术后康复指导	□ 患者一般状况及伤口情况 □ 鼓励患者下床活动，利于恢复 □ 术后康复指导	□ 帮助患者办理出院手续 □ 康复宣教
病情变异记录	□ 无　□ 有，原因： 1. 2.	□ 无　□ 有，原因： 1. 2.	□ 无　□ 有，原因： 1. 2.
护士签名			
医师签名			

第五章

房间隔缺损（经皮封堵术）临床路径释义

一、房间隔缺损编码

疾病名称及编码：房间隔缺损（继发孔型）（ICD-10：Q21.102）

手术操作名称及编码：经皮房间隔缺损封堵术（ICD-9-CM-3：35.52）

二、临床路径检索方法

Q21.102 伴 35.52

三、房间隔缺损临床路径标准住院流程

（一）适用对象

第一诊断为房间隔缺损（继发孔型）（ICD-10：Q21.101），行经皮房间隔缺损封堵术（ICD-9-CM-3：35.52）。

> **释义**
>
> ■ 房间隔缺损的发生率约占先天性心脏病的 10%，按解剖特点分为继发孔及原发孔型房间隔缺损，前者占房间隔缺损的 60%~70%，是介入治疗主要选择的类型。本路径对象为适合行经皮介入治疗的继发孔型房间隔缺损。
>
> ■ 继发孔型房间隔缺损的治疗手段有多种，本路径针对的是经皮房间隔缺损封堵术，其他治疗方式见相关的路径指南。

（二）诊断依据

根据《临床诊疗指南·心血管外科学分册》（中华医学会编著，人民卫生出版社，2009）。

1. 病史：可无症状，也可有活动后心悸、气促等。

2. 体征：可出现胸骨左缘第 2、3 肋间收缩期柔和杂音，第二心音固定分裂等。

3. 辅助检查：心电图、胸部 X 线平片、超声心动图等。

> **释义**
>
> ■ 房间隔缺损分流量的大小是决定其临床表现的重要因素。大多数房间隔缺损（ASD）儿童一般无症状，亦不影响活动，多数患者到了青春期后才出现症状。中、大型 ASD 患者在 20~30 岁左右将发生充血性心力衰竭和肺动脉高压，特别是 35 岁后病情发展迅速，如果不采取干预措施，患者会因肺动脉高压而使右心室容量和压力负荷均增加，进而出现右侧心力衰竭，而且无论是否手术治疗，均可在术后出现房性心律失常（心房扑动或心房颤动），此外部分患者可因矛盾性血栓而引起脑血管栓塞。

■典型的房间隔缺损心脏杂音为胸骨左缘第2、3肋间柔和的收缩期杂音，呈固定性分裂，常不伴有震颤。

■房间隔缺损较小者，心电图一般正常。房间隔缺损较大时，心电图会提示右侧心房、心室肥大。心电轴右偏、右心室肥大和不完全性右束支传导阻滞是房间隔缺损特征性心电图表现。

■房间隔缺损较小者，胸部X线平片可正常或变化轻微。房间隔缺损较大时胸部X线平片表现为右心房、右心室增大，肺动脉段突出，肺血增多及主动脉结缩小。

■超声心动图是对房间隔缺损数目、部位及大小进行确诊性检查的手段。同时可明确是否合并肺静脉异位引流、肺动脉狭窄及房室瓣情况，以利于对房间隔缺损是否合并其他心脏畸形加以判断。此外还可对心功能进行测定，对肺动脉压力进行评估。但与心导管检查相比，其对肺血流量的测定、肺动脉压力的测定仍缺乏精确的数据。对合并重度肺动脉高压的患者，心导管检查仍是确定手术适应证的重要依据。

（三）选择治疗方案的依据

根据《临床技术操作规范·心血管外科学分册》（中华医学会编著，人民军医出版社，2009）。

经皮房间隔缺损（继发孔型）封堵术。

释义

■房间隔缺损的治疗方法随着技术的进步和医用材料的完善而不断发展变化。各单位应根据自身条件，依据患者病变的特点，对符合封堵条件的患儿合理选择经皮房间隔缺损封堵术，开展安全、微创、有效的治疗。

（四）标准住院日

≤5天。

释义

■房间隔缺损患者入院后，术前准备1~2天，在第2~3天实施手术，术后恢复1~2天出院。总住院时间不超过5天均符合路径要求。

（五）进入路径标准

1. 第一诊断必须符合ICD-10：Q21.101房间隔缺损（继发孔型）疾病编码。
2. 有介入治疗适应证，无禁忌证。
3. 年龄>3岁或体重>15kg，不合并中度以上肺动脉高压的患者。
4. 当患者同时具有其他疾病诊断，但在住院期间不需要特殊处理也不影响第一诊断的临床路径流程实施时，可以进入路径。

> **释义**
>
> ■ 继发孔型房间隔缺损的自然愈合年龄为7个月至6岁，中位数为1.6岁。右心室增大者的自愈率为9.5%，右心室正常的自愈率为63.6%。同时考虑到股静脉需要有足够的直径插入鞘管，本路径将年龄>3岁或体重>15kg作为进入路径的入选标准。
>
> ■ 特殊类型房间隔缺损如多孔型或筛孔型房间隔缺损，因病情较复杂，造成封堵失败而需外科手术概率较大，不宜纳入本路径管理。
>
> ■ 房间隔缺损造成心肺功能损害者，临床需要相应的综合治疗手段处理，从而导致住院时间延长、治疗费用增加，治疗效果亦受影响，因此不入选本路径管理。
>
> ■ 因房间隔缺损而导致重度继发性肺动脉高压的患者，其肺血管的病理改变均较为严重。对此类患者，术前对适应证的充分评估以及围术期针对肺动脉高压的严格处理是治疗成功的关键，这些特殊检查和处理会导致在治疗时间及治疗费用上出现较大的变异。为便于进行统一的医疗质量管理，本路径将合并重度肺动脉高压患者排除在入选标准以外。
>
> ■ 经入院常规检查发现以往所没有发现的疾病，而该疾病可能对患者健康影响更为严重，或者该疾病可能影响手术实施、提高手术和麻醉风险、影响预后，则应优先考虑治疗该种疾病，暂不宜进入路径。如高血压、糖尿病、心功能不全、肝肾功能不全、凝血功能障碍等。
>
> ■ 若既往患有上述疾病，经合理治疗后达到稳定，或目前尚需持续用药，经评估无手术及麻醉禁忌，则可进入路径。但可能会增加医疗费用，延长住院时间。

（六）术前准备（术前评估）

≤2天。

1. 必须的检查项目：

（1）血常规、尿常规。

（2）肝肾功能，电解质，血型、凝血功能，感染性疾病筛查（乙型肝炎、丙型肝炎、梅毒、艾滋病等）。

（3）心电图、胸部X线平片、超声心动图。

2. 根据情况可选择的检查项目，如心肌酶、大便常规、冠状动脉造影检查、肺功能检查等。

> **释义**
>
> ■ 必查项目是确保手术治疗安全、有效开展的基础，在术前必须完成。相关人员应认真分析检查结果，以便及时发现异常情况并采取对应处置。
>
> ■ 患者近期有过感冒、发热，可检查心肌酶，若异常增高则不宜进入路径治疗。
>
> ■ 通常年龄>50岁，或有明确心绞痛主诉、心电图提示有明显心肌缺血表现者，应行冠状动脉造影检查。
>
> ■ 既往有呼吸疾病史或胸廓明显畸形患者，应行肺功能检查。
>
> ■ 为缩短患者术前等待时间，检查项目可以在患者入院前于门诊完成。

（七）预防性抗菌药物选择与使用时机

1. 抗菌药物：按照《抗菌药物临床应用指导原则》（卫医发〔2004〕285号）选择用药。可以考虑使用第一、第二代头孢菌素。

2. 预防性用抗菌药物，时间为术前 0.5 小时，手术超过 3 小时加用 1 次抗菌药物；总预防性用药时间一般不超过 24 小时，个别情况可延长至 48 小时。

> **释义**
>
> ■ 房间隔缺损经皮封堵术有静脉穿刺口，加之有心腔内操作、异物植入等易感因素存在，且一旦感染可导致严重后果。因此可按规定适当预防性应用抗菌药物，通常选用第二代头孢菌素。

（八）手术日

一般在入院 3 天内。

1. 麻醉方式：局部麻醉（成人和能配合的儿童）或全身麻醉（不能配合的儿童）。
2. 手术植入物：房间隔缺损封堵器。
4. 术中用药：麻醉常规用药。
5. 术中所有其他辅助器械：动脉鞘、右心导管、输送鞘管、导丝等。
6. 术中影像学监测：透视和超声心动图（包括经食管超声心动图）。

> **释义**
>
> ■ 本路径规定的房间隔缺损经皮封堵术可能为局部麻醉（成人和能配合的儿童）或全身麻醉（不能配合的儿童）。术中影像学监测设备包括 X 线透视、经胸或食管超声心动图。

（九）术后住院恢复

≤2 天。

1. 术后 24 小时持续监测，并使用低分子肝素抗凝治疗。
2. 术后第 2 日起口服阿司匹林（3~5 mg/kg 体重），持续治疗 6 个月。
3. 必须复查的检查项目：血常规、电解质、肝肾功能、心电图、胸部 X 线平片、超声心动图。
4. 抗菌药物使用：按照《抗菌药物临床应用指导原则》（卫医发〔2004〕285 号）执行。

> **释义**
>
> ■ 房间隔缺损经皮封堵术后早期应对患者进行持续的监测治疗，以便及时掌握病情变化。主管医师评估患者病情平稳后，方可终止持续监测。
>
> ■ 根据患者病情需要，开展相应的检查及治疗。检查内容不只限于路径中规定的必须复查项目，可根据需要增加，如血气分析、凝血功能分析等。必要时可增加同一项目的检查频次。

（十）出院标准

1. 患者一般情况良好，体温正常，完成复查项目。

2. 穿刺部位无出血、感染。

3. 没有需要住院处理的并发症。

> **释义**
>
> ■ 患者出院前不仅应完成必须复查项目，且复查项目应无明显异常。若检查结果明显异常，主管医师应进行仔细分析并作出对应处置。对穿刺部位有血管并发症的患者，经主管医师评价后如该并发症无需立即处理，可出院后随诊观察。

（十一）变异及原因分析

1. 围术期并发症等造成住院日延长和费用增加。

2. 由于病情不同，使用不同的封堵器和耗材，导致住院费用存在差异。

3. 医师认可的变异原因分析。

4. 其他患者方面的原因等。

> **释义**
>
> ■ 变异是指入选临床路径的患者未能按路径流程完成医疗行为或未达到预期的医疗质量控制目标。这包含三方面情况：①按路径流程完成治疗，但出现非预期结果，可能需要后续进一步处理，如本路径治疗后封堵器脱落或残余分流造成溶血等；②按路径流程完成治疗，但超出了路径规定的时限或限定的费用，如实际住院日超出标准住院日要求或未能在规定的手术日时间限定内实施手术等；③不能按路径流程完成治疗，患者需要中途退出路径，如治疗过程中出现严重并发症，导致必须终止路径或需要转入其他路径进行治疗等。对这些患者，主管医师均应进行变异原因的分析，并在临床路径的表单中予以说明。
>
> ■ 房间隔缺损经皮封堵术可能出现的并发症有：残余分流、血栓或气体栓塞、头痛或偏头痛、封堵器脱落或移位、心律失常、主动脉至右心房或左心房瘘、溶血等。
>
> ■ 医师认可的变异原因主要指患者入选路径后，医师在检查及治疗过程中发现患者合并存在一些事前未预知的对本路径治疗可能产生影响的情况，需要终止执行路径或者是延长治疗时间、增加治疗费用，医师需在表单中明确说明。
>
> ■ 因患者方面的主观原因导致执行路径出现变异，也需要医师在表单中予以说明。

四、房间隔缺损临床路径给药方案

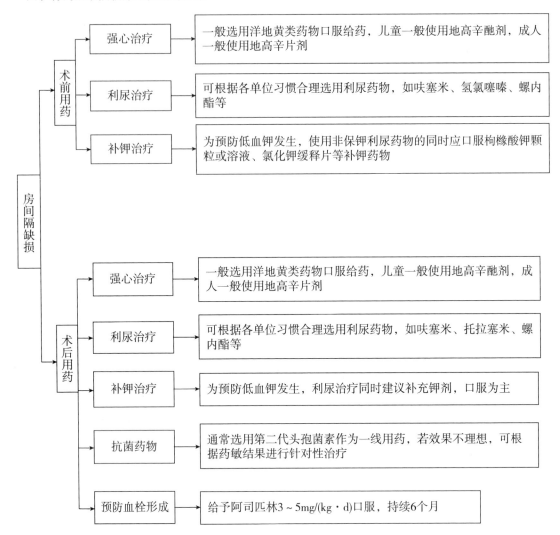

【用药选择】

1. 对于中、大型房间隔缺损患者，术前即可开始给予强心、利尿和补钾药物治疗，合并肺动脉高压者，可间断氧疗，降肺动脉压力的药物可选择波生坦、西地那非或者两药联合应用。

2. 术后常规服用 1 个月强心、利尿及补钾药物。合并肺动脉高压者，继续服用波生坦或西地那非，并根据超声或心导管评估的肺动脉压力情况，决定服用期限。

3. 术中预防性应用抗菌药物，在术前 0.5 小时输注，一般常规使用第二代头孢菌素，对于青霉素或头孢类过敏者，可选用大环内酯类或克林霉素等。术后 48 小时后，若无特殊可停用抗菌药物，若患者血象较高，体温在 38.5℃ 以上，可继续应用抗菌药物，或根据痰培养、血培养结果选择敏感抗菌药物。

【药学提示】

1. 大环内酯类静脉给药可引起血栓性静脉炎，故应用阿奇霉素静脉滴注时要注意监测；此类药物与甲泼尼龙、茶碱、卡马西平、华法林等药物有相互作用。

2. 患者体循环收缩压<85mmHg，需慎用波生坦，同时监测肝功能。

【注意事项】

1. 抗菌药物的滥用导致耐药株不断出现，且二重感染机会增加。故在术后 48 小时后，若无明显感染证据，应停用抗菌药物。有必要继续应用抗菌药物的，应根据药敏结果合理选择。

2. 在术后 48 小时内，注意保证出量占入量的一半，必要时可适当应用静脉利尿药物，减轻心脏负担，48 小时后可适当放宽患者出入量情况。

3. 若患者合并传导阻滞等心律失常情况，建议减少或停用地高辛类药物。

五、推荐表单

（一）医师表单

房间隔缺损临床路径医师表单

适用对象：第一诊断为房间隔缺损继发孔型（ICD-10：Q21.101）

行经皮房间隔缺损封堵术（ICD-9-CM-3：35.52）

患者姓名：	性别：　年龄：　门诊号：	住院号：
住院日期：　　年　月　日	出院日期：　　年　月　日	标准住院日：≤5天

时间	住院第1~2天	住院第2~3天（手术日）	住院第3~5天
主要诊疗工作	□ 病史询问，体格检查 □ 完成入院病历书写 □ 完善相关检查，汇总检查结果 □ 上级医师查房 □ 完成术前准备与术前评估 □ 向患者及家属交代病情及围术期注意事项 □ 签署手术知情同意书、自费用品协议书、麻醉同意书等	□ 建立静脉通路 □ 术中超声心动图检测 □ 局部麻醉或全身麻醉下穿刺右股静脉 □ 行右心导管检查 □ 经皮房间隔缺损封堵术 □ 术者完成手术记录 □ 完成术后病程记录 □ 向患者家属交代手术情况及术后注意事项	□ 医师查房 □ 拆除穿刺点弹力绷带，检查穿刺伤口 □ 安排相关复查并分析检查结果 □ 向患者交代出院后的后续治疗及相关注意事项，如阿司匹林治疗等 □ 安排出院
重点医嘱	**长期医嘱** □ 按先天性心脏病护理常规 □ 二级护理 □ 饮食 □ 患者既往基础用药 **临时医嘱** □ 血、尿常规，血型，凝血功能，电解质，肝肾功能，感染性疾病筛查 □ 心电图、胸部X线平片、超声心动图 □ 拟于明日在全身/局部麻醉下行经皮房间隔缺损封堵术 □ 备皮 □ 留置针穿刺，建立静脉通路 □ 需全身麻醉者术前禁食、禁水 □ 术前镇静药（酌情） □ 其他特殊医嘱	**长期医嘱** □ 一级护理 □ 饮食 □ 持续血压、心电监测 □ 全身麻醉者同时行经皮血氧饱和度监测 **临时医嘱** □ 穿刺点弹力绷带包扎 □ 预防用抗菌药物 □ 低分子肝素抗凝治疗 □ 其他特殊医嘱	**长期医嘱** □ 二级护理 □ 饮食 □ 阿司匹林治疗（3~5mg/kg体重） **临时医嘱** □ 穿刺部位换药 □ 复查血尿常规、电解质 □ 复查心电图、胸部X线平片、超声心动图 □ 通知出院 □ 其他特殊医嘱 □ 不适随诊
主要护理工作	□ 入院宣教（环境、设施、人员等） □ 备皮等	□ 观察患者病情变化 □ 观察穿刺点及下肢血运情况 □ 术后康复指导	□ 帮助患者办理出院手续 □ 康复宣教
病情变异记录	□ 无　□ 有，原因： 1. 2.	□ 无　□ 有，原因： 1. 2.	□ 无　□ 有，原因： 1. 2.
医师签名			

（二）护士表单

房间隔缺损临床路径护士表单

适用对象：第一诊断为房间隔缺损继发孔型（ICD-10：Q21.101）
　　　　　行经皮房间隔缺损封堵术（ICD-9-CM-3：35.52）

患者姓名：	性别：　年龄：　门诊号：	住院号：
住院日期：　　年　月　日	出院日期：　　年　月　日	标准住院日：≤5 天

时间	住院第 1~2 天	住院第 2~3 天 （手术日）	住院第 3~5 天
主要护理工作	□ 入院宣教（环境、设施、人员等） □ 入院护理评估（营养状况、性格变化等） □ 病史询问 □ 联系、汇总检查结果 □ 术前宣教（提醒患者按时禁水等） □ 完成术前准备（备皮等）	□ 观察患者病情变化 □ 观察穿刺点及下肢血运情况 □ 术后康复指导	□ 向患者交代出院注意事项及复查日期 □ 帮助患者办理出院手续 □ 通知出院处 □ 康复宣教
重点医嘱	**长期医嘱** □ 按先天性心脏病护理常规 □ 二级护理 □ 饮食 □ 患者既往基础用药 **临时医嘱** □ 血、尿常规，血型，凝血功能，电解质，肝肾功能，感染性疾病筛查 □ 心电图、胸部 X 线平片、超声心动图 □ 拟于明日在全身/局部麻醉下行经皮房间隔缺损封堵术 □ 备皮 □ 留置针穿刺，建立静脉通路 □ 需全身麻醉者术前禁食、禁水 □ 术前镇静药（酌情） □ 其他特殊医嘱	**长期医嘱** □ 一级护理 □ 饮食 □ 持续血压、心电监测 □ 全身麻醉者同时行经皮血氧饱和度监测 **临时医嘱** □ 穿刺点弹力绷带包扎 □ 预防用抗菌药物 □ 低分子肝素抗凝治疗 □ 其他特殊医嘱	**长期医嘱** □ 二级护理 □ 饮食 □ 阿司匹林治疗（3~5mg/kg 体重） **临时医嘱** □ 穿刺部位换药 □ 复查血尿常规、电解质 □ 复查心电图、胸部 X 线平片、超声心动图 □ 通知出院 □ 其他特殊医嘱 □ 不适随诊
病情变异记录	□ 无　□ 有，原因： 1. 2.	□ 无　□ 有，原因： 1. 2.	□ 无　□ 有，原因： 1. 2.
护士签名			

（三）患者表单

房间隔缺损临床路径患者表单

适用对象：第一诊断为房间隔缺损继发孔型（ICD-10：Q21.101）
　　　　　行经皮房间隔缺损封堵术（ICD-9-CM-3：35.52）

患者姓名：	性别：　　　年龄：　　　门诊号：	住院号：
住院日期：　　年　月　日	出院日期：　　年　月　日	标准住院日：≤5 天

时间	住院第 1~2 天	住院第 2~3 天（手术日）	住院第 3~5 天
医患配合	□ 接受入院宣教、护理评估、病史询问 □ 进行相关检查 □ 患者及家属与医师交流了解病情 □ 了解手术方案及围术期注意事项 □ 签署手术知情同意书、自费用品协议书、输血同意书 □ 接受术前宣教	□ 接受手术治疗 □ 患者家属与医师交流了解手术情况及术后注意事项 □ 接受术后监护及治疗	□ 接受术后复查及治疗 □ 接受出院前康复宣教 □ 学习出院注意事项 □ 了解复查程序 □ 办理出院手续 □ 获取出院诊断书 □ 获取出院带药
重点诊疗及检查	**重点诊疗** □ 分级护理、饮食安排、既往基础用药 □ 备皮、备血 □ 术前晚灌肠或镇静 □ 术前禁食、禁水 **重要检查** □ 血、尿常规，血型，凝血功能，电解质，肝肾功能，感染性疾病筛查 □ 胸部 X 线片、心电图、超声心动图 □ 根据病情补充安排其他检查	**重点诊疗** □ 接受医师安排的治疗 □ 持续血压、心电及经皮血氧饱和度监测 □ 必要时呼吸机辅助呼吸 □ 预防用抗菌药物 □ 低分子肝素治疗 **重要检查** □ 床旁胸部 X 线片 □ 其他必要检查	**重点诊疗** □ 复查心电图、超声心动图 □ 血常规、血生化全套复查 □ 出院
病情变异记录	□ 无　□ 有，原因： 1. 2.	□ 无　□ 有，原因： 1. 2.	□ 无　□ 有，原因： 1. 2.

附：原表单（2011 年版）

房间隔缺损临床路径表单

适用对象：第一诊断为房间隔缺损继发孔型（ICD-10：Q21.101）

行经皮房间隔缺损封堵术（ICD-9-CM-3：35.52）

患者姓名：	性别：　　年龄：　　门诊号：	住院号：
住院日期：　　年　月　日	出院日期：　　年　月　日	标准住院日：≤5 天

时间	住院第 1~2 天	住院第 2~3 天（手术日）	住院第 3~5 天
主要诊疗工作	□ 病史询问，体格检查 □ 完成入院病历书写 □ 完善相关检查，汇总检查结果 □ 上级医师查房 □ 完成术前准备与术前评估 □ 向患者及家属交代病情及围术期注意事项 □ 签署手术知情同意书、自费用品协议书、麻醉同意书等	□ 建立静脉通路 □ 术中超声心动图检测 □ 局部麻醉或全身麻醉下穿刺右股静脉 □ 行右心导管检查 □ 经皮房间隔缺损封堵术 □ 术者完成手术记录 □ 完成术后病程记录 □ 向患者家属交代手术情况及术后注意事项	□ 医师查房 □ 拆除穿刺点弹力绷带，检查穿刺伤口 □ 安排相关复查并分析检查结果 □ 向患者交代出院后的后续治疗及相关注意事项，如阿司匹林治疗等 □ 安排出院
重点医嘱	**长期医嘱** □ 按先天性心脏病护理常规 □ 二级护理 □ 饮食 □ 患者既往基础用药 **临时医嘱** □ 血、尿常规，血型，凝血功能，电解质，肝肾功能，感染性疾病筛查 □ 心电图、胸部 X 线平片、超声心动图 □ 拟于明日在全身/局部麻醉下行经皮房间隔缺损封堵术 □ 备皮 □ 留置针穿刺，建立静脉通路 □ 需全身麻醉者术前禁食、禁水 □ 术前镇静药（酌情） □ 其他特殊医嘱	**长期医嘱** □ 一级护理 □ 饮食 □ 持续血压、心电监测 □ 全身麻醉者同时行经皮血氧饱和度监测 **临时医嘱** □ 穿刺点弹力绷带包扎 □ 预防用抗菌药物 □ 低分子肝素抗凝治疗 □ 其他特殊医嘱	**长期医嘱** □ 二级护理 □ 饮食 □ 阿司匹林治疗（3~5mg/kg 体重） **临时医嘱** □ 穿刺部位换药 □ 复查血尿常规、电解质 □ 复查心电图、胸部 X 线平片、超声心动图 □ 通知出院 □ 其他特殊医嘱 □ 不适随诊
主要护理工作	□ 入院宣教（环境、设施、人员等） □ 备皮等	□ 观察患者病情变化 □ 观察穿刺点及下肢血运情况 □ 术后康复指导	□ 帮助患者办理出院手续 □ 康复宣教
病情变异记录	□ 无　□ 有，原因： 1. 2.	□ 无　□ 有，原因： 1. 2.	□ 无　□ 有，原因： 1. 2.
护士签名			
医师签名			

第六章

室间隔缺损（直视修补术）临床路径释义

一、室间隔缺损编码

疾病名称及编码：室间隔缺损（ICD-10：Q21.0）

手术操作及编码：室间隔缺损直视修补术（ICD-9-CM-3：35.53 /35.62/35.72）

二、临床路径检索方法

Q21.102 伴（35.53/35.62/35.72）

三、室间隔缺损临床路径标准住院流程

（一）适用对象

第一诊断为室间隔缺损（ICD-10：Q21.0），行室间隔缺损直视修补术（ICD-9-CM-3：35.53/35.62/ 35.72）。

> 释义
>
> ■ 适用对象编码参见第一部分。
> ■ 本路径对象为先天性室间隔连续中断，包括常见的漏斗部缺损（干下型、嵴内型）、膜周部缺损、肌部缺损。室间隔缺损的发生率居各种先天性心脏病的首位，约占先天性心脏病的20%。
> ■ 室间隔缺损的治疗手段有多种，本路径针对的是外科直视修补术，其他治疗方式见其他相应路径。

（二）诊断依据

根据《临床诊疗指南·心血管外科学分册》（中华医学会编著，人民卫生出版社，2009）。

1. 病史：可有反复呼吸道感染，生长发育迟缓，发现心脏杂音等。
2. 体征：可有胸骨左缘第3、4肋间全收缩期粗糙杂音等。
3. 辅助检查：心电图，胸部X线平片，超声心动图等。

> 释义
>
> ■ 室间隔缺损分流量的大小及方向是决定室间隔缺损临床表现的重要因素。小型室间隔缺损（缺损直径在0.5cm以内或小于主动脉开口直径一半）由于限制了左向右分流，患者在临床上无明显症状，多数因查体时发现心脏杂音而进一步检查确诊。

　　■ 大型室间隔缺损（缺损直径>1.0cm 或接近主动脉开口直径）患者，临床症状与胎儿期肺血管高阻力生后下降程度密切相关。下降迅速者，可于生后短期内出现呼吸急促、苍白多汗、喂养困难，易并发呼吸道感染、心力衰竭、肺水肿。这类患者因体循环灌注不足，皮肤血容量减少而苍白，即使动脉氧分压降低，青紫亦不易出现。临床症状可因左心房压上升致心室分流减少而暂时缓解，表现为症状时轻时重，反复变化。随年龄增长患者可出现发育迟缓、胸骨突出以及肺血管高阻力的临床表现。

　　■ 而胎儿期肺血管高阻力生后下降缓慢或无明显下降的大型室间隔缺损患者，整个婴儿期可无心力衰竭表现，但由于其肺循环阻力易出现波动，活动量大时，可出现心室间右向左分流而出现青紫。多数患者生长发育落后、胸骨鸡胸。婴儿期可无呼吸道感染增多现象，但出现下呼吸道感染时可发绀。

　　■ 典型的室间隔缺损心脏杂音为胸骨左缘第 3、4 肋间全收缩期杂音，常伴有震颤。室间隔缺损的大小及部位对杂音的变化可产生一定的影响，如大型室间隔缺损伴有肺动脉高压者，收缩期杂音缩短，多无震颤，肺动脉瓣关闭音明显亢进。肌小梁部室间隔缺损，其直径随心肌收缩而变化，杂音最响部位常偏低，可在心尖部，收缩晚期可消失。干下型室间隔缺损，杂音最响部位常偏高，可出现在胸骨左缘第2、3 肋间。

　　■ 室间隔缺损较小者，心电图正常或仅提示左心室肥大。室间隔缺损较大并伴有肺血管阻力升高者，心电图会提示左、右心均增大。若心电图以右心增大为主要表现，常提示存在阻力性肺动脉高压。

　　■ 室间隔缺损较小者，胸部 X 线平片可正常或显示左心室及左心房增大，主动脉弓大小基本正常。室间隔缺损较大并伴有肺血管阻力升高者，心影可不大，肺动脉干及主支明显增粗，但周围血管影不粗甚至变细。室间隔缺损较大且分流量大者，胸部 X 线平片会显示全心增大，主动脉弓大小正常或偏小，肺动脉主干及其分支明显增粗，呈明显肺血增多征象，随时间延长出现肺动脉高阻力改变。

　　■ 超声心动图是对室间隔缺损部位及大小进行确诊性检查的手段。同时可精确描述心室流出道、主动脉瓣及房室瓣情况，以利于对室间隔缺损是否合并其他心脏畸形加以判断，而且可以对心功能进行测定，对肺动脉压力进行评估。但与导管检查相比，其对肺血流量的测定、肺动脉压力的测定仍缺乏精确的数据。对合并重度肺动脉高压的患者，心导管检查仍是确定手术适应证的重要依据。

（三）选择治疗方案的依据

根据《临床技术操作规范·心血管外科学分册》（中华医学会编著，人民军医出版社，2009）。

室间隔缺损直视修补术（ICD-9-CM-3：35.53/35.62/35.72）。

釋义

　　■ 室间隔缺损的治疗方法随着外科技术的进步和医用材料的完善而不断发展变化。各单位应根据自身条件，依据患者病变的病理类型和特点，合理选择常规胸骨正中切口手术、右腋下切口手术、微创手术及介入封堵等各种方式，开展安全、有效的治疗。

（四）标准住院日

11~15 天。

> **释义**
>
> ■ 室间隔缺损患者入院后，术前准备 1~3 天，在第 2~4 天实施手术，术后恢复 5~11 天出院。总住院时间不超过 15 天均符合路径要求。

（五）进入路径标准

1. 第一诊断必须符合 ICD-10：Q21.0 室间隔缺损疾病编码。
2. 有适应证，无禁忌证。
3. 年龄>3 岁或体重>15kg，不合并重度肺动脉高压的患者。
4. 当患者同时具有其他疾病诊断，但在住院期间不需要特殊处理也不影响第一诊断的临床路径流程实施时，可以进入路径。

> **释义**
>
> ■ 中小型室间隔缺损由于存在自行闭合的可能，可在密切随诊的情况下，择期手术。较为理想的手术年龄为 2~4 岁的学龄前儿童。大型室间隔缺损出现充血性心力衰竭及肺炎内科治疗困难者，生后 3 个月内予以限期手术。内科治疗效果满意或无心力衰竭者，可在出生 6 个月进行手术。低龄、低体重手术患儿会增加围术期及术后恢复管理方面的难度，也相应地增加治疗费用。为便于进行统一的医疗质量管理，本路径将年龄>3 岁或体重>15kg 作为进入路径的入选标准。
>
> ■ 多发室间隔缺损病理改变较为复杂，手术矫治技术要求高，术后并发症发生概率高；少数病例需分期手术治疗，不宜纳入本路径管理。
>
> ■ 室间隔缺损合并其他心血管畸形或室间隔缺损造成心肺功能损害者，临床需要相应的综合治疗手段处理，从而导致住院时间延长、治疗费用增加，治疗效果亦受影响，因此不应入选本路径管理。
>
> ■ 因室间隔缺损而导致重度继发性肺动脉高压的患者，其肺血管的病理改变均较为严重。对此类患者，术前对适应证的充分评估以及围术期针对肺动脉高压的严格处理是治疗成功的关键，这些特殊检查和处理会导致在治疗时间及治疗费用上出现较大的变异。为便于进行统一的医疗质量管理，本路径将合并重度肺动脉高压患者排除在入选标准以外。
>
> ■ 只要是采用直视修补，无论是室间隔缺损直接缝闭还是补片修补，均适用本路径。
>
> ■ 经入院常规检查发现以往所没有发现的疾病，而该疾病可能对患者健康影响更为严重，或者该疾病可能影响手术实施、提高手术和麻醉风险、影响预后，则应优先考虑治疗该种疾病，暂不宜进入本路径。如高血压、糖尿病、心功能不全、肝肾功能不全、凝血功能障碍等。
>
> ■ 若既往患有上述疾病，经合理治疗后达到稳定，或目前尚需持续用药，经评估无手术及麻醉禁忌，则可进入本路径。但可能会增加医疗费用，延长住院时间。

（六）术前准备（术前评估）

2~3 天。

1. 必须的检查项目：

（1）实验室检查：血常规+血型，尿常规，血生化（肝肾功能+电解质），凝血功能，感染性疾病筛查（乙型肝炎、丙型肝炎、梅毒、艾滋病）。

（2）胸部 X 线片、心电图、超声心动图。

2. 根据患者具体情况可选择的检查项目，如心肌酶、冠状动脉造影检查、肺功能检查等。

> **释义**
>
> ■ 必查项目是确保手术治疗安全、有效开展的基础，在术前必须完成。相关人员应认真分析检查结果，以便及时发现异常情况并采取对应处置。
>
> ■ 患者近期有过感冒、发热，可检查心肌酶，若异常增高则不宜进入本路径治疗。
>
> ■ 通常年龄>50 岁，或有明确心绞痛主诉、心电图提示有明显心肌缺血表现者，应行冠状动脉造影检查。应注意对比剂肾病的发生，造影后应嘱患者多饮水，复查肾功能。
>
> ■ 既往有呼吸疾病史，或胸廓明显畸形患者，应行肺功能检查。
>
> ■ 为缩短患者术前等待时间，检查项目可以在患者入院前于门诊完成。

（七）预防性抗菌药物选择与使用时机

抗菌药物使用：按照《抗菌药物临床应用指导原则》（卫医发〔2004〕285 号）执行，并根据患者的病情决定抗菌药物的选择与使用时间。

> **释义**
>
> ■ 室间隔缺损修补手术属于 I 类切口手术，但由于有心腔内手术操作、异物植入等易感因素存在，且一旦感染可导致严重后果。因此，可按规定适当预防性应用抗菌药物，通常选用第二代头孢菌素。而对于青霉素过敏或头孢类过敏的患者，可选用大环内酯类或克林霉素作为预防性抗菌用药。

（八）手术日

入院第 3~4 天。

1. 麻醉方式：全身麻醉。

2. 体外循环辅助。

3. 手术植入物：缺损补片材料、胸骨固定钢丝等。

4. 术中用药：麻醉和体外循环常规用药。

5. 输血及血液制品：视术中情况而定。

> **释义**
>
> ■ 本路径规定的室间隔缺损修补手术均是在全身麻醉、体外循环辅助下实施。其他一些非体外循环辅助下室间隔缺损封堵治疗技术不包含在本路径中。
>
> ■ 补片材料可选择涤纶片、人工血管片或自体心包片以及其他生物补片材料。

（九）术后住院恢复

8~11 天。

1. 术后转监护病房，持续监测治疗。
2. 病情平稳后转回普通病房。
3. 必须复查的检查项目：血常规、电解质、肝肾功能，胸部 X 线片、心电图、超声心动图。
4. 抗菌药物使用：按照《抗菌药物临床应用指导原则》（卫医发〔2004〕285 号）执行，并根据患者的病情决定抗菌药物的选择与使用时间。

> **释义**
>
> ■ 室间隔缺损修补术后早期应对患者进行持续的监测治疗，以便及时掌握病情变化。主管医师评估患者病情平稳后，方可终止持续监测。
>
> ■ 根据患者病情需要，开展相应的检查及治疗。检查内容不只限于路径中规定的必须复查项目，可根据需要增加，如血气分析、凝血功能分析等。必要时可增加同一项目的检查频次。

（十）出院标准

1. 患者一般情况良好，体温正常，完成复查项目。
2. 切口愈合好：引流管拔除，伤口无感染。
3. 没有需要住院处理的并发症。

> **释义**
>
> ■ 患者出院前不仅应完成必须复查的项目，且复查项目应无明显异常。若检查结果明显异常或出现并发症，主管医师应进行仔细分析并作出对应处置。

（十一）变异及原因分析

1. 围术期并发症等造成住院日延长和费用增加。
2. 手术耗材的选择：由于病情不同，使用不同的内植物和耗材，导致住院费用存在差异。
3. 医师认可的变异原因分析。
4. 其他患者方面的原因等。

释义

■ 变异是指入选临床路径的患者未能按路径流程完成医疗行为或未达到预期的医疗质量控制目标。这包含三方面情况：①按路径流程完成治疗，但出现非预期结果，可能需要后续进一步处理，如本路径治疗后室间隔缺损再通、存在残余分流等；②按路径流程完成治疗，但超出了路径规定的时限或限定的费用，如实际住院日超出标准住院日要求或未能在规定的手术日时间限定内实施手术等；③不能按路径流程完成治疗，患者需要中途退出路径，如治疗过程中出现严重并发症，导致必须终止路径或需要转入其他路径进行治疗等。对这些患者，主管医师均应进行变异原因的分析，并在临床路径的表单中予以说明。

■ 室间隔缺损修补术可能出现的并发症有：心律失常（房室传导阻滞）、缺损再通（残余分流）、主动脉瓣关闭不全、三尖瓣关闭不全、神经系统或其他重要脏器并发症以及伤口感染、延迟愈合等。

■ 医师认可的变异原因主要指患者入选路径后，医师在检查及治疗过程中发现患者合并存在一些事前未预知的对本路径治疗可能产生影响的情况，需要终止执行路径或者是延长治疗时间、增加治疗费用，医师需在表单中明确说明。

■ 因患者方面的主观原因导致执行路径出现变异，也需要医师在表单中予以说明。

四、室间隔缺损临床路径给药方案

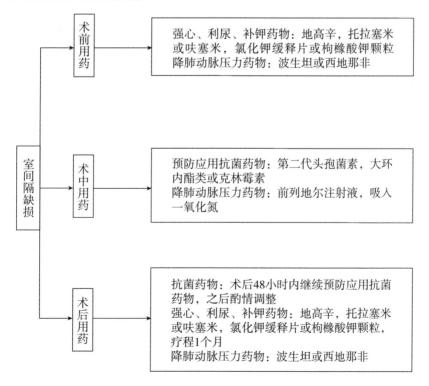

【用药选择】

1. 对于中、大型室间隔缺损，术前即可开始予以强心、利尿和补钾药物治疗，合并肺动脉高压者，可间断吸氧治疗，降肺动脉压力药物首选波生坦，但因其价格较高，可用西地那非替代。

2. 术中预防性应用抗菌药物，在切皮前 0.5 小时输注，一般常规使用第二代头孢菌素，对于青霉素或头孢类过敏者，可选用大环内酯类或克林霉素等。对于合并肺动脉高压者，可采取术中吸入一氧化氮，静脉输注前列地尔。

3. 术后 48 小时后，若无特殊可停用抗菌药物，若患者血象较高，体温在 38.5℃ 以上，可继续应用抗菌药物，同时进行痰培养、血培养等，并根据痰培养、血培养结果选择敏感抗菌药物。术后常规服用 1 个月强心、利尿及补钾药物。合并肺动脉高压者，继续服用波生坦或西地那非，并根据超声或心导管评估的肺动脉压力情况，决定服用期限。

【药学提示】

1. 大环内酯类静脉给药可引起血栓性静脉炎，故红霉素静脉滴注时药物浓度不宜超过 1mg/ml；此类药物与甲泼尼龙、茶碱、卡马西平、华法林等药物有相互作用。

2. 系统收缩压低于 85mmHg 患者须慎用波生坦，同时监测肝功能。

【注意事项】

抗菌药物的滥用导致耐药株不断出现，且二重感染概率增加，故在术后 48 小时后，若无明显感染证据，应停用抗菌药物。有必要继续应用抗菌药物的，应根据痰培养或血培养的药敏结果合理选择抗菌药物。在术后 72 小时内，应加大利尿药物用量，减轻心脏负担，尽量使患者处于负平衡，72 小时后可适当放宽患者出入量限制。

五、推荐表单

（一）医师表单

室间隔缺损临床路径医师表单

适用对象：第一诊断为室间隔缺损（ICD-10：Q21.0）

行室间隔缺损直视修补术（ICD-9-CM-3：35.53/35.62/35.72）

患者姓名：	性别：　　年龄：　　门诊号：	住院号：
住院日期：　　年　月　日	出院日期：　　年　月　日	标准住院日：11~15 天

时间	住院第 1~2 天	住院第 2~3 天	住院第 3~4 天 （手术日）
主要诊疗工作	□ 病史询问，体格检查 □ 完成入院病历书写 □ 安排相关检查 □ 上级医师查房	□ 汇总检查结果 □ 完成术前准备与术前评估 □ 术前讨论，确定手术方案 □ 完成术前小结、上级医师查房记录等病历书写 □ 向患者及家属交代病情及围术期注意事项 □ 签署手术知情同意书、自费用品协议书、输血同意书	□ 气管插管，建立深静脉通路 □ 手术 □ 术后转入监护病房 □ 术者完成手术记录 □ 完成术后病程记录 □ 向患者家属交代手术情况及术后注意事项
重点医嘱	**长期医嘱** □ 按先天性心脏病护理常规 □ 二级护理 □ 饮食 □ 患者既往基础用药 **临时医嘱** □ 血尿便常规，血型，凝血功能，电解质，肝肾功能，感染性疾病筛查 □ 胸部 X 线片、心电图、超声心动图	**长期医嘱** □ 强心、利尿、补钾治疗 **临时医嘱** □ 拟于明日在全身麻醉、体外循环下行室间隔缺损修补术 □ 备皮 □ 备血 □ 血型 □ 术前晚灌肠 □ 术前禁食、禁水 □ 术前镇静药（酌情） □ 其他特殊医嘱	**长期医嘱** □ 按心脏体外循环直视术后护理 □ 禁食 □ 持续血压、心电及经皮血氧饱和度监测 □ 呼吸机辅助呼吸 □ 预防用抗菌药物 **临时医嘱** □ 床旁胸部 X 线片 □ 其他特殊医嘱
病情变异记录	□ 无　□ 有，原因： 1. 2.	□ 无　□ 有，原因： 1. 2.	□ 无　□ 有，原因： 1. 2.
医师签名			

时间	住院第 4~5 天 （术后第 1 日）	住院第 5~10 天 （术后第 2~6 日）	住院第 11~15 天 （术后第 7~11 日）
主要诊疗工作	□ 医师查房 □ 观察切口有无血肿，渗血 □ 拔除尿管	□ 医师查房 □ 安排相关复查并分析检查结果 □ 观察切口情况 □ 拔除胸管（根据引流量）	□ 检查切口愈合情况 □ 确定患者可以出院 □ 向患者交代出院注意事项 　复查日期 □ 完成出院小结 □ 预约复诊日期
重点医嘱	**长期医嘱** □ 一级护理 □ 半流质饮食 □ 氧气吸入 □ 心电、无创血压及经皮血 　氧饱和度监测 □ 预防用抗菌药物 □ 强心、利尿、补钾治疗 **临时医嘱** □ 心电图 □ 大换药 □ 复查血常规及相关指标 □ 其他特殊医嘱	**长期医嘱** □ 饮食 □ 改二级护理（视病情恢复定） □ 停止监测（视病情恢复定） □ 停用抗菌药物（视病情恢复 　定） **临时医嘱** □ 拔除深静脉置管并行留置针穿 　刺（视病情恢复定） □ 复查胸部 X 线片、心电图、超 　声心动图以及血常规、血生化 　全套 □ 大换药	**出院医嘱** □ 出院带药 □ 伤口拆线+换药 □ 门诊随诊
病情变异记录	□ 无　□ 有，原因： 1. 2.	□ 无　□ 有，原因： 1. 2.	□ 无　□ 有，原因： 1. 2.
医师签名			

（二）护士表单

室间隔缺损临床路径护士表单

适用对象：第一诊断为室间隔缺损（ICD-10：Q21.0）

行室间隔缺损直视修补术（ICD-9-CM-3：35.53/35.62/35.72）

患者姓名：	性别：　　年龄：　　门诊号：	住院号：
住院日期：　　年　月　日	出院日期：　　年　月　日	标准住院日：11~15 天

时间	住院第 1~2 天	住院第 2~3 天	住院第 3~4 天（手术日）
健康宣教	□ 介绍主管医师、护士 □ 介绍环境、设施 □ 介绍住院注意事项 □ 向患者宣教戒烟、戒酒的重要性	□ 主管护士与患者及家属沟通，了解并指导心理应对 □ 宣教疾病知识、用药知识及特殊检查操作过程 □ 告知检查及操作前后饮食、活动及探视注意事项和应对方式 □ 术前宣教	□ 手术室注意事项 □ 与患者及家属沟通，消除术前焦虑，指导心理应对
护理处置	□ 核对患者姓名，佩戴腕带 □ 入院护理评估（营养状况、性格变化等） □ 病史询问，相应查体 □ 联系相关检查	□ 汇总检查结果，随时观察患者病情变化 □ 完成术前评估 □ 完成术前准备 □ 禁食、禁水	□ 协助手术 □ 观察患者病情、生命体征变化 □ 定时记录重要监测指标
基础护理	□ 二级护理 □ 晨晚间护理 □ 患者安全管理	□ 二级护理 □ 晨晚间护理 □ 患者安全管理	□ 一级护理 □ 晨晚间护理 □ 患者安全管理
专科护理	□ 护理查体，记录生命体征 □ 需要时填写跌倒及压疮防范表 □ 需要时请家属陪伴 □ 心理护理	□ 记录生命体征 □ 遵医嘱完成相关检查 □ 心理护理 □ 必要时吸氧和心电监测 □ 遵医嘱正确给药	□ 禁食 □ 持续血压、心电及经皮血氧饱和度监测 □ 记 24 小时出入量 □ 遵医嘱正确给药 □ 必要时气管内吸痰
重点医嘱	□ 详见医嘱执行单	□ 详见医嘱执行单	□ 详见医嘱执行单
病情变异记录	□ 无　□ 有，原因： 1. 2.	□ 无　□ 有，原因： 1. 2.	□ 无　□ 有，原因： 1. 2.
护士签名			

时间	住院第 4~5 天 （术后第 1 日）	住院第 5~10 天 （术后第 2~6 日）	住院第 11~15 天 （术后第 7~11 日）
健康宣教	□ 指导患者正确配合医师和护士的治疗 □ 主管护士与患者及家属沟通，了解并指导心理应对 □ 指导患者正确用药，宣传用药知识	□ 指导患者及家属正确记录出入量 □ 指导家属及患者正确拍背和咳痰 □ 指导患者正确用药，宣传用药知识	□ 康复和锻炼 □ 定时复查 □ 出院带药服用方法 □ 饮食休息等注意事项指导 □ 讲解增强体质的方法，减少感染的机会
护理处置	□ 随时观察患者病情变化 □ 遵医嘱正确使用抗菌药物 □ 协助医师完成各项检查	□ 汇总检查结果，随时观察患者病情变化 □ 联系相关复查 □ 鼓励患者下床活动	□ 向患者交代出院注意事项及复查日期 □ 帮助患者办理出院手续 □ 书写出院小结
基础护理	□ 一级护理 □ 晨晚间护理 □ 患者安全管理	□ 一级护理 □ 晨晚间护理 □ 患者安全管理	□ 二级护理 □ 晨晚间护理 □ 患者安全管理
专科护理	□ 持续血压、心电及经皮血氧饱和度监测 □ 遵医嘱完成相关检查 □ 记 24 小时出入量 □ 遵医嘱正确给药 □ 必要时气管内吸痰	□ 记录生命体征 □ 遵医嘱完成相关检查 □ 记 24 小时出入量 □ 遵医嘱正确给药 □ 必要时气管内吸痰	□ 病情观察：评估患者生命体征 □ 心理护理
重点医嘱	□ 详见医嘱执行单	□ 详见医嘱执行单	□ 详见医嘱执行单
病情变异记录	□ 无　□ 有，原因： 1. 2.	□ 无　□ 有，原因： 1. 2.	□ 无　□ 有，原因： 1. 2.
护士签名			

（三）患者表单

室间隔缺损临床路径患者表单

适用对象：第一诊断为室间隔缺损（ICD-10：Q21.0）

　　　　　行室间隔缺损直视修补术（ICD-9-CM-3：35.53/35.62/35.72）

患者姓名：	性别：　　年龄：　　门诊号：	住院号：
住院日期：　　年　月　日	出院日期：　　年　月　日	标准住院日：11~15 天

时间	住院第 1~2 天	住院第 2~3 天	住院第 2~4 天（手术日）
医患配合	□ 接受入院宣教 □ 接受入院护理评估 □ 接受病史询问 □ 进行体格检查 □ 向医师详述既往用药情况 □ 进行相关检查	□ 患者及家属与医师交流了解病情 □ 了解手术方案及围术期注意事项 □ 签署手术知情同意书、自费用品协议书、输血同意书 □ 接受术前宣教	□ 配合麻醉师的相关治疗 □ 接受手术治疗 □ 患者家属与医师交流了解手术情况及术后注意事项 □ 接受术后监护治疗 □ 配合医师拔出气管插管
护患配合	□ 配合测量体温、脉搏、呼吸、血压、血氧饱和度、体重 □ 配合完成入院护理评估单（简单询问病史、过敏史、用药史） □ 接受入院宣教（环境介绍、病室规定、订餐制度、贵重物品保管等） □ 有任何不适告知护士	□ 配合测量体温、脉搏、呼吸，询问每日排便情况 □ 接受相关实验室检查宣教，正确留取标本，配合检查 □ 有任何不适告知护士 □ 接受输液、服药治疗 □ 注意活动安全，避免坠床或跌倒 □ 配合执行探视及陪护 □ 接受疾病及用药等相关知识指导	□ 配合术前相关信息核对 □ 有任何不适告知护士 □ 配合手术室护士外周静脉穿刺及相关处理 □ 配合监护室护士的护理治疗 □ 在护士指导下咳痰 □ 接受输液治疗
饮食	□ 正常饮食	□ 按照要求术前禁食、禁水	□ 禁食、禁水
排泄	□ 正常排尿便	□ 正常排尿，术前灌肠	□ 留置尿管
活动	□ 适量活动	□ 适量活动	□ 卧床

时间	住院第3~5天 （术后第1日）	住院第4~10天 （术后第2~6日）	住院第7~15天 （术后第5~11日）
医患配合	□ 接受术后康复指导 □ 配合记录24小时出入量 □ 配合医师拔除尿管（根据病情）	□ 接受术后康复指导 □ 配合医师拔除胸管（根据引流量） □ 下床活动促进恢复 □ 配合拔除深静脉置管并行留置针穿刺（视病情恢复定） □ 接受相关复查 □ 配合医师进行伤口换药	□ 配合医师进行伤口换药和拆线 □ 接受出院前康复宣教 □ 知道复查程序 □ 获取出院诊断书
护患配合	□ 配合持续血压、心电及经皮血氧饱和度监测 □ 接受相关实验室检查宣教配合检查 □ 有任何不适告知护士 □ 接受输液、服药治疗 □ 配合执行探视及陪护 □ 接受疾病及用药等相关知识指导	□ 配合记录生命体征及每日排便情况 □ 接受相关实验室检查宣教，配合检查 □ 有任何不适告知护士 □ 接受输液、服药治疗 □ 配合执行探视及陪护 □ 接受疾病及用药等相关知识指导	□ 接受出院宣教 □ 办理出院手续 □ 获取出院带药 □ 接受护士指导服药方法、作用、注意事项 □ 知道复印病历方法
饮食	□ 清淡为主的流质饮食或半流质饮食	□ 正常饮食	□ 正常饮食
排泄	□ 拔除尿管后正常排尿便	□ 正常排尿便	□ 正常排尿便
活动	□ 卧床	□ 适量活动	□ 适量活动

附：原表单（2009 年版）

室间隔缺损临床路径表单

适用对象：第一诊断为室间隔缺损（ICD-10：Q21.0）

行室间隔缺损直视修补术（ICD-9-CM-3：35.53/35.62/35.72）

患者姓名：	性别： 年龄： 门诊号：	住院号：
住院日期： 年 月 日	出院日期： 年 月 日	标准住院日：11~15 天

时间	住院第 1 天	住院第 2 天	住院第 2~3 天（手术日）
主要诊疗工作	□ 病史询问，体格检查 □ 完成入院病历书写 □ 安排相关检查 □ 上级医师查房	□ 汇总检查结果 □ 完成术前准备与术前评估 □ 术前讨论，确定手术方案 □ 完成术前小结、上级医师查房记录等病历书写 □ 向患者及家属交代病情及围术期注意事项 □ 签署手术知情同意书、自费用品协议书、输血同意书	□ 气管插管，建立深静脉通路 □ 手术 □ 术后转入重症监护病房 □ 术者完成手术记录 □ 完成术后病程记录 □ 向患者家属交代手术情况及术后注意事项
重点医嘱	**长期医嘱** □ 按先天性心脏病护理常规 □ 二级护理 □ 饮食 □ 患者既往基础用药 **临时医嘱** □ 血尿便常规，血型，凝血功能，血生化全套，感染性疾病筛查 □ 胸部 X 线片、心电图、超声心动图 □ 肺功能（视患者情况而定） □ 必要时行冠状动脉造影检查	**长期医嘱** □ 强心、利尿、补钾治疗 **临时医嘱** □ 拟于明日在全身麻醉、体外循环下行室间隔缺损修补术 □ 备皮 □ 备血 □ 血型 □ 术前晚灌肠 □ 术前禁食、禁水 □ 术前镇静药（酌情） □ 其他特殊医嘱	**长期医嘱** □ 按心脏体外循环直视术后护理 □ 禁食 □ 持续血压、心电及经皮血氧饱和度监测 □ 呼吸机辅助呼吸 □ 预防用抗菌药物 **临时医嘱** □ 床旁心电图、胸部 X 线片 □ 其他特殊医嘱
主要护理工作	□ 入院宣教（环境、设施、人员等） □ 入院护理评估（营养状况、性格变化等）	□ 术前准备（备皮等） □ 术前宣教（提醒患者按时禁水等）	□ 随时观察患者病情变化 □ 记录生命体征 □ 记录 24 小时出入量 □ 定期记录重要监测指标
病情变异记录	□ 无 □ 有，原因： 1. 2.	□ 无 □ 有，原因： 1. 2.	□ 无 □ 有，原因： 1. 2.
护士签名			
医师签名			

日期	住院第 3~4 天 （术后第 1 日）	住院第 4~10 天 （术后第 2~6 日）	住院第 11~15 天 （术后第 7~11 日）
主要诊疗工作	□ 医师查房 □ 清醒后拔除气管插管 □ 转回普通病房 □ 观察伤口有无血肿、渗血 □ 拔除胸管（根据引流量） □ 拔除尿管	□ 医师查房 □ 安排相关复查并分析检查结果 □ 观察伤口情况	□ 检查伤口愈合情况并拆线 □ 确定患者可以出院 □ 向患者交代出院注意事项复查日期 □ 通知出院处 □ 开出院诊断书 □ 完成出院记录
重点医嘱	**长期医嘱** □ 一级护理 □ 半流质饮食 □ 氧气吸入 □ 心电、无创血压及经皮血氧饱和度监测 □ 预防用抗菌药物 □ 强心、利尿、补钾治疗 **临时医嘱** □ 心电图 □ 大换药 □ 复查血常规及相关指标 □ 其他特殊医嘱	**长期医嘱** □ 饮食 □ 改二级护理（视病情恢复定） □ 停止监测（视病情恢复定） □ 停用抗菌药物（视病情恢复定） **临时医嘱** □ 拔除深静脉置管并行留置针穿刺（视病情恢复定） □ 复查胸部 X 线片、心电图、超声心动图以及血常规，血生化全套 □ 大换药	**临时医嘱** □ 通知出院 □ 出院带药 □ 拆线换药
主要护理工作	□ 随时观察患者情况 □ 记录生命体征 □ 记录 24 小时出入量 □ 术后康复指导	□ 患者一般状况及切口情况 □ 鼓励患者下床活动，利于恢复 □ 术后康复指导	□ 帮助患者办理出院手续 □ 康复宣教
病情变异记录	□ 无　□ 有，原因： 1. 2.	□ 无　□ 有，原因： 1. 2.	□ 无　□ 有，原因： 1. 2.
护士签名			
医师签名			

第七章

二尖瓣病变（生物瓣膜置换术）临床路径释义

一、二尖瓣病变编码

疾病名称及编码：风湿性二尖瓣狭窄（ICD-10：I05）

二尖瓣关闭不全（ICD-10：I34）

先天性二尖瓣狭窄（ICD-10：Q23.2）

先天性二尖瓣关闭不全（ICD-10：Q23.3）

手术操作名称及编码：二尖瓣生物瓣膜置换术（ICD-9-CM-3：35.23）

二、临床路径检索方法

I05 /I34 /Q23.2 /Q23.3 伴 35.23

三、二尖瓣病变临床路径标准住院流程

（一）适用对象

第一诊断为心脏二尖瓣病变（ICD-10：I05.0-I05.2/ I34.-I34.2/Q23.2-Q23.3），行二尖瓣生物瓣膜置换术（ICD-9-CM-3：35.23）。

> 释义
>
> ■ 本路径针对第一诊断为二尖瓣病变患者，其中绝大多数患者为风湿性心脏病二尖瓣病变，包括二尖瓣狭窄、二尖瓣关闭不全以及二尖瓣狭窄伴关闭不全；本路径也针对其他病因所致的二尖瓣病变，包括退行性变复杂二尖瓣关闭不全修复困难的患者以及感染性心内膜炎二尖瓣结构损毁严重无法修复的患者。
>
> ■ 本路径适用于治疗方法为二尖瓣生物瓣膜置换术的患者。

（二）诊断依据

根据《临床诊疗指南·心脏外科学分册》（中华医学会编著，人民卫生出版社，2009）。

1. 临床症状：可有呼吸困难、不能平卧、尿少、水肿、咯血等。

2. 体征：二尖瓣狭窄者可闻及心尖部舒张中晚期隆隆样杂音；二尖瓣关闭不全者可闻及心尖区收缩期高频吹风样杂音。

3. 辅助检查：心电图、胸部 X 线平片、超声心动图。

> 释义
>
> ■ 病史：了解症状出现时间，有无心房颤动、心力衰竭和栓塞史。
>
> ■ 心电图：明确有无心房颤动和（或）其他心律失常。
>
> ■ 胸部 X 线平片：可了解心胸比，评价是否出现心脏房室扩大，同时了解肺淤血情况。

■ 超声心动图是诊断的重要依据：通过超声心动图进行基本的病因学判定；了解二尖瓣结构、形态及左心室功能，明确二尖瓣狭窄和（或）关闭不全的严重程度（轻、中、重分级），尤其是瓣口面积大小，瓣叶结构有无改变，瓣叶结构增厚情况，瓣体活动度，有无钙化情况，瓣下结构改变，判断能否球囊扩张；左心房、左心室大小，有无左心房血栓，有无合并主动脉瓣病变，三尖瓣是否有功能性反流。

（三）选择治疗方案的依据

根据《临床技术操作规范·心血管外科学分册》（中华医学会编著，人民军医出版社，2009）。

二尖瓣生物瓣膜置换术。

> **释义**

　　■ 对于二尖瓣病变诊断明确，具备二尖瓣置换术适应证并排除禁忌证的患者，年龄是决定选择机械瓣或生物瓣的主要因素。目前认为年龄≥70岁的患者考虑进行生物瓣置换；年龄≤50岁的患者一般选择机械瓣；年龄50~70岁的患者两种瓣膜均可，应权衡利弊后进行选择。随着衰败周期显著延长的高端生物瓣膜应用于临床，上述年龄范围有逐渐放宽的趋势。

　　■ 在选择生物瓣膜时还需要考虑以下问题：

　　1. 不论年龄限制，凡是有抗凝禁忌证的患者（如既往出血史、出血风险高、合并有需要手术治疗的其他疾病等）需要进行生物瓣置换。

　　2. 处于生育期女性希望怀孕者，需要进行生物瓣置换。

　　3. 因个人意愿、生活方式（如无法定期监测 INR）、职业等原因要求进行生物瓣置换的患者可行生物瓣置换。

　　4. 因合并其他疾患（如肿瘤）所致预期寿命有限（短于瓣膜寿命）的患者可考虑进行生物瓣置换。

　　5. 有慢性肾衰竭或甲状旁腺功能亢进的患者，因高钙血症条件下生物瓣膜寿命较短，一般不考虑使用生物瓣。

　　6. 处于成长期的青少年因代谢旺盛，生物瓣的寿命缩短，也应尽量避免使用生物瓣。

　　7. 重度二尖瓣狭窄，左心室缩小严重的患者，生物瓣瓣脚可能会对室间隔或左心室流出道产生影响，慎用或不使用生物瓣。

（四）标准住院日

通常≤18天。

> **释义**
>
> ■ 二尖瓣生物瓣膜置换术患者入院后，一般术前准备1~3天，在第2~4天实施手术，术后在监护室1~3天，普通病房恢复7~13天出院。凡总住院时间不超过18天均符合路径要求。

（五）进入路径标准

1. 第一诊断必须符合 ICD-10：I05.0-I05.2/I34.-I34.2/Q23.2-Q23.3 心脏二尖瓣病变疾病编码。
2. 有适应证，无禁忌证。
3. 心功能≤Ⅲ级或 EF≥45%。
4. 二尖瓣关闭不全患者左心室舒张末期内径≤70mm。
5. 患者知情同意置换人工生物瓣。
6. 当患者同时具有其他疾病诊断，但在住院期间不需要特殊处理也不影响第一诊断的临床路径流程实施时，可以进入路径。

> **释义**
>
> ■ 接受手术的患者应具有下列手术适应证：
> 1. 中重度二尖瓣狭窄，二尖瓣结构已不能行二尖瓣球囊扩张。
> 2. 中度二尖瓣狭窄合并中度二尖瓣关闭不全。
> 3. 重度二尖瓣关闭不全。
>
> ■ 根据最新相关指南，对于未合并其他心内病变的单纯重度二尖瓣狭窄的患者，手术时机应在其出现症状、心功能变差之后（心功能Ⅲ~Ⅳ级）；对于重度原发性二尖瓣反流的患者，只有当其 LVEF≤60% 或左心室收缩末期内径（LVESD）≥40mm 时才具有二尖瓣置换术适应证，这与进入路径标准的第3和第4项内容有所不同。
>
> ■ 其他存在的不应纳入本路径的情况还有：
> 1. 术前冠状动脉造影发现冠心病需要同时行冠状动脉旁路移植术（CABG）者。
> 2. 心房颤动病史长，并伴有左心房血栓者。
> 3. 同时合并主动脉瓣病变或三尖瓣病变需要行瓣膜置换者。
> 4. 继发性二尖瓣反流需要同时处理其他病变者。
> 5. 肺部疾患严重影响呼吸功能者。
> 6. 感染性心内膜炎处于活动期者（应控制感染至少6周以上，感染处于静止期方适宜手术）。
>
> ■ 二尖瓣病变的治疗方法有多种，其费用、围术期及远期的管理重点亦不同。所以只有当患者知情并同意置换人工生物瓣时方可进入本路径。
>
> ■ 当患者同时具有其他疾病诊断，但在住院期间不需要特殊处理，也不会同时产生相应的医疗费用时，方可以进入本路径。

（六）术前准备（评估）

≤5个工作日。

1. 必须的检查项目:

(1) 血常规、尿常规。

(2) 肝功能、肾功能、电解质、血型、凝血功能、感染性疾病筛查（乙型肝炎、丙型肝炎、梅毒、艾滋病等）。

(3) 心电图、胸部 X 线平片、超声心动图。

2. 根据患者具体情况可选择的检查项目,如心肌酶、风湿活动筛查、大便常规、24 小时动态心电图、冠状动脉影像学检查（CT 或造影）（有冠心病发病危险因素及年龄 ≥ 50 岁患者）、血气分析和肺功能检查（高龄或既往有肺部病史者）、外周血管超声检查等。

> **释义**
>
> ■ 血、尿常规及肝肾功能,以及感染性疾病筛查这些必查项目是确保手术治疗安全、有效开展的基础,在术前必须完成。主管医师应认真分析检查结果,及时发现异常情况并采取对应处置。
>
> ■ 患者近期有过感冒、发热,可检查心肌酶,若异常增高则不宜进入路径治疗。
>
> ■ 对于风湿性瓣膜病的患者,C 反应蛋白（CRP）和红细胞沉降率（ESR）可以作为风湿活动筛查指标。
>
> ■ 通常年龄 ≥ 50 岁,或有明确心绞痛主诉、心电图提示有明显心肌缺血表现者,应行冠状动脉造影检查。年龄 40~50 岁,合并一定冠心病危险因素的患者,也可考虑实施冠状动脉 CT 检查排除冠心病。
>
> ■ 大便常规可发现消化道出血。
>
> ■ 24 小时动态心电图可辅助普通心电图发现并诊断合并的心律失常。
>
> ■ 既往有呼吸疾病史或心力衰竭病史以及高龄患者,应行肺功能检查。
>
> ■ 为缩短患者术前等待时间,检查项目可以在患者入院前于门诊完成。

（七）预防性抗菌药物选择与使用时机

1. 抗菌药物:按照《抗菌药物临床应用指导原则》（卫医发〔2004〕285 号）选择用药。可以考虑使用第一、第二代头孢菌素。

2. 预防性用抗菌药物,时间为术前 0.5 小时,手术超过 3 小时加用 1 次抗菌药物;总预防性用药时间一般不超过 24 小时,个别情况可延长至 48 小时。

> **释义**
>
> ■ 二尖瓣生物瓣膜置换手术属于Ⅰ类切口手术,有心腔内手术操作、人工材料植入等易感因素存在,且一旦感染可导致严重后果,因此应与人工机械瓣一样选用第二代头孢抗菌药物,应用 72 小时或以上。如果患者存在青霉素、头孢类药物过敏,根据患者的病情决定抗菌药物的选择。

（八）手术日

入院 5 个工作日以内。

1. 麻醉方式:全身麻醉。

2. 体外循环辅助。

3. 手术植入物:人工生物瓣、胸骨固定钢丝等。

4. 术中用药：麻醉及体外循环常规用药。

5. 输血及血液制品：视术中情况而定。

> **释义**
>
> ■ 本路径规定的二尖瓣生物瓣置换手术是在全身麻醉、体外循环辅助下实施，心脏停搏液中可加用磷酸肌酸钠，改善缺血状态下的心肌细胞代谢异常，对抗缺血再灌注损伤。
>
> ■ 生物瓣膜型号及种类的选择，需由手术医师根据患者的具体情况来决定。
>
> ■ 换生物瓣时保留部分或全部二尖瓣装置对于降低并发症、改善近远期疗效有重要意义。

（九）术后住院恢复

≤13 天。

1. 术后早期持续监测治疗，观察生命体征。

2. 必须复查的检查项目：血常规、电解质、肝肾功能、抗凝监测、心电图、胸部 X 线平片、超声心动图。

3. 抗菌药物：按照《抗菌药物临床应用指导原则》（卫医发〔2004〕285 号）执行，并根据患者的病情决定抗菌药物的选择与使用时间。

4. 抗凝：根据所测 INR 值调整抗凝药用量，抗凝治疗至少 3 个月。

5. 根据病情需要进行强心、利尿等治疗。

> **释义**
>
> ■ 二尖瓣病变生物瓣置换术后早期应对患者进行持续的监测（心电、呼吸），以便及时掌握病情变化。当主管医师评估患者病情平稳后，方可终止持续监测。
>
> ■ 根据患者病情需要，开展相应的检查及治疗。检查内容不只限于路径中规定的必须复查项目，可根据需要增加，如血气分析等。凝血功能监测是调整抗凝药物的基础，术后早期应每天查 INR。注意监测血钾，避免利尿剂应用后引起的电解质紊乱。
>
> ■ 术后应特别注意的问题：①观察生物瓣膜置换术后有无感染；②术后需要服用华法林抗凝，因为存在个体用药差异，需根据 INR 调整药物用量。

（十）出院标准

1. 体温正常，血常规、电解质无明显异常。

2. 引流管拔除、伤口愈合无感染。

3. 没有需要住院处理的并发症和（或）其他合并症。

4. 抗凝治疗基本稳定。

5. 胸部 X 线平片、超声心动图证实人工生物瓣功能良好，无相关并发症。

> **释义**
>
> ■ 患者出院前不仅应完成必须复查的项目，且复查项目应无明显异常。若检查结果明显异常，主管医师应进行仔细分析并作出相应处置。
>
> ■ 主管医师必须在患者出院前，对其进行生物瓣膜植入后抗凝治疗的方法及监测手段的宣教，使其真正掌握华法林的药物特性、服药剂量、INR 的目标值（1.8~2.5）和理想值（1.8~2.2），能够根据检查结果熟练调整药量，知晓影响因素及合理的抽血检测间隔周期，以保证出院后 6 个月内能进行有效的自我管理，防止发生血栓栓塞或出血等并发症。
>
> ■ 强心、利尿药物治疗应根据患者心功能状态在出院继续应用 3~6 个月，心功能改善不佳者可以延长用药时间，甚至长期应用。

（十一）变异及原因分析

1. 围术期并发症：左心室破裂、人工瓣功能障碍、心功能不全、瓣周漏、与抗凝相关的血栓栓塞和出血、溶血、感染性心内膜炎、术后伤口感染、重要脏器功能不全等，造成住院日延长和费用增加。

2. 合并有其他系统疾病：可能出现合并疾病加重而需要治疗，从而延长治疗时间和增加住院费用。

3. 人工生物瓣的选择：根据患者的病情，使用不同的生物瓣（国产和进口），导致住院费用存在差异。

4. 合并心房纤颤等严重心律失常：需要同期行消融手术者，不进入本路径。

5. 非常规路径（胸骨正中切口）的各类微创术式，治疗费用存在差异。

6. 其他因素：术前心功能及其他重要脏器功能不全需调整；特殊原因（如稀有血型短缺等）造成的住院时间延长，费用增加。

> **释义**
>
> ■ 二尖瓣生物瓣置换术可能出现的并发症有：低心排血量综合征、左心室后壁破裂、血栓栓塞、人造瓣膜心内膜炎、人造瓣膜瓣周漏、神经系统或其他重要脏器并发症以及切口感染、延迟愈合等，均可增加住院费用，延长住院时间。主管医师应进行变异原因的分析，并在临床路径的表单中予以说明。
>
> ■ 由于生物瓣的耐久性是影响预后的重要因素，因此，选择市场上经过验证的优良生物瓣十分重要（包括国产和进口生物瓣）。一般来说进口瓣膜价格较国产瓣膜高，各地医疗保险对于进口及国产瓣膜的报销比例不同，不同的选择将对住院费用产生影响。
>
> ■ 年轻女性或因职业所需可以选择进行微创小切口术式，由于术式改变住院费用相较常规术式有一定差异，额外费用自付。
>
> ■ 对于按路径流程完成治疗，但超出了路径规定的时限或限定的费用（如实际住院日超出标准住院日要求，或未能在规定的手术日时间限定内实施手术等）；不能按路径流程完成治疗，患者需要中途退出路径（如治疗过程中出现严重并发症，导致必须终止路径或需要转入其他路径进行治疗等）；或因患者方面的主观原因导致执行路径出现变异等情况，医师均需要在表单中予以说明。

四、二尖瓣病变临床路径给药方案

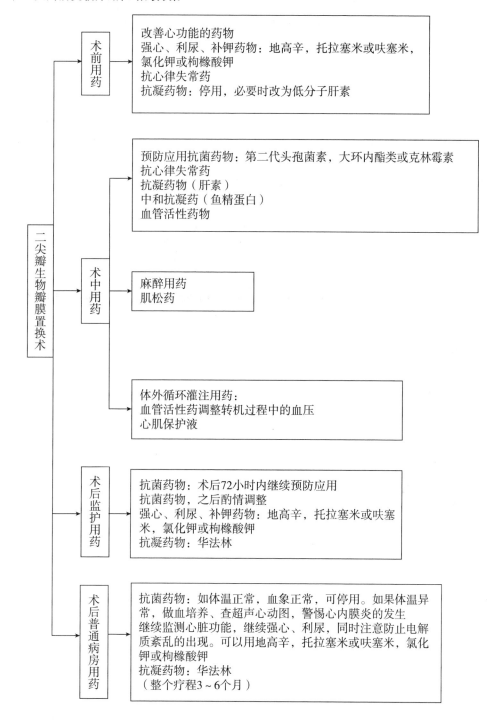

【用药选择】

1. 对于二尖瓣生物瓣置换的患者，术前即可开始予以强心、利尿和补钾药物治疗，需停用抗凝药物和抗血小板的药，如服用华法林、阿司匹林或硫酸氢氯吡格雷，均需停 5~7 天。

2. 术中预防性应用抗菌药物，在切皮前 0.5 小时输注，一般常规使用第二代头孢菌素，对于青霉素或头孢类过敏者，可选用大环内酯类或克林霉素、喹诺酮类等。

3. 术后 72 小时后，若无特殊可停用抗菌药物，若患者血象较高，体温在 38.5℃ 以上，可继续应用抗菌药物，建议完善细菌培养检查，并根据痰培养、血培养结果选择敏感抗菌药物。

4. 术后常规服用 1 个月强心、利尿及补钾药物。

5. 术后第 2 天开始服用华法林，根据 INR 调整药物用量，至少坚持服用 3 个月。如合并心房颤动，且 CHA2DS2-VASc 评分≥2 分的患者术后应长期服用华法林。

【药学提示】

1. 大环内酯类静脉给药可引起血栓性静脉炎，故红霉素静脉滴注时药物浓度不宜超过 1mg/ml；此类药物与甲泼尼龙、茶碱、卡马西平、华法林等药物有相互作用，应严密监测 INR。

2. 如果停用大环内酯类抗菌药物，出院之前需检测 INR，以利于指导患者用药剂量。

3. 如果患者同时应用他汀类药物，注意选择对华法林影响小的他汀类药物。

【注意事项】

1. 抗菌药物的滥用将导致耐药株出现，且增加二重感染机会，故在术后 72 小时后，若无明显感染证据，应停用抗菌药物。如有必要继续应用抗菌药物的，应根据痰培养或血培养的药敏结果合理选择抗菌药物。在术后 72 小时内，应加大利尿药物剂量，减轻心脏负担，尽量使患者处于液体的负平衡，72 小时后可适当放宽患者出入量情况。

2. 华法林是换瓣术后患者必须服用的药物，合并多种药物应用时，一定注意了解各个药物的药代动力学，警惕药物间的相互作用。

五、推荐表单

（一）医师表单

二尖瓣病变临床路径医师表单

适用对象：第一诊断为心脏二尖瓣病变（ICD-10：I05.0-I05.2/I34.-I34.2/Q23.2-Q23.3）
行二尖瓣生物瓣置换术（ICD-9-CM-3：35.23）

患者姓名：		性别：　　年龄：　　门诊号：		住院号：
住院日期：　　年　月　日		出院日期：　　年　月　日		标准住院日：≤18 天

时间	住院第 1~2 天	住院第 2~3 天 （完成术前准备日）	住院第 2~4 天 （术前第 1 日）
主要诊疗工作	□ 询问病史及体格检查 □ 上级医师查房 □ 初步的诊断和治疗方案 □ 住院医师完成住院志、首次病程、上级医师查房等病历 □ 开检查及实验室检查单	□ 上级医师查房 □ 继续完成术前实验室检查 □ 完成必要的相关科室会诊 □ 调整心脏及重要脏器功能	□ 上级医师查房，术前评估和决定手术方案 □ 住院医师完成上级医师查房记录等 □ 向患者和（或）家属交代围术期注意事项并签署手术知情同意书、自费用品协议书、输血同意书、委托书（患者本人不能签字时） □ 麻醉医师查房并与患者和（或）家属交代麻醉注意事项并签署麻醉知情同意书 □ 完成各项术前准备
重点医嘱	**长期医嘱** □ 心外科二级护理常规 □ 饮食 □ 术前调整心功能 □ 患者既往基础用药 **临时医嘱** □ 血常规、尿常规 □ 血型，凝血功能，电解质，肝肾功能，感染性疾病筛查，风湿活动筛查 □ 心电图、胸部 X 线平片、超声心动图 □ 根据患者情况选择肺功能、冠状动脉造影	**长期医嘱** □ 患者基础用药 □ 既往用药 **临时医嘱** □ 根据会诊科室要求开检查和实验室检查单 □ 对症处理	**长期医嘱** 同前 **临时医嘱** □ 术前医嘱 □ 准备明日在全身麻醉、体外循环下行二尖瓣生物瓣置换术 □ 术前禁食、禁水 □ 术前用抗菌药物皮试 □ 术区备皮 □ 术前灌肠 □ 配血 □ 术中特殊用药 □ 其他特殊医嘱
主要护理工作	□ 见护理表单	□ 见护理表单	□ 见护理表单
病情变异记录	□ 无　□ 有，原因： 1. 2.	□ 无　□ 有，原因： 1. 2.	□ 无　□ 有，原因： 1. 2.
医师签名			

时间	住院第 2~5 天 （手术日）	住院第 3~6 天 （术后第 1 日）	住院第 4~7 天 （术后第 2 日）
主要诊疗工作	□ 手术 □ 向家属交代病情、手术过程及术后注意事项 □ 术者完成手术记录 □ 完成术后病程 □ 上级医师查房 □ 麻醉医师查房 □ 观察生命体征及有无术后并发症并做相应处理	□ 上级医师查房 □ 住院医师完成常规病程记录 □ 根据病情变化及时完成病程记录 □ 观察伤口、引流量、体温、生命体征情况、有无并发症等并作出相应处理	□ 上级医师查房 □ 住院医师完成病程记录 □ 根据引流量拔除引流管，伤口换药 □ 观察生命体征情况、有无并发症等并作出相应处理 □ 抗菌药物：如体温正常，伤口情况良好，无明显红肿时可以停止抗菌药物治疗
重点医嘱	**长期医嘱** □ 特级护理常规 □ 饮食 □ 留置引流管并计引流量 □ 生命体征/血流动力学监测 □ 强心、利尿药 □ 抗菌药物 □ 呼吸机辅助呼吸 □ 保留尿管并记录尿量 □ 胃黏膜保护剂 □ 其他特殊医嘱 **临时医嘱** □ 今日在全身麻醉、体外循环下行二尖瓣人工生物瓣置换术 □ 血管活性药 □ 血常规、肝肾功能、电解质、床旁胸部 X 线平片、血气分析、凝血功能检查 □ 输血和（或）补晶体、胶体液（必要时） □ 其他特殊医嘱	**长期医嘱** □ 特级或一级护理，余同前 **临时医嘱** □ 复查血常规 □ 输血和（或）补晶体、胶体液（必要时） □ 换药 □ 镇痛等对症处理 □ 血管活性药 □ 强心、利尿药 □ 拔除气管插管后开始常规抗凝治疗、抗凝监测	**长期医嘱** 同前 **临时医嘱** □ 复查血常规、肝肾功能、电解质（必要时） □ 输血和（或）补晶体、胶体液（必要时） □ 换药，拔引流管 □ 镇痛等对症处理 □ 常规抗凝治疗，根据情况进行抗凝监测
主要护理工作	□ 见护理表单	□ 见护理表单	□ 见护理表单
病情变异记录	□ 无　□ 有，原因： 1. 2.	□ 无　□ 有，原因： 1. 2.	□ 无　□ 有，原因： 1. 2.
医师签名			

时间	住院第 5~8 天 （术后第 3 日）	住院第 6~17 天 （术后第 4 日至出院前）	住院第 9~18 天 （术后第 7~13 日）
主要诊疗工作	□ 上级医师查房 □ 住院医师完成病程记录 □ 伤口换药（必要时） □ 常规抗凝治疗	□ 上级医师查房 □ 住院医师完成病程记录 □ 伤口换药或拆线（必要时） □ 调整各重要脏器功能 □ 指导抗凝治疗 □ 预防感染	□ 上级医师查房，评估患者是否达到出院标准，明确是否出院 □ 完成出院志、病案首页、出院诊断证明书等所有病历 □ 向患者交代出院后的后续治疗及相关注意事项，如抗凝治疗、心功能调整等
重点医嘱	**长期医嘱** 同前 **临时医嘱** □ 复查血尿常规、电解质（必要时） □ 输血和（或）补晶体、胶体液（必要时） □ 换药（必要时） □ 镇痛等对症处理 □ 常规抗凝治疗，根据情况进行抗凝监测	**长期医嘱** □ 根据病情变化调整抗菌药物等 □ 长期医嘱 **临时医嘱** □ 复查血尿常规、血生化（必要时） □ 输血和（或）补晶体、胶体液（必要时） □ 换药（必要时） □ 对症处理 □ 抗凝治疗 □ 复查心电图、胸部 X 线平片、超声心动图	**出院医嘱** □ 出院带药 □ 抗凝治疗 □ 定期复查 □ 不适随诊
主要护理工作	□ 见护理表单	□ 见护理表单	□ 见护理表单
病情变异记录	□ 无　□ 有，原因： 1. 2.	□ 无　□ 有，原因： 1. 2.	□ 无　□ 有，原因： 1. 2.
医师签名			

（二）护士表单

二尖瓣病临床路径护士表单

适用对象：第一诊断为心脏二尖瓣病变（ICD-10：I05.0-I05.2/I34.-I34.2/Q23.2-Q23.3）
行二尖瓣生物瓣置换术（ICD-9-CM-3：35.23）

患者姓名：	性别：	年龄：	门诊号：	住院号：

住院日期： 年 月 日	出院日期： 年 月 日	标准住院日：≤18 天

时间	住院第 1~2 天	住院第 2~3 天（完成术前准备日）	住院第 2~4 天（术前第 1 日）
健康宣教	□ 介绍主管医师、护士 □ 介绍环境、设施 □ 介绍住院注意事项 □ 向患者宣教戒烟、戒酒的重要性	□ 主管护士与患者及家属沟通，了解并指导心理应对 □ 宣教疾病知识、用药知识及特殊检查操作过程 □ 告知检查及操作前后饮食、活动及探视注意事项和应对方式 □ 术前宣教	□ 手术室注意事项 □ 与患者及家属沟通，消除术前焦虑，指导心理应对
护理处置	□ 核对患者姓名，佩戴腕带 □ 入院护理评估（营养状况、性格变化等） □ 病史询问，相应查体 □ 联系相关检查	□ 汇总检查结果，随时观察患者病情变化 □ 完成术前评估 □ 完成术前准备	□ 观察患者病情、生命体征变化 □ 定时记录重要监测指标 □ 禁食、禁水
基础护理	□ 二级护理 □ 晨晚间护理 □ 患者安全管理	□ 二级护理 □ 晨晚间护理 □ 患者安全管理	□ 二级护理 □ 晨晚间护理 □ 患者安全管理
专科护理	□ 护理查体，记录生命体征 □ 需要时填写跌倒及压疮防范表 □ 需要时请家属陪伴 □ 心理护理	□ 记录生命体征 □ 遵医嘱完成相关检查 □ 心理护理 □ 必要时吸氧和心电监测 □ 遵医嘱正确给药	□ 禁食 □ 持续血压、心电及经皮血氧饱和度监测 □ 记 24 小时出入量 □ 遵医嘱正确给药 □ 备皮、灌肠 □ 心理护理
重点医嘱	□ 详见医嘱执行单	□ 详见医嘱执行单	□ 详见医嘱执行单
病情变异记录	□ 无 □ 有，原因： 1. 2.	□ 无 □ 有，原因： 1. 2.	□ 无 □ 有，原因： 1. 2.
护士签名			

时间	住院第 2~5 天 （手术日）	住院第 3~6 天 （术后第 1 日）	住院第 4~7 天 （术后第 2 日）
健康宣教	□ 指导患者正确配合医师和护士的治疗 □ 主管护士与患者及家属沟通，了解并指导心理应对 □ 指导患者正确用药，宣传用药知识	□ 指导患者及家属正确记录出入量 □ 指导家属及患者正确拍背和咳痰 □ 指导患者正确用药，宣传用药知识	□ 指导患者及家属正确记录出入量 □ 指导家属及患者正确拍背和咳痰 □ 指导患者正确用药，宣传用药知识
护理处置	□ 协助手术 □ 观察患者病情、生命体征变化 □ 定时记录重要监测指标	□ 随时观察患者病情变化 □ 遵医嘱正确使用抗菌药物 □ 协助医师完成各项检查 □ 汇总检查结果，随时观察患者病情变化	□ 注重与患者的心理沟通 □ 联系相关复查 □ 鼓励患者下床活动 □ 协助医师完成各项检查 □ 汇总检查结果，尤其是血钾、血象、肝肾功能 INR □ 随时观察患者病情变化
基础护理	□ 一级护理 □ 晨晚间护理 □ 患者安全管理	□ 一级护理 □ 晨晚间护理 □ 患者安全管理	□ 一级护理 □ 晨晚间护理 □ 患者安全管理
专科护理	□ 持续血压、心电及经皮血氧饱和度监测，尤其是胸腔积液的颜色和量 □ 遵医嘱完成相关检查 □ 记 24 小时出入量 □ 遵医嘱正确给药 □ 必要时气管内吸痰	□ 记录生命体征、皮肤压疮，尤其是胸腔积液的颜色和量 □ 遵医嘱完成相关检查 □ 记 24 小时出入量 □ 遵医嘱正确给药 □ 必要时气管内吸痰	□ 病情观察：评估患者生命体征 □ 心理护理 □ 皮肤压疮
重点医嘱	□ 详见医嘱执行单	□ 详见医嘱执行单	□ 详见医嘱执行单
病情变异记录	□ 无　□ 有，原因： 1. 2.	□ 无　□ 有，原因： 1. 2.	□ 无　□ 有，原因： 1. 2.
护士签名			

时间	住院第 5~8 天 （术后第 3 日）	住院第 6~17 天 （术后第 4 日至出院前）	住院第 9~18 天 （术后第 7~13 日）
健康宣教	□ 指导患者正确配合医师和护士的治疗 □ 主管护士与患者及家属沟通，了解并指导心理应对 □ 指导患者正确用药，宣传用药知识	□ 指导患者及家属正确记录出入量 □ 指导家属及患者正确拍背和咳痰 □ 指导患者正确用药，宣传用药知识 □ 注意观察有无皮肤黏膜出血	□ 康复和锻炼 □ 定时复查 □ 出院带药服用方法 □ 特别强调是华法林应用注意事项及 INR 监测 □ 饮食休息等注意事项指导 □ 讲解增强体质的方法，减少感染的机会，避免外伤
护理处置	□ 随时观察患者病情变化 □ 遵医嘱正确使用抗菌药物 □ 协助医师完成各项检查	□ 汇总检查结果，随时观察患者病情变化 □ 联系相关复查 □ 鼓励患者下床活动	□ 向患者交代出院注意事项及复查日期 □ 帮助患者办理出院手续
基础护理	□ 一级护理 □ 晨晚间护理 □ 患者安全管理	□ 二级护理 □ 晨晚间护理 □ 患者安全管理	□ 二级护理 □ 晨晚间护理 □ 患者安全管理
专科护理	□ 持续血压、心电监测 □ 遵医嘱完成相关检查 □ 记 24 小时出入量 □ 遵医嘱正确给药	□ 记录生命体征 □ 遵医嘱完成相关检查 □ 记 24 小时出入量 □ 遵医嘱正确给药	□ 病情观察：评估患者生命体征 □ 心理护理
重点医嘱	□ 详见医嘱执行单	□ 详见医嘱执行单	□ 详见医嘱执行单
病情变异记录	□ 无 □ 有，原因： 1. 2.	□ 无 □ 有，原因： 1. 2.	□ 无 □ 有，原因： 1. 2.
护士签名			

（三）患者表单

二尖瓣病变临床路径患者表单

适用对象：第一诊断为心脏二尖瓣病变（ICD-10：I05.0-I05.2/I34.-I34.2/Q23.2-Q23.3）
行二尖瓣生物瓣置换术（ICD-9-CM-3：35.23）

患者姓名：	性别：	年龄：	门诊号：	住院号：
住院日期：　年　月　日	出院日期：　年　月　日		标准住院日：≤18 天	

时间	住院第 1~2 天	住院第 2~3 天	住院第 2~4 天 （术前第 1 日）
医患配合	□ 接受入院宣教 □ 接受入院护理评估 □ 接受病史询问 □ 进行体格检查 □ 向医师详述既往用药情况 □ 进行相关检查	□ 患者及家属与医师交流了解病情 □ 了解手术方案及围术期注意事项 □ 签署手术知情同意书、自费用品协议书、输血同意书 □ 接受术前宣教	□ 配合麻醉师的相关治疗 □ 接受手术治疗的心理准备 □ 患者家属与医师交流了解手术情况及术后注意事项
护患配合	□ 配合测量体温、脉搏、呼吸、血压、血氧饱和度、体重 □ 配合完成入院护理评估单（简单询问病史、过敏史、用药史） □ 接受入院宣教（环境介绍、病室规定、订餐制度、贵重物品保管等） □ 有任何不适告知护士	□ 配合测量体温、脉搏、呼吸，询问每日排便情况 □ 接受相关实验室检查宣教，正确留取标本，配合检查 □ 有任何不适告知护士 □ 接受输液、服药治疗 □ 注意活动安全，避免坠床或跌倒 □ 配合执行探视及陪护 □ 接受疾病及用药等相关知识指导	□ 配合术前相关信息核对 □ 有任何不适告知护士 □ 配合手术室护士备皮及相关处理 □ 在护士指导下练习咳痰 □ 接受皮试治疗
饮食	□ 正常饮食	□ 清淡饮食	□ 按术前禁食 12 小时
排泄	□ 正常排尿便	□ 正常排尿	□ 留置尿管，术前灌肠
活动	□ 适量活动	□ 适量活动	□ 适量活动

时间	住院第 2~5 天 （手术日）	住院第 3~6 天 （术后第 1 日）	住院第 4~7 天 （术后第 2 日）
医患配合	□ 配合记录 24 小时出入量 □ 如清醒，配合医师拔出气管插管 □ 接受术后监护治疗	□ 接受术后康复指导 □ 接受术后监护治疗 □ 术后开始服用华法林	□ 接受术后康复指导 □ 下床活动，促进恢复 □ 患者家属与医师交流了解手术情况及术后注意事项 □ 配合医师拔除胸管（根据引流量） □ 接受相关复查
护患配合	□ 配合持续血压、心电及经皮血氧饱和度监测 □ 接受相关实验室检查宣教，配合检查 □ 有任何不适告知护士 □ 接受输液、服药治疗、插尿管 □ 配合执行探视及陪护 □ 接受疾病及用药相关知识指导	□ 配合生命体征记录，询问每日排便情况 □ 接受相关实验室检查宣教，配合检查 □ 有任何不适告知护士接受输液、服药治疗 □ 配合执行探视及陪护 □ 接受疾病及用药等相关知识指导 □ 配合监护室护士的护理治疗 □ 在护士指导下咳痰	□ 有任何不适告知护士 □ 配合手术室护士外周静脉穿刺及相关处理 □ 接受输液治疗 □ 在护士指导下咳痰
饮食	□ 禁食、禁水	□ 清淡为主的流质饮食或半流质饮食	□ 清淡为主的流质饮食或半流质饮食，胃肠功能恢复后正常进食
排泄	□ 留置尿管	□ 拔除尿管后正常排尿便	□ 正常排尿便
活动	□ 卧床	□ 卧床	□ 适量活动（尽早下地）

时间	住院第 5~8 天 （术后第 3 日）	住院第 6~17 天 （术后第 4 日至出院前）	住院第 9~18 天 （术后第 7~13 日）
医患配合	□ 接受术后宣教 □ 接受术后护理评估 □ 配合医师进行伤口换药 □ 进行相关检查	□ 患者及家属与医师交流了解病情 □ 接受术后治疗宣教 □ 配合医师进行伤口换药	□ 配合医师进行伤口换药和拆线 □ 配合拔除深静脉置管并行留置针穿刺（视病情恢复定） □ 接受出院前康复宣教 □ 知道复查程序 □ 学会服用抗凝药和 INR 监测 □ 获取出院诊断书
护患配合	□ 配合测量体温、脉搏、呼吸，询问每日排便情况 □ 接受相关实验室检查宣教，正确留取标本，配合检查 □ 有任何不适告知护士，尤其是注意皮肤黏膜出血 □ 接受治疗 □ 注意活动安全避免坠床或跌倒	□ 配合测量体温、脉搏、呼吸，询问每日排便情况 □ 接受相关实验室检查宣教，正确留取标本，配合检查 □ 有任何不适告知护士，尤其是注意皮肤黏膜出血 □ 接受治疗 □ 注意活动安全避免坠床或跌倒 □ 配合执行探视及陪护 □ 接受疾病及用药相关知识指导	□ 接受出院宣教 □ 办理出院手续 □ 获取出院带药 □ 接受护士指导服药方法、作用、注意事项、注意 INR 的监测及华法林用量的调整 □ 知道复印病历方法
饮食	□ 正常饮食	□ 正常饮食	□ 正常饮食
排泄	□ 正常排尿便	□ 正常排尿	□ 正常排尿
活动	□ 适量活动	□ 适量活动	□ 适量活动

附: 原表单 (2011 年版)

二尖瓣病变临床路径表单

适用对象: 第一诊断为心脏二尖瓣病变 (ICD-10: I05.0-I05.2/I34.-I34.2/Q23.2-Q23.3)
行二尖瓣生物瓣置换术 (ICD-9-CM-3: 35.23)

患者姓名:	性别: 年龄: 门诊号:	住院号:
住院日期: 年 月 日	出院日期: 年 月 日	标准住院日: ≤18 天

时间	住院第 1~2 天	住院第 2~3 天 (完成术前准备日)	住院第 2~4 天 (术前第 1 天)
主要诊疗工作	□ 询问病史及体格检查 □ 上级医师查房 □ 初步的诊断和治疗方案 □ 住院医师完成住院志、首次病程、上级医师查房等病历 □ 开检查、实验室检查单	□ 上级医师查房 □ 继续完成术前实验室检查 □ 完成必要的相关科室会诊 □ 调整心脏及重要脏器功能	□ 上级医师查房, 术前评估和决定手术方案 □ 住院医师完成上级医师查房记录等 □ 向患者和 (或) 家属交代围术期注意事项并签署手术知情同意书、自费用品协议书、输血同意书、委托书 (患者本人不能签字时) □ 麻醉医师查房并与患者和 (或) 家属交代麻醉注意事项并签署麻醉知情同意书 □ 完成各项术前准备
重点医嘱	**长期医嘱** □ 心外科二级护理常规 □ 饮食 □ 术前调整心功能 □ 患者既往基础用药 **临时医嘱** □ 血常规、尿常规 □ 血型, 凝血功能, 电解质, 肝肾功能, 感染性疾病筛查, 风湿活动筛查 □ 心电图、胸部 X 线平片、超声心动图 □ 根据患者情况选择肺功能、冠状动脉造影	**长期医嘱** □ 患者基础用药 □ 既往用药 **临时医嘱** □ 根据会诊科室要求开检查和实验室检查单 □ 对症处理	**长期医嘱** 同前 **临时医嘱** □ 术前医嘱 □ 准备明日在全身麻醉、体外循环下行二尖瓣生物瓣置换术 □ 术前禁食、禁水 □ 术前用抗菌药物皮试 □ 术区备皮 □ 术前灌肠 □ 配血 □ 术中特殊用药 □ 其他特殊医嘱
主要护理工作	□ 介绍病房环境、设施设备 □ 入院护理评估 □ 防止皮肤压疮护理	□ 观察患者病情变化 □ 防止皮肤压疮护理 □ 心理和生活护理	□ 做好备皮等术前准备 □ 提醒患者术前禁食、禁水 □ 术前心理护理

续　表

时间	住院第 1~2 天	住院第 2~3 天 （完成术前准备日）	住院第 2~4 天 （术前第 1 日）
病情 变异 记录	□无　□有，原因： 1. 2.	□无　□有，原因： 1. 2.	□无　□有，原因： 1. 2.
护士 签名			
医师 签名			

时间	住院第 2~5 天 （手术日）	住院第 3~6 天 （术后第 1 日）	住院第 4~7 天 （术后第 2 日）
主要诊疗工作	□ 手术 □ 向家属交代病情、手术过程及术后注意事项 □ 术者完成手术记录 □ 完成术后病程 □ 上级医师查房 □ 麻醉医师查房 □ 观察生命体征及有无术后并发症并做相应处理	□ 上级医师查房 □ 住院医师完成常规病程记录 □ 根据病情变化及时完成病程记录 □ 观察伤口、引流量、体温、生命体征情况、有无并发症等并作出相应处理	□ 上级医师查房 □ 住院医师完成病程记录 □ 根据引流量拔除引流管，伤口换药 □ 观察生命体征情况、有无并发症等并作出相应处理 □ 抗菌药物：如体温正常，伤口情况良好，无明显红肿时可以停止抗菌药物治疗
重点医嘱	**长期医嘱** □ 特级护理常规 □ 饮食 □ 留置引流管并计引流量 □ 生命体征/血流动力学监测 □ 强心、利尿药 □ 抗菌药物 □ 呼吸机辅助呼吸 □ 保留尿管并记录尿量 □ 胃黏膜保护剂 □ 其他特殊医嘱 **临时医嘱** □ 今日在全身麻醉、体外循环下行二尖瓣人工生物瓣置换术 □ 血管活性药 □ 血常规、肝肾功能、电解质、床旁胸部 X 线平片、血气分析、凝血功能检查 □ 输血和（或）补晶体、胶体液（必要时） □ 其他特殊医嘱	**长期医嘱** □ 特级或一级护理，余同前 **临时医嘱** □ 复查血常规 □ 输血和（或）补晶体、胶体液（必要时） □ 换药 □ 镇痛等对症处理 □ 血管活性药 □ 强心、利尿药 □ 拔除气管插管后开始常规抗凝治疗、抗凝监测	**长期医嘱** 同前 **临时医嘱** □ 复查血常规、肝肾功能、电解质（必要时） □ 输血和（或）补晶体、胶体液（必要时） □ 换药，拔引流管 □ 镇痛等对症处理 □ 常规抗凝治疗、根据情况进行抗凝监测
主要护理工作	□ 观察患者病情变化并及时报告医师 □ 术后心理与生活护理 □ 防止皮肤压疮处理	□ 观察患者病情并做好引流量等相关记录 □ 术后心理与生活护理 □ 防止皮肤压疮处理	□ 观察患者病情变化 □ 术后心理与生活护理 □ 防止皮肤压疮处理
病情变异记录	□ 无　□ 有，原因： 1. 2.	□ 无　□ 有，原因： 1. 2.	□ 无　□ 有，原因： 1. 2.
护士签名			
医师签名			

时间	住院第5~8天 （术后第3日）	住院第6~17天 （术后第4日至出院前）	住院第9~18天 （术后第7~13日）
主要诊疗工作	□ 上级医师查房 □ 住院医师完成病程记录 □ 伤口换药（必要时） □ 常规抗凝治疗	□ 上级医师查房 □ 住院医师完成病程记录 □ 伤口换药或拆线（必要时） □ 调整各重要脏器功能 □ 指导抗凝治疗 □ 预防感染	□ 上级医师查房，评估患者是否达到出院标准，明确是否出院 □ 完成出院志、病案首页、出院诊断证明书等所有病历 □ 向患者交代出院后的后续治疗及相关注意事项，如抗凝治疗、心功能调整等
重点医嘱	**长期医嘱** 同前 **临时医嘱** □ 复查血尿常规、电解质（必要时） □ 输血和（或）补晶体、胶体液（必要时） □ 换药（必要时） □ 镇痛等对症处理 □ 常规抗凝治疗、根据情况进行抗凝监测	**长期医嘱** □ 根据病情变化调整抗菌药物等长期医嘱 **临时医嘱** □ 复查血尿常规、血生化（必要时） □ 输血和（或）补晶体、胶体液（必要时） □ 换药（必要时） □ 对症处理 □ 抗凝治疗 □ 复查心电图、胸部X线平片、超声心动图	**出院医嘱** □ 出院带药 □ 抗凝治疗 □ 定期复查 □ 不适随诊
主要护理工作	□ 观察患者病情变化 □ 术后心理与生活护理	□ 观察患者病情变化 □ 指导患者功能锻炼 □ 心理和生活护理	□ 指导患者办理出院手续 □ 出院宣教
病情变异记录	□ 无　□ 有，原因： 1. 2.	□ 无　□ 有，原因： 1. 2.	□ 无　□ 有，原因： 1. 2.
护士签名			
医师签名			

第八章

二尖瓣关闭不全成形修复术临床路径释义

一、二尖瓣关闭不全成形修复术编码

1. 原二尖瓣关闭不全成形修复术编码：

疾病名称及编码：二尖瓣关闭不全（ICD-10：I34.000）

先天性二尖瓣关闭不全（ICD-10：I34.000）

手术操作名称及编码：二尖瓣直视下成形术（ICD-9-CM-3：35.33001）

二尖瓣人工瓣环成形术（ICD-9-CM-3：35.12001）

2. 修改编码：

疾病名称及编码：风湿性二尖瓣关闭不全（ICD-10：I05.1）

二尖瓣关闭不全（ICD-10：I34.0）

先天性二尖瓣关闭不全（ICD-10：Q23.3）

手术操作名称及编码：无置换的开放性二尖瓣成形术（ICD-9-CM-3：35.12）

二尖瓣瓣环成形术（ICD-9-CM-3：35.33）

二、临床路径检索方法

（I05.1/I34.0/Q23.3）伴（35.12/35.33）

三、二尖瓣关闭不全成形修复术临床路径标准住院流程

（一）适用对象

第一诊断为二尖瓣关闭不全（ICD-10：I34.000），行二尖瓣直视下成形术（ICD-9-CM-3：35.33001）+（或）二尖瓣人工瓣环成形术（ICD-9-CM-3：35.12001）。

> 释义

> ■ 本路径针对第一诊断为二尖瓣关闭不全的患者。

> ■ 根据二尖瓣关闭不全发病的病因，可将其分为原发性二尖瓣关闭不全和继发性二尖瓣关闭不全。其中，原发性二尖瓣关闭不全是指二尖瓣瓣叶、瓣环、腱索、乳头肌、左心房、左心室这六个结构，由于自身病变出现解剖或功能异常而导致的瓣膜关闭不全，我国最常见的病因为风湿性心脏病。继发性二尖瓣关闭不全多继发于冠心病、心肌缺血或心肌梗死，主要由于左心室或乳头肌严重功能障碍导致二尖瓣关闭不全，此类患者二尖瓣叶、瓣环结构多正常。两类二尖瓣关闭不全在治疗原则上有较大差别，因此从诊断到治疗等环节均需要明确甄别；按照病程，可以分为慢性和急性二尖瓣关闭不全。

> ■ 慢性二尖瓣关闭不全：慢性二尖瓣关闭不全以风湿热造成的瓣叶损害所引起者最多见；其次是心肌梗死以及慢性心肌缺血累及乳头肌及其邻近室壁心肌，引起乳头肌功能障碍。先天性畸形也可导致慢性二尖瓣关闭不全，其中以二尖瓣裂较为常见，其次为心内膜弹力纤维增生症、降落伞型二尖瓣畸形等。任何病因引起的明显左心室扩大，均可使二尖瓣环扩张、乳头肌移位，从而导致二尖瓣关闭不全、二尖瓣脱垂综合征。

■特发性退行性病变可导致二尖瓣环钙化从而导致慢性二尖瓣关闭不全，但是高血压病、马凡综合征、慢性肾衰竭和继发性甲状腺功能亢进的患者，也会发生二尖瓣环钙化。其他少见病因包括系统性红斑狼疮、类风湿性关节炎、肥厚梗阻型心肌病、强直硬化性脊椎炎等。

■急性二尖瓣关闭不全：多因腱索断裂，瓣膜毁损或破裂，乳头肌坏死或断裂以及人工瓣膜术后撕脱及失去功能而引起，常见于感染性心内膜炎、急性心肌梗死、穿通性或闭合性胸外伤及自发性腱索断裂。

（二）诊断依据

根据《临床诊疗指南·心脏外科学分册》（中华医学会编著，人民卫生出版社，2009）。

1. 临床症状：可有呼吸困难、乏力、心悸、尿少、水肿等症状。
2. 体征：二尖瓣关闭不全杂音，典型杂音可闻及心前区收缩期高调吹风样杂音。
3. 辅助检查：心电图，胸部 X 线检查，超声心动图，肝胆胰脾超声，肺功能，冠状动脉造影（年龄≥50 岁），血栓弹力图（有凝血功能障碍者）。

> **释义**
>
> ■病史：了解症状出现时间，有无心房颤动、心力衰竭和栓塞史。由于感染性心内膜炎可导致二尖瓣关闭不全，因此需特别注意患者有无发热史；对于腱索断裂患者，冠心病史及外伤史的询问也很重要。
>
> ■心电图：明确有无心房颤动和其他合并的心律失常。
>
> ■胸部 X 线平片：可了解心胸比，评价是否出现心脏房室扩大，同时了解肺淤血情况。
>
> ■超声心动图是诊断的重要依据：通过超声心动图进行基本的病因学判定；了解二尖瓣结构、形态及左心室功能，明确二尖瓣关闭不全的严重程度（轻、中、重分级），瓣叶结构有无改变，瓣叶结构增厚情况，瓣体活动度，有无钙化情况，瓣下结构改变；左心房、左心室大小，有无左心房血栓，有无合并二尖瓣狭窄、主动脉瓣病变，三尖瓣是否有功能性反流。在合并二尖瓣狭窄病例，瓣口面积大小亦很重要。
>
> ■冠状动脉造影：对于年龄>50 岁的患者，推荐术前行冠状动脉造影，明确是否同时合并冠状动脉疾病。对于合并严重冠状动脉狭窄的患者，推荐同期行冠状动脉旁路移植术。

（三）选择治疗方案的依据

根据《临床诊疗指南·心脏外科学分册》（中华医学会编著，人民卫生出版社，2009），《临床技术操作规范·心血管外科学分册》（中华医学会编著，人民军医出版社，2009）。

1. 二尖瓣重度关闭不全患者。
2. 心功能Ⅲ级（NYHA）及以上，中重度二尖瓣关闭不全患者。
3. 合并有血栓或心房纤颤等合并症的二尖瓣关闭不全患者。
4. 无其他严重内科疾病。
5. 患者选择行直视下二尖瓣修补术+（或）二尖瓣瓣环成形术。

> **释义**
>
> ■ 中度二尖瓣反流的定义：有效反流口面积≥0.4cm^2，50ml≤反流容积≤60ml，反流分数≥50%。
>
> ■ 对于原发性中度、重度二尖瓣关闭不全患者，只要有相关临床症状，均应考虑手术治疗。
>
> ■ 对于无症状的原发性中度、重度二尖瓣关闭不全患者，符合以下任何一种情况，也应考虑手术治疗：心功能减退［左心室射血分数（LVEF）30%~60%，左心室收缩末期内径（LVESD）>70mm］，由于其他原因需行心脏手术，活动受限或活动后肺血管楔压出现异常升高，同时合并肺动脉高压（静息肺动脉压>50mmHg，运动后>60mmHg），合并心房颤动。
>
> ■ 对于具备手术指征的原发性二尖瓣关闭不全患者，在条件允许的情况下，均应尽量行二尖瓣成形术。与二尖瓣置换术相比，成形术保留了患者二尖瓣的自然结构，降低了手术风险，并可规避人工瓣膜相关的术后不良事件，提高了患者的远期生存率。但对于成形效果不佳，或不适于成形的患者，也不可坚持行二尖瓣成形术，依赖于术者术中的判断。
>
> ■ 符合以下条件的，均可首先考虑二尖瓣成形术：①病变仅限于后叶的需要外科手术治疗的大量反流患者；②病变包括前叶的需要外科手术治疗的患者；③无症状大量反流患者，同时 LVEF>60% + LVESD<40mm；④无症状大量反流患者，同时合并心房颤动和肺动脉高压；⑤风湿性瓣膜病变，不能长期抗凝的患者。
>
> ■ 由于继发性二尖瓣关闭不全瓣膜结构多正常，常伴随严重左心功能障碍，因此外科治疗需采取谨慎态度。严重继发性二尖瓣反流对于心功能严重受损（NYHAⅢ或Ⅳ级）继发性二尖瓣反流的患者，选择 chordal-sparing 二尖瓣置换术是合理的，而不是缩瓣环的成形术（ClassⅡa）；接受冠状动脉旁路移植术的慢性、中度缺血性二尖瓣反流患者，随机试验显示二尖瓣修复术获益不明确，二尖瓣修复术为Ⅱb级推荐。

（四）标准住院日

≤18 天。

> **释义**
>
> ■ 二尖瓣成形术患者入院后，一般术前准备1~3天，在第2~4天实施手术，术后在监护室1~3天，普通病房恢复7~13天出院。凡总住院时间不超过18天均符合路径要求。

（五）进入路径标准

1. 第一诊断必须符合（ICD-10：I34.000）二尖瓣关闭不全疾病编码。

2. 有适应证，无禁忌证。

3. 心功能≤Ⅲ级或 EF≥50%。

4. 左心室舒张末期内径≤70mm。

5. 患者选择二尖瓣成形修复治疗。

6. 当患者同时具有其他疾病诊断，但在住院期间不需要特殊处理也不影响第一诊断的临床路径流程实施时，可以进入路径。

> **释义**
>
> ■ 详细手术适应证释义如前所述，需注意的是，对于同时可行二尖瓣置换术与成形术的患者，即便其要求行二尖瓣置换术，也应详细讲解，使其在了解两种术式的优劣后再做选择。
>
> ■ 其他不应纳入本路径的情况还有：
>
> 1. 术前冠状动脉造影发现冠心病需要同时行 CABG 者。
>
> 2. 心房颤动病史长，伴有左心房血栓者。
>
> 3. 同时合并主动脉瓣病变或三尖瓣病变需要行瓣膜置换者。
>
> 4. 继发性二尖瓣反流需要同时处理其他病变者。
>
> 5. 肺部疾患严重影响呼吸功能者。
>
> 6. 感染性心内膜炎处于活动期者（应控制感染至少 6 周以上，感染处于静止期方适宜手术）。
>
> ■ 当患者同时具有其他疾病诊断，但在住院期间不需要针对其他合并症进行处理，也不会因其他疾病诊断产生相应的医疗费用时，方可以进入此路径。

（六）术前准备（评估）

不超过 7 天。

1. 必须的检查项目：

（1）血尿便常规、肝肾功能、电解质、凝血功能、术前感染疾病筛查、血型+术前配血。

（2）胸部 X 线片、心电图、超声心动图。

2. 根据患者病情可选择的检查项目：

（1）血气分析和肺功能（高龄或既往有肺部病史者）、冠状动脉造影（年龄≥50 岁）。

（2）有其他专业疾病者及时请相关科室会诊。

> **释义**
>
> ■ 血、尿常规及肝肾功能以及感染性疾病筛查，这些必查项目是确保手术治疗安全、有效开展的基础，在术前必须完成。主管医师应认真分析检查结果，及时发现异常情况并采取对应处置。
>
> ■ 患者近期有过感冒、发热，可检查心肌酶，若异常增高则不宜进入路径治疗。
>
> ■ 心电图提示心律失常，尤其是怀疑有频发室性期前收缩的患者，可预约 24 小时动态心电图进一步明确诊断。
>
> ■ 对于超声心动图提示病变复杂的患者，可行经食管超声心动图进一步协助诊断。该步骤也可在术中完成。
>
> ■ 通常年龄≥50 岁，应行冠状动脉造影检查。年龄 40~50 岁、有明确心绞痛主诉、心电图提示有明显心肌缺血表现者，也可考虑实施冠状动脉 CT 检查排除冠心病，亦可以直接行冠状动脉造影检查。
>
> ■ 既往有呼吸疾病史或心力衰竭病史以及高龄患者，应行血气及肺功能检查。
>
> ■ 为缩短患者术前等待时间，检查项目可以在患者入院前于门诊完成。

（七）预防性抗菌药物选择与使用时机

抗菌药物使用：根据《抗菌药物临床应用指导原则（2015 年版）》（国卫办医发〔2015〕43 号）执行，并根据患者的病情决定抗菌药物的选择与使用时间。

> 释义
>
> ■二尖瓣成形手术属于Ⅰ类切口手术，有心腔内手术操作、人工材料（如瓣膜成形环、人工腱索等）植入等易感因素存在，且一旦感染可导致严重后果，因此应选用第二代头孢抗菌药物。除非有明确感染证据，否则抗菌药物的应用不应超过 72 小时。如果患者存在青霉素、头孢类药物过敏，根据患者的病情决定抗菌药物的选择。

（八）手术日

入院 7 天以内。

1. 麻醉方式：全身麻醉、体外循环。
2. 手术植入物：二尖瓣成形环。
3. 术中用药：心脏外科、麻醉及体外循环常规用药。
4. 输血及血液制品：视术中病情需要决定。

> 释义
>
> ■本路径规定的二尖瓣成形手术是在全身麻醉、体外循环辅助下实施。
> ■二尖瓣成形的方法，需由手术医师根据患者的具体情况来决定。术前及心脏复跳后均应行经食管超声心动图检查，评估成形效果，并调整手术方案。
> ■根据成形方式的不同，手术植入物除成形环还可有人工腱索、补片等。

（九）术后住院恢复

≤11 天。

1. 术后早期持续监测治疗，观察生命体征。
2. 必须复查的检查项目：
(1) 血常规、电解质、肝肾功能、抗凝监测。
(2) 心电图、胸部 X 线片、超声心动图。
3. 术后用药
(1) 抗菌药物使用：根据《抗菌药物临床应用指导原则（2015 年版）》（国卫办医发〔2015〕43 号）执行。
(2) 抗凝：根据所测 INR 值调整抗凝药用量，根据患者情况确定抗凝治疗方案。
(3) 根据病情需要进行强心、利尿治疗。

> 释义
>
> ■二尖瓣成形术后早期应对患者进行持续的监测（心电、呼吸、出入量），以便及时掌握病情变化。当主管医师评估患者病情平稳后，方可终止持续监测。

■ 根据患者病情需要，开展相应的检查及治疗。检查内容不只限于路径中规定的必须复查项目，可根据需要增加，如血气分析等。如果术中植入了成形环，早期应每天查 INR。注意监测血钾，避免利尿剂应用后引起的电解质紊乱。

■ 术后应特别注意的问题：①观察术后有无感染；②术后需要服用华法林抗凝，因为存在个体用药差异，需根据 INR 调整药物用量。

（十）出院标准

1. 体温正常，血常规、电解质无明显异常。
2. 引流管已拔除、手术切口愈合无出院禁忌。
3. 没有需要住院处理的并发症和（或）其他合并症。
4. 胸部 X 线平片、超声心动图证实二尖瓣关闭良好，无相关并发症。

> **释义**
>
> ■ 患者出院前不仅应完成必须复查的项目，且复查项目应无明显异常。若检查结果明显异常，主管医师应进行仔细分析并作出相应处置。
>
> ■ 强心、利尿药物治疗应根据患者心功能状态在出院后继续应用 3~6 个月，心功能改善不好者可以延长时间，甚至长期应用。

（十一）变异及原因分析

1. 围术期并发症：左心室破裂、术后二尖瓣关闭不全需二次手术、心功能不全、低心排血量综合征、与抗凝相关的血栓栓塞和出血、溶血、感染性心内膜炎、术后伤口感染等造成住院日延长和费用增加。
2. 合并有其他系统疾病，可能导致这些疾病加重而需要治疗，从而延长治疗时间和增加住院费用。
3. 其他因素：术前心功能及其他重要脏器功能不全需调整；特殊原因（如稀有血型短缺等）造成的住院时间延长、费用增加。

> **释义**
>
> ■ 二尖瓣成形术可能出现的并发症有：低心排血量综合征、左心室后壁破裂、血栓栓塞、神经系统或其他重要脏器并发症以及切口感染、延迟愈合等，均可增加住院费用，延长住院时间。主管医师应进行变异原因的分析，并在临床路径的表单中予以说明。
>
> ■ 年轻女性或因职业所需可以选择进行微创小切口术式，近年来部分中心也开始开展电视胸腔镜辅助下小切口二尖瓣成形术，由于术式改变住院费用相较常规术式有一定差异，额外费用自付。

■ 对于按路径流程完成治疗，但超出了路径规定的时限或限定的费用（如实际住院日超出标准住院日要求，或未能在规定的手术日时间限定内实施手术等）；不能按路径流程完成治疗，患者需要中途退出路径（如治疗过程中出现严重并发症，导致必须终止路径或需要转入其他路径进行治疗等）；或因患者方面的主观原因导致执行路径出现变异等情况，医师均需要在表单中予以说明。

四、二尖瓣关闭不全成形修复术临床路径给药方案

【用药选择】

1. 对于没有症状的二尖瓣关闭不全患者，术前除患者平日服用的长期药物以外（如降压药、降糖药等），可不应用任何药物。对于有症状的患者，术前即可开始予以强心、利尿和补钾药物治疗，需停用抗凝药物和抗血小板的药，如服用华法林、阿司匹林或硫酸氢氯吡格雷，均需停 5~7 天，停用期间，可使用经皮注射的短效抗凝药物维持。

2. 术中预防性应用抗菌药物，在切皮前 0.5 小时输注，一般常规使用第二代头孢菌素，对于青霉素或头孢类过敏者，可选用大环内酯类或克林霉素、喹诺酮类等。

3. 术后 72 小时后，若无特殊可停用抗菌药物，若患者血象较高，体温在 38.5℃以上，可继续应用抗菌药物，建议完善细菌培养检查，并根据痰培养、血培养结果选择敏感抗菌药物。

4. 术后常规服用 1 个月强心、利尿及补钾药物。

5. 对于术中植入了成形环的患者，术后第 2 天开始服用华法林，根据 INR 调整药物用量，坚持服 3~6 个月。

【药学提示】

1. 应用地高辛时，应时刻注意患者有无黄视、绿视，监测心律，预防尖端扭转性室速的发生。

2. 应用利尿剂时勤查电解质，注意体内钾的平衡。

3. 大环内酯类静脉给药可引起血栓性静脉炎，故红霉素静脉滴注时药物浓度不宜超过 1mg/ml；此类药物与甲泼尼龙、茶碱、卡马西平、华法林等药物有相互作用，应严密监测 INR。

4. 如果停用大环内酯类抗菌药物，出院之前需检测 INR，以利于指导患者用药剂量。

5. 如果患者同时合并应用他汀类药物，注意选择对华法林影响小的他汀类药物。

【注意事项】

抗菌药物的滥用将导致耐药株出现，且增加二重感染机会，故在术后 72 小时后，若无明显感染证据，应停用抗菌药物。如有必要继续应用抗菌药物的，应根据痰培养或血培养的药敏结果合理选择抗菌药物。在术后 72 小时内，应加大利尿药物剂量，减轻心脏负担，尽量使患者处于液体的负平衡，72 小时后可适当放宽患者出入量情况。

五、推荐表单

（一）医师表单

二尖瓣关闭不全修复术临床路径医师表单

适用对象：第一诊断为二尖瓣关闭不全（ICD-10：I34.000）

行二尖瓣直视下成形术（ICD-9-CM-3：35.33001）+（或）二尖瓣人工瓣环成形术（ICD-9-CM-3：35.12001）

患者姓名：	性别： 年龄： 门诊号：	住院号：
住院日期： 年 月 日	出院日期： 年 月 日	标准住院日：≤18 天

时间	住院第1~2 天	住院第2~7 天	住院第8 天（手术日）
主要诊疗工作	□ 病史询问，体格检查 □ 完成入院病历书写 □ 安排相关检查 □ 上级医师查房	□ 汇总检查结果 □ 完成术前准备与术前评估 □ 术前讨论，确定手术方案 □ 完成术前小结、上级医师查房记录等病历书写 □ 向患者及家属交代病情及围术期注意事项 □ 签署手术知情同意书、自费用品协议书、输血同意书	□ 气管插管，建立深静脉通路 □ 手术 □ 术后转入监护病房 □ 术者完成手术记录 □ 完成术后病程记录 □ 向患者家属交代手术情况及术后注意事项
重点医嘱	长期医嘱 □ 按瓣膜病护理常规 □ 二级护理 □ 饮食 □ 患者既往基础用药 临时医嘱 □ 血常规，血型，凝血功能，生化功能，传染性疾病筛查 □ 胸部 X 线片、心电图、超声心动图 □ 根据患者个体情况，其他必要检查	长期医嘱 □ 强心、利尿、补钾治疗（酌情） 临时医嘱 □ 拟于明日在全身麻醉、体外循环下行二尖瓣关闭不全修补术 □ 备皮 □ 备血 □ 血型 □ 术前晚灌肠 □ 术前禁食、禁水 □ 术前镇静药（酌情） □ 其他特殊医嘱	长期医嘱 □ 按心脏体外循环直视术后护理 □ 禁食 □ 持续血压、心电及经皮血氧饱和度监测 □ 呼吸机辅助呼吸 □ 临时起搏器管理 □ 预防用抗菌药物 临时医嘱 □ 床旁胸部 X 线片 □ 其他特殊医嘱
病情变异记录	□ 无 □ 有，原因： 1. 2.	□ 无 □ 有，原因： 1. 2.	□ 无 □ 有，原因： 1. 2.
医师签名			

时间	住院第 9 天 （术后第 1 日）	住院第 10~14 天 （术后第 2~6 日）	住院第 15~18 天 （出院日）
主要诊疗工作	□ 医师查房，病程书写 □ 观察切口有无血肿、渗血 □ 拔除尿管	□ 医师查房 □ 安排复查，并分析检查结果 □ 观察切口情况 □ 根据引流量，拔除胸管	□ 检查切口愈合情况，拆线 □ 确定患者可以出院 □ 拆除临时起搏器 □ 向患者交代出院注意事项，复查日期 □ 完成出院小结 □ 预约复诊日期
重点医嘱	**长期医嘱** □ 一级护理 □ 半流质饮食 □ 吸氧 □ 心电、无创血压及经皮血氧饱和度监测 □ 预防性抗菌用药 □ 强心、利尿、补钾治疗 **临时医嘱** □ 心电图 □ 复查凝血功能 □ 大换药 □ 复查血常规及相关指标 □ 其他特殊医嘱	**长期医嘱** □ 饮食 □ 二级护理（视病情而定） □ 停止监测（视病情而定） □ 停用或更改抗菌药物（视病情而定） **临时医嘱** □ 拔除深静脉置管并行留置针穿刺 □ 复查胸部 X 线平片、心电图、超声心动图及血常规、生化功能、凝血功能 □ 大换药	**出院医嘱** □ 出院带药 □ 伤口拆线+换药
病情变异记录	□ 无　□ 有，原因： 1. 2.	□ 无　□ 有，原因： 1. 2.	□ 无　□ 有，原因： 1. 2.
医师签名			

（二）护士表单

二尖瓣关闭不全修复术临床路径护士表单

适用对象：第一诊断为二尖瓣关闭不全（ICD-10：I34.000）

行二尖瓣直视下成形术（ICD-9-CM-3：35.33001）+（或）二尖瓣人工瓣环成形术（ICD-9-CM-3：35.12001）

患者姓名：	性别：　年龄：　门诊号：	住院号：
住院日期：　　年　月　日	出院日期：　　年　月　日	标准住院日：≤18 天

时间	住院第 1~2 天	住院第 2~7 天	住院第 8 天（手术日）
健康宣教	□ 介绍主管医师、护士 □ 介绍环境、设施 □ 介绍住院注意事项 □ 向患者宣教戒烟、控制饮酒的重要性	□ 主管护士与患者及家属沟通，了解并指导心理应对 □ 宣教疾病知识、用药知识及特殊检查的操作过程 □ 告知检查及操作前后饮食、活动及探视注意事项和应对方式 □ 术前宣教	□ 手术室注意事项 □ 与患者及家属沟通，消除术前焦虑，指导心理应对
护理处理	□ 核对患者姓名，佩戴腕带 □ 入院护理评估（营养状况、自理情况等） □ 病史询问，相应查体 □ 联系相关检查	□ 汇总检查结果，随时观察患者病情变化 □ 完成术前评估 □ 完成术前准备 □ 术前禁食、禁水	□ 协助手术 □ 观察患者病情、生命体征变化 □ 定时记录重要监测指标
基础护理	□ 二级护理 □ 晨晚间护理 □ 患者安全管理	□ 二级护理 □ 晨晚间护理 □ 患者安全管理	□ 一级护理 □ 晨晚间护理 □ 患者安全管理
专科护理	□ 护理查体，记录生命体征 □ 需要时填写跌倒及压疮防范表 □ 需要时请家属陪伴 □ 心理护理	□ 记录生命体征 □ 遵医嘱完成相关检查 □ 心理护理 □ 必要时吸氧和心电监测 □ 遵医嘱正确给药	□ 禁食 □ 持续血压、心电及经皮血氧饱和度监测 □ 记 24 小时出入量 □ 遵医嘱正确给药 □ 必要时气管内吸痰
病情变异记录	□ 无　□ 有，原因： 1. 2.	□ 无　□ 有，原因： 1. 2.	□ 无　□ 有，原因： 1. 2.
护士签名			

时间	住院第 9 天 （术后第 1 日）	住院第 10~14 天 （术后第 2~6 日）	住院第 15~18 天 （出院日）
健康宣教	□ 指导患者正确配合医师和护士的治疗 □ 主管护士与患者及家属沟通，了解并指导心理应对 □ 指导患者正确用药，宣传用药知识	□ 指导患者及家属正确记录出入量 □ 指导家属正确的拍背和咳痰 □ 指导患者正确用药，宣传用药知识 □ 指导患者及家属如何根据INR 值调整华法林用量	□ 康复和锻炼 □ 定时复查 □ 出院带药服用方法 □ 饮食休息等注意事项指导 □ 讲解增强体质的方法，减少感染的机会
护理处理	□ 随时观察患者病情变化 □ 遵医嘱正确使用抗菌药物 □ 协助医师完成各项检查	□ 汇总检查结果，随时观察患者病情变化 □ 联系相关复查 □ 鼓励患者下床活动	□ 向患者交代出院注意事项及复查日期 □ 帮助患者办理出院手续 □ 书写出院小结
基础护理	□ 一级护理 □ 晨晚间护理 □ 患者安全管理	□ 一级护理 □ 晨晚间护理 □ 患者安全管理	□ 二级护理 □ 晨晚间护理 □ 患者安全管理
专科护理	□ 持续血压、心电及经皮血氧饱和度监测 □ 遵医嘱完成相关检查 □ 记 24 小时出入量 □ 遵医嘱正确给药 □ 必要时气管内吸痰	□ 记录生命体征 □ 遵医嘱完成相关检查 □ 记 24 小时出入量 □ 必要时吸氧和心电监测 □ 遵医嘱正确给药	□ 病情观察 □ 心理护理
病情变异记录	□ 无　□ 有，原因： 1. 2.	□ 无　□ 有，原因： 1. 2.	□ 无　□ 有，原因： 1. 2.
护士签名			

（三）患者表单

二尖瓣关闭不全修复术临床路径患者表单

适用对象：第一诊断为二尖瓣关闭不全（ICD-10：I34.000）

行二尖瓣直视下成形术（ICD-9-CM-3：35.33001）+（或）二尖瓣人工瓣环成形术（ICD-9-CM-3：35.12001）

患者姓名：	性别： 年龄： 门诊号：	住院号：
住院日期： 年 月 日	出院日期： 年 月 日	标准住院日：≤18 天

时间	住院第 1~2 天	住院第 2~7 天	住院第 8 天（手术日）
医患配合	□ 接受入院宣教 □ 接受入院护理评估 □ 接受病史询问 □ 进行体格检查 □ 向医师详述既往用药情况 □ 进行相关检查	□ 患者及家属与医师交流了解病情 □ 了解手术方案及围术期注意事项 □ 签署手术知情同意书、自费用品协议书、输血同意书 □ 接受术前宣教	□ 配合麻醉师的相关治疗 □ 接受手术治疗 □ 患者家属与医师交流了解手术情况及术后注意事项 □ 接受术后监护治疗 □ 配合医师拔除气管插管
护患配合	□ 配合测量体温、脉搏、呼吸、血压、血氧饱和度、体重 □ 配合完成入院护理评估单（病史、过敏史、用药史） □ 接受入院宣教（环境介绍、病房规定、订餐制度、贵重物品保管等） □ 有任何不适告知护士	□ 配合测量体温、脉搏、呼吸、询问每日排便情况 □ 接受相关实验室检查宣教，正确留取标本，配合检查 □ 有任何不适告知护士 □ 接受输液、服药治疗 □ 注意活动安全，避免坠床或跌倒 □ 配合执行探视及陪护 □ 接受疾病及用药等相关知识指导	□ 配合术前相关信息核对 □ 有任何不适告知护士 □ 配合手术室护士外周静脉穿刺及相关处理 □ 配合监护室护士的护理治疗 □ 在护士指导下咳痰 □ 接受输液治疗
饮食	□ 正常饮食 □ 根据病史：糖尿病饮食、高血压饮食	□ 按照要求术前禁食、禁水	□ 禁食、禁水
排泄	□ 正常排尿便	□ 正常排尿，术前灌肠	□ 留置导尿
活动	□ 适量活动	□ 适量活动	□ 卧床

时间	住院第 9 天 （术后第 1 日）	住院第 10~14 天 （术后第 2~6 日）	住院第 15~18 天 （出院日）
医患配合	□ 接受术后康复指导 □ 配合记录 24 小时出入量 □ 配合医师拔除尿管（根据病情）	□ 接受术后康复指导 □ 配合医师拔除胸管（根据引流量） □ 下床活动 □ 配合拔除深静脉置管并行留置针穿刺 □ 接受相关复查 □ 配合医师进行伤口换药	□ 配合医师进行伤口换药和拆线 □ 接受出院前康复宣教 □ 了解复查程序 □ 获取出院诊断书
护患配合	□ 配合持续血压、心电及经皮血氧饱和度监测 □ 接受相关实验室检查结果宣教，配合检查 □ 有任何不适告知护士 □ 接受输液、服药治疗 □ 配合执行探视及陪护 □ 接受疾病及用药等相关知识指导	□ 配合生命体征、排便情况记录 □ 接受相关实验室检查宣教，配合检查 □ 有任何不适告知护士 □ 接受输液、服药治疗 □ 配合执行探视及陪护 □ 接受疾病及用药等相关知识指导	□ 接受出院宣教 □ 办理出院手续 □ 获取出院带药 □ 接受护士指导服药方法、注意事项 □ 知道复印病历的方法
饮食	□ 流质饮食或半流质饮食	□ 正常饮食	□ 正常饮食
排泄	□ 拔除尿管后正常排尿便	□ 正常排尿便	□ 正常排尿便
活动	□ 卧床	□ 适量活动	□ 卧床

附：原表单（2016 年版）

二尖瓣关闭不全成形修复术临床路径表单

适用对象：第一诊断为二尖瓣关闭不全（ICD-10：I34.000）

行二尖瓣直视下成形术（ICD-9-CM-3：35.33001）+（或）二尖瓣人工瓣环成形术（ICD-9-CM-3：35.12001）

患者姓名：	性别： 年龄： 门诊号：	住院号：
住院日期： 年 月 日	出院日期： 年 月 日	标准住院日：≤18 天

时间	住院第 1 天	住院第 2~6 天 （完成术前准备日）	住院第 7 天 （术前第 1 日）
主要诊疗工作	□ 询问病史及体格检查 □ 上级医师查房 □ 初步的诊断和治疗方案 □ 住院医师完成住院志、首次病程、上级医师查房等病历书写 □ 开实验室检查单	□ 上级医师查房 □ 继续完成术前实验室检查 □ 完成必要的相关科室会诊 □ 调整心脏及重要脏器功能	□ 上级医师查房，术前评估和决定手术方案 □ 住院医师完成上级医师查房记录等 □ 向患者和（或）家属交代围术期注意事项并签署手术知情同意书、自费用品协议书、输血同意书、委托书（患者本人不能签字时） □ 麻醉医师查房并与患者和（或）家属交代麻醉注意事项并签署麻醉知情同意书 □ 完成各项术前准备
重点医嘱	**长期医嘱** □ 心外科二级护理常规 □ 饮食 □ 术前调整心功能 **临时医嘱** □ 血尿便常规检查、凝血功能、术前感染疾病筛查、肝肾功能、电解质、血气分析 □ 胸部 X 线片、心电图、超声心动图 □ 根据患者情况选择肺功能、脑血管检查、冠状动脉造影、腹部超声检查	**长期医嘱** □ 患者基础用药 □ 既往用药 **临时医嘱** □ 根据会诊科室要求开实验室检查单 □ 对症处理	**长期医嘱** 同前 **临时医嘱** □ 术前医嘱 □ 准备明日在全身麻醉、体外循环下行二尖瓣成形或置换术 □ 术前禁食、禁水 □ 术前用抗菌药物皮试 □ 术区备皮 □ 术前灌肠 □ 配血 □ 术中特殊用药 □ 其他特殊医嘱
主要护理工作	□ 介绍病房环境、设施设备 □ 入院护理评估 □ 防止皮肤压疮护理	□ 观察患者病情变化 □ 防止皮肤压疮护理 □ 心理和生活护理	□ 做好备皮等术前准备 □ 提醒患者术前禁食、禁水 □ 术前心理护理

续　表

时间	住院第 1 天	住院第 2~6 天 （完成术前准备日）	住院第 7 天 （术前第 1 日）
病情 变异 记录	□ 无　□ 有，原因： 1. 2.	□ 无　□ 有，原因： 1. 2.	□ 无　□ 有，原因： 1. 2.
护士 签名			
医师 签名			

时间	住院第 8 天 （手术日）	住院第 9 天 （术后第 1 日）	住院第 10 天 （术后第 2 日）
主要诊疗工作	□ 手术 □ 向家属交代病情、手术过程及术后注意事项 □ 术者完成手术记录 □ 完成术后病程 □ 上级医师查房 □ 麻醉医师查房 □ 观察生命体征及有无术后并发症并做相应处理	□ 上级医师查房 □ 住院医师完成常规病程记录 □ 根据病情变化及时完成病程记录 □ 观察伤口、引流量、体温、生命体征情况、有无并发症等并作出相应处理	□ 上级医师查房 □ 住院医师完成病程记录 □ 根据引流量拔除引流管，伤口换药 □ 观察生命体征情况、有无并发症等并作出相应处理
重点医嘱	**长期医嘱** □ 特级护理常规 □ 饮食 □ 留置引流管并计引流量 □ 生命体征/血流动力学监测 □ 内环境检测 □ 强心利尿药 □ 抗菌药物 □ 呼吸机辅助呼吸 □ 保留尿管并记录尿量 □ 胃黏膜保护剂 □ 其他特殊医嘱 **临时医嘱** □ 今日在全身麻醉、体外循环下行二尖瓣成形术 □ 补液 □ 血管活性药 □ 血常规、生化全套、床旁胸部 X 线片、血气分析、凝血功能检查 □ 输血和（或）补晶体、胶体液（必要时） □ 其他特殊医嘱	**长期医嘱** □ 特级或一级护理，余同前 **临时医嘱** □ 复查血常规、生化全套、凝血功能检测 □ 输血和（或）补晶体、胶体液、静脉营养支持、白蛋白应用（必要时） □ 换药（必要时） □ 镇痛等对症处理 □ 血管活性药 □ 强心、利尿、补钾药物 □ 拔除气管插管后开始常规抗凝治疗、抗凝监测	**长期医嘱** 同前 **临时医嘱** □ 复查血常规、生化全套（必要时） □ 输血和（或）补晶体、胶体液（必要时） □ 换药，拔引流管 □ 镇痛等对症处理 □ 常规抗凝治疗、根据情况进行抗凝监测
主要护理工作	□ 观察患者病情变化并及时报告医师 □ 术后心理与生活护理 □ 防止皮肤压疮处理	□ 观察患者病情并做好引流量等相关记录 □ 术后心理与生活护理 □ 防止皮肤压疮处理	□ 观察患者病情变化 □ 术后心理与生活护理 □ 防止皮肤压疮处理
病情变异记录	□ 无 □ 有，原因： 1. 2.	□ 无 □ 有，原因： 1. 2.	□ 无 □ 有，原因： 1. 2.
护士签名			
医师签名			

时间	住院第 11 天 （术后第 3 日）	住院第 12 天至出院 （术后第 4 日至出院前）	住院第≤18 天 （出院日）
主要诊疗工作	□ 上级医师查房 □ 住院医师完成病程记录 □ 伤口换药（必要时） □ 常规抗凝治疗	□ 上级医师查房 □ 住院医师完成病程记录 □ 伤口换药或拆线（必要时） □ 调整各重要脏器功能 □ 指导抗凝治疗 □ 预防感染	□ 上级医师查房，评估患者是否达到出院标准，明确是否出院 □ 完成出院志、病案首页、出院诊断证明书等所有病历 □ 向患者交代出院后的后续治疗及相关注意事项，如抗凝治疗、心功能调整等
重点医嘱	**长期医嘱** 同前 **临时医嘱** □ 复查血尿常规、血生化（必要时） □ 输血和（或）补晶体、胶体液（必要时） □ 换药（必要时） □ 止痛等对症处理 □ 常规抗凝治疗、根据情况进行抗凝监测	**长期医嘱** □ 根据病情变化调整抗菌药物等长期医嘱 **临时医嘱** □ 复查血尿常规、生化（必要时） □ 输血和（或）补晶体、胶体液（必要时） □ 换药（必要时） □ 对症处理 □ 抗凝治疗	**出院医嘱** □ 出院带药 □ 抗凝指导方案 □ 定期复查 □ 如有不适，随诊
主要护理工作	□ 观察患者病情变化 □ 术后心理与生活护理	□ 观察患者病情变化 □ 指导患者功能锻炼 □ 心理和生活护理	□ 指导患者办理出院手续 □ 出院宣教
病情变异记录	□ 无　□ 有，原因： 1. 2.	□ 无　□ 有，原因： 1. 2.	□ 无　□ 有，原因： 1. 2.
护士签名			
医师签名			

第九章

主动脉瓣病变（人工机械瓣置换术）临床路径释义

一、主动脉瓣病变编码

疾病名称及编码：风湿性主动脉瓣疾病（ICD-10：I06）

非风湿性主动脉瓣疾病（ICD-10：I35）

先天性主动脉瓣狭窄（ICD-10：Q23.0）

先天性主动脉瓣关闭不全（ICD-10：Q23.1）

手术操作名称及编码：主动脉瓣位人工机械瓣置换术（ICD-9-CM-3：35.22）

二、临床路径检索方法

I06 /I35 /Q23.0-Q23.1 伴 35.22

三、主动脉瓣病变临床路径标准住院流程

（一）适用对象

第一诊断为心脏主动脉瓣病变（ICD-10：I06.0-I06.2/I35.0-I35.2/Q23.0-Q23.1），行主动脉瓣位人工机械瓣置换术（ICD-9-CM-3：35.22）。

> **释义**
>
> ■ 本路径适用于主动脉瓣病变患者，包括主动脉瓣狭窄，主动脉瓣关闭不全以及主动脉瓣狭窄合并主动脉瓣关闭不全的患者。
>
> ■ 本路径适用于因主动脉瓣病变需实施人工机械瓣置换术的患者。
>
> ■ 对主动脉瓣病变需进行主动脉瓣生物瓣置换术及瓣膜修补成形术的患者均需参考其他相应路径。

（二）诊断依据

根据《临床诊疗指南·心脏外科学分册》（中华医学会编著，人民卫生出版社，2009）。

1. 临床症状：可有劳累后胸闷、气促，严重者出现心力衰竭表现等。

2. 体征：主动脉瓣狭窄者可闻及主动脉瓣区Ⅲ/6级以上收缩期杂音；主动脉瓣关闭不全者可闻及胸骨左缘第3、4肋间舒张期泼水样杂音。

3. 辅助检查：心电图、胸部X线平片、超声心动图等。

> **释义**
>
> ■ 主动脉瓣病变患者在较长时间内可无症状，出现胸闷、气促等明显的临床症状病程可长达10~20年，一旦发生心力衰竭则病情急转直下。所以，有手术指征的病例应尽早手术治疗。而理想手术时机的选择应通过患者病史、症状、手术危险性和手术可能的结果进行评估。

■ 临床表现：

主动脉瓣狭窄临床症状的轻重主要取决于主动脉瓣狭窄的程度。轻度狭窄（瓣口面积>1.5cm²）患者多无临床症状；中度狭窄（瓣口面积1.0~1.5cm²）、重度狭窄（瓣口面积≤1.0cm²）患者常有胸闷、气促、胸痛、晕厥和心力衰竭的症状，少部分重度狭窄的患者有猝死的可能。

主动脉瓣关闭不全临床症状的轻重主要取决于主动脉瓣关闭不全的程度。轻度主动脉瓣关闭不全的患者可无任何症状，中重度关闭不全的患者常有胸闷、气促，严重者可出现端坐呼吸、夜间阵发性呼吸困难及晕厥，部分患者有心前区疼痛及心绞痛。如不积极手术治疗，预后较差。因此，对左心室功能的定量评价（静息状态下左心室射血分数和收缩末期内径、舒张末期内径）是重要的评估指标。

■ 体征和辅助检查：

1. 主动脉瓣狭窄：轻度的主动脉瓣狭窄无明显体征，重度狭窄者可闻及主动脉瓣区Ⅲ/6级以上收缩期杂音，心尖区可触及收缩期抬举样搏动，可向左下移位。典型主动脉瓣狭窄的杂音为胸骨右缘第2肋间粗糙的、响亮的喷射性收缩期杂音。

心电图：轻度主动脉瓣狭窄患者心电图无明显异常。严重主动脉瓣狭窄患者心电图可有电轴左偏，左心室肥厚和劳损表现为不同程度的传导阻滞，心肌缺血时可出现室性心律失常。

X线：心影增大，重度主动脉瓣狭窄常有升主动脉狭窄后扩张，心力衰竭时左心室增大明显伴左心房扩大，部分老年患者主动脉瓣区可见钙化，钙化可累及主动脉窦部及升主动脉壁。

B超：检查可以发现主动脉瓣叶增厚、变形、钙化、活动受限等，主动脉瓣血流速度增快、跨瓣压差增大以及瓣上、瓣下狭窄，还可判断左心室肥厚程度和左心室收缩及舒张功能，并可计算瓣口面积。因此，B超是得以明确诊断的必需检查。

冠状动脉造影及CT：对于需行主动脉瓣机械瓣膜置换术的50岁以上患者，术前应行冠状动脉造影或冠状动脉CT检查以排除冠状动脉病变。

2. 主动脉瓣关闭不全：主要体征为左心室扩大，心尖搏动向左下移位，可触及明显的抬举性搏动，听诊可在胸骨左缘第3、4肋间闻及舒张期泼水样杂音，呈高调递减性向心尖部传导。严重主动脉瓣关闭不全者在心尖部可闻及舒张中晚期滚桶样杂音，为Austin-Flint杂音。此外，主动脉瓣关闭不全患者可有典型的周围血管体征：动脉收缩压增高、舒张压降低、脉压增大、颈动脉搏动明显；水冲脉、毛细血管搏动征、股动脉枪击音等。

心电图：轻度主动脉瓣关闭不全心电图无明显异常，重度主动脉瓣关闭不全患者可出现电轴左偏、左心室肥厚伴ST-T改变，并可有束支传导阻滞和胸前导联Qs波及P-R间期延长，24小时动态心电监测可见复杂室性心律失常。

X线：可见左心室增大，升主动脉和主动脉结增宽，心影向左下扩大，呈靴型心，主动脉根部扩大，心胸比例增大。

B超：是诊断主动脉瓣关闭不全最敏感和精确的检查，可发现主动脉瓣瓣叶增厚、钙化、变形、脱垂、活动受限、赘生物、穿孔及瓣环扩大、钙化等病变。并可测量左心室收缩和舒张末期内径和容量、左心室射血分数等。通过测量左心室流出道主动脉瓣反流束面积和反流频谱可准确估测反流程度，因此，B超对手术指征的判定具有重要意义。

冠状动脉造影及CT：对于需行主动脉瓣机械瓣膜置换术的50岁以上患者术前应行冠状动脉造影或冠状动脉CT检查以排除冠状动脉病变。

（三）选择治疗方案的依据

根据《临床技术操作规范·心血管外科学分册》（中华医学会编著，人民军医出版社，2009）。

行主动脉瓣位人工机械瓣置换术。

> **释义**
>
> ■人工机械瓣膜置换术已有数十年的应用历史，是目前治疗主动脉瓣膜性心脏病的主要方法之一。
>
> ■无症状的轻中度主动脉瓣狭窄患者无需手术治疗，但应每隔6~12个月随访1次，行心电图、胸部X线片和超声心动图检查以检测病情进展，并劝告患者避免剧烈活动或过度精神紧张。
>
> ■无症状的重度主动脉瓣狭窄患者同时有左心室收缩功能受损表现（分级Ⅱa）或活动后有异常表现，如低血压（分级Ⅱa），应手术治疗。
>
> ■有症状的重度主动脉瓣狭窄患者或跨瓣压差>50mmHg应手术治疗。主动脉瓣狭窄患者一旦出现临床症状病程迅速进展，预后不良。手术治疗是此类患者解除临床症状、改善左心室功能、延长寿命的唯一有效手段。
>
> ■轻中度主动脉瓣关闭不全患者一般无需手术，而应定期（6~12个月）行B超等检查，随诊监测病程进展。
>
> ■无临床症状但合并左心室收缩功能减退（EF<55%）或左心收缩末直径≥55mm的重度主动脉瓣关闭不全患者具备明确的手术指征，即被部分学者称之为"55定律"标准。
>
> ■出现呼吸困难、劳力性疲倦、心绞痛等临床症状的重度主动脉瓣关闭不全患者具备明确的手术指征。
>
> ■由感染性心内膜炎、主动脉夹层动脉瘤及外伤引发的急性严重主动脉瓣关闭不全因病情发展迅速应尽快手术治疗。重症主动脉瓣狭窄且存在中等以上手术风险的患者，需经心脏瓣膜团队评估后方可确定是否可行手术治疗。
>
> ■对符合手术指征，正遭受脑卒中且没有颅内出血或大面积神经损伤迹象的感染性心内膜炎患者，可以考虑及时手术。若患者出现大的缺血性脑卒中，或颅内出血的感染性心内膜炎患者，如果血流动力学稳定，可以考虑推迟主动脉瓣膜手术≥4周时间。
>
> ■当主动脉瓣关闭不全患者合并有其他需手术治疗的血管疾患，如冠状动脉粥样硬化性心脏病、升主动脉瘤和二尖瓣病变等，应考虑同期手术。

■ 主动脉瓣病变治疗方法随着外科技术的进步和医用材料的完善而不断发展变化。各单位应根据自身条件，依据患者病变的病理类型和特点，合理选择胸骨正中常规切口手术、胸骨正中上段小切口、右侧切口手术、微创手术等各种方式，开展安全、有效的治疗。手术前必须向患者交代清楚人工机械瓣的优缺点，告知其需要终身抗凝，并特别强调术后终身抗凝治疗及监测的重要性及必要性。

■ 是行机械瓣膜置换，还是行生物瓣膜置换，或行经导管主动脉瓣置换术（TAVR），在心脏瓣膜团队评估后共同决策仍是首选推荐。

（四）标准住院日

一般≤18 天。

> **释义**
>
> ■ 主动脉瓣病变患者入院后，术前准备1~7天，在第2~8天实施手术，术后恢复5~11天出院。总住院时间不超过18天均符合路径要求。

（五）进入路径标准

1. 第一诊断必须符合 ICD-10：I06.0-I06.2/I35.0-I35.2/Q23.0-Q23.1，心脏主动脉瓣病变疾病编码。
2. 有适应证，无禁忌证。
3. 心功能≤Ⅲ级或 EF≥45%。
4. 主动脉瓣关闭不全患者左心室舒张末期内径≤75mm。
5. 患者知情同意置换人工生物瓣。
6. 当患者同时具有其他疾病诊断，但在住院期间不需要特殊处理也不影响第一诊断的临床路径流程实施时，可以进入路径。

> **释义**
>
> ■ 患者明确诊断为主动脉瓣病变，同时满足前述"选择治疗方案的依据"中的所有6条标准，适合进入本路径实施治疗。
>
> ■ 经入院常规检查发现以往所没有发现的疾病，而该疾病可能对患者健康影响更为严重，或者该疾病可能影响手术实施、提高手术和麻醉风险、影响预后，则应优先考虑治疗该种疾病，暂不宜进入本路径。如高血压、糖尿病、心功能不全、肝肾功能不全、凝血功能障碍等。
>
> ■ 若既往患有上述疾病，经合理治疗后达到稳定，或目前尚需要持续用药，经评估无手术及麻醉禁忌，则可进入路径。但可能会增加医疗费用，延长住院时间。

（六）术前准备

≤5 天（工作日）。

1. 必须的检查项目：

（1）血常规、尿常规。

（2）肝功能、肾功能，电解质，血型、凝血功能，感染性疾病筛查（乙型肝炎、丙型肝炎、梅毒、艾滋病等）。

（3）心电图、胸部 X 线平片、超声心动图。

2. 根据患者具体情况可选择的检查项目，如心肌酶、风湿活动筛查、大便常规、24 小时动态心电图、冠状动脉影像学检查（CT 或造影）（有冠心病发病危险因素及年龄 ≥50 岁患者）、血气分析和肺功能检查（高龄或既往有肺部病史者）、外周血管超声检查等。

释义

■ 必查项目是确保手术治疗安全、有效开展的基础，在术前必须完成。相关人员应认真分析检查结果，以便及时发现异常情况并采取对应处置。

■ 通常年龄>50 岁，或有明确心绞痛主诉、心电图提示有明显心肌缺血表现者，应行冠状动脉造影或冠状动脉 CT 检查。

■ 有感染性心内膜炎或怀疑其他免疫性疾病患者，术前应行 ESR、CRP、ASO、hs-CPR 检查。

■ 既往有呼吸疾病史或胸廓明显畸形以及高龄患者，应行呼吸功能检查。

■ 为缩短患者术前等待时间，常规检查项目可以在患者入院前于门诊完成。

（七）预防性抗菌药物选择与使用时机

1. 抗菌药物：按照《抗菌药物临床应用指导原则》（卫医发〔2004〕285 号）选择用药。可以考虑使用第一、第二代头孢菌素。

2. 预防性应用抗菌药物，时间为术前 0.5 小时，手术超过 3 小时加用 1 次抗菌药物；总预防性用药时间一般不超过 24 小时，个别情况可延长至 48 小时。

释义

■ 主动脉瓣人工机械瓣膜置换手术属于 I 类切口手术，但由于有心腔内手术操作、人工异物植入等易感因素存在，且一旦感染可导致严重后果，因此可按规定适当预防性应用抗菌药物，通常选第二代头孢菌素。

■ 主动脉瓣机械瓣置换术后患者，若行牙科手术等其他手术，可预防性应用抗菌药物，应用药物可由手术医师确定。

（八）手术日

入院 ≤5 天（工作日）。

1. 麻醉方式：全身麻醉。

2. 体外循环辅助。

3. 手术植入物：人工机械瓣、胸骨固定钢丝等。

4. 术中用药：麻醉及体外循环常规用药。

5. 输血及血液制品：视术中情况而定。

> **释义**
>
> ■ 切皮前30分钟使用抗菌药物预防感染。
>
> ■ 本路径规定的主动脉瓣人工机械瓣置换手术是在全身麻醉、低温体外循环辅助下实施。
>
> ■ 人工机械瓣膜型号及种类的选择，需由手术医师根据患者的具体情况来决定。术中建议备经食管超声（TEE），特殊情况下（如主动脉瓣环过小）需行主动脉瓣根部加宽术，确保植入的人工机械瓣膜符合血流动力学指征。
>
> ■ 鉴于主动脉瓣人工机械瓣置换手术术中、术后易出血、渗血的特殊性，建议使用术中血液回收装置。严格掌握输血适应证，减少不合理用血。
>
> ■ 主动脉瓣人工机械瓣置换术后易出现心律失常，建议术中装置心脏临时起搏导线，预防术后发生恶性心律失常事件。

（九）术后住院恢复

≤13天。

1. 术后早期持续监测，观察生命体征。
2. 必须复查的检查项目：血常规、电解质、肝肾功能、抗凝监测、心电图、胸部X线平片，超声心动图。
3. 抗菌药物：按照《抗菌药物临床应用指导原则》（卫医发〔2004〕285号），并根据患者的病情决定抗菌药物的选择与使用时间。
4. 抗凝：根据所测INR值调整抗凝药用量，终身抗凝治疗。
5. 根据病情需要进行强心、利尿等治疗。

> **释义**
>
> ■ 根据患者病情需要，开展相应的检查及治疗。检查内容不只限于路径中规定的必须复查项目，可根据需要增加，如血气分析、凝血功能分析等。必要时可增加同一项目的检查频次。
>
> ■ 因有人工异物植入的易感因素存在，需积极预防感染。
>
> ■ 人工机械瓣膜植入后应正规实施抗凝治疗。必须向患者交代清楚抗凝监测及抗凝药物剂量调整的方法及重要性，并告知其需要终身抗凝。
>
> ■ 主动脉瓣病变患者病程长，心功能都有一定程度的损害，手术后应根据患者病情进行强心、利尿治疗。
>
> ■ 主动脉瓣病变患者的病程长，重症患者有心肌缺血及不同程度的传导阻滞，术后应适当延长心电监测周期至出院前，积极预防恶性心律失常事件的发生。

（十）出院标准

1. 体温正常，血常规、电解质无明显异常。
2. 引流管拔除、伤口愈合无感染。
3. 没有需要住院处理的并发症和（或）其他合并症。
4. 抗凝基本稳定。

5. 胸部 X 线平片、超声心动图证实人工机械瓣功能良好，无相关并发症。

> 释义
>
> ■ 患者出院前不仅应完成必须复查项目，且复查项目应无明显异常。若检查结果明显异常，主管医师应进行仔细分析并作出对应处置。
>
> ■ 患者出院前必须接受人工机械瓣膜植入后的宣教，应特别强调，知晓并掌握抗凝治疗的方法及监测手段，了解其对术后治疗的重要意义以保证出院后能进行有效的自我管理。
>
> ■ 主动脉瓣机械瓣手术后患者，如果合并心房颤动，加强抗凝治疗是合理且必要的。
>
> ■ 主动脉瓣机械瓣手术后患者，如果华法林抗凝困难，加用 75~100mg 阿司匹林联合抗凝是必要的选择之一。

（十一）变异及原因分析

1. 围术期并发症：主动脉根部出血、人工瓣功能障碍、心功能不全、瓣周漏、与抗凝相关的血栓栓塞和出血、溶血、感染性心内膜炎、术后伤口感染、重要脏器功能不全等造成住院日延长和费用增加。

2. 合并有其他系统疾病加重而需要治疗，从而延长治疗时间和增加住院费用。

3. 人工机械瓣的选择：根据患者的病情，使用不同的机械瓣（国产和进口）导致住院费用存在差异。

4. 合并心房纤颤等严重心律失常者，住院日延长和费用增加。

5. 非常规路径（胸骨正中切口）的各类微创术式，导致住院费用存在差异。

6. 其他因素：术前心功能及其他重要脏器功能不全需调整，特殊原因（如稀有血型短缺等）造成的住院时间延长费用增加。

> 释义
>
> ■ 变异是指选临床路径的患者未能按路径流程完成医疗行为或未达到预期的医疗质量控制目标。这包含有三方面情况：①按路径流程完成治疗，但出现非预期结果，可能需要后续进一步处理，如本路径治疗后出现人工机械瓣膜瓣周漏等；②按路径流程完成治疗，但超出了路径规定的时限或限定的费用，如实际住院日超出标准住院日要求或未能在规定的手术日时间限定内实施手术等；③不能按路径流程完成治疗，患者需要中途退出路径，如治疗过程中出现严重并发症，导致必须终止路径或需要转入其他路径进行治疗等。对这些患者，主管医师均应进行变异原因的分析，并在临床路径的表单中予以说明。
>
> ■ 主动脉瓣机械瓣置换术可能出现的并发症：低心排血量综合征、严重的心律失常、血栓栓塞、人造瓣膜功能障碍、人造瓣膜心内膜炎、人造瓣膜瓣周漏、神经系统或其他重要脏器并发症以及伤口感染、延迟愈合等。
>
> ■ 患者入选路径后，医师在检查及治疗过程中发现患者合并存在一些事前未预知的对本路径治疗可能产生影响的情况，需要终止执行路径或者是延长治疗时间、增加治疗费用。医师需在表单中明确说明。
>
> ■ 因患者方面的主观原因导致执行路径出现变异，也需要医师在表单中予以说明。

四、主动脉瓣病变（人工机械瓣置换术）临床路径给药方案

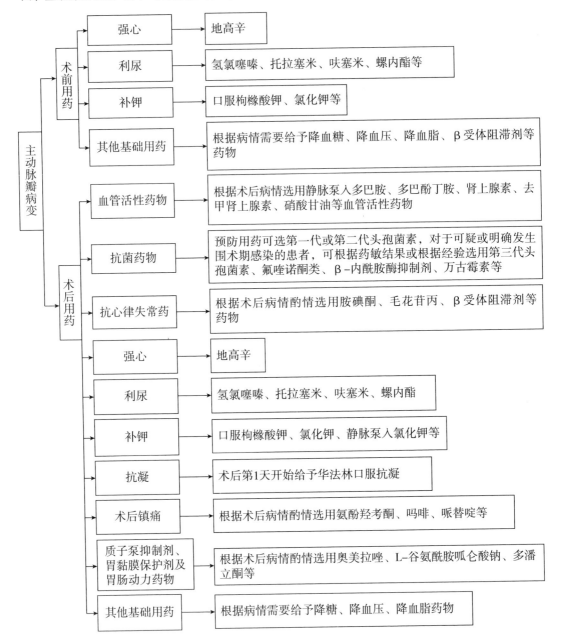

【用药选择】

1. 术前利尿剂多选用单一口服利尿药物，如合并严重心功能不全或单一药物利尿效果不理想，可联合使用两种口服药物或使用静脉注射利尿剂。

2. 术后预防用抗菌药物可选第一代或第二代头孢菌素，至术后1~3天体温及血象正常后停用，对于术后体温或血象出现异常增高或明确发生伤口及肺部感染患者，可根据药敏结果或根据经验选用第三代头孢菌素、氟喹诺酮类、β-内酰胺酶抑制剂、万古霉素等。

3. 术后第1天开始给予华法林口服抗凝，维持国际标准比值（INR）在1.8~2.5，如果患者有出血倾向，建议推迟给药。

【药学提示】

1. 长期使用地高辛的患者应该注意监测血药浓度，避免出现地高辛中毒。重度主动脉狭窄患者术前慎用地高辛。

2. 利尿补钾时应该注意监测血清钾浓度，避免高钾血症及低钾血症的发生。

3. 如病情需要使用胺碘酮等抗心律失常药物，应该定期监测肝肾功能，避免长期过量使用带来的肝肾功能损害。

【注意事项】

药物使用方法及配伍禁忌请参考具体药物说明书。

五、推荐表单

(一) 医师表单

主动脉瓣病变临床路径医师表单

适用对象：第一诊断为心脏主动脉瓣病变（ICD-10：I06.0-I06.2/I35.0-I35.2/Q23.0-Q23.1）

行主动脉瓣位人工机械瓣置换术（ICD-9-CM-3：35.22）

患者姓名：	性别： 年龄： 门诊号：	住院号：
住院日期： 年 月 日	出院日期： 年 月 日	标准住院日：≤18 天

时间	住院第 1 天	住院第 1~6 天 （完成术前准备日）	住院第 1~7 天 （术前第 1 日）
主要诊疗工作	□ 询问病史及体格检查 □ 上级医师查房 □ 初步的诊断和治疗方案 □ 住院医师完成住院志、首次病程、上级医师查房等病历书写 □ 开实验室检查单	□ 上级医师查房 □ 继续完成术前检查 □ 完成必要的相关科室会诊 □ 调整心脏及重要脏器功能	□ 上级医师查房，术前评估和讨论，确定手术方案 □ 住院医师完成上级医师查房记录等 □ 向患者和（或）家属交代围术期注意事项并签署手术知情同意书、自费用品协议书、输血同意书、委托书（患者本人不能签字时） □ 麻醉医师查房并与患者和（或）家属交代麻醉注意事项并签署麻醉知情同意书 □ 完成各项术前准备
重点医嘱	**长期医嘱** □ 心外科二级护理常规 □ 饮食 □ 患者既往基础用药 **临时医嘱** □ 血尿便常规检查、凝血功能、术前感染疾病筛查、肝肾功能、电解质、血气分析、风湿活动指标筛查 □ 胸部 X 线片、心电图、超声心动图 □ 根据患者心功能情况及年龄选择肺功能、脑血管检查、冠状动脉造影	**长期医嘱** □ 患者基础用药 □ 既往用药 □ 强心、利尿、补钾治疗 **临时医嘱** □ 根据会诊科室要求开实验室检查单 □ 对症处理	**长期医嘱** 同前 **临时医嘱** □ 术前医嘱 □ 拟于明日在全身麻醉、体外循环下行主动脉瓣人工机械瓣置换术 □ 术前禁食、禁水 □ 术前用抗菌药物皮试 □ 术区备皮 □ 术前灌肠 □ 配血 □ 术前镇静药（酌情） □ 其他特殊医嘱
病情变异记录	□ 无 □ 有，原因： 1. 2.	□ 无 □ 有，原因： 1. 2.	□ 无 □ 有，原因： 1. 2.
医师签名			

时间	住院第 2~8 天 （手术日）	住院第 3~9 天 （术后第 1 日）	住院第 4~10 天 （术后第 2 日）
主要诊疗工作	□ 手术 □ 向家属交代病情、手术过程及术后注意事项 □ 术者完成手术记录 □ 完成术后病程 □ 上级医师查房 □ 麻醉医师查房 □ 观察生命体征及有无术后并发症并做相应处理	□ 上级医师查房 □ 住院医师完成常规病程记录 □ 根据病情变化及时完成病程记录 □ 观察伤口、引流量、体温、生命体征情况、有无并发症等并作出相应处理	□ 上级医师查房 □ 住院医师完成病程记录 □ 根据引流量拔除引流管，伤口换药 □ 观察生命体征情况、有无并发症等并作出相应处理
重点医嘱	**长期医嘱** □ 特级护理常规 □ 禁食、禁水 □ 氧气吸入 □ 留置引流管并计引流量 □ 心电、血压及经皮血氧饱和度监测 □ 预防用抗菌药物 □ 呼吸机辅助呼吸 □ 保留尿管并记录尿量 □ 胃黏膜保护剂 □ 其他特殊医嘱 **临时医嘱** □ 主动脉瓣人工机械瓣置换术 □ 血管活性药 □ 血常规、生化全套、心电图、床旁胸部 X 线片、血气分析、凝血功能检查 □ 输血和（或）补晶体、胶体液（必要时） □ 其他特殊医嘱	**长期医嘱** □ 特级或一级护理，余同前 **临时医嘱** □ 复查血常规 □ 输血和（或）补晶体、胶体液（必要时） □ 换药 □ 镇痛等对症处理 □ 补液 □ 血管活性药 □ 强心、利尿药 □ 拔除气管插管后开始常规抗凝治疗、抗凝监测	**长期医嘱** 同前 **临时医嘱** □ 复查血常规、生化全套（必要时） □ 输血和（或）补晶体、胶体液（必要时） □ 换药，拔引流管 □ 镇痛等对症处理 □ 常规抗凝治疗、根据情况进行抗凝监测
病情变异记录	□ 无　□ 有，原因： 1. 2.	□ 无　□ 有，原因： 1. 2.	□ 无　□ 有，原因： 1. 2.
医师签名			

时间	住院第 5~11 天 （术后第 3 日）	住院第 6~12 天至出院 （术后第 4 至出院前）	住院第 7~18 天 （出院日）
主要诊疗工作	□ 上级医师查房 □ 住院医师完成病程记录 □ 伤口换药（必要时） □ 常规抗凝治疗	□ 上级医师查房 □ 住院医师完成病程记录 □ 伤口换药或拆线（必要时） □ 调整各重要脏器功能 □ 指导抗凝治疗 □ 预防感染	□ 上级医师查房，评估患者是否达到出院标准，明确是否出院 □ 完成出院志、病案首页、出院诊断证明书等所有病历 □ 向患者交代出院后的后续治疗及相关注意事项，如抗凝治疗、心功能调整等，特别需对患者是否掌握抗凝治疗及监测进行评估检查及再次指导
重点医嘱	**长期医嘱** 同前 **临时医嘱** □ 复查血尿常规、生化（必要时） □ 输血和（或）补晶体、胶体液（必要时） □ 换药（必要时） □ 镇痛等对症处理 □ 常规抗凝治疗、根据情况进行抗凝监测	**长期医嘱** □ 根据病情变化调整抗菌药物等长期医嘱 **临时医嘱** □ 复查血尿常规、生化（必要时） □ 输血和（或）补晶体、胶体液（必要时） □ 换药（必要时） □ 对症处理 □ 抗凝治疗	**出院医嘱** □ 出院带药 □ 终身抗凝 □ 定期复查 □ 如有不适，随诊
病情变异记录	□ 无　□ 有，原因： 1. 2.	□ 无　□ 有，原因： 1. 2.	□ 无　□ 有，原因： 1. 2.
医师签名			

（二）护士表单

主动脉瓣病变临床路径护士表单

适用对象：第一诊断为心脏主动脉瓣病变（ICD-10：I06.0-I06.2/I35.0-I35.2/Q23.0-Q23.1）

行主动脉瓣位人工机械瓣置换术（ICD-9-CM-3：35.22）

患者姓名：	性别：　　年龄：　　门诊号：	住院号：
住院日期：　　年　月　日	出院日期：　　年　月　日	标准住院日：≤18天

时间	住院第1天	住院第1~6天 （完成术前准备日）	住院第1~7天 （术前第1日）
主要护理工作	□ 入院宣教（环境、设施、人员等） □ 入院护理评估（营养状况、性格变化等） □ 病史询问，相应查体 □ 防止皮肤压疮护理 □ 联系相关检查	□ 观察患者病情变化 □ 防止皮肤压疮护理 □ 心理和生活护理 □ 继续完成术前检查	□ 汇总检查结果 □ 完成术前评估 □ 术前宣教（提醒患者术前禁食、禁水） □ 术前心理护理 □ 完成术前准备（备皮等）
重点医嘱	**长期医嘱** □ 心外科二级护理常规 □ 饮食 □ 术前调整心功能 **临时医嘱** □ 血尿便常规检查、凝血功能、术前感染疾病筛查、肝肾功能、电解质、血气分析、风湿活动指标筛查 □ 胸部X线片、心电图、超声心动图 □ 根据患者心功能情况及年龄选择肺功能、脑血管检查、冠状动脉造影	**长期医嘱**（加） □ 患者基础用药 □ 既往用药 **临时医嘱** □ 根据会诊科室要求开实验室检查单 □ 对症处理	**长期医嘱** 同前 **临时医嘱** □ 术前医嘱 □ 准备明日在全身麻醉、体外循环下行主动脉瓣人工机械瓣置换术 □ 术前禁食、禁水 □ 抗菌药物皮试 □ 术区备皮 □ 术前灌肠 □ 配血 □ 术前镇静药（酌情） □ 其他特殊医嘱
病情变异记录	□ 无　□ 有，原因： 1. 2.	□ 无　□ 有，原因： 1. 2.	□ 无　□ 有，原因： 1. 2.
护士签名			

时间	住院第 2~8 天 （手术日）	住院第 3~9 天 （术后第 1 日）	住院第 4~10 天 （术后第 2 日）
主要护理工作	□ 协助手术 □ 监测生命体征情况及有无电解质紊乱 □ 做好引流量、24 小时出入量等相关记录 □ 观察患者病情变化并及时报告医师 □ 术后心理与生活护理 □ 防止皮肤压疮处理	□ 监测生命体征情况，观察有无并发症等 □ 定时记录重要监测指标 □ 术后心理与生活护理 □ 术后康复指导 □ 防止皮肤压疮处理	□ 观察生命体征情况、有无并发症等 □ 观察患者切口情况 □ 鼓励患者下床活动，利于恢复 □ 联系相关复查 □ 术后心理与生活护理 □ 术后康复指导 □ 防止皮肤压疮处理
重点医嘱	**长期医嘱** □ 特级护理常规 □ 禁食、禁水 □ 留置引流管并计引流量 □ 生命体征/血流动力学监测 □ 预防用抗菌药物 □ 呼吸机辅助呼吸 □ 保留尿管并记录尿量 □ 胃黏膜保护剂 □ 其他特殊医嘱 **临时医嘱** □ 主动脉瓣人工机械瓣置换术 □ 血管活性药 □ 床旁胸部 X 线片、心电图、血气分析、凝血功能检查、生化全套 □ 输血和（或）补晶体、胶体液（必要时） □ 其他特殊医嘱	**长期医嘱** □ 特级或一级护理，余同前 **临时医嘱** □ 复查血常规、床旁胸部 X 线片、心电图 □ 输血和（或）补晶体、胶体液（必要时） □ 换药 □ 镇痛等对症处理 □ 血管活性药 □ 拔除气管插管后开始常规抗凝治疗、抗凝监测	**长期医嘱** 同前 **临时医嘱** □ 复查血常规、生化全套（必要时） □ 输血和（或）补晶体、胶体液（必要时） □ 换药，拔引流管 □ 镇痛等对症处理 □ 常规抗凝治疗、根据情况进行抗凝监测
病情变异记录	□ 无　□ 有，原因： 1. 2.	□ 无　□ 有，原因： 1. 2.	□ 无　□ 有，原因： 1. 2.
护士签名			

时间	住院第5~11天 （术后第3日）	住院第6~12天至出院 （术后第4日至出院前）	住院第7~18天 （出院日）
主要护理工作	□ 观察患者一般状况及切口情况 □ 鼓励患者下床活动，利于恢复 □ 联系相关复查 □ 术后心理与生活护理 □ 术后康复指导	□ 观察患者病情变化 □ 联系相关复查 □ 指导患者功能锻炼 □ 心理和生活护理 □ 术后康复指导	□ 出院宣教 □ 向患者强调，终身抗凝治疗及监测的重要性 □ 向患者交代出院注意事项及复查日期 □ 帮助患者办理出院手续 □ 通知出院处
重点医嘱	**长期医嘱** 同前 **临时医嘱** □ 复查血尿常规、生化（必要时） □ 输血和（或）补晶体、胶体液（必要时） □ 换药（必要时） □ 镇痛等对症处理 □ 常规抗凝治疗、根据情况进行抗凝监测	**长期医嘱** □ 根据病情变化调整抗菌药物等长期医嘱 **临时医嘱** □ 复查血尿常规、生化（必要时） □ 输血和（或）补晶体、胶体液（必要时） □ 换药（必要时） □ 对症处理 □ 抗凝治疗	**出院医嘱** □ 出院带药 □ 终身抗凝 □ 定期复查 □ 如有不适，随诊
病情变异记录	□ 无 □ 有，原因： 1. 2.	□ 无 □ 有，原因： 1. 2.	□ 无 □ 有，原因： 1. 2.
护士签名			

（三）患者表单

主动脉瓣病变临床路径患者表单

适用对象：第一诊断为心脏主动脉瓣病变（ICD－10：I06.0－I06.2/I35.0－I35.2/Q23.0－Q23.1）

行主动脉瓣位人工机械瓣置换术（ICD-9-CM-3：35.22）

患者姓名：	性别：　　年龄：　　门诊号：	住院号：
住院日期：　　年　月　日	出院日期：　　年　月　日	标准住院日：≤18 天

时间	住院第 1 天	住院第 1~6 天 （完成术前准备日）	住院第 1~7 天 （术前第 1 日）
医患配合	□ 接受入院宣教 □ 接受入院护理评估 □ 接受病史询问 □ 进行体格检查 □ 交代既往用药情况 □ 进行相关检查	□ 配合医师诊疗 □ 继续完成术前实验室检查 □ 完成必要的相关科室会诊 □ 调整心脏及重要脏器功能	□ 患者及家属与医师交流了解病情 □ 了解手术方案及围术期注意事项 □ 签署手术知情同意书、自费用品协议书、输血同意书 □ 接受术前宣教
重点诊疗及检查	**重点诊疗** □ 心外科二级护理常规 □ 饮食 □ 术前调整心功能 **重点检查** □ 血尿便常规检查、凝血功能、术前感染疾病筛查、肝肾功能、电解质、血气分析、风湿活动指标筛查 □ 胸部 X 线片、心电图、超声心动图 □ 根据病情、年龄补充安排其他检查	**重点诊疗** □ 接受医师安排的检查及治疗 □ 基础用药 □ 对症处理 **重点检查** □ 根据会诊科室要求开实验室检查单	**重点诊疗** □ 接受医师安排的治疗 □ 备皮 □ 备血 □ 抗菌药物皮试 □ 术前晚灌肠（按医护人员指导） □ 术前禁食、禁水（按医护人员指导） □ 术前镇静药（酌情）

时间	住院第 2~8 天 （手术日）	住院第 3~9 天 （术后第 1 日）	住院第 4~10 天 （术后第 2 日）
医患配合	□ 接受手术治疗 □ 患者家属与医师交流了解手术情况及术后注意事项 □ 接受术后监护治疗	□ 接受术后康复指导 □ 配合记录 24 小时出入量 □ 配合医师拔除胸管（根据引流量） □ 配合医师拔除尿管（根据病情）	□ 接受术后康复指导 □ 下床活动，促进恢复（根据病情） □ 接受相关复查 □ 配合医师进行伤口换药
重点诊疗及检查	**重点诊疗** □ 禁食 □ 持续血压、心电及经皮血氧饱和度监测 □ 呼吸机辅助呼吸 □ 预防用抗菌药物 **重要检查** □ 床旁胸部 X 线片、心电图 □ 其他必要检查	**重点诊疗** □ 特级或一级护理 □ 半流质饮食 □ 氧气吸入 □ 生命指标监测 □ 输血和（或）补晶体、胶体液（必要时） □ 拔除气管插管后开始常规抗凝治疗、抗凝监测 □ 换药，拔引流管（根据引流量） □ 预防用抗菌药物 □ 药物治疗 **重要检查** □ 床旁胸部 X 线片、心电图 □ 按医师要求进行相关检查	**重点诊疗** □ 饮食 □ 改二级护理（视病情恢复定） □ 停止监测（视病情恢复定） □ 输血和（或）补晶体、胶体液（必要时） □ 常规抗凝治疗 **重要检查** □ 按医师要求进行相关检查 □ 抗凝监测

时间	住院第 5~11 天 （术后第 3 日）	住院第 6~12 天至出院 （术后第 4 日至出院前）	住院第 7~18 天 （出院日）
医患配合	□ 接受术后康复指导 □ 下床活动，促进恢复（根据病情） □ 接受相关复查 □ 配合医师进行伤口换药（必要时） □ 接受抗凝治疗	□ 接受术后康复指导 □ 下床活动，促进恢复 □ 配合拔除深静脉置管并行留置针穿刺（视病情恢复定） □ 接受相关复查 □ 配合医师进行伤口换药或拆线（必要时） □ 调整各重要脏器功能 □ 接受抗凝治疗指导	□ 接受出院前康复宣教 □ 学习出院注意事项 □ 知晓出院后的后续治疗及相关注意事项，如：抗凝治疗、心功能调整 □ 了解复查程序 □ 办理出院手续 □ 获取出院诊断书 □ 获取出院带药
重点诊疗及检查	**重点诊疗** □ 饮食 □ 改二级护理（视病情恢复定） □ 停止监测（视病情恢复定） □ 常规抗凝治疗 **重要检查** □ 按医师要求进行相关检查 □ 抗凝监测	**重点诊疗** □ 饮食 □ 改二级护理（视病情恢复定） □ 停用抗菌药物（视病情恢复定） □ 常规抗凝治疗 **重要检查** □ 复查胸部 X 线片、心电图、超声心动图 □ 血常规、血生化全套复查 □ 抗凝监测	**重点诊疗** □ 出院 □ 知晓并掌握终身抗凝治疗的方法及监测指标，并充分认识其重要性

附：原表单（2011 年版）

主动脉瓣病变临床路径表单

适用对象：第一诊断为心脏主动脉瓣病变（ICD－10：I06.0－I06.2/I35.0－I35.2/Q23.0－Q23.1）

行主动脉瓣位人工机械瓣置换术（ICD-9-CM-3：35.22）

患者姓名：	性别：　　年龄：　　门诊号：	住院号：
住院日期：　　年　月　日	出院日期：　　年　月　日	标准住院日：≤18 天

时间	住院第 1~2 天	住院第 2~3 天 （完成术前准备）	住院第 2~4 天 （术前第 1 日）
主要诊疗工作	□ 询问病史及体格检查 □ 上级医师查房 □ 初步诊断和初步治疗方案 □ 住院医师完成住院志、首次病程、上级医师查房等病历书写 □ 开检查、实验室检查单	□ 上级医师查房 □ 继续完成术前实验室检查 □ 完成必要的相关科室会诊 □ 调整心脏及重要脏器功能	□ 上级医师查房，术前评估和决定手术方案 □ 住院医师完成上级医师查房记录等 □ 向患者和（或）家属交代围术期注意事项并签署手术知情同意书、自费用品协议书、输血同意书、委托书（患者本人不能签字时） □ 麻醉医师查房并与患者和（或）家属交代麻醉注意事项并签署麻醉知情同意书 □ 完成各项术前准备
重点医嘱	**长期医嘱** □ 心外科二级护理常规 □ 饮食 □ 术前调整心功能 **临时医嘱** □ 血常规、尿常规 □ 凝血功能、电解质、血型、肝肾功能、感染性疾病筛查 □ 心电图、胸部 X 线平片、超声心动图 □ 风湿活动筛查（酌情） □ 根据患者情况选择肺功能、脑血管检查、冠状动脉造影	**长期医嘱** □ 患者基础用药 □ 既往用药 **临时医嘱** □ 根据会诊科室要求开实验室检查单 □ 对症处理	**长期医嘱** 同前 **临时医嘱** □ 术前医嘱 □ 准备明日在全身麻醉、体外循环下行主动脉瓣人工机械瓣置换术 □ 术前禁食、禁水 □ 术前用抗菌药物皮试 □ 术区备皮 □ 术前灌肠 □ 配血 □ 术中特殊用药 □ 其他特殊医嘱
主要护理工作	□ 介绍病房环境、设施设备 □ 入院护理评估 □ 防止皮肤压疮护理	□ 观察患者病情变化 □ 防止皮肤压疮护理 □ 心理和生活护理	□ 做好备皮等术前准备 □ 提醒患者术前禁食、禁水 □ 术前心理护理

续　表

时间	住院第 1~2 天	住院第 2~3 天 （完成术前准备）	住院第 2~4 天 （术前第 1 日）
病情 变异 记录	□无　□有，原因： 1. 2.	□无　□有，原因： 1. 2.	□无　□有，原因： 1. 2.
护士 签名			
医师 签名			

时间	住院第2~5天 （手术日）	住院第3~6天 （术后第1日）	住院第4~7天 （术后第2日）
主要诊疗工作	□ 手术 □ 向家属交代病情、手术过程及术后注意事项 □ 术者完成手术记录 □ 完成术后病程 □ 上级医师查房 □ 麻醉医师查房 □ 观察生命体征及有无术后并发症并相应处理	□ 上级医师查房 □ 住院医师完成常规病程记录 □ 根据病情变化及时完成病程记录 □ 观察伤口、引流量、体温、生命体征情况、有无并发症等并作出相应处理	□ 上级医师查房 □ 住院医师完成病程记录 □ 根据引流量拔除引流管，伤口换药 □ 观察生命体征情况、有无并发症等并作出相应处理
重点医嘱	**长期医嘱** □ 特级护理常规 □ 留置引流管并记录引流量 □ 生命体征/血流动力学监测 □ 强心利尿药 □ 抗菌药物 □ 呼吸机辅助呼吸 □ 保留尿管并记录尿量 □ 胃黏膜保护剂 □ 其他特殊医嘱 **临时医嘱** □ 今日在全身麻醉、体外循环下行主动脉瓣人工机械瓣置换术 □ 补液 □ 血管活性药 □ 血常规、生化全套、床旁胸部X线片、血气分析、凝血功能检查 □ 输血和（或）补晶体、胶体液（必要时） □ 其他特殊医嘱	**长期医嘱** □ 特级或一级护理，余同前 **临时医嘱** □ 复查血常规 □ 输血和（或）补晶体、胶体液（必要时） □ 换药 □ 镇痛等对症处理 □ 补液 □ 血管活性药 □ 强心利尿药 □ 拔除气管插管后开始常规抗凝治疗、抗凝监测	**长期医嘱** 同前 **临时医嘱** □ 复查血常规、生化全套（必要时） □ 输血和（或）补晶体、胶体液（必要时） □ 换药，拔引流管 □ 镇痛等对症处理 □ 常规抗凝治疗、根据情况进行抗凝监测
主要护理工作	□ 观察患者病情变化并及时报告医师 □ 术后心理与生活护理 □ 防止皮肤压疮处理	□ 观察患者病情并做好引流量等相关记录 □ 术后心理与生活护理 □ 防止皮肤压疮处理	□ 观察患者病情变化 □ 术后心理与生活护理 □ 防止皮肤压疮处理
病情变异记录	□ 无　□ 有，原因： 1. 2.	□ 无　□ 有，原因： 1. 2.	□ 无　□ 有，原因： 1. 2.
护士签名			
医师签名			

时间	住院第 5~8 天 （术后第 3 日）	住院第 6~17 天 （术后第 4 日至出院前）	住院第 9~18 天 （术后第 7~13 日）
主要诊疗工作	□ 上级医师查房 □ 住院医师完成病程记录 □ 伤口换药（必要时） □ 常规抗凝治疗	□ 上级医师查房 □ 住院医师完成病程记录 □ 伤口换药或拆线（必要时） □ 调整各重要脏器功能 □ 指导抗凝治疗 □ 预防感染	□ 上级医师查房，评估患者是否达到出院标准，明确是否出院 □ 完成出院志、病案首页、出院诊断证明书等所有病历 □ 向患者交代出院后的后续治疗及相关注意事项，如抗凝治疗、心功能调整等
重点医嘱	长期医嘱 同前 临时医嘱 □ 复查血常规、尿常规、血生化检查（必要时） □ 输血和（或）补晶体、胶体液（必要时） □ 换药（必要时） □ 镇痛等对症处理 □ 常规抗凝治疗、根据情况进行抗凝监测	长期医嘱 □ 根据病情变化调整抗菌药物等长期医嘱 临时医嘱 □ 复查血常规、尿常规、血生化检查（必要时） □ 输血和（或）补晶体、胶体液（必要时） □ 换药（必要时） □ 对症处理 □ 抗凝治疗 □ 复查心电图、胸部 X 线平片、超声心动图	出院医嘱 □ 出院带药 □ 终身抗凝 □ 定期复查 □ 如有不适，随诊
主要护理工作	□ 观察患者病情变化 □ 术后心理与生活护理	□ 观察患者病情变化 □ 指导患者功能锻炼 □ 心理和生活护理	□ 指导患者办理出院手续 □ 出院宣教
病情变异记录	□ 无　□ 有，原因： 1. 2.	□ 无　□ 有，原因： 1. 2.	□ 无　□ 有，原因： 1. 2.
护士签名			
医师签名			

第十章

主动脉瓣病变（人工生物瓣置换术）临床路径释义

一、主动脉瓣病变编码

心脏主动脉瓣采用人工生物瓣置换术用单一手术编码即可表达

手术操作名称及编码：主动脉瓣人工生物瓣置换术（ICD-9-CM-3：35.21）

二、临床路径检索方法

35.21

三、主动脉瓣病变临床路径标准住院流程

（一）适用对象

第一诊断为心脏主动脉瓣病变（ICD-10：I06.0-I06.2 /I35.0-I35.2/Q23.0-Q23.1），行主动脉瓣位人工生物瓣置换术（ICD-9-CM-3：35.21）。

> **释义**
>
> ■ 本路径对象为单一主动脉瓣膜病，包括主动脉瓣狭窄、主动脉瓣关闭不全和主动脉瓣狭窄伴关闭不全，不包括合并其他心脏病。
>
> ■ 人工瓣膜分生物瓣和机械瓣，生物瓣置入方法分外科手术和介入法，本路径针对的是主动脉瓣生物瓣外科手术置入，机械瓣外科手术置入和生物瓣介入法置入见另外的路径指南。

（二）诊断依据

根据《临床诊疗指南·心脏外科学分册》（中华医学会编著，人民卫生出版社，2009）。

1. 临床症状：可有劳累后胸闷、气促，严重者出现心力衰竭表现等。

2. 体征：主动脉瓣狭窄者可闻及主动脉瓣区Ⅲ/6级以上收缩期杂音；主动脉瓣关闭不全者可闻及胸骨左缘第3、4肋间舒张期泼水样杂音。

3. 辅助检查：心电图、胸部X线平片，超声心动图等。

> **释义**
>
> ■ 临床表现：主动脉瓣病患者症状出现较晚，中度以上病变开始出现劳累后胸闷和气促，瓣膜病变程度与症状也可能不一致，需认真询问和评估。
>
> ■ 体征：轻度的主动脉瓣狭窄无明显体征，主动脉瓣狭窄者胸骨上窝可触及收缩期振颤，主动脉瓣听诊区可闻及喷射样收缩期杂音，向颈部传导；主动脉瓣关闭不全者可闻及胸骨左缘第3、4肋间舒张期泼水（叹气）样杂音，向心尖传导；可触及水冲脉，毛细血管搏动征（+）。

■ 心电图：轻度主动脉瓣狭窄患者心电图无明显异常。典型的主动脉瓣病变患者心电图呈现左心室负荷增加的特征，包括电轴左偏，左心室高电压或肥厚。

■ 胸部 X 线平片：左心室增大，升主动脉扩张。

■ 超声心动图：明确诊断的必需检查。主动脉瓣狭窄可见主动脉瓣叶增厚和开放受限，主动脉瓣血流速度增快和跨瓣压差增大，室壁和室间隔增厚。主动脉瓣关闭不全可见主动脉瓣叶脱垂、破损或对合不良，主动脉瓣反流和左心室扩大。漂动的赘生物影像对瓣膜感染性心内膜炎诊断具有重要意义。

（三）选择治疗方案的依据

根据《临床技术操作规范·心血管外科学分册》（中华医学会编著，人民军医出版社，2009）。

主动脉瓣位生物瓣置换术。

> **释义**
>
> ■ 主动脉瓣膜病患者一旦出现临床症状病程迅速进展，预后不良。瓣膜置换手术是此类患者解除临床症状、改善左心室功能、延长寿命的有效手段之一。
>
> ■ 主动脉瓣生物瓣置换术已有数十年的应用历史，是目前治疗主动脉瓣膜病的主要方法之一，主要适合老年患者（≥60 岁），有生育需求的女性患者或抗凝诊疗禁忌证的患者。
>
> ■ 随着生物瓣膜耐久性的改进，主动脉瓣位人工生物瓣置换术患者年龄有放宽的趋势。
>
> ■ 有症状的重度主动脉瓣狭窄（EOA<0.8cm^2）患者或跨瓣压差>40mmHg 应手术治疗。无症状的重度主动脉瓣狭窄患者同时有左心室收缩功能受损表现（分级Ⅱa）或活动后有异常表现，如低血压（分级Ⅱa），应手术治疗。
>
> ■ 出现呼吸困难、劳力性疲倦、心绞痛等临床症状的重度主动脉瓣关闭不全患者具备明确的手术指征。无临床症状的重度主动脉瓣关闭不全患者合并左心室收缩功能减退（EF<55%）或左心室舒张末期内径≥55mm 具备明确的手术指征。
>
> ■ 感染性心内膜炎所致主动脉瓣关闭不全因病情发展迅速和有赘生物脱落栓塞风险，应尽快手术治疗。

（四）标准住院日

通常≤18 天。

> **释义**
>
> ■ 主动脉瓣病患者入院后，术前准备 1~7 天，在第 2~8 天实施手术，术后恢复 5~10 天出院。总住院时间不超过 18 天均符合路径要求。

（五）进入路径标准

1. 第一诊断必须符合 ICD-10：I06.0-I06.2/I35.0-I35.2/Q23.0-Q23.1 心脏主动脉瓣病变疾病编码。

2. 有适应证，无禁忌证。

3. 心功能≤Ⅲ级或 EF≥45%。

4. 主动脉瓣关闭不全患者左心室舒张末期内径≤75mm。

5. 患者知情同意置换人工生物瓣。

6. 当患者同时具有其他疾病诊断，但在住院期间不需要特殊处理也不影响第一诊断的临床路径流程实施时，可以进入路径。

释义

■ 患者明确诊断为主动脉瓣病，同时满足前述"选择治疗方案的依据"中的所有 6 条标准，适合进入本路径实施治疗。

■ 经入院常规检查发现以往所没有发现的疾病，而该疾病可能对患者健康影响更为严重，或者该疾病可能影响手术实施、提高手术和麻醉风险、影响预后，则应优先考虑治疗该种疾病，暂不宜进入路径。如高血压、糖尿病、心功能不全、肝肾功能不全、凝血功能障碍等。

■ 若既往患有上述疾病，经合理治疗后达到稳定，或目前尚需要持续用药，经评估无手术及麻醉禁忌，则可进入路径，但可能会增加医疗费用，延长住院时间。

（六）术前准备（评估）

≤5 个工作日。

1. 必须的检查项目：

（1）血常规、尿常规。

（2）肝功能、肾功能，电解质，血型、凝血功能，感染性疾病筛查（乙型肝炎、丙型肝炎、梅毒、艾滋病等）。

（3）心电图、胸部 X 线平片、超声心动图。

2. 根据患者具体情况可选择的检查项目：如心肌酶、风湿活动筛查、大便常规、24 小时动态心电图、冠状动脉影像学检查（CT 或造影）（有冠心病发病危险因素及年龄≥50 岁患者）、血气分析和肺功能检查（高龄或既往有肺部病史者）、外周血管超声检查等。

释义

■ 必查项目是确保手术治疗安全有效开展的基础，在术前必须完成。相关人员应认真分析检查结果，以便及时发现异常情况，并采取对应处置。

■ 通常年龄≥50 岁，或有明确心绞痛主诉、心电图提示有明显心肌缺血表现者，应行冠状动脉造影或 CTA 检查。

■ 既往有呼吸疾病史或胸廓明显畸形以及高龄患者（≥50 岁），应行呼吸功能检查。

■ 为缩短患者术前等待时间，常规检查项目可以在患者入院前于门诊完成。

（七）预防性抗菌药物选择与使用时机

1. 抗菌药物：按照《抗菌药物临床应用指导原则》（卫医发〔2004〕285 号）选择用药。可以考虑使用第一、第二代头孢菌素。

2. 预防性用抗菌药物，时间为术前 0.5 小时，手术超过 3 小时加用 1 次抗菌药物；总预防性用药时间一般不超过 24 小时，个别情况可延长至 48 小时。

> **释义**
>
> ■ 主动脉瓣人工生物瓣膜置换手术属于 I 类切口手术，但由于有心腔内手术操作、人工异物植入等易感因素存在，且一旦感染可导致严重后果，因此可按规定适当加强预防性应用抗菌药物，通常选用第二代头孢菌素。

（八）手术日

入院 5 个工作日以内。

1. 麻醉方式：全身麻醉。
2. 体外循环辅助。
3. 手术植入物：人工生物瓣、胸骨固定钢丝等。
4. 术中用药：麻醉及体外循环常规用药。
5. 输血及血液制品：视术中情况而定。

> **释义**
>
> ■ 本路径规定的主动脉瓣人工生物瓣置换手术是在全身麻醉、低温体外循环辅助下实施，胸骨正中标准切口开胸技术。非体外循环下介入法置入主动脉瓣人工生物瓣技术不包含在本临床路径中。体外循环心脏停搏液中可加用磷酸肌酸，改善缺血心肌能量代谢障碍，对抗心肌细胞的缺血再灌注损伤。
>
> ■ 人工生物瓣膜种类的选择，由手术医师向患者解释各种生物瓣膜特性和价格后，由患者及其家属商定。人工生物瓣膜型号的选择，由手术医师根据患者主动脉瓣环大小和体表面积决定。适当选择大号人工生物瓣膜（若患者瓣环小需要扩大瓣环者除外），以减轻高速血流对生物瓣膜的不良影响。
>
> ■ 建议使用术中血液回收装置，以减少失血。
>
> ■ 严重主动脉瓣膜病患者术后易出现心律失常，建议术中装置心脏临时起搏导线，以利于术后药物治疗心律失常。

（九）术后住院恢复

≤13 天。

1. 术后早期持续监测治疗，观察生命体征。
2. 必须复查的检查项目：血常规、电解质、肝肾功能、抗凝监测，心电图，胸部 X 线平片，超声心动图。
3. 抗菌药物：按照《抗菌药物临床应用指导原则》（卫医发〔2004〕285 号）执行，并根据患者的病情决定抗菌药物的选择与使用时间。
4. 抗凝：根据所测 INR 值调整抗凝药用量，抗凝治疗至少 3 个月。
5. 根据病情需要进行强心、利尿等治疗。

> **释义**
>
> ■ 主动脉瓣人工生物瓣膜置换术后早期应对患者进行持续的监测，以便及时掌握病情变化。对于重症或年老患者易发生心律失常，甚至危及生命，术后应适当延长心电监测。主管医师评估患者病情平稳后，方可终止持续监测。
>
> ■ 根据患者病情需要，开展相应的检查及治疗。检查内容不只限于路径中规定的必须复查项目，可根据需要增加，如血气分析、凝血功能监测等。必要时可增加同一项目的检查频次。
>
> ■ 因有人工异物植入的易感因素存在，需积极预防感染。
>
> ■ 人工生物瓣膜植入后应正规实施抗凝治疗。必须向患者交代清楚抗凝监测及抗凝药物剂量调整的方法及重要性。
>
> ■ 主动脉瓣病患者病程长，心功能都有一定程度的损害，手术后应根据患者病情进行强心、利尿治疗。

（十）出院标准

1. 体温正常，血常规、电解质无明显异常。
2. 引流管拔除、切口愈合无感染。
3. 没有需要住院处理的并发症和（或）其他合并症。
4. 抗凝基本稳定。
5. 胸部 X 线平片、超声心动图证实人工生物瓣功能良好，无相关并发症。

> **释义**
>
> ■ 患者出院前不仅应完成必须复查项目，且复查项目应无明显异常。若检查结果明显异常，主管医师应进行仔细分析并做出对应处置。
>
> ■ 患者出院前必须接受人工生物瓣膜植入后的宣教，应特别强调，知晓并掌握抗凝治疗的方法及监测手段，了解其对术后治疗的重要意义，以保证出院后能进行有效的自我管理，并告知抗凝治疗至少 3 个月。

（十一）变异及原因分析

1. 围术期并发症：主动脉根部出血、人工瓣功能障碍、心功能不全、瓣周漏、与抗凝相关的血栓栓塞和出血、溶血、感染性心内膜炎、术后伤口感染、重要脏器功能不全等造成住院日延长和费用增加。
2. 合并有其他系统疾病，可能出现合并疾病加重而需要治疗，从而延长治疗时间和增加住院费用。
3. 人工生物瓣的选择：根据患者的病情，使用不同的生物瓣（国产和进口），导致住院费用存在差异。
4. 合并心房颤动等严重心律失常者，需要同期行消融手术者，不进入本路径。
5. 非常规路径（胸骨正中切口）的各类微创术式，治疗费用存在差异。
6. 其他因素：术前心功能及其他重要脏器功能不全需调整；特殊原因（如稀有血型短缺等）造成的住院时间延长，费用增加。

释义

■ 变异是指入选临床路径的患者未能按路径流程完成医疗行为或未达到预期的医疗质量控制目标。这包含三方面情况：①按路径流程完成治疗，但出现非预期结果，可能需要后续进一步处理，如本路径治疗后出现人工瓣膜瓣周漏等；②按路径流程完成治疗，但超出了路径规定的时限或限定的费用，如实际住院日超出标准住院日要求，或未能在规定的手术日时间限定内实施手术等；③不能按路径流程完成治疗，患者需要中途退出路径，如治疗过程中出现严重并发症，导致必须终止路径或需要转入其他路径进行治疗等。对这些患者，主管医师均应进行变异原因的分析，并在临床路径的表单中予以说明。

■ 主动脉瓣生物瓣置换术可能出现的并发症：低心排血量综合征、严重的心律失常、血栓栓塞、人造瓣膜功能障碍、人造瓣膜心内膜炎、人造瓣膜瓣周漏、神经系统或其他重要脏器并发症，以及伤口感染、延迟愈合等。

■ 患者入选路径后，医师在检查及治疗过程中发现患者合并存在一些事前未预知的对本路径治疗可能产生影响的情况，需要终止执行路径或者是延长治疗时间、增加治疗费用，医师需在表单中明确说明。

■ 因患者方面的主观原因导致执行路径出现变异，也需要医师在表单中予以说明。

四、主动脉瓣病变（人工生物瓣置换术）临床路径给药方案

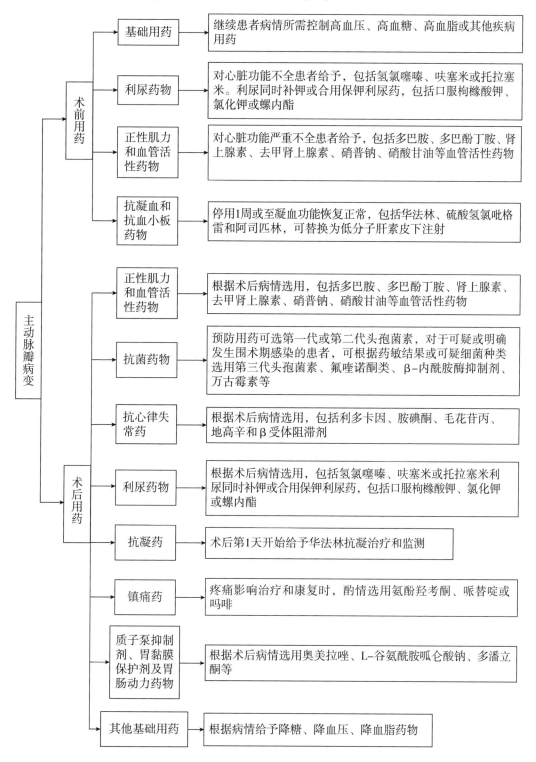

【用药选择】

（一）术前用药

1. 基础用药：继续患者病情所需控制高血压、高血糖或高血脂用药。

2. 利尿药物：对心脏功能不全患者给予利尿治疗，氢氯噻嗪、呋塞米或托拉塞米，利尿同时补钾或合用保钾利尿药，口服枸橼酸钾颗粒或溶液、氯化钾缓释片或螺内酯。

3. 正性肌力和血管活性药物：对心脏功能严重不全患者可以给予，包括多巴胺、多巴酚丁胺、肾上腺素、去甲肾上腺素、硝普钠、硝酸甘油等血管活性药物。

4. 抗凝血和抗血小板药物：停用一周或至凝血功能恢复正常，包括华法林、硫酸氢氯吡格雷和阿司匹林。

（二）术后用药

1. 正性肌力和血管活性药物：根据术后病情选用多巴胺、多巴酚丁胺、肾上腺素、去甲肾上腺素、硝普钠、硝酸甘油等药物。

2. 抗菌药物：预防用药可选第一代或第二代头孢菌素，对于可疑或明确发生围术期感染的患者，可根据药敏结果或可疑细菌种类选用第二代头孢菌素、氟喹诺酮类、β-内酰胺酶抑制剂、万古霉素等。

3. 抗心律失常药物：根据术后病情酌情选用利多卡因、胺碘酮、毛花苷丙、地高辛和β受体阻滞剂等药物。

4. 利尿药：氢氯噻嗪、呋塞米或托拉塞米，利尿同时补钾或合用保钾利尿药，口服枸橼酸钾颗粒或溶液、氯化钾缓释片或螺内酯。

5. 抗凝药：术后第1天开始给予华法林口服抗凝。

6. 镇痛药：疼痛影响治疗和康复时，酌情选用氨酚羟考酮片、哌替啶或吗啡等。

7. 质子泵抑制剂、胃黏膜保护剂及胃肠动力药物：根据术后病情酌情选用奥美拉唑、L-谷氨酰胺呱仑酸钠、多潘立酮等。

8. 其他基础用药：根据病情需要给予降糖、降血压、降血脂药物。

9. 利尿剂多选用单一口服利尿药物，效果不理想的可以联合使用两种口服药物或静脉注射利尿剂。

10. 预防用抗菌药物可选第一代或第二代头孢菌素，至术后1~3天体温及血象正常后停用，对于术后发生伤口、肺部感染、心内膜炎体温或血象出现异常增高或明确患者，可根据药敏结果或根据经验选用第二代头孢菌素、氟喹诺酮类、β-内酰胺酶抑制剂、万古霉素等。

11. 术后第1天开始给予华法林口服抗凝，维持INR在1.8~2.5，如果患者有出血倾向，建议推迟给药。

【药学提示】

1. 长期使用地高辛的患者应该注意监测血药浓度，避免出现地高辛中毒。

2. 利尿补钾时应该注意监测血清钾浓度，避免高钾血症及低钾血症的发生。

3. 如病情需要使用胺碘酮等抗心律失常药物，应该定期监测肝肾功能、甲状腺功能，避免长期过量使用带来的肝肾及甲状腺功能损害，检测洋地黄药物浓度。

五、推荐表单

（一）医师表单

主动脉瓣病变临床路径医师表单

适用对象：第一诊断为主动脉瓣病变（ICD-10：I06.0-I06.2/I35.0-I35.2/Q23.0-Q23.1）
行主动脉瓣位人工生物瓣置换术（ICD-9-CM-3：35.21）

患者姓名：	性别：　　年龄：　　门诊号：	住院号：
住院日期：　　年　月　日	出院日期：　　年　月　日	标准住院日：≤18天

时间	住院第1天	住院第1~6天 （完成术前准备日）	住院第1~7天 （术前第1日）
主要诊疗工作	□ 询问病史及体格检查 □ 上级医师查房 □ 初步的诊断和治疗方案 □ 住院医师完成住院志、首次病程、上级医师查房等病历书写 □ 开检查、实验室检查单	□ 上级医师查房 □ 继续完成术前检查 □ 完成必要的相关科室会诊 □ 调整心脏及重要脏器功能	□ 上级医师查房，术前评估和讨论，确定手术方案 □ 住院医师完成上级医师查房记录等 □ 向患者或家属交代围术期注意事项并签署手术知情同意书、自费用品协议书、输血同意书、委托书（患者本人不能签字时） □ 麻醉医师查房并与患者或家属交代麻醉注意事项并签署麻醉知情同意书 □ 完成各项术前准备
重点医嘱	**长期医嘱** □ 心外科二级护理常规 □ 饮食 □ 患者既往基础用药 **临时医嘱** □ 血尿便常规检查、凝血功能、术前感染疾病筛查、肝肾功能、电解质、血气分析、风湿活动指标筛查 □ 胸部X线片、心电图、超声心动图 □ 根据患者病情及年龄选择肺功能、颈动脉、冠状动脉、主动脉等检查	**长期医嘱** □ 患者基础用药 □ 既往用药 □ 强心、利尿、补钾治疗 **临时医嘱** □ 根据会诊科室要求开检查和实验室检查单 □ 对症处理	**长期医嘱** 同前 **临时医嘱** □ 术前医嘱 □ 拟于明日在全身麻醉、体外循环下行主动脉瓣人工生物瓣置换术 □ 术前禁食、禁水 □ 术前用抗菌药物皮试 □ 术区备皮 □ 术前灌肠 □ 配血 □ 术前镇静药（酌情） □ 其他特殊医嘱
病情变异记录	□ 无　□ 有，原因： 1. 2.	□ 无　□ 有，原因： 1. 2.	□ 无　□ 有，原因： 1. 2.
医师签名			

时间	住院第 2~8 天 （手术日）	住院第 3~9 天 （术后第 1 日）	住院第 4~10 天 （术后第 2 日）
主要诊疗工作	□ 手术 □ 向家属交代病情、手术过程及术后注意事项 □ 术者完成手术记录 □ 完成术后病程 □ 上级医师查房 □ 麻醉医师查房 □ 观察生命体征及有无术后并发症并做相应处理	□ 上级医师查房 □ 住院医师完成常规病程记录 □ 根据病情变化及时完成病程记录 □ 观察伤口、引流量、体温、生命体征情况、有无并发症等并作出相应处理	□ 上级医师查房 □ 住院医师完成病程记录 □ 根据引流量拔除引流管，伤口换药 □ 观察生命体征情况、有无并发症等并作出相应处理
重点医嘱	**长期医嘱** □ 特级护理 □ 禁食、禁水 □ 氧气吸入 □ 留置引流管并计引流量 □ 心电、血压及经皮血氧饱和度监测 □ 预防用抗菌药物 □ 呼吸机辅助呼吸 □ 保留尿管并记录尿量 □ 胃黏膜保护剂 □ 其他特殊医嘱 **临时医嘱** □ 主动脉瓣人生物机械瓣置换术 □ 血管活性药 □ 血常规、生化全套、心电图、胸部 X 线片、血气分析、凝血功能检查 □ 输血和（或）补晶体液、胶体液（必要时） □ 其他特殊医嘱	**长期医嘱** □ 特级或一级护理 □ 流质或半流质饮食（拔除气管插管后） □ 余同前 **临时医嘱** □ 复查血常规 □ 输血和（或）补晶体、胶体液（必要时） □ 换药 □ 镇痛等对症处理 □ 补液 □ 血管活性药 □ 强心利尿药 □ 拔除气管插管后开始常规抗凝治疗、抗凝监测	**长期医嘱** □ 一级或二级护理（视病情恢复定） □ 半流质或普通饮食 □ 余同前 **临时医嘱** □ 复查血常规、血生化全套（必要时） □ 输血和（或）补晶体、胶体液（必要时） □ 换药，拔引流管 □ 镇痛等对症处理 □ 常规抗凝治疗和监测
病情变异记录	□ 无　□ 有，原因： 1. 2.	□ 无　□ 有，原因： 1. 2.	□ 无　□ 有，原因： 1. 2.
医师签名			

时间	住院第 5~11 天 （术后第 3 日）	住院第 6~12 天至出院 （术后第 4 日至出院前）	住院第 7~18 天 （出院日）
主要诊疗工作	□ 上级医师查房 □ 住院医师完成病程记录 □ 伤口换药（必要时） □ 调整各重要脏器功能 □ 常规抗凝治疗和监测	□ 上级医师查房 □ 住院医师完成病程记录 □ 伤口换药或拆线（必要时） □ 调整各重要脏器功能 □ 常规抗凝治疗和监测 □ 检查有无感染征象	□ 上级医师查房，评估患者是否达到出院标准，明确是否出院 □ 完成出院志、病案首页、出院诊断证明书等所有病历 □ 向患者交代出院后的后续治疗及相关注意事项，如抗凝治疗、心功能调整等，特别需对患者是否掌握抗凝治疗及监测进行评估检查及再次指导
重点医嘱	**长期医嘱** 同前 **临时医嘱** □ 复查血尿常规、血生化（必要时） □ 输血和（或）补晶体、胶体液（必要时） □ 换药（必要时） □ 镇痛等对症处理 □ 常规抗凝治疗、根据情况进行抗凝监测	**长期医嘱** □ 根据病情变化调整抗菌药物等 □ 长期医嘱 **临时医嘱** □ 复查血尿常规、血生化（必要时） □ 输血和（或）补晶体、胶体液（必要时） □ 换药（必要时） □ 对症处理 □ 抗凝治疗	**出院医嘱** □ 出院带药 □ 抗凝治疗 3~6 个月 □ 定期复查 □ 如有不适，随诊
病情变异记录	□ 无　□ 有，原因： 1. 2.	□ 无　□ 有，原因： 1. 2.	□ 无　□ 有，原因： 1. 2.
医师签名			

（二）护士表单

主动脉瓣病变临床路径护士表单

适用对象：第一诊断为主动脉瓣病变（ICD-10：I06.0-I06.2/ I35.0-I35.2/Q23.0-Q23.1）

行主动脉瓣位人工生物瓣置换术（ICD-9-CM-3：35.21）

患者姓名：	性别：　　年龄：　　门诊号：	住院号：
住院日期：　　年　月　日	出院日期：　　年　月　日	标准住院日：≤18 天

时间	住院第 1 天	住院第 1~6 天 （完成术前准备日）	住院第 1~7 天 （术前第 1 日）
主要护理工作	□ 入院宣教（环境、设施、人员等） □ 入院护理评估（营养状况、性格变化等） □ 病史询问，相应查体 □ 防止皮肤压疮护理 □ 联系相关检查	□ 观察患者病情变化 □ 防止皮肤压疮护理 □ 心理和生活护理 □ 继续完成术前检查	□ 汇总检查结果 □ 完成术前评估 □ 术前宣教（提醒患者术前禁食、禁水） □ 术前心理护理 □ 完成术前准备（备皮等）
重点医嘱	**长期医嘱** □ 心外科二级护理常规 □ 饮食 □ 术前调整心功能 **临时医嘱** □ 血尿便常规检查、凝血功能、术前感染疾病筛查、肝肾功能、电解质、血气分析、风湿活动指标筛查 □ 胸部 X 线片、心电图、超声心动图 □ 根据患者病情及年龄选择肺功能、颈动脉、冠状动脉、主动脉检查	**长期医嘱**（加） □ 患者基础用药 □ 既往用药 **临时医嘱** □ 根据会诊科室要求开实验室检查单 □ 对症处理	**长期医嘱** 同前 **临时医嘱** □ 术前医嘱 □ 准备明日在全身麻醉、体外循环下行主动脉瓣人工生物瓣置换术 □ 术前禁食、禁水 □ 抗菌药物皮试 □ 术区备皮 □ 术前灌肠 □ 配血 □ 术前镇静药（酌情） □ 其他特殊医嘱
病情变异记录	□ 无　□ 有，原因： 1. 2.	□ 无　□ 有，原因： 1. 2.	□ 无　□ 有，原因： 1. 2.
护士签名			

时间	住院第 2~8 天 （手术日）	住院第 3~9 天 （术后第 1 日）	住院第 4~10 天 （术后第 2 日）
主要护理工作	□ 协助手术 □ 监测生命体征情况及有无电解质紊乱 □ 做好引流量、24 小时出入量等相关记录 □ 观察患者病情变化并及时报告医师 □ 术后心理与生活护理 □ 防止皮肤压疮处理	□ 监测生命体征情况，观察有无并发症等 □ 走时记录重要监测指标 □ 术后心理与生活护理 □ 术后康复指导 □ 防止皮肤压疮处理	□ 观察生命体征情况、有无并发症等 □ 观察患者切口情况 □ 鼓励患者下床活动，利于恢复 □ 联系相关复查 □ 术后心理与生活护理 □ 术后康复指导 □ 防止皮肤压疮处理
重点医嘱	**长期医嘱** □ 特级护理常规 □ 禁食、禁水 □ 留置引流管并计引流量 □ 生命体征/血流动力学监测 □ 预防用抗菌药物 □ 呼吸机辅助呼吸 □ 保留尿管并记录尿量 □ 胃黏膜保护剂 □ 其他特殊医嘱 **临时医嘱** □ 主动脉瓣人工生物瓣置换术 □ 血管活性药 □ 胸部 X 线片、心电图、血气分析、血常规、凝血功能、生化全套等检查 □ 输血和（或）补晶体、胶体液（必要时） □ 其他特殊医嘱	**长期医嘱** □ 特级或一级护理 □ 流质饮食（拔除气管插管后） □ 余同前 **临时医嘱** □ 复查血常规、胸部 X 线片、心电图 □ 输血和（或）补晶体、胶体液（必要时） □ 换药 □ 镇痛等对症处理 □ 血管活性药 □ 拔除气管插管后开始常规抗凝治疗和监测	**长期医嘱** □ 一级或二级护理（视病情恢复定） □ 半流质或普通饮食 □ 余同前 **临时医嘱** □ 复查血常规、生化全套（必要时） □ 输血和（或）补晶体、胶体液（必要时） □ 换药，拔引流管 □ 镇痛等对症处理 □ 常规抗凝治疗和监测
病情变异记录	□ 无 □ 有，原因： 1. 2.	□ 无 □ 有，原因： 1. 2.	□ 无 □ 有，原因： 1. 2.
护士签名			

时间	住院第 5~11 天 （术后第 3 日）	住院第 6~12 天至出院 （术后第 4 日至出院前）	住院第 7~18 天 （出院日）
主要护理工作	□ 观察患者一般状况及切口情况 □ 鼓励患者下床活动，利于恢复 □ 联系相关复查 □ 心理与生活护理 □ 康复指导	□ 观察患者病情变化 □ 联系相关复查 □ 指导患者功能锻炼 □ 心理和生活护理 □ 康复指导	□ 出院宣教 □ 向患者强调，抗凝治疗及监测的重要性 □ 向患者交代出院注意事项及复查日期 □ 帮助患者办理出院手续 □ 通知出院处
重点医嘱	**长期医嘱** 同前 **临时医嘱** □ 复查血尿常规、血生化（必要时） □ 输血和（或）补晶体、胶体液（必要时） □ 换药（必要时） □ 镇痛等对症处理 □ 常规抗凝治疗和监测	**长期医嘱** □ 根据病情变化调整抗菌药物等 □ 长期医嘱 **临时医嘱** □ 复查血尿常规、血生化（必要时） □ 输血和（或）补晶体、胶体液（必要时） □ 换药（必要时） □ 对症处理 □ 常规抗凝治疗和监测	**出院医嘱** □ 出院带药 □ 抗凝治疗 3~6 个月 □ 定期复查 □ 如有不适，及时就诊
病情变异记录	□ 无 □ 有，原因： 1. 2.	□ 无 □ 有，原因： 1. 2.	□ 无 □ 有，原因： 1. 2.
护士签名			

（三）患者表单

主动脉瓣病变临床路径患者表单

适用对象：第一诊断为主动脉瓣病变（ICD-10：I06.0-I06.2/ I35.0-I35.2/Q23.0-Q23.1）

行主动脉瓣位人工生物瓣置换术（ICD-9-CM-3：35.21）

患者姓名：	性别：　　年龄：　　门诊号：	住院号：
住院日期：　　年　月　日	出院日期：　　年　月　日	标准住院日：≤18 天

时间	住院第 1 天	住院第 1~6 天 （完成术前准备日）	住院第 1~7 天 （术前第 1 日）
医患配合	□ 接受入院宣教 □ 接受入院护理评估 □ 接受病史询问 □ 接受体格检查 □ 交代既往用药情况 □ 完成相关检查	□ 配合医师诊疗 □ 继续完成术前实验室检查 □ 完成必要的相关科室会诊 □ 调整心脏及重要脏器功能	□ 患者及家属与医师交流了解病情 □ 了解手术方案及围术期注意事项 □ 签署手术知情同意书、自费用品协议书、输血同意书 □ 接受术前宣教
重点诊疗及检查	**重点诊疗** □ 心外科二级护理常规 □ 饮食 □ 术前调整心功能 **重点检查** □ 血尿便常规检查、凝血功能、术前感染疾病筛查、肝肾功能、电解质、血气分析、风湿活动指标筛查 □ 胸部 X 线片、心电图、超声心动图 □ 根据病情、年龄补充安排其他检查	**重点诊疗** □ 接受医师安排的检查及治疗 □ 基础用药对症处理 **重点检查** □ 根据会诊科室要求开实验室检查单	**重点诊疗** □ 接受医师安排的治疗 □ 备皮 □ 备血 □ 抗菌药物皮试 □ 术前晚灌肠（按医护人员指导）术前禁食、禁水（按医护人员指导）术前镇静药（酌情）

时间	住院第 2~8 天（手术日）	住院第 3~9 天（术后第 1 日）	住院第 4~10 天（术后第 2 日）
医患配合	□ 接受手术治疗 □ 患者家属与医师交流了解手术情况及术后注意事项 □ 接受术后监护治疗	□ 接受术后康复指导 □ 配合记录 24 小时出入量 □ 配合医师拔除胸管（根据引流量） □ 配合医师拔除尿管（根据病情）	□ 接受术后康复指导 □ 下床活动，促进恢复（根据病情） □ 接受相关复查 □ 配合医师进行伤口换药
重点诊疗及检查	**重点诊疗** □ 禁食 □ 持续血压、心电及经皮血氧饱和度监测 □ 呼吸机辅助呼吸预防用抗菌药物 **重要检查** □ 床旁胸部 X 线片、心电图 □ 其他必要检查	**重点诊疗** □ 特级或一级护理 □ 半流质饮食 □ 氧气吸入 □ 生命指标监测 □ 输血和（或）补晶体、胶体液（必要时） □ 拔除气管插管后开始常规抗凝治疗、抗凝监测 □ 换药，拔引流管（根据引流量） □ 预防用抗菌药物药物治疗 **重要检查** □ 床旁胸部 X 线片、心电图 □ 按医师要求进行相关检查	**重点诊疗** □ 饮食 □ 一级或二级护理（视病情定） □ 停止监测（视病情定） □ 输血和（或）补晶体、胶体液（必要时） □ 常规抗凝治疗 **重要检查** □ 按医师要求进行相关检查 □ 抗凝监测

时间	住院第 5~11 天 （术后第 3 日）	住院第 6~12 天至出院 （术后第 4 日至出院前）	住院第 7~18 天 （出院日）
医患配合	□ 接受术后康复指导 □ 下床活动，促进恢复（根据病情） □ 接受相关复查 □ 配合医师进行伤口换药（必要时） □ 接受抗凝治疗	□ 接受术后康复指导 □ 下床活动，促进恢复 □ 配合拔除深静脉置管并行留置针穿刺（视病情恢复定） □ 接受相关复查 □ 配合医师进行伤口换药或拆线（必要时） □ 调整各重要脏器功能 □ 接受抗凝治疗指导	□ 接受出院前康复宣教 □ 学习出院注意事项 □ 知晓出院后的后续治疗及相关注意事项，如：抗凝治疗、心功能调整 □ 了解复查程序 □ 办理出院手续 □ 获取出院诊断书 □ 获取出院带药
重点诊疗及检查	**重点诊疗** □ 饮食 □ 改二级护理（视病情恢复定） □ 停止监测（视病情恢复定） □ 常规抗凝治疗 **重要检查** □ 按医师要求进行相关检查 □ 抗凝监测	**重点诊疗** □ 饮食 □ 改二级护理（视病情恢复定） □ 停用抗菌药物（视病情恢复定）常规抗凝治疗 **重要检查** □ 复查胸部 X 线片、心电图、超声心动图 □ 血常规，血生化全套复查 □ 抗凝监测	**重点诊疗** □ 出院 □ 知晓并掌握终身抗凝治疗的方法及监测指标，并充分认识其重要性

附：原表单（2011 年版）

主动脉瓣病变临床路径表单

适用对象：第一诊断为主动脉瓣病变（ICD-10：I06.0-I06.2/ I35.0-I35.2/Q23.0-Q23.1）
行主动脉瓣位人工生物瓣置换术（ICD-9-CM-3：35.21）

患者姓名：	性别：　　年龄：　　门诊号：	住院号：
住院日期：　　年　月　日	出院日期：　　年　月　日	标准住院日：≤18 天

时间	住院第 1~2 天	住院第 2~3 天 （完成术前准备日）	住院第 2~4 天 （术前第 1 天）
主要诊疗工作	□ 询问病史及体格检查 □ 上级医师查房 □ 初步的诊断和治疗方案 □ 住院医师完成住院志、首次病程、上级医师查房等病历 □ 开实验室检查单	□ 上级医师查房 □ 继续完成术前实验室检查 □ 完成必要的相关科室会诊 □ 调整心脏及重要脏器功能	□ 上级医师查房，术前评估和决定手术方案 □ 住院医师完成上级医师查房记录等 □ 向患者和（或）家属交代围术期注意事项并签署手术知情同意书、自费用品协议书、输血同意书、委托书（患者本人不能签字时） □ 麻醉医师查房并与患者和（或）家属交代麻醉注意事项并签署麻醉知情同意书 □ 完成各项术前准备
重点医嘱	**长期医嘱** □ 心外科二级护理常规 □ 饮食 □ 术前调整心功能 **临时医嘱** □ 血常规、尿常规，血型，凝血功能，电解质，肝肾功能，感染性疾病筛查，风湿活动筛查 □ 心电图、胸部 X 线平片、超声心动图 □ 根据患者情况选择肺功能、脑血管检查、冠状动脉造影	**长期医嘱** □ 患者基础用药 □ 既往用药 **临时医嘱** □ 根据会诊科室要求开实验室检查单 □ 对症处理	**长期医嘱** □ 同前 **临时医嘱** □ 术前医嘱 □ 准备明日在全身麻醉、体外循环下行主动脉瓣人工生物瓣置换术 □ 术前禁食、禁水 □ 术前用抗菌药物皮试 □ 术区备皮 □ 术前灌肠 □ 配血 □ 术中特殊用药 □ 其他特殊医嘱
主要护理工作	□ 介绍病房环境、设施设备 □ 入院护理评估 □ 防止皮肤压疮护理	□ 观察患者病情变化 □ 防止皮肤压疮护理 □ 心理和生活护理	□ 做好备皮等术前准备 □ 提醒患者术前禁食、禁水 □ 术前心理护理

续 表

时间	住院第 1~2 天	住院第 2~3 天 （完成术前准备日）	住院第 2~4 天 （术前第 1 日）
病情 变异 记录	□无 □有，原因： 1. 2.	□无 □有，原因： 1. 2.	□无 □有，原因： 1. 2.
护士 签名			
医师 签名			

时间	住院第 2~5 天 （手术日）	住院第 3~6 天 （术后第 1 日）	住院第 4~7 天 （术后第 2 日）
主要诊疗工作	□ 手术 □ 向家属交代病情、手术过程及术后注意事项 □ 术者完成手术记录 □ 完成术后病程 □ 上级医师查房 □ 麻醉医师查房 □ 观察生命体征及有无术后并发症并做相应处理	□ 上级医师查房 □ 住院医师完成病程记录 □ 根据病情变化及时完成病程记录 □ 观察伤口、引流量、体温、生命体征情况、有无并发症等并作出相应处理	□ 上级医师查房 □ 住院医师完成病程记录 □ 根据引流量拔除引流管，伤口换药 □ 观察生命体征情况、有无并发症等并作出相应处理 □ 抗菌药物：如体温正常，伤口情况良好，无明显红肿时可以停止抗菌药物治疗
重点医嘱	**长期医嘱** □ 特级护理常规 □ 饮食 □ 留置引流管并计引流量 □ 生命体征/血流动力学监测 □ 强心、利尿药 □ 抗菌药物 □ 呼吸机辅助呼吸 □ 保留尿管并记录尿量 □ 胃黏膜保护剂 □ 其他特殊医嘱 **临时医嘱** □ 今日在全身麻醉、体外循环下行主动脉瓣生物瓣置换术 □ 血管活性药 □ 血常规、肝肾功能、电解质、床旁胸部 X 线片、血气分析、凝血功能检查 □ 输血和（或）补晶体、胶体液（必要时） □ 其他特殊医嘱	**长期医嘱** □ 特级或一级护理，余同前 **临时医嘱** □ 复查血常规 □ 输血和（或）补晶体、胶体液（必要时） □ 换药 □ 镇痛等对症处理 □ 补液 □ 血管活性药 □ 强心利尿药 □ 拔除气管插管后开始常规抗凝治疗、抗凝监测	**长期医嘱** 同前 **临时医嘱** □ 复查血常规、肝肾功能、电解质（必要时） □ 输血和（或）补晶体、胶体液（必要时） □ 换药，拔引流管 □ 镇痛等对症处理 □ 常规抗凝治疗、根据情况进行抗凝监测
主要护理工作	□ 观察患者病情变化并及时报告医师 □ 术后心理与生活护理 □ 防止皮肤压疮处理	□ 观察患者病情并做好引流量等相关记录 □ 术后心理与生活护理 □ 防止皮肤压疮处理	□ 观察患者病情变化 □ 术后心理与生活护理 □ 防止皮肤压疮处理
病情变异记录	□ 无　□ 有，原因： 1. 2.	□ 无　□ 有，原因： 1. 2.	□ 无　□ 有，原因： 1. 2.
护士签名			
医师签名			

时间	住院第 5~8 天 （术后第 3 日）	住院第 6~17 天 （术后第 4 日至出院前）	住院第 9~18 天 （术后第 7~13 日）
主要诊疗工作	□ 上级医师查房 □ 住院医师完成病程记录 □ 伤口换药（必要时） □ 常规抗凝治疗	□ 上级医师查房 □ 住院医师完成病程记录 □ 伤口换药或拆线（必要时） □ 调整各重要脏器功能 □ 指导抗凝治疗 □ 预防感染	□ 上级医师查房，评估患者是否达到出院标准，明确是否出院 □ 完成出院志、病案首页、出院诊断证明书等所有病历 □ 向患者交代出院后的后续治疗及相关注意事项，如抗凝治疗、心功能调整等
重点医嘱	**长期医嘱** 同前 **临时医嘱** □ 复查血尿常规、电解质（必要时） □ 输血和（或）补晶体、胶体液（必要时） □ 换药（必要时） □ 镇痛等对症处理 □ 常规抗凝治疗、根据情况进行抗凝监测	**长期医嘱** □ 根据病情变化调整抗菌药物等长期医嘱 **临时医嘱** □ 复查血尿常规、血生化（必要时） □ 输血和（或）补晶体、胶体液（必要时） □ 换药（必要时） □ 对症处理 □ 抗凝治疗 □ 复查心电图、胸部 X 线平片、超声心动图	**出院医嘱** □ 出院带药 □ 抗凝治疗 □ 定期复查 □ 不适随诊
主要护理工作	□ 观察患者病情变化 □ 术后心理与生活护理	□ 观察患者病情变化 □ 指导患者功能锻炼 □ 心理和生活护理	□ 指导患者办理出院手续 □ 出院宣教
病情变异记录	□ 无　□ 有，原因： 1. 2.	□ 无　□ 有，原因： 1. 2.	□ 无　□ 有，原因： 1. 2.
护士签名			
医师签名			

第十一章

风湿性心脏病主动脉瓣狭窄临床路径释义

一、风湿性心脏病主动脉瓣狭窄编码

1. 原风湿性心脏病主动脉瓣狭窄编码：

疾病名称及编码：风湿性心脏病主动脉瓣狭窄（ICD-10：I35.000）

手术操作名称及编码：主动脉瓣人工瓣膜置换术（ICD-9-CM-3：35.24）

2. 修改编码：

疾病名称及编码：风湿性主动脉瓣狭窄（ICD-10：I06.0）

手术操作名称及编码：主动脉瓣生物瓣膜置换术（ICD-9-CM-3：35.21）

　　　　　　　　　　　主动脉瓣机械瓣膜置换术（ICD-9-CM-3：35.22）

二、临床路径检索方法

I06.0 伴（35.21/35.22）

三、风湿性心脏病主动脉瓣狭窄临床路径标准住院流程

（一）适用对象

第一诊断为风湿性心脏病主动脉瓣狭窄（ICD-10：I35.000），行主动脉瓣人工瓣膜置换术（ICD-9-CM-3：35.24）。

> **释义**
>
> ■ 本路径针对第一诊断为主动脉瓣狭窄患者，原因为风湿性心脏病主动脉瓣病变，不包括先天性、退行性或者代谢性主动脉瓣膜疾病。
>
> ■ 本路径适用于治疗方法为主动脉瓣置换术的患者，置换瓣膜种类包括机械瓣、生物瓣。

（二）诊断依据

根据《临床诊疗指南·心脏外科学分册》（中华医学会编著，人民卫生出版社，2009）。

1. 病史：风湿热病史。

2. 有明显症状体征：心绞痛，晕厥，活动后乏力，呼吸困难，胸闷，典型心脏杂音。

3. 辅助检查：心电图、胸部 X 线检查，超声心动图，冠状动脉造影（年龄≥50 岁）。

> **释义**
>
> ■ 病史：了解症状出现时间，有无心绞痛、晕厥、心力衰竭和栓塞史。
>
> ■ 心电图：明确有无左心室肥厚、心肌缺血和心律失常。
>
> ■ 胸部 X 线平片：可了解心胸比，评价是否出现心脏房室扩大，是否合并升主动脉扩张或者主动脉瓣钙化。

　　■ 超声心动图是评价主动脉瓣狭窄程度的重要依据：了解主动脉瓣结构、形态及室壁厚度、左心室功能。明确主动脉瓣狭窄严重程度（轻、中、重分级），尤其是瓣口面积大小、跨瓣压差，明确主动脉瓣叶增厚情况，瓣叶结构有无改变，有无钙化情况，瓣体活动是否受限；测量室壁厚度，是否合并肥厚性心肌病，是否存在左心舒张功能障碍；左心房、左心室大小，左心收缩功能。同时测量肺动脉压力，判断有无合并二尖瓣病变或者升主动脉扩张。

　　■ 冠状动脉造影指征：年龄≥50 岁；年龄＜50 岁，有胸痛、心肌缺血症状，或者有冠心病高危因素。

（三）选择治疗方案的依据

根据《临床诊疗指南·心脏外科学分册》（中华医学会编著，人民卫生出版社，2009），《临床技术操作规范·心血管外科学分册》（中华医学会编著，人民军医出版社，2009）。

1. 临床没有症状但经超声心动图示平均跨主动脉瓣压差≥50mmHg，或瓣口面积≤0.8cm^2 的主动脉瓣狭窄患者。
2. 目前无明显风湿活动的主动脉瓣重度狭窄患者。
3. 无其他严重内科疾病。
4. 患者自愿选择置换主动脉瓣机械瓣或生物瓣。

> **释义**
>
> 　　■ 对于症状明显，超声主动脉瓣狭窄诊断明确，具备主动脉瓣置换术适应证并排除禁忌证的患者，应积极行主动脉瓣置换术。选择机械瓣或生物瓣取决于是否有终身抗凝的危险或因瓣膜损毁而需要再次换瓣，年龄是最重要的考虑因素之一。随着生物瓣的持久性得到改善及患者对生活质量的要求提高，目前倾向于使用生物瓣的趋势。
>
> 　　■ 在选择机械瓣或者生物瓣膜时还需要考虑：是否希望妊娠、病患瓣膜的解剖特点、是否有感染、外科医师的经验、抗凝的风险、服用抗凝药物的意愿和能力、如瓣膜结构损坏再次手术的可能及患者的选择。

（四）标准住院日

≤18 天。

> **释义**
>
> 　　■ 主动脉瓣膜置换术患者入院后，一般术前准备 1~5 天，在第 4~7 天实施手术，术后在监护室 1~3 天，普通病房恢复 7~13 天出院。凡总住院时间不超过 18 天均符合路径要求。

（五）进入路径标准

1. 第一诊断必须符合 ICD-10：I35.000 风湿性主动脉瓣狭窄疾病编码。

2. 有适应证，无禁忌证。

3. 心功能≤Ⅲ级或左心室 EF 值≥45%。

4. 超声测定主动脉瓣跨瓣峰值压差≥75mmHg。

5. 患者选择主动脉瓣膜置换。

6. 当患者同时具有其他疾病诊断，但在住院期间不需要特殊处理也不影响第一诊断的临床路径流程实施时，可以进入路径。

> **释义**
>
> ■ 接受手术的患者应具有下列手术适应证：
>
> 1. 有心绞痛、晕厥、心力衰竭等症状。
>
> 2. 跨瓣压差≥50mmHg，瓣口面积<0.8cm^2。
>
> 3. 有左心功能减低的证据，如左心室射血分数减低、左心室扩大、左心室舒张期压力升高。
>
> ■ 根据最新相关指南，对于未合并其他心内病变的单纯重度主动脉瓣狭窄的患者，手术时机应在其出现症状、心功能变差之后（心功能Ⅲ~Ⅳ级）。
>
> ■ 其他存在的不应纳入本路径的情况还有：
>
> 1. 术前冠状动脉造影发现冠心病需要同时行 CABG 者。
>
> 2. 感染性心内膜炎处于活动期者。
>
> 3. 同时合并二尖瓣病变或三尖瓣病变需要行瓣膜置换者。
>
> 4. 同时合并升主动脉扩张，升主动脉>50mm 的患者。
>
> ■ 随着微创外科技术的推广及发展，部分传统外科治疗风险较低患者选择小切口主动脉瓣置换或者经皮介入股动脉逆行或外科途经经心尖顺行主动脉瓣植入术（TAVI），主动脉瓣狭窄病变的治疗方法多样化，应充分评估患者术前情况，慎重选择手术方式，并且获取患者知情同意后进入本路径。
>
> ■ 当患者同时具有其他疾病诊断，如慢性肺部疾病、肝肾功能障碍、栓塞等情况，治疗合并疾病时可能产生额外医疗费用、术后恢复可能时间延长，应退出本路径。

（六）术前准备（评估）

不超过 6 天。

1. 必须的检查项目：

（1）血尿便常规、肝肾功能、电解质、凝血功能、术前感染性疾病筛查、风湿三项、血型。

（2）胸部 X 线片或胸部 CT、心电图、超声心动图。

2. 根据患者病情可选择的检查项目：

（1）血气分析和肺功能（高龄或既往有肺部病史）、冠状动脉造影（年龄≥50 岁）。

（2）有其他专业疾病者及时请相关科室会诊。

> **释义**
>
> ■ 术前应完善血尿便常规、血型、肝肾功能以及感染性疾病筛查。
>
> ■ 术前应查风湿三项，排查处于风湿活动期患者。
>
> ■ 患者如有心绞痛症状，可检查心肌酶，若异常增高提示冠状动脉缺血，则不宜进入本路径治疗。

■ 对于存在心力衰竭症状患者，可行B型尿钠肽定量检查，评估左心功能情况。
■ 主动脉瓣狭窄患者因左心室肥厚心肌氧需求增加、舒张期冠状动脉灌注时间减少等原因可能影响冠状动脉供血，因此除了年龄≥50岁，有心绞痛主诉、心电图提示有心肌缺血征象者，也应术前行冠状动脉造影检查。部分年龄<50岁且无心肌缺血症状患者可行冠状动脉造影排除冠状动脉缺血。
■ 主动脉瓣重度狭窄可能继发升主动脉扩张，结合胸部X线片及超声有升主动脉扩张征象的患者可行血管CT检查。
■ 既往有慢性呼吸疾病史或高龄患者，应行肺功能检查，有肺大疱或者无法配合的患者可行血气分析。

（七）预防性抗菌药物选择与使用时机

抗菌药物使用：根据《抗菌药物临床应用指导原则（2015年版）》（国卫办医发〔2015〕43号）执行。

> **释义**
>
> ■ 主动脉瓣瓣膜置换手术有心腔内手术操作、瓣膜赘生物可能及人工材料植入等易感因素存在，常规手术开始应用第二代头孢菌素，预防性用药维持48小时或以上。如果患者存在青霉素、头孢类药物过敏，根据患者的病情选择大环内酯类、喹诺酮类。

（八）手术日

入院7天以内。
1. 麻醉方式：全身麻醉+体外循环支持。
2. 手术植入物：人工机械瓣或生物瓣。
3. 术中用药：心脏外科、麻醉及体外循环常规用药。
4. 输血：视术中病情需要决定。

> **释义**
>
> ■ 本路径规定的主动脉瓣瓣膜置换手术是在全身麻醉、体外循环辅助下实施。
> ■ 术中应注意冠状动脉开口情况，选用合适的主动脉口及瓣环型号同时避免损伤冠状动脉。
> ■ 术中应用自体血回输技术可减少围术期用血量。
> ■ 对于主动脉瓣病变诊断明确，具备主动脉瓣置换术适应证并排除禁忌证的患者，年龄是决定选择机械瓣或生物瓣的主要因素。目前认为年龄≥70岁的患者考虑进行生物瓣置换；年龄≤50岁的患者一般选择机械瓣；年龄在50~70岁之间的患者两种瓣膜均可，应权衡利弊后进行选择。随着衰败周期显著延长的高端生物瓣膜应用于临床，上述年龄范围有逐渐放宽的趋势。

■ 在选择生物瓣膜时还需要考虑以下问题：

1. 不论年龄限制，凡是有抗凝禁忌证的患者（如既往出血史、出血风险高、合并有需要手术治疗的其他疾病等）需要进行生物瓣置换。

2. 处于生育期女性希望怀孕者，需要进行生物瓣置换。

3. 因个人意愿、生活方式（如无法定期监测 INR）、职业等原因要求进行生物瓣置换的患者可行生物瓣置换。

4. 因合并其他疾患（如肿瘤）所致预期寿命有限（短于瓣膜寿命）的患者可考虑进行生物瓣置换。

5. 有慢性肾衰竭或甲状旁腺功能亢进的患者，因高钙血症条件下生物瓣膜寿命较短，一般不考虑使用生物瓣。

6. 处于成长期的青少年因代谢旺盛，生物瓣的寿命缩短，也应尽量避免使用生物瓣。

（九）术后住院恢复

≤11 天。

1. 术后早期持续监测治疗，观察生命体征。

2. 必须复查的检查项目：

（1）血常规、电解质、肝肾功能、抗凝监测。

（2）心电图、胸部 X 线片、超声心动图。

3. 术后用药：

（1）抗菌药物使用：根据《抗菌药物临床应用指导原则（2015 年版）》（国卫办医发〔2015〕43 号）执行。

（2）抗凝：根据所测 INR 值调整抗凝药用量，根据选用的心脏瓣膜种类和患者情况确定抗凝治疗方案。

（3）根据病情需要进行强心、利尿等治疗。

> 释义

> ■ 主动脉瓣置换术后早期注意镇静、呼吸机支持、适当应用血管活性药物维持循环、避免容量过负荷，同时持续监测生命体征。

> ■ 重度主动脉瓣狭窄术后避免应用心肌抑制（如钙离子阻滞剂）、血管扩张药，避免心动过速，以免导致心排血量下降。

> ■ 术后早期密切监测血气分析、调整电解质及内环境。术后次日开始抗凝治疗，注意每日查 INR。

（十）出院标准

1. 体温正常，血常规、电解质无明显异常。

2. 引流管拔除、伤口愈合，无出院禁忌。

3. 没有需要住院处理的并发症和（或）其他合并症。

4. 胸部 X 线平片、超声心动图证实人工瓣膜功能良好，无相关并发症。

释义

- 患者出院前必须复查重要项目，处理异常结果后方可出院，结束路径。
- 出院后继续应用强心、利尿药物治疗，注意口服补钾，避免电解质紊乱。
- 主管医护人员必须在患者出院前，对其进行瓣膜植入后凝血功能监测及抗凝治疗方法的宣教，确保维持INR的目标值（机械瓣1.6~2.0，生物瓣1.8~2.5），防止发生出凝血问题，生物瓣术后抗凝6个月，机械瓣术后终身抗凝。
- 向患者告知，出院后应注意饮食调节，避免体重增长过快，适量活动，避免心脏负荷过重。
- 出院后注意定期复查超声、心电图及胸部X线片，并心外科门诊随诊。

（十一）变异及原因分析

1. 围术期并发症：主动脉根部出血、人工瓣功能障碍、心功能不全、瓣周漏、与抗凝相关的血栓栓塞和出血、溶血、感染性心内膜炎、术后手术切口感染等造成住院日延长和费用增加。

2. 合并有其他系统疾病，可能导致这些疾病加重而需要治疗，从而延长治疗时间和增加住院费用。

3. 人工机械瓣的选择：由于患者的要求选择了不同的瓣膜（机械瓣膜或生物瓣膜、国产或进口瓣膜）会导致住院费用存在差异。

4. 其他因素：术前心功能及其他重要脏器功能不全需调整；特殊原因（如稀有血型短缺等）造成的住院时间延长费用增加。

释义

- 主动脉瓣置换术出现的并发症及治疗合并其他系统疾病可能增加住院费用，延长住院时间。注意在表单中予以说明。
- 选用不同种类瓣膜可能产生不同住院费用，微创小切口术式技术要求高，同时可能产生额外费用。
- 对于按路径流程完成治疗，但超出了路径规定的时限或限定的费用（如实际住院日超出标准住院日要求，或未能在规定的手术日时间限定内实施手术等）；不能按路径流程完成治疗，患者需要中途退出路径（如治疗过程中出现严重并发症，导致必须终止路径或需要转入其他路径进行治疗等）；或因患者方面的主观原因导致执行路径出现变异等情况，医师均需要在表单中予以说明。

四、风湿性心脏病主动脉瓣狭窄临床路径给药方案

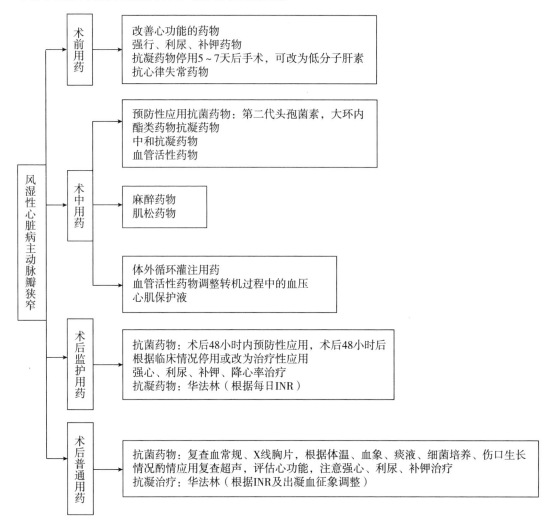

【用药选择】

1. 主动脉瓣置换存在心功能不全的患者，术前即可开始调整心功能，予以强心、利尿，注意补充电解质。

2. 术前 5~7 天需停用抗凝药物和抗血小板药。

3. 切皮前 0.5 小时开始预防性应用抗菌药物，一般常规使用第二代头孢菌素，对于青霉素或头孢类过敏者，可选用大环内酯类或克林霉素、喹诺酮类等。

4. 术后 48 小时后，停用预防性应用抗菌药物，如有感染征象，如血象、发热、痰多、胸部 X 线片可见片影，可继续治疗性应用抗菌药物，注意细菌培养检查结果。

5. 术后第 1 天开始服用华法林，根据 INR 调整药物用量，INR 的目标值 1.6~2.0，华法林完全起效需 2~3 天，当天检查的 INR 值反映的是 2~3 天前口服华法林的疗效。出院后生物瓣服用 6 个月，机械瓣终身服用，逐渐延长复查 INR 时间。

6. 术后早期加强利尿剂量，减轻心脏负担，维持静脉压 3~5mmHg，保持负平衡，常规服用 3 个月利尿及补钾药物。

【药学提示】

1. 患者术后应激可能引起胃黏膜损伤，需要加用胃黏膜保护药物。

2. 服用华法林期间不要大量进食富含维生素 K 的食物或药物。

3. 华法林是换瓣术后患者必须服用的药物，合并多种药物应用时，一定注意了解各个药物的药代动力学，警惕药物间的相互作用。

【注意事项】

抗菌药物的应用应结合患者临床症状、体征及检查结果回报，避免不必要抗菌药物治疗，如果患者感染征象明确，应及时升级抗菌药物，伤口愈合不良患者除了应用抗菌药物可能需要二次手术。

五、推荐表单

(一) 医师表单

风湿性心脏病主动脉瓣狭窄临床路径医师表单

适用对象：第一诊断为风湿性心脏病主动脉瓣狭窄 (ICD-10：I35.000)

行主动脉瓣瓣膜置换术 (ICD-9-CM-3：35.24)

患者姓名：	性别： 年龄： 门诊号：	住院号：
住院日期： 年 月 日	出院日期： 年 月 日	标准住院日：≤18 天

时间	住院第 1 天	住院第 2~5 天 (完成术前准备日)	住院第 6 天 (术前第 1 日)
主要诊疗工作	□ 询问病史及体格检查 □ 上级医师查房 □ 初步的诊断和治疗方案 □ 住院医师完成住院志、首次病程、上级医师查房等病历书写 □ 开实验室检查单	□ 上级医师查房 □ 继续完成术前实验室检查 □ 完成必要的相关科室会诊 □ 处理异常实验室检查结果、调整心脏及重要脏器功能 □ 评估活动耐量	□ 上级医师查房，术前评估和决定手术方案 □ 住院医师完成上级医师查房记录等 □ 向患者和（或）家属交代围术期注意事项并签署手术知情同意书、自费用品协议书、输血同意书、委托书 □ 麻醉医师查房并与患者和（或）家属交代麻醉注意事项并签署麻醉知情同意书 □ 完成各项术前准备
重点医嘱	**长期医嘱** □ 心外科二级护理常规 □ 普通饮食 □ 既往用药 **临时医嘱** □ 血尿便常规检查、凝血功能、术前感染疾病筛查、肝肾功能、电解质、血气分析 □ 胸部 X 线片、心电图、超声心动图 □ 根据患者情况选择肺功能、冠状动脉造影 □ 必要时检查心肌酶、BNP □ 其他特殊医嘱	**长期医嘱** □ 患者基础用药 □ 术前调整心功能（强心利尿） **临时医嘱** □ 根据会诊科室要求开实验室检查单 □ 对症处理	**长期医嘱** 同前 **临时医嘱** □ 术前医嘱 □ 准备明日在全身麻醉、体外循环下行主动脉瓣机械/生物瓣膜置换术 □ 术前禁食、禁水 □ 抗菌药物皮试 □ 术区备皮 □ 配血 □ 术中特殊用药（甲泼尼龙、人血白蛋白等）
病情变异记录	□ 无 □ 有，原因： 1. 2.	□ 无 □ 有，原因： 1. 2.	□ 无 □ 有，原因： 1. 2.
医师签名			

时间	住院第7天 （手术日）	住院第8天 （术后第1日）	住院第9天 （术后第2日）
主要诊疗工作	□ 手术 □ 术后向家属交代病情、手术过程及术后注意事项 □ 术者完成手术记录 □ 完成术后病程 □ 上级医师查房 □ 观察生命体征及有无术后并发症并做相应处理	□ 上级医师查房 □ 住院医师完成常规病程记录 □ 根据病情变化及时完成病程记录 □ 观察伤口、引流量、体温、生命体征情况、有无并发症等并作出相应处理	□ 上级医师查房 □ 住院医师完成病程记录 □ 根据引流量拔除引流管，伤口换药 □ 观察生命体征情况、有无并发症等并作出相应处理 □ 转回普通病房
重点医嘱	**长期医嘱** □ 特级护理常规 □ 禁食，下胃管 □ 留置引流管并计引流量 □ 生命体征/血流动力学监测 □ 呼吸机辅助呼吸 □ 保留尿管并记录尿量 □ 抗菌药物 □ 强心利尿药 □ 胃黏膜保护剂 □ 其他特殊医嘱 **临时医嘱** □ 今日在全身麻醉、体外循环下行主动脉瓣机械/生物瓣膜置换术 □ 补液：补晶体、胶体液 □ 输血（必要时） □ 血常规、生化全套、血气分析、凝血功能检查、床旁胸部X线片、床旁超声检查	**长期医嘱** □ 特级或一级护理，余同前 □ 血管活性药（酌情减停） □ 强心利尿药（酌情减停） □ 抗菌药物停用或者抗感染治疗 **临时医嘱** □ 复查血常规 □ 补液、输血（必要时） □ 镇痛等对症处理 □ 换药 □ 拔除气管插管后开始常规抗凝治疗、每日抗凝监测 □ 拔除胃管（胃液颜色无异常可）	**长期医嘱** □ 一级护理 □ 半流质饮食 □ 面罩吸氧 □ 口服利尿剂 **临时医嘱** □ 复查血常规、肝肾功能 □ 经口补充液体 □ 换药，拔引流管 □ 常规抗凝治疗
病情变异记录	□ 无 □ 有，原因： 1. 2.	□ 无 □ 有，原因： 1. 2.	□ 无 □ 有，原因： 1. 2.
医师签名			

时间	住院第 10 天 （术后第 3 日）	住院第 11 天至出院 （术后第 4 日至出院前）	住院第 ≤18 天 （出院日）
主要诊疗工作	□ 上级医师查房 □ 住院医师完成病程记录 □ 伤口换药（必要时） □ 常规抗凝治疗	□ 上级医师查房 □ 住院医师完成病程记录 □ 伤口换药或拆线（必要时）、临时起搏器线拔除 □ 调整各重要脏器功能 □ 调整抗凝治疗 □ 口服利尿剂 □ 预防感染	□ 上级医师查房，评估患者是否达到出院标准，明确是否出院 □ 完成出院志、病案首页、出院诊断证明书等所有病历 □ 向患者交代出院后的后续治疗及相关注意事项，如：抗凝治疗、口服洋地黄、利尿剂等
重点医嘱	**长期医嘱** 同前 **临时医嘱** □ 复查血尿常规、肝肾功能（必要时） □ 换药（必要时） □ 抗凝治疗	**长期医嘱** □ 根据感染情况调整抗菌药物等长期医嘱 □ 普通饮食 **临时医嘱** □ 复查血尿常规、血生化等检查（必要时） □ 换药、拆线 □ 抗凝治疗	**出院医嘱** □ 出院带药 □ 交代院外抗凝注意事项 □ 定期复查 □ 如有不适，随时就诊
病情变异记录	□ 无 □ 有，原因： 1. 2.	□ 无 □ 有，原因： 1. 2.	□ 无 □ 有，原因： 1. 2.
医师签名			

（二）护士表单

风湿性心脏病主动脉瓣狭窄临床路径护士表单

适用对象：第一诊断为风湿性心脏病主动脉瓣狭窄（ICD-10：I35.000）

行主动脉瓣瓣膜置换术（ICD-9-CM-3：35.24）

患者姓名：		性别： 年龄： 门诊号：		住院号：
住院日期： 年 月 日		出院日期： 年 月 日		标准住院日：≤18天

时间	住院第1天	住院第2~5天 （完成术前准备日）	住院第6天 （术前第1日）
健康宣教	□ 入院宣教 介绍主管医师、护士 介绍病房环境、设施 介绍住院注意事项 介绍探视和陪伴制度 介绍贵重物品制度 □ 入院护理评估 □ 防止皮肤压疮护理	□ 药物宣教 □ 合理安排检查，解释检查安排，获取患者配合，消除患者紧张情绪	□ 术前宣教 □ 告知饮食、备皮要求 □ 告知术后监护室购买相关生活用品事项 □ 告知术后监护室探视规定 □ 给予患者及家属心理支持
护理处置	□ 核对患者姓名，佩戴腕带 □ 建立入院护理病历 □ 协助患者留取各种标本 □ 测量身高体重	□ 协助医师完成术前相关检查	□ 术前1天备皮，术前6小时禁食、禁水 □ 麻醉师接患者时共同核对患者及资料
基础护理	□ 三级护理 □ 晨晚间护理 □ 患者安全管理 □ 饮食管理	□ 三级护理 □ 晨晚间护理 □ 患者安全管理 □ 饮食管理	□ 二级或一级护理 □ 晨晚间护理 □ 患者安全管理
专科护理	□ 护理查体 □ 活动耐量观察 □ 出入量管理 □ 心率、血压的监测 □ 需要时，填写跌倒及压疮防范表 □ 需要时，请家属陪护 □ 心理护理	□ 观察患者病情变化 □ 生命体征监测 □ 出入量管理 □ 防止皮肤压疮护理 □ 心理和生活护理	□ 做好备皮等术前准备 □ 提醒患者术前禁食、禁水 □ 术前心理护理
重点医嘱	□ 详见医嘱执行单	□ 详见医嘱执行单	□ 详见医嘱执行单
病情变异记录	□ 无 □ 有，原因： 1. 2.	□ 无 □ 有，原因： 1. 2.	□ 无 □ 有，原因： 1. 2.
护士签名			

时间	住院第 7 天 （手术日）	住院第 8 天 （术后第 1 日）	住院第 9 天 （术后第 2 日）
健康宣教	□ 手术室护士术前宣教 □ 监护室护士术后心理辅导与术后宣教	□ 拔管前宣教，获取患者配合 □ 拔管后心理疏导 □ 拔管后呼吸功能锻炼 □ 监护室睡眠指导 □ 拔管后饮食宣教与管理 □ 卧床注意事项宣教	□ 监护室宣教 □ 探视规定宣教，获取患者理解 □ 告知患者运转注意事项 □ 病房护士对转回患者进行基础生活护理宣教，获取患者配合 □ 患者家属宣教
护理处置	□ 配合手术医师完成行主动脉瓣人工瓣膜置换术 □ 手术室护士与麻醉师一起护送患者回监护室，核对患者信息，交接患者个人信息、手术名称、术后带药、过敏史 □ 特级护理 □ 监护室护士留取患者血尿便标本、行心电图、配合行胸部 X 线片检查 □ 取血制品（必要时） □ 其他特殊医嘱	□ 特级护理 □ 完成相关检查 □ 换药，引流管护理 □ 观察患者病情变化，及时告知医师	□ 完成相关检查 □ 伤口护理 □ 监护室护士与病房护士核对病房信息、手术名称、术后拔管时间、血管活性药物使用情况 □ 病房一级护理
基础护理	□ 观察患者病情变化并及时报告医师 □ 术后心理与生活护理 □ 防止皮肤压疮处理	□ 观察患者病情并做好引流量等相关记录 □ 术后心理与生活护理 □ 防止皮肤压疮处理	□ 观察患者病情变化 □ 术后心理与生活护理 □ 完成家属探视防止皮肤压疮处理
专科护理	□ 出入量管理 □ 呼吸机管理 □ 苏醒评估	□ 出入量管理 □ 配合医师行血管活性药物调整治疗	□ 辅助术后肺功能锻炼 □ 出入量管理 □ 指导患者口服强心利尿药物治疗
重点医嘱	□ 详见医嘱执行单	□ 详见医嘱执行单	□ 详见医嘱执行单
病情变异记录	□ 无 □ 有，原因： 1. 2.	□ 无 □ 有，原因： 1. 2.	□ 无 □ 有，原因： 1. 2.
护士签名			

时间	住院第 10 天 （术后第 3 日）	住院第 11 天至出院 （术后第 4 日至出院前）	住院第 ≤18 天 （出院日）
健康 宣教	□ 术后心脏专科宣教 □ 开胸术后伤口护理宣教 □ 探视宣教	□ 术后宣教 □ 家属宣教	□ 出院宣教
基础 护理	□ 观察患者病情变化 □ 术后心理与生活护理 □ 伤口护理	□ 观察患者病情变化 □ 心理和生活护理 □ 伤口生长情况观察	□ 指导患者办理出院手续 □ 出院后药物服用说明
专 科 护 理	□ 指导患者药物治疗 □ 观察生命体征 □ 胸带约束 □ 指导出入量管理	□ 指导患者活动耐量训练 □ 心理和生活护理 □ 指导出入量管理	□ 开胸术后出院后伤口护理 及呼吸功能锻炼注意事项 说明
病情 变异 记录	□ 无 □ 有，原因： 1. 2.	□ 无 □ 有，原因： 1. 2.	□ 无 □ 有，原因： 1. 2.
护士 签名			

（三）患者表单

风湿性心脏病主动脉瓣狭窄临床路径患者表单

适用对象：第一诊断为风湿性心脏病主动脉瓣狭窄（ICD-10：I35.000）

行主动脉瓣瓣膜置换术（ICD-9-CM-3：35.24）

患者姓名：		性别：　　年龄：　　门诊号：	住院号：
住院日期：　　年　月　日		出院日期：　　年　月　日	标准住院日：≤18 天

时间	入　院	术　前	手术日
医患配合	□ 配合询问病史、收集资料，请务必详细告知既往史、用药史、手术史、过敏史 □ 配合进行体格检查 □ 配合进行活动耐量评估 □ 有任何不适请告知医师	□ 配合完善术前相关检查、实验室检查，如采血、留尿、留便、心电图、胸部 X 线片、超声心动图（CT、冠状动脉造影检查必要时） □ 主管医师与患者签署自费用品协议书、输血同意书、委托书 □ 术者与患者及家属介绍病情及术前谈话、手术风险告知、瓣膜置换知情同意并自主选择瓣膜产品，签署知情同意书 □ 麻醉医师查房并与患者交代麻醉注意事项并签署麻醉知情同意书	□ 入手术室之前，配合复查异常的检查项目，确保术前检查完善 □ 有任何不适告知医师 □ 配合麻醉师及护士接患者至手术室，接受麻醉穿刺与镇静治疗 □ 接受主动脉瓣瓣膜置换术 □ 家属等候区等待术者通知，如出现病情变化，委托人了解病情后配合治疗、签署知情同意书
护患配合	□ 配合测量体温、脉搏、呼吸、血压、身高、体重 □ 配合完成入院护理评估（简单询问病史、过敏史、用药史） □ 接受入院宣教（环境介绍、病室规定、订餐制度、贵重物品保管等） □ 配合执行探视和陪伴制度 □ 有任何不适请告知护士	□ 配合测量体温、脉搏、呼吸每日 3 次、血压每日 2 次 □ 接受术前宣教 □ 接受饮食宣教 □ 接受药物宣教 □ 接受病房及监护室探视宣教	□ 配合护士做好备皮 □ 配合做好抗菌药物皮试 □ 配合接受生命体征的测量 □ 配合检查意识（全身麻醉者） □ 配合缓解疼痛 □ 接受术后监护室宣教 □ 接受饮食宣教：手术前 6 小时禁食、禁水 □ 接受药物宣教 □ 有任何不适请告知护士
饮食及排泄	□ 遵医嘱饮食 □ 配合出入量管理	□ 遵医嘱饮食 □ 配合出入量管理	□ 术前禁食、禁水
活动	□ 根据心功能情况适当活动	□ 根据心功能情况适当活动	□ 麻醉状态

时间	术 后	出 院
医患配合	□ 配合呼吸机治疗及拔管操作 □ 配合拔除胸管操作 □ 配合完善术后检查 □ 配合术后呼吸功能锻炼	□ 接受出院前指导 □ 知道复查程序 □ 接受并了解抗凝方案，了解出凝血征象，确保出院后接受合理抗凝方案 □ 获取出院诊断书
护患配合	□ 接受术后宣教、配合探视规定 □ 配合卧床制动监测生命体征 □ 接受输液、服药等治疗 □ 接受进食、进水、排便等生活护理 □ 配合翻身活动，预防皮肤压力伤 □ 注意活动安全，避免坠床或跌倒 □ 配合胸带约束	□ 接受出院宣教 □ 办理出院手续 □ 获取出院带药 □ 知道服药方法、作用、注意事项 □ 了解抗凝药物记录 □ 知道复印病历程序 □ 胸带约束出院
饮食及排泄	□ 术后送至监护室，带气管插管时胃管鼻饲液体 □ 拔除气管插管后4小时可饮少量水，半流质饮食，逐渐过渡成普通饮食 □ 严格限制出入量	□ 普通饮食 □ 控制入量
活动	□ 术后监护室卧床，减少活动 □ 术后返回病房后，逐渐增加活动量	□ 正常适度活动，避免疲劳

附：原表单（2016 年版）

风湿性心脏病主动脉瓣狭窄临床路径表单

适用对象：第一诊断为风湿性心脏病主动脉瓣狭窄（ICD-10：I35.000）

行主动脉瓣瓣膜置换术（ICD-9-CM-3：35.24）

患者姓名：	性别： 年龄： 门诊号：	住院号：
住院日期： 年 月 日	出院日期： 年 月 日	标准住院日：≤18 天

时间	住院第 1 天	住院第 2~5 天 （完成术前准备日）	住院第 6 天 （术前第 1 天）
主要诊疗工作	□ 询问病史及体格检查 □ 上级医师查房 □ 初步的诊断和治疗方案 □ 住院医师完成住院志、首次病程、上级医师查房等病历书写 □ 开实验室检查单	□ 上级医师查房 □ 继续完成术前实验室检查 □ 完成必要的相关科室会诊 □ 调整心脏及重要脏器功能	□ 上级医师查房，术前评估和决定手术方案 □ 住院医师完成上级医师查房记录等 □ 向患者和（或）家属交代围术期注意事项并签署手术知情同意书、自费用品协议书、输血同意书、委托书（患者本人不能签字时） □ 麻醉医师查房并与患者和（或）家属交代麻醉注意事项并签署麻醉知情同意书 □ 完成各项术前准备
重点医嘱	**长期医嘱** □ 心外科二级护理常规 □ 普通饮食 □ 术前调整心功能（强心利尿） □ 洋地黄化（口服地高辛） **临时医嘱** □ 血尿便常规检查、凝血功能、术前感染疾病筛查、肝肾功能、电解质、血气分析 □ 胸部 X 线片、心电图、超声心动图 □ 根据患者情况选择肺功能、冠状动脉造影	**长期医嘱** □ 患者基础用药 □ 既往用药 □ 根据患者病情适当给予营养心肌治疗 **临时医嘱** □ 根据会诊科室要求开实验室检查单 □ 对症处理	**长期医嘱** 同前 **临时医嘱** □ 术前医嘱 □ 准备明日在全身麻醉、体外循环下行主动脉瓣人工瓣膜置换术 □ 术前禁食、禁水 □ 术前用抗菌药物皮试 □ 术区备皮 □ 配血 □ 术中特殊用药（甲泼尼龙琥珀酸钠、白蛋白等） □ 其他特殊医嘱
主要护理工作	□ 介绍病房环境、设施设备 □ 入院护理评估 □ 防止皮肤压疮护理	□ 观察患者病情变化 □ 防止皮肤压疮护理 □ 心理和生活护理	□ 做好备皮等术前准备 □ 提醒患者术前禁食、禁水 □ 术前心理护理
病情变异记录	□ 无 □ 有，原因： 1. 2.	□ 无 □ 有，原因： 1. 2.	□ 无 □ 有，原因： 1. 2.
护士签名			
医师签名			

时间	住院第 7 天 （手术日）	住院第 8 天 （术后第 1 日）	住院第 9 天 （术后第 2 日）
主要诊疗工作	□ 手术 □ 向家属交代病情、手术过程及术后注意事项 □ 术者完成手术记录 □ 完成术后病程 □ 上级医师查房 □ 观察生命体征及有无术后并发症并做相应处理	□ 上级医师查房 □ 住院医师完成常规病程记录 □ 根据病情变化及时完成病程记录 □ 观察伤口、引流量、体温、生命体征情况、有无并发症等并作出相应处理	□ 上级医师查房 □ 住院医师完成病程记录 □ 根据引流量拔除引流管，伤口换药 □ 观察生命体征情况、有无并发症等并作出相应处理
重点医嘱	**长期医嘱** □ 特级护理常规 □ 禁食 □ 留置引流管并计引流量 □ 生命体征/血流动力学监测 □ 强心利尿药 □ 抗菌药物 □ 呼吸机辅助呼吸 □ 保留尿管并记录尿量 □ 胃黏膜保护剂 □ 其他特殊医嘱 **临时医嘱** □ 今日在全身麻醉、体外循环下行主动脉瓣人工瓣膜置换术 □ 补液 □ 血管活性药 □ 血常规、生化全套、床旁胸部 X 线片、血气分析、凝血功能检查、超声床旁检查 □ 输血和（或）补晶体、胶体液（必要时） □ 其他特殊医嘱	**长期医嘱** □ 特级或一级护理，余同前 **临时医嘱** □ 复查血常规 □ 输血和（或）补晶体、胶体液（必要时） □ 换药 □ 镇痛等对症处理 □ 补液 □ 血管活性药 □ 强心利尿药 □ 拔除气管插管后开始常规抗凝治疗、抗凝监测	**长期医嘱** 同前 **临时医嘱** □ 复查血常规、生化全套（必要时） □ 输血和（或）补晶体、胶体液（必要时） □ 换药，拔引流管 □ 镇痛等对症处理 □ 常规抗凝治疗、根据情况进行抗凝监测
主要护理工作	□ 观察患者病情变化并及时报告医师 □ 术后心理与生活护理 □ 防止皮肤压疮处理	□ 观察患者病情并做好引流量等相关记录 □ 术后心理与生活护理 □ 防止皮肤压疮处理	□ 观察患者病情变化 □ 术后心理与生活护理 □ 防止皮肤压疮处理
病情变异记录	□ 无　□ 有，原因： 1. 2.	□ 无　□ 有，原因： 1. 2.	□ 无　□ 有，原因： 1. 2.
护士签名			
医师签名			

时间	住院第 10 天 （术后第 3 日）	住院第 11 天至出院 （术后第 4 日至出院前）	住院第 ≤18 天 （出院日）
主要诊疗工作	□ 上级医师查房 □ 住院医师完成病程记录 □ 伤口换药（必要时） □ 常规抗凝治疗	□ 上级医师查房 □ 住院医师完成病程记录 □ 伤口换药或拆线（必要时） □ 调整各重要脏器功能 □ 指导抗凝治疗 □ 预防感染	□ 上级医师查房，评估患者是否达到出院标准，明确是否出院 □ 完成出院志、病案首页、出院诊断证明书等所有病历 □ 向患者交代出院后的后续治疗及相关注意事项，如抗凝治疗、心功能调整等
重点医嘱	长期医嘱 同前 临时医嘱 □ 复查血尿常规、血生化（必要时） □ 输血和（或）补晶体、胶体液（必要时） □ 换药（必要时） □ 镇痛等对症处理 □ 常规抗凝治疗、根据情况进行抗凝监测	长期医嘱 □ 根据病情变化调整抗菌药物等长期医嘱 临时医嘱 □ 复查血尿常规、生化、血凝等检查（必要时） □ 输血和（或）补晶体、胶体液（必要时） □ 换药（必要时） □ 对症处理 □ 抗凝治疗	出院医嘱 □ 出院带药 □ 交代院外抗凝注意事项 □ 定期复查 □ 如有不适，随诊
主要护理工作	□ 观察患者病情变化 □ 术后心理与生活护理	□ 观察患者病情变化 □ 指导患者功能锻炼 □ 心理和生活护理	□ 指导患者办理出院手续 □ 出院宣教
病情变异记录	□ 无 □ 有，原因： 1. 2.	□ 无 □ 有，原因： 1. 2.	□ 无 □ 有，原因： 1. 2.
护士签名			
医师签名			

第十二章

风湿性心脏病主动脉瓣关闭不全临床路径释义

一、风湿性心脏病主动脉瓣关闭不全编码

1. 原风湿性心脏病主动脉瓣关闭不全编码：

疾病名称及编码：风湿性心脏病主动脉瓣关闭不全（ICD-10：I35.100）

手术操作名称及编码：主动脉瓣瓣膜置换术（CD-9-CM-3：35.24）

2. 修改编码：

疾病名称及编码：风湿性主动脉瓣关闭不全（ICD-10：I06.1）

手术操作名称及编码：主动脉瓣生物瓣膜置换术（ICD-9-CM-3：35.21）

主动脉瓣机械瓣膜置换术（ICD-9-CM-3：35.22）

二、临床路径检索方法

I06.1 +（35.21/35.22）

三、风湿性心脏病主动脉瓣关闭不全临床路径标准住院流程

（一）适用对象

第一诊断为风湿性心脏病主动脉瓣关闭不全（ICD-10：I35.100），行主动脉瓣瓣膜置换术（ICD-9-CM-3：35.24）。

> **释义**
>
> ■ 本路径针对第一诊断为主动脉瓣关闭不全患者，其中绝大多数患者为风湿性心脏病主动脉瓣病变，包括主动脉瓣狭窄、主动脉瓣关闭不全，不包括主动脉瓣狭窄伴关闭不全。本路径也不针对其他病因所致的主动脉瓣病变，包括退行性变复杂主动脉瓣关闭不全修复困难的患者以及感染性心内膜炎主动脉瓣结构损毁严重无法修复的患者。
>
> ■ 本路径适用于治疗方法为主动脉瓣人工瓣膜置换术的患者。

（二）诊断依据

根据《临床诊疗指南·心脏外科学分册》（中华医学会编著，人民卫生出版社，2009）。

1. 病史：风湿热病史。

2. 有明显症状体征：心绞痛，晕厥，活动后乏力，呼吸困难，胸闷，典型心脏杂音。

3. 辅助检查：心电图，胸部 X 线检查，超声心动图，冠状动脉造影（年龄>50 岁）。

> **释义**
>
> ■ 病史：了解症状出现时间，有无心绞痛、晕厥、心力衰竭和栓塞史。
>
> ■ 心电图：明确有无左室扩大、心肌缺血和心律失常。

■ 胸部 X 线平片：可了解心胸比，评价是否出现心脏房室扩大，是否合并升主动脉扩张或者主动脉瓣钙化。

■ 超声心动图是评价主动脉瓣狭窄程度的重要依据：了解主动脉瓣结构、形态及室壁厚度、心室大小及左室功能。有无升主动脉扩张。

■ 冠状动脉造影指征：年龄大于 50 岁；年龄<50 岁，有胸痛、心肌缺血症状，或者有冠心病高危因素。

（三）选择治疗方案的依据

根据《临床诊疗指南·心脏外科学分册》（中华医学会编著，人民卫生出版社，2009），《临床技术操作规范·心血管外科学分册》（中华医学会编著，人民军医出版社，2009）。

1. 主动脉瓣重度关闭不全患者。
2. 无其他严重内科疾病。
3. 患者选择主动脉瓣人工瓣膜置换术。

> **释义**
>
> ■ 选择机械瓣或生物瓣取决于是否有终身抗凝的危险或因瓣膜损毁而需要再次换瓣，年龄是最重要的考虑因素之一。随着生物瓣的持久性得到改善及患者对生活质量的要求提高，目前有倾向于使用生物瓣的趋势。
>
> ■ 在选择机械瓣或者生物瓣膜时还需要考虑：是否希望妊娠、病患瓣膜的解剖特点、是否有感染、抗凝的风险、服用抗凝药物的意愿和能力、如瓣膜结构损坏再次手术的可能及患者的选择。

（四）标准住院日

≤18 天。

> **释义**
>
> ■ 主动脉瓣人工瓣膜置换术患者入院后，一般术前准备 1~5 天，在第 6~8 天实施手术，术后在监护室 1~3 天，普通病房恢复 7~13 天出院。凡总住院时间不超过 18 天均符合路径要求。

（五）进入路径标准

1. 第一诊断必须符合 ICD-10：I35. 100 风湿性主动脉瓣关闭不全编码。
2. 有适应证，无禁忌证。
3. 心功能≤Ⅲ级或左心室 EF 值≥45%。
4. 左心室舒张末径≤70 毫米。
5. 患者选择主动脉瓣膜置换。
6. 当患者同时具有其他疾病诊断，但在住院期间不需要特殊处理也不影响第一诊断的临床路径流程实施时，可以进入路径。

> **释义**
>
> ■ 不应纳入本路径的情况有：
> 1. 术前冠脉造影发现冠心病需要同时行 CABG 者。
> 2. 感染性心内膜炎处于活动期者。
> 3. 同时合并二尖瓣病变或三尖瓣病变需要行瓣膜置换者。
> 4. 同时合并升主动脉扩张，升主动脉>50mm 的患者。
> ■ 当患者同时具有其他疾病诊断，如慢性肺部疾病、肝肾功能障碍、栓塞等情
> 况，治疗合并疾病时可能产生额外医疗费用、术后恢复可能时间延长，应退出本路径。

（六）术前准备（评估）

不超过 6 天。

1. 必须的检查项目：

（1）血尿便常规、肝肾功能、电解质、凝血功能、术前感染疾病筛查、风湿活动筛查、血型+术前配血。

（2）胸部 X 线片或胸部 CT、心电图、超声心动图。

2. 根据患者病情可选择的检查项目：

（1）血气分析和肺功能（高龄或既往有肺部病史者）、冠状动脉造影（年龄≥50 岁）。

（2）有其他专业疾病者及时请相关科室会诊。

> **释义**
>
> ■ 病史：了解症状出现时间。
> ■ 心电图：其他合并的心律失常。
> ■ 胸部 X 线平片：可了解心胸比，评价是否出现心脏房室扩大。
> ■ 超声心动图是诊断的重要依据：通过超声心动图进行基本的病因学判定；了
> 解主动脉瓣结构、形态及左心室功能，明确主动脉瓣狭窄和（或）关闭不全的严重
> 程度（轻、中、重度分级），尤其是瓣口面积大小，瓣叶结构有无改变，瓣叶结构增
> 厚情况，瓣体活动度，有无钙化情况，瓣下结构改变；左心房、左心室大小，有无
> 左心房血栓，有无合并其他瓣病变，是否有功能性反流。

（七）预防性抗菌药物选择与使用时机

抗菌药物使用：根据《抗菌药物临床应用指导原则（2015 年版）》（国卫办医发〔2015〕43 号）执行。并根据患者的病情决定抗菌药物的选择与使用时间。

> **释义**
>
> ■ 主动脉瓣瓣膜置换手术有心腔内手术操作、瓣膜赘生物可能及人工材料植入
> 等易感因素存在，常规手术开始应用第二代头孢菌素，预防性用药维持 48 小时或以
> 上。

（八）手术日

入院 7 天以内。

1. 麻醉方式：全身麻醉加体外循环支持。
2. 手术植入物：人工机械瓣或生物瓣。
3. 术中用药：心脏外科、麻醉及体外循环常规用药。
4. 输血及血液制品：视术中病情需要决定。

释义

■ 对于主动脉瓣病变诊断明确，具备主动脉瓣置换术适应证并排除禁忌证的患者，年龄是决定选择机械瓣或生物瓣的主要因素。目前认为年龄≥70 岁的患者考虑进行生物瓣置换；年龄≤50 岁的患者一般选择机械瓣；年龄 50~70 岁的患者两种瓣膜均可，应权衡利弊后进行选择。随着衰败周期显著延长的高端生物瓣膜应用于临床，上述年龄范围有逐渐放宽的趋势。

■ 在选择生物瓣膜时还需要考虑以下问题：

1. 不论年龄限制，凡是有抗凝禁忌证的患者（如既往出血史、出血风险高、合并有需要手术治疗的其他疾病等）需要进行生物瓣置换。

2. 处于生育期女性希望怀孕者，需要进行生物瓣置换。

3. 因个人意愿、生活方式（如无法定期监测 INR）、职业等原因要求进行生物瓣置换的患者可行生物瓣置换。

4. 因合并其他疾患（如肿瘤）所致预期寿命有限（短于瓣膜寿命）的患者可考虑进行生物瓣置换。

5. 有慢性肾衰竭或甲状旁腺功能亢进的患者，因高钙血症条件下生物瓣膜寿命较短，一般不考虑使用生物瓣。

6. 处于成长期的青少年因代谢旺盛，生物瓣的寿命缩短，也应尽量避免使用生物瓣。

（九）术后住院恢复

≤11 天。

1. 术后早期持续监测治疗，观察生命体征。
2. 必须复查的检查项目：
（1）血常规、电解质、肝肾功能、抗凝监测。
（2）心电图、胸部 X 线片、超声心动图。
3. 术后用药：
（1）抗菌药物使用：根据《抗菌药物临床应用指导原则（2015 年版）》（国卫办医发〔2015〕43 号）执行。
（2）抗凝：根据所测 INR 值调整抗凝药用量，根据选用的心脏瓣膜种类和患者情况确定抗凝治疗方案。
（3）根据病情需要进行强心、利尿治疗。

释义

■ 主动脉瓣生物瓣膜置换手术属于I类切口手术，有心腔内手术操作、人工材料植入等易感因素存在，且一旦感染可导致严重后果，因此应与人工机械瓣一样选用第二代头孢菌素，应用 72 小时或以上。如果患者存在青霉素、头孢类药物过敏，根据患者的病情决定抗菌药物的选择。

■ 主动脉瓣病变生物瓣置换术后早期应对患者进行持续的监测（心电循环呼吸）治疗，以便及时掌握病情变化。当主管医师评估患者病情平稳后，方可终止持续监测。

■ 根据患者病情需要，开展相应的检查及治疗。检查内容不只限于路径中规定的必须复查项目，可根据需要增加，如血气分析等。凝血功能监测是调整抗凝药物的基础。术后早期应每天查 INR。注意监测血钾，避免利尿剂应用后引起的电解质紊乱。

■ 术后应特别注意的问题：①观察生物瓣膜置换术后有无感染；②术后需要服用华法林抗凝，因为存在个体用药差异，需根据 INR 调整药物用量。

（十）出院标准

1. 体温正常，血常规、电解质无明显异常。
2. 引流管拔除、切口愈合无出院禁忌。
3. 没有需要住院处理的并发症和（或）其他合并症
4. 胸部 X 线平片、超声心动图证实人工瓣膜功能良好，无相关并发症。

释义

■ 患者出院前不仅应完成必须复查项目，且复查项目应无明显异常。若检查结果明显异常，主管医师应进行仔细分析并作出相应处置。

■ 主管医师必须在患者出院前，对其进行人工瓣瓣膜植入后抗凝治疗的方法及监测手段的宣教，使其真正掌握华法林的药物特性、服药剂量、INR 的目标值（1.8~2.5）和理想值（1.8~2.2），能够根据检查结果熟练调整药量，知晓影响因素，合理的抽血检测间隔周期，以保证出院后 6 个月内能进行有效的自我管理，防止发生血栓栓塞或出血并发症。

■ 强心、利尿药物治疗应根据患者心功能状态在出院后继续应用 3~6 个月，心功能改善不好者可以延长时间，甚至长期应用。

（十一）变异及原因分析

1. 围术期并发症：主动脉根部出血、人工瓣功能障碍、心功能不全、瓣周漏、与抗凝相关的血栓栓塞和出血、溶血、感染性心内膜炎、术后伤口感染等造成住院日延长和费用增加。
2. 合并有其他系统疾病，可能导致这些疾病加重而需要治疗，从而延长治疗时间和增加住院费用。
3. 人工心脏瓣膜的选择：由于患者的要求选择了不同的瓣膜（机械瓣膜或生物瓣膜、国产瓣膜或进口瓣膜）会导致住院费用存在差异。

4. 其他因素：术前心功能及其他重要脏器功能不全需调整；特殊原因（如稀有血型短缺等）造成的住院时间延长费用增加。

> **释义**
>
> ■ 主动脉瓣置换术可能出现的并发症有：低心排血量综合征、左心室后壁破裂、血栓栓塞、人造瓣膜心内膜炎、人造瓣膜瓣周漏、神经系统或其他重要脏器并发症以及切口感染、延迟愈合等，均可增加住院费用，延长住院时间。主管医师应进行变异原因的分析，并在临床路径的表单中予以说明。
>
> ■ 由于生物瓣的耐久性是影响预后的重要因素，因此，选择市场上经过验证的优良生物瓣十分重要（包括国产和进口生物瓣）。一般来说进口瓣膜价格较国产瓣膜高，各地医疗保险对于进口及国产瓣膜的报销比例不同，不同的选择将对住院费用产生影响。
>
> ■ 年轻女性或因职业所需可以选择进行微创小切口术式，由于术式改变住院费用相较常规术式有一定差异，额外费用自付。
>
> ■ 对于按路径流程完成治疗，但超出了路径规定的时限或限定的费用（如实际住院日超出标准住院日要求，或未能在规定的手术日时间限定内实施手术等）；不能按路径流程完成治疗，患者需要中途退出路径（如治疗过程中出现严重并发症，导致必须终止路径或需要转入其他路径进行治疗等）；或因患者方面的主观原因导致执行路径出现变异等情况，医师均需要在表单中予以说明。

四、风湿性心脏病主动脉瓣关闭不全临床路径给药方案

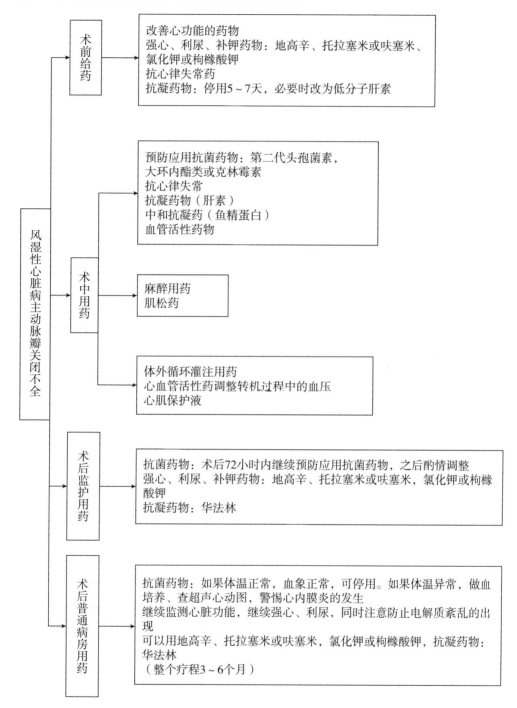

【用药选择】

术后选用强心，利尿药物，并注意电解质平衡和内环境稳定，轻度负平衡。同时使用敏感抗菌药物预防感染，使用保护胃黏膜及化痰药物。需要使用华法林抗凝，维持 INR 值在 1.5～2.0。

【药学提示】

患者术后应激引起胃黏膜损伤，需要加用胃黏膜保护药物。

【注意事项】

保证华法林抗凝 INR 值在合适范围，早期应该剂量稍大，使 INR 值进一步提升到目标范围，防止血栓形成。

五、推荐表单

（一）医师表单

风湿性心脏病主动脉瓣关闭不全临床路径医师表单

适用对象：第一诊断为风湿性心脏病主动脉瓣关闭不全（ICD-10：35.100）

行主动脉瓣人工瓣膜置换术（ICD-9-CM-3：35.24）

患者姓名：		性别： 年龄： 门诊号：		住院号：
住院日期： 年 月 日		出院日期： 年 月 日		标准住院日：≤18 天

时间	住院第 1 天	住院第 2~5 天 （完成术前准备日）	住院第 6 天 （术前第 1 日）
主要诊疗工作	□ 询问病史及体格检查 □ 上级医师查房 □ 初步的诊断和治疗方案 □ 住院医师完成住院志、首次病程、上级医师查房等病历书写 □ 开实验室检查单	□ 上级医师查房 □ 继续完成术前实验室检查 □ 完成必要的相关科室会诊 □ 调整心脏及重要脏器功能	□ 上级医师查房，术前评估和决定手术方案 □ 住院医师完成上级医师查房记录等 □ 向患者和（或）家属交代围术期注意事项并签署手术知情同意书、自费用品协议书、输血同意书、委托书（患者本人不能签字时） □ 麻醉医师查房并与患者和（或）家属交代麻醉注意事项并签署麻醉知情同意书 □ 完成各项术前准备
重点医嘱	**长期医嘱** □ 心外科二级护理常规 □ 普通饮食 □ 前调整心功能（强心利尿） □ 洋地黄化（口服地高辛） **临时医嘱** □ 血尿便常规检查、凝血功能、术前感染疾病筛查、肝肾功能、电解质、血气分析 □ 胸部 X 线片、心电图、超声心动图 □ 根据患者情况选择肺功能、冠状动脉造影	**长期医嘱（加）** □ 患者基础用药 □ 既往用药 □ 根据患者病情适当给予营养心肌治疗 **临时医嘱** □ 根据会诊科室要求开实验室检查单 □ 对症处理	**长期医嘱** 同前 **临时医嘱** □ 术前医嘱 □ 准备明日在全身麻醉、体外循环下行主动脉瓣人工瓣膜置换术 □ 术前禁食、禁水 □ 术前用抗菌药物皮试 □ 术区备皮 □ 配血 □ 术中特殊用药（甲泼尼龙、人血白蛋白等） □ 其他特殊医嘱
病情变异记录	□ 无 □ 有，原因： 1. 2.	□ 无 □ 有，原因： 1. 2.	□ 无 □ 有，原因： 1. 2.
医师签名			

时间	住院第 7 天 （手术日）	住院第 8 天 （术后第 1 日）	住院第 9 天 （术后第 2 日）
主要诊疗工作	□ 手术 □ 向家属交代病情、手术过程及术后注意事项 □ 术者完成手术记录 □ 完成术后病程 □ 上级医师查房 □ 观察生命体征及有无术后并发症并做相应处理	□ 上级医师查房 □ 住院医师完成常规病程记录 □ 根据病情变化及时完成病程记录 □ 观察伤口、引流量、体温、生命体征情况、有无并发症等并作出相应处理	□ 上级医师查房 □ 住院医师完成病程记录 □ 根据引流量拔除引流管，伤口换药 □ 观察生命体征情况、有无并发症等并作出相应处理
重点医嘱	**长期医嘱** □ 特级护理常规 □ 禁食 □ 留置引流管并计引流量 □ 生命体征/血流动力学监测 □ 强心利尿药 □ 抗菌药物 □ 呼吸机辅助呼吸 □ 保留尿管并记录尿量 □ 胃黏膜保护剂 □ 其他特殊医嘱 **临时医嘱** □ 今日在全身麻醉、体外循环下行主动脉瓣人工瓣膜置换术 □ 补液 □ 血管活性药 □ 血常规、生化全套、床旁胸部 X 线片、血气分析、凝血功能检查、超声床旁检查 □ 输血和（或）补晶体、胶体液（必要时） □ 其他特殊医嘱	**长期医嘱** □ 特级或一级护理，余同前 **临时医嘱** □ 复查血常规 □ 输血和（或）补晶体、胶体液（必要时） □ 换药 □ 镇痛等对症处理 □ 补液 □ 血管活性药 □ 强心利尿药 □ 拔除气管插管后开始常规抗凝治疗、抗凝监测	**长期医嘱** 同前 **临时医嘱** □ 复查血常规、生化全套（必要时） □ 输血和（或）补晶体、胶体液（必要时） □ 换药，拔引流管 □ 镇痛等对症处理 □ 常规抗凝治疗、根据情况进行抗凝监测
病情变异记录	□ 无 □ 有，原因： 1. 2.	□ 无 □ 有，原因： 1. 2.	□ 无 □ 有，原因： 1. 2.
医师签名			

时间	住院第 10 天 （术后第 3 日）	住院第 11 天至出院 （术后第 4 日至出院前）	住院第 ≤18 天 （出院日）
主要诊疗工作	□ 上级医师查房 □ 住院医师完成病程记录 □ 伤口换药（必要时） □ 常规抗凝治疗	□ 上级医师查房 □ 住院医师完成病程记录 □ 伤口换药或拆线（必要时） □ 调整各重要脏器功能 □ 指导抗凝治疗 □ 预防感染	□ 上级医师查房，评估患者是否达到出院标准，明确是否出院 □ 完成出院志、病案首页、出院诊断证明书等所有病历 □ 向患者交代出院后的后续治疗及相关注意事项，如抗凝治疗、心功能调整等
重点医嘱	**长期医嘱** 同前 **临时医嘱** □ 复查血尿常规、生化（必要时） □ 输血和（或）补晶体、胶体液（必要时） □ 换药（必要时） □ 镇痛等对症处理 □ 常规抗凝治疗、根据情况进行抗凝监测	**长期医嘱** □ 根据病情变化调整抗菌药物等长期医嘱 **临时医嘱** □ 复查血尿常规、生化、血凝等检查（必要时） □ 输血和（或）补晶体、胶体液（必要时） □ 换药（必要时） □ 对症处理 □ 抗凝治疗	**出院医嘱** □ 出院带药 □ 交代院外抗凝注意事项 □ 定期复查 □ 如有不适，随诊
病情变异记录	□ 无　□ 有，原因： 1. 2.	□ 无　□ 有，原因： 1. 2.	□ 无　□ 有，原因： 1. 2.
医师签名			

（二）护士表单

风湿性心脏病主动脉瓣关闭不全临床路径护士表单

适用对象：第一诊断为风湿性心脏病主动脉瓣关闭不全（ICD-10：35.100）

　　　　　行主动脉瓣人工瓣膜置换术（ICD-9-CM-3：35.24）

患者姓名：	性别：　　年龄：　　门诊号：	住院号：
住院日期：　　年　月　日	出院日期：　　年　月　日	标准住院日：≤18 天

时间	住院第 1 天	住院第 2~5 天 （完成术前准备日）	住院第 6 天 （术前第 1 日）
主要护理工作	□ 介绍病房环境、设施设备 □ 入院护理评估 □ 防止皮肤压疮护理	□ 观察患者病情变化 □ 防止皮肤压疮护理 □ 心理和生活护理	□ 做好备皮等术前准备 □ 提醒患者术前禁食、禁水 □ 术前心理护理
重点医嘱	长期医嘱 □ 心外科二级护理常规 □ 普通饮食 □ 前调整心功能（强心利尿） □ 洋地黄化（口服地高辛） 临时医嘱 □ 血尿便常规检查、凝血功能、术前感染疾病筛查、肝肾功能、电解质、血气分析 □ 胸部 X 线片、心电图、超声心动图 □ 根据患者情况选择肺功能、冠状动脉造影	长期医嘱 □ 患者基础用药 □ 既往用药 □ 根据患者病情适当给予营养心肌治疗 临时医嘱 □ 根据会诊科室要求开实验室检查单 □ 对症处理	长期医嘱 同前 临时医嘱 □ 术前医嘱 □ 准备明日在全身麻醉、体外循环下行主动脉瓣人工瓣膜置换术 □ 术前禁食、禁水 □ 术前用抗菌药物皮试 □ 术区备皮 □ 配血 □ 术中特殊用药（甲泼尼龙、人血白蛋白等） □ 其他特殊医嘱
病情变异记录	□ 无　□ 有，原因： 1. 2.	□ 无　□ 有，原因： 1. 2.	□ 无　□ 有，原因： 1. 2.
护士签名			

时间	住院第 7 天（手术日）	住院第 8 天（术后第 1 日）	住院第 9 天（术后第 2 日）
主要护理工作	□ 观察患者病情变化并及时报告医师 □ 术后心理与生活护理 □ 防止皮肤压疮处理	□ 观察患者病情并做好引流量等相关记录 □ 术后心理与生活护理 □ 防止皮肤压疮处理	□ 观察患者病情变化 □ 术后心理与生活护理 □ 防止皮肤压疮处理
重点医嘱	**长期医嘱** □ 特级护理常规 □ 禁食 □ 留置引流管并计引流量 □ 生命体征/血流动力学监测 □ 强心利尿药 □ 抗菌药物 □ 呼吸机辅助呼吸 □ 保留尿管并记录尿量 □ 胃黏膜保护剂 □ 其他特殊医嘱 **临时医嘱** □ 今日在全身麻醉、体外循环下行主动脉瓣人工瓣膜置换术 □ 补液 □ 血管活性药 □ 血常规、生化全套、床旁胸部 X 线片、血气分析、凝血功能检查、超声床旁检查 □ 输血和（或）补晶体、胶体液（必要时） □ 其他特殊医嘱	**长期医嘱** □ 特级或一级护理，余同前 **临时医嘱** □ 复查血常规 □ 输血和（或）补晶体、胶体液（必要时） □ 换药 □ 镇痛等对症处理 □ 补液 □ 血管活性药 □ 强心利尿药 □ 拔除气管插管后开始常规抗凝治疗、抗凝监测	**长期医嘱** 同前 **临时医嘱** □ 复查血常规、生化全套（必要时） □ 输血和（或）补晶体、胶体液（必要时） □ 换药，拔引流管 □ 镇痛等对症处理 □ 常规抗凝治疗、根据情况进行抗凝监测
病情变异记录	□ 无　□ 有，原因： 1. 2.	□ 无　□ 有，原因： 1. 2.	□ 无　□ 有，原因： 1. 2.
护士签名			

时间	住院第 10 天 （术后第 3 日）	住院第 11 天至出院 （术后第 4 日至出院前）	住院第 ≤18 天 （出院日）
主要 护理 工作	□ 观察患者病情变化 □ 术后心理与生活护理	□ 观察患者病情变化 □ 指导患者功能锻炼 □ 心理和生活护理	□ 指导患者办理出院手续 □ 出院宣教
重 点 医 嘱	**长期医嘱** 同前 **临时医嘱** □ 复查血尿常规、生化（必要时） □ 输血和（或）补晶体、胶体液（必要时） □ 换药（必要时） □ 镇痛等对症处理 □ 常规抗凝治疗、根据情况进行抗凝监测	**长期医嘱** □ 根据病情变化调整抗菌药物等长期医嘱 **临时医嘱** □ 复查血尿常规、生化、血凝等检查（必要时） □ 输血和（或）补晶体、胶体液（必要时） □ 换药（必要时） □ 对症处理 □ 抗凝治疗	**出院医嘱** □ 出院带药 □ 交代院外抗凝注意事项 □ 定期复查 □ 如有不适，随诊
病情 变异 记录	□ 无　□ 有，原因： 1. 2.	□ 无　□ 有，原因： 1. 2.	□ 无　□ 有，原因： 1. 2.
护士 签名			

（三）患者表单

风湿性心脏病主动脉瓣关闭不全临床路径患者表单

适用对象：第一诊断为风湿性心脏病主动脉瓣关闭不全（ICD-10：35.100）

行主动脉瓣人工瓣膜置换术（ICD-9-CM-3：35.24）

患者姓名：		性别： 年龄： 门诊号：		住院号：
住院日期： 年 月 日		出院日期： 年 月 日		标准住院日：≤18 天

时间	住院第 1 天	住院第 2~5 天 （完成术前准备日）	住院第 6 天 （术前第 1 日）
医患配合	□ 术前宣教，了解术前检查内容及术前注意事项	□ 进行呼吸功能锻炼 □ 出入量记录	□ 良好的睡眠
重点诊疗及检查	□ 常规血液学检查	□ 心脏超声 □ 心电图 □ 主动脉 CT □ ≥50 岁患者冠状动脉造影	□ 术前给予镇静药物 □ 补充一定的液体，维持内环境稳定

时间	住院第 7 天 （手术日）	住院第 8 天 （术后第 1 日）	住院第 9 天 （术后第 2 日）
医患配合	□ 麻醉前恐惧宣教 □ ICU 带呼吸机管理	□ 拔管后气道管理 □ 血流动力学管理	□ 注意血象、伤口 □ 出入量平衡 □ 疼痛管理
重点诊疗及检查	□ 宣教气管插管及停呼吸机功能锻炼	□ 维持稳定的血流动力学	□ 疼痛管理

时间	住院第 10 天 （术后第 3 日）	住院第 11 天至出院 （术后第 4 日至出院前）	住院第 ≤18 天 （出院日）
医患配合	□ 抗菌药物预防感染 □ 伤口换药，引流管撤出	□ 基本下床活动锻炼	□ 出院药物使用注意事项
重点诊疗及检查	□ 肺部感染	□ 康复锻炼	□ 华法林使用 □ 出入量自我管理

附：原表单（2016 年版）

风湿性心脏病主动脉瓣关闭不全临床路径表单

适用对象：第一诊断为风湿性心脏病主动脉瓣关闭不全（ICD-10：35.100）

行主动脉瓣人工瓣膜置换术（ICD-9-CM-3：35.24）

患者姓名：	性别： 年龄： 门诊号：	住院号：
住院日期： 年 月 日	出院日期： 年 月 日	标准住院日：≤18 天

时间	住院第 1 天	住院第 2~5 天（完成术前准备日）	住院第 6 天（术前第 1 天）
主要诊疗工作	□ 询问病史及体格检查 □ 上级医师查房 □ 初步的诊断和治疗方案 □ 住院医师完成住院志、首次病程、上级医师查房等病历书写 □ 开实验室检查单	□ 上级医师查房 □ 继续完成术前实验室检查 □ 完成必要的相关科室会诊 □ 调整心脏及重要脏器功能	□ 上级医师查房，术前评估和决定手术方案 □ 住院医师完成上级医师查房记录等 □ 向患者和（或）家属交代围术期注意事项并签署手术知情同意书、自费用品协议书、输血同意书、委托书（患者本人不能签字时） □ 麻醉医师查房并与患者和（或）家属交代麻醉注意事项并签署麻醉知情同意书 □ 完成各项术前准备
重点医嘱	**长期医嘱** □ 心外科二级护理常规 □ 普通饮食 □ 前调整心功能（强心利尿） □ 洋地黄化（口服地高辛） **临时医嘱** □ 血尿便常规检查、凝血功能、术前感染疾病筛查、肝肾功能、电解质、血气分析 □ 胸部 X 线片、心电图、超声心动图 □ 根据患者情况选择肺功能、冠状动脉造影	**长期医嘱（加）** □ 患者基础用药 □ 既往用药 □ 根据患者病情适当给予营养心肌治疗 **临时医嘱** □ 根据会诊科室要求开实验室检查单 □ 对症处理	**长期医嘱** 同前 **临时医嘱** □ 术前医嘱 □ 准备明日在全身麻醉、体外循环下行主动脉瓣人工瓣膜置换术 □ 术前禁食、禁水 □ 术前用抗菌药物皮试 □ 术区备皮 □ 配血 □ 术中特殊用药（甲泼尼龙、人血白蛋白等） □ 其他特殊医嘱
主要护理工作	□ 介绍病房环境、设施设备 □ 入院护理评估 □ 防止皮肤压疮护理	□ 观察患者病情变化 □ 防止皮肤压疮护理 □ 心理和生活护理	□ 做好备皮等术前准备 □ 提醒患者术前禁食、禁水 □ 术前心理护理
病情变异记录	□ 无 □ 有，原因： 1. 2.	□ 无 □ 有，原因： 1. 2.	□ 无 □ 有，原因： 1. 2.
护士签名			
医师签名			

时间	住院第 7 天 （手术日）	住院第 8 天 （术后第 1 日）	住院第 9 天 （术后第 2 日）
主要诊疗工作	□ 手术 □ 向家属交代病情、手术过程及术后注意事项 □ 术者完成手术记录 □ 完成术后病程 □ 上级医师查房 □ 观察生命体征及有无术后并发症并做相应处理	□ 上级医师查房 □ 住院医师完成常规病程记录 □ 根据病情变化及时完成病程记录 □ 观察伤口、引流量、体温、生命体征情况、有无并发症等并作出相应处理	□ 上级医师查房 □ 住院医师完成病程记录 □ 根据引流量拔除引流管，伤口换药 □ 观察生命体征情况、有无并发症等并作出相应处理
重点医嘱	**长期医嘱** □ 特级护理常规 □ 禁食 □ 留置引流管并计引流量 □ 生命体征/血流动力学监测 □ 强心利尿药 □ 抗菌药物 □ 呼吸机辅助呼吸 □ 保留尿管并记录尿量 □ 胃黏膜保护剂 □ 其他特殊医嘱 **临时医嘱** □ 今日在全身麻醉、体外循环下行主动脉瓣人工瓣膜置换术 □ 补液 □ 血管活性药 □ 血常规、生化全套、床旁胸部 X 线片、血气分析、凝血功能检查、超声床旁检查 □ 输血和（或）补晶体、胶体液（必要时） □ 其他特殊医嘱	**长期医嘱** □ 特级或一级护理，余同前 **临时医嘱** □ 复查血常规 □ 输血和（或）补晶体、胶体液（必要时） □ 换药 □ 镇痛等对症处理 □ 补液 □ 血管活性药 □ 强心利尿药 □ 拔除气管插管后开始常规抗凝治疗、抗凝监测	**长期医嘱** □ 同前 **临时医嘱** □ 复查血常规、生化全套（必要时） □ 输血和（或）补晶体、胶体液（必要时） □ 换药，拔引流管 □ 镇痛等对症处理 □ 常规抗凝治疗、根据情况进行抗凝监测
主要护理工作	□ 观察患者病情变化并及时报告医师 □ 术后心理与生活护理 □ 防止皮肤压疮处理	□ 观察患者病情并做好引流量等相关记录 □ 术后心理与生活护理 □ 防止皮肤压疮处理	□ 观察患者病情变化 □ 术后心理与生活护理 □ 防止皮肤压疮处理
病情变异记录	□ 无　□ 有，原因： 1. 2.	□ 无　□ 有，原因： 1. 2.	□ 无　□ 有，原因： 1. 2.
护士签名			
医师签名			

时间	住院第 10 天 （术后第 3 日）	住院第 11 天至出院 （术后第 4 日至出院前）	住院第 ≤18 天 （出院日）
主要诊疗工作	□ 上级医师查房 □ 住院医师完成病程记录 □ 伤口换药（必要时） □ 常规抗凝治疗	□ 上级医师查房 □ 住院医师完成病程记录 □ 伤口换药或拆线（必要时） □ 调整各重要脏器功能 □ 指导抗凝治疗 □ 预防感染	□ 上级医师查房，评估患者是否达到出院标准，明确是否出院 □ 完成出院志、病案首页、出院诊断证明书等所有病历 □ 向患者交代出院后的后续治疗及相关注意事项，如：抗凝治疗、心功能调整等
重点医嘱	**长期医嘱** 同前 **临时医嘱** □ 复查血尿常规、生化（必要时） □ 输血和（或）补晶体、胶体液（必要时） □ 换药（必要时） □ 镇痛等对症处理 □ 常规抗凝治疗、根据情况进行抗凝监测	**长期医嘱** □ 根据病情变化调整抗菌药物等长期医嘱 **临时医嘱** □ 复查血尿常规、生化、血凝等检查（必要时） □ 输血和（或）补晶体、胶体液（必要时） □ 换药（必要时） □ 对症处理 □ 抗凝治疗	**出院医嘱** □ 出院带药 □ 交代院外抗凝注意事项 □ 定期复查 □ 如有不适，随诊
主要护理工作	□ 观察患者病情变化 □ 术后心理与生活护理	□ 观察患者病情变化 □ 指导患者功能锻炼 □ 心理和生活护理	□ 指导患者办理出院手续 □ 出院宣教
病情变异记录	□ 无　□ 有，原因： 1. 2.	□ 无　□ 有，原因： 1. 2.	□ 无　□ 有，原因： 1. 2.
护士签名			
医师签名			

第十三章

风湿性心脏病二尖瓣病变临床路径释义

一、风湿性心脏病二尖瓣病变编码

疾病名称及编码：风湿性心脏病二尖瓣病变（ICD-10：I05）

手术操作及编码：二尖瓣人工机械瓣置换术（ICD-9-CM-3：35.24）

二、临床路径检索方法

I05 伴 35.24

三、风湿性心脏病二尖瓣病变临床路径标准住院流程

（一）适用对象

第一诊断为风湿性心脏病二尖瓣病变（ICD-10：I05），行二尖瓣人工机械瓣置换术（ICD-9-CM-3：35.24）。

> **释义**
>
> ■ 本路径适用于风湿性心脏病二尖瓣病变患者，包括风湿性二尖瓣狭窄、风湿性二尖瓣关闭不全以及风湿性二尖瓣狭窄合并关闭不全患者。
>
> ■ 本路径适用于因风湿性心脏病二尖瓣病变需实施人工机械瓣膜置换手术的患者。
>
> ■ 对其他病因所致二尖瓣病变，以及二尖瓣位人工生物瓣膜置换，均需参照其他相应路径。

（二）诊断依据

根据《临床诊疗指南·心脏外科学分册》（中华医学会编著，人民卫生出版社，2009），《外科学》（8 年制和 7 年制教材临床医学专用，人民卫生出版社，2009）。

1. 病史：风湿热病史。

2. 有明显症状体征：呼吸困难、咯血、不能平卧、尿少、水肿，典型心脏杂音。

3. 辅助检查：心电图，胸部 X 线检查，超声心动图，冠状动脉造影（年龄≥50 岁）。

> **释义**
>
> ■ 风湿热初次发作并不立即引起有临床症状或典型病生理的二尖瓣病变，往往需要数年甚至 10 年以上才会形成有临床意义的病理性瓣膜病变，由于部分患者风湿热的发作症状并不典型，且患者常把风湿热发病时的发热、乏力误认为一般的感冒发热，故在诊断风湿性心脏病二尖瓣病变中可无风湿热病史。

■ 临床表现：

（1）二尖瓣狭窄：临床症状的轻重主要取决于二尖瓣瓣口狭窄的程度，轻度狭窄者，静息时可无症状出现，当瓣口面积<1.5cm^{2}时，左心房排血困难，肺部慢性淤血，肺顺应性下降，临床上可出现劳力性心悸、呼吸困难、咯血、不能平卧、尿少、水肿、发绀等症状。

（2）二尖瓣关闭不全：临床症状的轻重主要取决于二尖瓣关闭不全的程度。

病变轻、心脏功能代偿良好者可无明显症状，二尖瓣病变较重或历时较久者可出现乏力、呼吸困难、心悸、胸痛等症状。

■ 体征及辅助检查：

（1）二尖瓣狭窄：轻度二尖瓣狭窄病例无发绀，重度狭窄伴低心排血量、有肺淤血的病例常有发绀，多见于颧部及口唇，形成所谓二尖瓣面容。心脏听诊可发现第1心音尖锐、短促而响亮，肺动脉区第2心音亢进。二尖瓣狭窄的特征性体征为局限于心尖区的隆隆样或雷鸣样舒张期杂音。

心电图改变取决于二尖瓣狭窄的程度及其引起的血流动力学改变的结果。轻度狭窄病例，心电图可以正常。中等度以上二尖瓣狭窄的患者可显示电轴右偏、P波增宽。病程长的病例，心房颤动较常见，肺动脉高压病例可有右心室肥厚或右束支传导阻滞。

轻度二尖瓣狭窄病例的胸部X线平片可无明显改变。中度以上狭窄的病例可发现肺淤血，左心房大，肺动脉段突出；并可有右心室增大。

超声心动图是目前评价二尖瓣狭窄的主要诊断方法，能显示二尖瓣结构和活动情况，揭示二尖瓣狭窄的严重程度。

冠状动脉造影：对于需行瓣膜置换术的50岁以上患者在手术前应常规行冠状动脉造影或冠状动脉CT检查，排除冠状动脉病变。对于40~50岁，合并一定冠心病危险因素的患者，也可考虑实施冠状动脉CT检查。

（2）二尖瓣关闭不全：主要体征是心尖搏动增强并向左下移位。心尖区可听到收缩期杂音，杂音在时间上可呈全收缩期，也可只存在于收缩早期、中期或晚期。由风湿热或心内膜炎导致的二尖瓣关闭不全，常呈振幅一致的全收缩期杂音，反流量越大，杂音越响。如果左心室保持强有力的收缩功能，血流速度及血流量均较高，杂音就越响亮。如果心功能不全，则喷血流速下降，即使反流程度并无变化，杂音也会趋于柔和。

轻度二尖瓣关闭不全患者的心电图通常正常或仅有左心房增大。较重者则常显示电轴左偏、二尖瓣型P波、左心室肥厚的心电图表现。

胸部X线平片上心影普遍增大，以左心房和左心室增大为主。吞钡时可见食管因左心房弥漫性扩张而向左移位。严重风湿性反流病例左心房可高度扩大，有时左心房右缘可成为心脏右缘的中段，巨大的左心房可使左支气管位置上移。长期肺动脉高压患者，肺动脉段突出。

超声心动图是诊断的重要依据。通过超声心动图可以评判二尖瓣关闭不全的严重程度；进行基本的病因学判定；衡量二尖瓣结构、形态及左心室功能。

冠状动脉造影：对于需行瓣膜置换术的50岁以上患者在手术前应常规行冠状动脉造影或冠状动脉CT检查，排除冠状动脉病变。对于40~50岁，合并一定的冠心病危险因素的患者，也可考虑实施冠状动脉CT检查。

（三）选择治疗方案的依据

根据《临床诊疗指南·心脏外科学分册》（中华医学会编著，人民卫生出版社，2009），《外科学》（8 年制和 7 年制教材临床医学专用，人民卫生出版社，2009）。

1. 有症状的二尖瓣中度及以上狭窄患者。
2. 心功能 II 级（NYHA）及以上，中重度二尖瓣关闭不全患者。
3. 合并有血栓或心房纤颤等合并症的二尖瓣重度病变患者。
4. 目前无明显风湿活动的二尖瓣病变患者。
5. 无其他严重内科疾病。
6. 患者选择置换二尖瓣人工机械瓣。

释义

■ 二尖瓣狭窄是一种不断发展的终身疾病。开始仅有轻微的病症，数年后可出现临床症状，然后出现心房颤动，最后伤残。未治疗的二尖瓣狭窄患者总的 10 年生存率为 50%~60%。没有症状或仅有轻微症状的患者，10 年生存率可高达 80%。一旦出现症状，在伤残前一般有 5~20 年的平稳时期。当心功能达到 III~IV 级或出现临床症状时，预后很差，10 年生存率不到 35%；如果患者出现心房颤动，10 年生存率仅为 25% 左右。

■ 二尖瓣关闭不全的自然病史取决于病因及反流的程度和心肌收缩力。经内科治疗的慢性二尖瓣关闭不全患者，总的 5 年生存率约为 80%，10 年生存率约为 60%。但有症状的二尖瓣关闭不全患者，虽经内科治疗，预后也较差，5 年生存率仅为 45%。一旦重度反流的二尖瓣关闭不全患者临床上出现左侧心力衰竭（NYHA 心功能 III 或 IV 级），并伴有射血分数下降，其预后极差。

■ 因此，对有症状的二尖瓣中度及以上狭窄患者、心功能 II 级（NYHA）及以上，中重度二尖瓣关闭不全患者，应及时推荐实施手术治疗。但对于有症状合并左心室功能显著减退的患者，手术治疗的决定常常是临床上棘手的问题，应根据具体情况决定治疗方案。

■ 左心房血栓：由于左心房血栓脱落会导致脑、肾、下肢等动脉栓塞，使患者致残致死，故对于合并左心房血栓的二尖瓣病变患者，应该积极的实施手术治疗。

■ 心房颤动使左心房收缩功能丧失，导致心排量降低 20%~25%，使临床症状恶化，尤其在心房颤动发生早期，快速心率可以引发肺水肿，另外心房颤动增加了发生左心房血栓及栓塞的机会，因此慢性心房颤动的出现即是手术指征之一。其需要终身抗凝。

■ 风湿性二尖瓣病变治疗方法随着外科技术的进步和医用材料的完善而不断发展变化。各单位应根据自身条件，依据患者病变的病理类型和特点，合理选择胸骨正中常规切口手术、胸骨正中小切口、右侧切口手术、微创手术等各种方式，开展安全、有效的治疗。手术前必须向患者交代清楚人工机械瓣的优缺点，以及围术期风险，10 年生存率，10 年再手术率，10 年不良事件发生率和终生抗凝风险。

（四）标准住院日

≤18 天。

> **释义**
>
> ■ 风湿性二尖瓣病变患者入院后，术前准备1~7天，在第2~8天实施手术，术后恢复5~11天出院。总住院时间不超过18天均符合路径要求。

（五）进入路径标准

1. 第一诊断必须符合 ICD-10：I05 风湿性二尖瓣病变疾病编码。
2. 当患者同时具有其他疾病诊断，但在住院期间不需要特殊处理也不影响第一诊断的临床路径流程实施时，可以进入路径。
3. 单纯二尖瓣病变选择换人工机械瓣的患者。
4. 除外其他原因导致的二尖瓣病变。
5. 有明确手术指征，需要进行手术治疗。

> **释义**
>
> ■ 患者明确诊断为风湿性二尖瓣病变，同时满足前述"选择治疗方案的依据"中的所有6条标准，适合进入本路径实施治疗。
>
> ■ 经入院常规检查发现以往所没有发现的疾病，而该疾病可能对患者健康影响更为严重，或者该疾病可能影响手术实施、提高手术和麻醉风险、影响预后，则应优先考虑治疗该种疾病，暂不宜进入路径。例如，高血压、糖尿病、心功能不全、肝肾功能不全、凝血功能障碍等。
>
> ■ 若既往患有上述疾病，经合理治疗后达到稳定，或目前尚需要持续用药，经评估无手术及麻醉禁忌，则可进入路径。但可能会增加医疗费用，延长住院时间。

（六）术前准备

7 天。
1. 必须完成的检查项目：
（1）血尿便常规、肝肾功能、电解质、凝血功能、术前感染疾病筛查、风湿活动筛查、血型+术前配血。
（2）胸部 X 线片、心电图、超声心动图。
2. 根据患者病情可选择的检查项目：
（1）血气分析和肺功能（高龄或既往有肺部病史者）、冠状动脉造影（年龄≥50 岁）。
（2）有其他专业疾病者及时请相关科室会诊。

> **释义**
>
> ■ 必查项目是确保手术治疗安全、有效开展的基础，在术前必须完成。除上述检查外，还应包括甲状腺功能检查。相关人员应认真分析检查结果，以便及时发现异常情况并采取对应处置。
>
> ■ 通常年龄>50 岁，或有明确心绞痛主诉、心电图提示有明显心肌缺血表现者，应行冠状动脉造影或冠状动脉 CT 检查。对于 40~50 岁，合并冠心病危险因素者，可考虑完善冠状动脉 CT 检查。

- 既往有呼吸疾病史，或胸廓明显畸形以及高龄患者，应行呼吸功能检查。
- 为缩短患者术前等待时间，检查项目可以在患者入院前于门诊完成。

（七）选择用药

抗菌药物使用：按照《抗菌药物临床应用指导原则》（卫医发〔2004〕285号）执行，并根据患者的病情决定抗菌药物的选择与使用时间。

> **释义**
>
> - 二尖瓣人工机械瓣膜置换手术属于Ⅰ类切口手术，但由于有心腔内手术操作、人工异物植入等易感因素存在，且一旦感染可导致严重后果，因此应该按规定预防性应用抗菌药物，通常选用第二代头孢菌素。

（八）手术日

入院7天以内。
1. 麻醉方式：全身麻醉体外循环。
2. 手术植入物：人工机械瓣。
3. 术中用药：麻醉及体外循环常规用药、皮前使用抗菌药物。
4. 输血：视术中病情需要决定。

> **释义**
>
> - 本路径规定的二尖瓣人工机械瓣置换手术是在全身麻醉、体外循环辅助下实施。
> - 人工机械瓣膜型号及种类的选择，需由手术医师根据患者的具体情况来决定。
> - 切皮前30分钟使用抗菌药物预防感染。
> - 严格掌握输血适应证，减少不合理用血。

（九）术后住院恢复

≤11天。
1. 必须复查的检查项目：
（1）血常规、电解质、肝肾功能、抗凝监测。
（2）心电图、胸部X线片、超声心动图。
2. 术后用药：
（1）抗菌药物使用：按照《抗菌药物临床应用指导原则》（卫医发〔2004〕285号）执行，并根据患者的病情决定抗菌药物的选择与使用时间。
（2）抗凝：根据所测INR值调整抗凝药用量，终身抗凝。
（3）根据病情需要进行强心、利尿治疗。

释义

■ 根据患者病情需要，开展相应的检查及治疗。检查内容不只限于路径中规定的必须复查项目，可根据需要增加，如血气分析、凝血功能分析等。必要时可增加同一项目的检查频次。

■ 因有人工异物植入的易感因素存在，需积极预防感染。

■ 人工机械瓣膜植入后应正规实施抗凝治疗。必须向患者交代清楚抗凝监测及抗凝药物剂量调整的方法，并告知其需要终身抗凝。

■ 风湿性二尖瓣病变患者病程长，心功能都有一定程度的损害，手术后应根据患者病情进行强心、利尿治疗，若患者出现水电解质紊乱，须考虑及时给予复方（糖）电解质注射液，例如葡萄糖氯化钠注射液、醋酸钠林格注射液等用于液体补充治疗。

（十）出院标准

1. 体温正常，血常规、电解质无明显异常。
2. 伤口愈合好：引流管拔除、伤口无感染。
3. 没有需要住院处理的并发症和（或）其他合并症。
4. 抗凝基本稳定。
5. 胸部 X 线片、超声心动图证实人工机械瓣功能良好，无相关并发症。

释义

■ 患者出院前不仅应完成必须复查项目，且复查项目应无明显异常，即体温正常，血常规无异常。若检查结果明显异常，主管医师应进行仔细分析并作出对应处置。

■ 患者出院前必须接受人工机械瓣膜植入后的宣教，知晓抗凝治疗的方法及监测手段，以保证出院后能进行有效的自我管理。

（十一）变异及原因分析

1. 围术期并发症：左心室破裂、人工瓣功能障碍、心功能不全、瓣周漏、与抗凝相关的血栓栓塞和出血、溶血、感染性心内膜炎、术后伤口感染等造成住院日延长和费用增加。
2. 合并有其他系统疾病，可能导致这些疾病加重而需要治疗，从而延长治疗时间和增加住院费用。
3. 人工机械瓣的选择：由于患者的要求选择了不同的机械瓣（国产和进口）会导致住院费用存在差异。
4. 其他因素：术前心功能及其他重要脏器功能不全需调整；特殊原因（如稀有血型短缺等）造成的住院时间延长费用增加。

释义

■ 变异是指入选临床路径的患者未能按路径流程完成医疗行为或未达到预期的医疗质量控制目标。这包含有三方面情况：①按路径流程完成治疗，但出现非预期结果，可能需要后续进一步处理，如本路径治疗后出现人工机械瓣膜瓣周漏等；②按路径流程完成治疗，但超出了路径规定的时限或限定的费用，如实际住院日超出标准住院日要求，或未能在规定的手术日时间限定内实施手术等；③不能按路径流程完成治疗，患者需要中途退出路径，如治疗过程中出现严重并发症，导致必须终止路径或需要转入其他路径进行治疗等。对这些患者，主管医师均应进行变异原因的分析，并在临床路径的表单中予以说明。

■ 二尖瓣机械瓣置换术可能出现的并发症：低心排血量综合征、左心室后壁破裂、心脏传导功能异常、血栓栓塞和出血、人造瓣膜功能障碍、人造瓣膜心内膜炎、人造瓣膜瓣周漏、神经系统或其他重要脏器并发症以及切口感染、延迟愈合等。

■ 患者入选路径后，医师在检查及治疗过程中发现患者合并存在一些事前未预知的对本路径治疗可能产生影响的情况，需要终止执行路径或者是延长治疗时间、增加治疗费用，医师需在表单中明确说明。

■ 因患者方面的主观原因导致执行路径出现变异，也需要医师在表单中予以说明。

四、风湿性心脏病二尖瓣病变临床路径给药方案

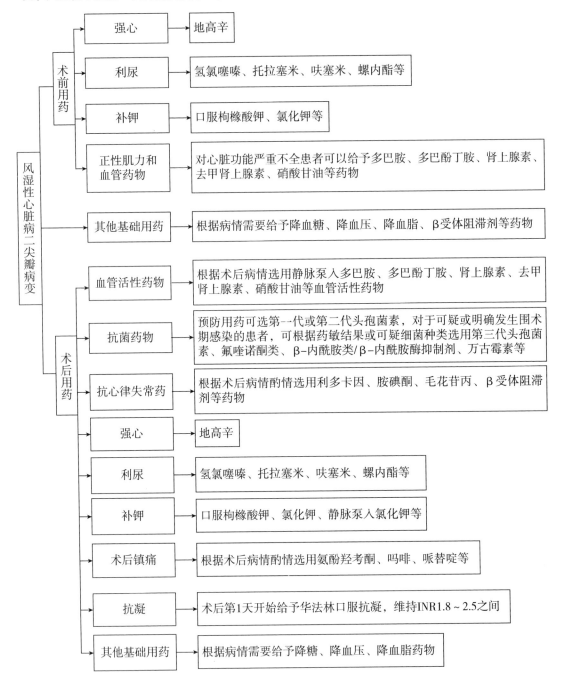

【用药选择】

1. 术前利尿剂多选用单一口服利尿药物，如合并严重心功能不全或单一药物利尿效果不理想，可联合使用两种口服药物或使用静脉注射利尿剂。

2. 术后使用抗菌药物可选第一代或第二代头孢菌素，酌情应用至术后 1~3 天，对于术后体温或血象出现异常增高或明确发生伤口及肺部感染患者，可根据药敏结果或可疑细菌种类选用第三代头孢菌素、氟喹诺酮类、β-内酰胺类/β-内酰胺酶抑制剂、万古霉素等。

3. 术后第 1 天开始给予华法林口服抗凝，维持 INR 在 1.8~2.5 之间，如果患者有出血倾向，建议推迟给药。

【药学提示】

1. 长期使用地高辛的患者应该注意监测血药浓度，避免出现地高辛中毒。

2. 利尿补钾时应该注意监测血清钾浓度，避免高钾血症及低钾血症的发生。

3. 如病情需要使用胺碘酮等抗心律失常药物，应该定期监测肝肾功能，避免长期过量使用带来的肝肾功能损害。

【注意事项】

药物使用方法及配伍禁忌请参考具体药物说明书。

五、推荐表单

（一）医师表单

风湿性心脏病二尖瓣病变临床路径医师表单

适用对象：第一诊断为风湿性心脏病二尖瓣病变（ICD-10：I05）

行二尖瓣人工机械瓣置换术（ICD-9-CM-3：35.24）

患者姓名：	性别： 年龄： 门诊号：	住院号：
住院日期： 年 月 日	出院日期： 年 月 日	标准住院日：≤18 天

时间	住院第 1 天	住院第 1~6 天 （完成术前准备日）	住院第 1~7 天 （术前第 1 日）
主要诊疗工作	□ 询问病史及体格检查 □ 上级医师查房 □ 初步的诊断和治疗方案 □ 住院医师完成住院志、首次病程、上级医师查房等病历书写 □ 开实验室检查单	□ 上级医师查房 □ 继续完成术前检查 □ 完成必要的相关科室会诊 □ 调整心脏及重要脏器功能	□ 上级医师查房，术前评估和讨论，确定手术方案 □ 住院医师完成上级医师查房记录等 □ 向患者和（或）家属交代围术期注意事项并签署手术知情同意书、自费用品协议书、输血同意书、委托书（患者本人不能签字时） □ 麻醉医师查房并与患者和（或）家属交代麻醉注意事项并签署麻醉知情同意书 □ 完成各项术前准备
重点医嘱	**长期医嘱** □ 心外科二级护理常规 □ 饮食 □ 强心、利尿、补钾治疗 □ 患者既往基础用药 **临时医嘱** □ 血、尿、便常规检查、凝血功能、术前感染疾病筛查、肝肾功能、电解质、血气分析、风湿活动指标、甲状腺功能筛查 □ 胸部 X 线片、心电图、超声心动图 □ 根据患者情况选择肺功能、脑血管检查、冠状动脉造影	**长期医嘱** 同前 **临时医嘱** □ 根据会诊科室要求开实验室检查单 □ 对症处理	**长期医嘱** 同前 **临时医嘱** □ 术前医嘱 □ 拟于明日在全身麻醉、体外循环下行二尖瓣人工机械瓣置换术 □ 术前禁食、禁水 □ 术前用抗菌药物皮试 □ 术区备皮 □ 术前灌肠 □ 配血 □ 术前镇静药（酌情） □ 其他特殊医嘱
病情变异记录	□ 无 □ 有，原因： 1. 2.	□ 无 □ 有，原因： 1. 2.	□ 无 □ 有，原因： 1. 2.
医师签名			

时间	住院第 2~8 天 （手术日）	住院第 3~9 天 （术后第 1 日）	住院第 4~10 天 （术后第 2 日）
主要诊疗工作	□ 手术 □ 向家属交代病情、手术过程及术后注意事项 □ 术者完成手术记录 □ 完成术后病程 □ 上级医师查房 □ 麻醉医师查房 □ 观察生命体征及有无术后并发症并做相应处理	□ 上级医师查房 □ 住院医师完成常规病程记录 □ 根据病情变化及时完成病程记录 □ 观察伤口、引流量、体温、生命体征情况、有无并发症等并作出相应处理	□ 上级医师查房 □ 住院医师完成病程记录 □ 根据引流量拔除引流管，伤口换药 □ 观察生命体征情况、有无并发症等并作出相应处理
重点医嘱	**长期医嘱** □ 特级护理常规 □ 禁食、禁水 □ 氧气吸入 □ 留置引流管并计引流量 □ 心电、血压及经皮血氧饱和度监测 □ 酌情使用抗菌药物 □ 呼吸机辅助呼吸 □ 保留尿管并记录尿量 □ 胃黏膜保护剂 □ 其他特殊医嘱 **临时医嘱** □ 二尖瓣人工机械瓣置换术 □ 血管活性药 □ 血常规、生化全套、心电图、床旁胸部 X 线片、血气分析、凝血功能检查 □ 输血和（或）补晶体、胶体液（必要时） □ 其他特殊医嘱	**长期医嘱** □ 特级或一级护理 □ 流质饮食或半流质饮食 □ 强心、利尿、补钾治疗 □ 余同前 **临时医嘱** □ 复查血常规 □ 输血和（或）补晶体、胶体液（必要时） □ 换药 □ 镇痛等对症处理 □ 补液 □ 血管活性药 □ 强心利尿药 □ 抗凝药物 □ 拔除气管插管后开始常规抗凝治疗、抗凝监测	**长期医嘱** 同前 **临时医嘱** □ 复查血常规、生化全套（必要时） □ 输血和（或）补晶体、胶体液（必要时） □ 换药，拔引流管 □ 镇痛等对症处理 □ 常规抗凝治疗、根据情况进行抗凝监测
病情变异记录	□ 无 □ 有，原因： 1. 2.	□ 无 □ 有，原因： 1. 2.	□ 无 □ 有，原因： 1. 2.
医师签名			

时间	住院第 5~11 天 （术后第 3 日）	住院第 6~12 天至出院 （术后第 4 日至出院前）	住院第 7~18 天 （出院日）
主要诊疗工作	□ 上级医师查房 □ 住院医师完成病程记录 □ 伤口换药（必要时） □ 常规抗凝治疗	□ 上级医师查房 □ 住院医师完成病程记录 □ 伤口换药或拆线（必要时） □ 调整各重要脏器功能 □ 指导抗凝治疗 □ 预防感染	□ 上级医师查房，评估患者是否达到出院标准，明确是否出院 □ 完成出院志、病案首页、出院诊断证明书等所有病历 □ 向患者交代出院后的后续治疗及相关注意事项，如：抗凝治疗、心功能调整等
重点医嘱	**长期医嘱** □ 一级或二级护理，余同前 **临时医嘱** □ 复查血尿常规、生化（必要时） □ 输血和（或）补晶体、胶体液（必要时） □ 换药（必要时） □ 镇痛等对症处理 □ 常规抗凝治疗、根据情况进行抗凝监测	**长期医嘱** □ 根据病情变化调整抗菌药物等 □ 长期医嘱，余同前 **临时医嘱** □ 复查血尿常规、生化（必要时） □ 输血和（或）补晶体、胶体液（必要时） □ 换药（必要时） □ 对症处理 □ 抗凝治疗	**出院医嘱** □ 出院带药 □ 终身抗凝 □ 定期复查 □ 如有不适，随诊
病情变异记录	□ 无　□ 有，原因： 1. 2.	□ 无　□ 有，原因： 1. 2.	□ 无　□ 有，原因： 1. 2.
医师签名			

（二）护士表单

风湿性心脏病二尖瓣病变临床路径护士表单

适用对象：第一诊断为风湿性心脏病二尖瓣病变（ICD-10：I05）

行二尖瓣人工机械瓣置换术（ICD-9-CM-3：35.24）

患者姓名：	性别： 年龄： 门诊号：	住院号：
住院日期： 年 月 日	出院日期： 年 月 日	标准住院日：≤18 天

时间	住院第 1 天	住院第 1~6 天 （完成术前准备日）	住院第 1~7 天 （术前第 1 日）
主要护理工作	□ 入院宣教（环境、设施、人员等） □ 入院护理评估（营养状况、性格变化等） □ 病史询问，相应查体 □ 防止皮肤压疮护理 □ 联系相关检查	□ 观察患者病情变化 □ 防止皮肤压疮护理 □ 心理和生活护理 □ 继续完成术前检查	□ 汇总检查结果 □ 完成术前评估 □ 术前宣教（提醒患者术前禁食、禁水） □ 术前心理护理 □ 完成术前准备（备皮等）
重点医嘱	长期医嘱 □ 心外科二级护理常规 □ 饮食 □ 术前调整心功能 临时医嘱 □ 血尿便常规检查、凝血功能、术前感染疾病筛查、肝肾功能、电解质、血气分析、风湿活动指标筛查 □ 胸部 X 线片、心电图、超声心动图 □ 根据患者情况选择肺功能、脑血管检查、冠状动脉造影	长期医嘱 □ 患者基础用药 □ 既往用药 □ 强心、利尿、补钾治疗 临时医嘱 □ 根据会诊科室要求开实验室检查单 □ 对症处理	长期医嘱 同前 临时医嘱 □ 术前医嘱 □ 准备明日在全身麻醉、体外循环下行二尖瓣人工机械瓣置换术 □ 术前禁食、禁水 □ 抗菌药物皮试 □ 术区备皮 □ 术前灌肠 □ 配血 □ 术前镇静药（酌情） □ 其他特殊医嘱
病情变异记录	□ 无 □ 有，原因： 1. 2.	□ 无 □ 有，原因： 1. 2.	□ 无 □ 有，原因： 1. 2.
护士签名			

时间	住院第 2~8 天 （手术日）	住院第 3~9 天 （术后第 1 日）	住院第 4~10 天 （术后第 2 日）
主要护理工作	□ 协助手术 □ 监测生命体征情况及有无电解质紊乱 □ 做好引流量、24 小时出入量等相关记录 □ 观察患者病情变化并及时报告医师 □ 术后心理与生活护理 □ 防止皮肤压疮处理	□ 监测生命体征情况，观察有无并发症等 □ 走时记录重要监测指标 □ 术后心理与生活护理 □ 术后康复指导 □ 防止皮肤压疮处理	□ 观察生命体征情况、有无并发症等 □ 观察患者切口情况 □ 鼓励患者下床活动，利于恢复 □ 联系相关复查 □ 术后心理与生活护理 □ 术后康复指导 □ 防止皮肤压疮处理
重点医嘱	**长期医嘱** □ 特级护理常规 □ 禁食、禁水 □ 留置引流管并计引流量 □ 生命体征/血流动力学监测 □ 酌情使用抗菌药物 □ 呼吸机辅助呼吸 □ 保留尿管并记录尿量 □ 胃黏膜保护剂 □ 其他特殊医嘱 **临时医嘱** □ 二尖瓣人工机械瓣置换术 □ 血管活性药 □ 床旁 胸部 X 线片、心电图、血气分析、凝血功能检查、生化全套 □ 输血和（或）补晶体、胶体液（必要时） □ 其他特殊医嘱	**长期医嘱** □ 特级或一级护理 □ 流质饮食或半流质饮食 □ 强心、利尿、补钾治疗 □ 余同前 **临时医嘱** □ 复查血常规、床旁胸部 X 线片、心电图 □ 输血和（或）补晶体、胶体液（必要时） □ 换药 □ 镇痛等对症处理 □ 血管活性药 □ 拔除气管插管后开始常规抗凝治疗、抗凝监测	**长期医嘱** 同前 **临时医嘱** □ 复查血常规、生化全套（必要时） □ 输血和（或）补晶体、胶体液（必要时） □ 换药，拔引流管 □ 镇痛等对症处理 □ 常规抗凝治疗、根据情况进行抗凝监测
病情变异记录	□ 无　□ 有，原因： 1. 2.	□ 无　□ 有，原因： 1. 2.	□ 无　□ 有，原因： 1. 2.
护士签名			

时间	住院第 5~11 天 （术后第 3 日）	住院第 6~12 天至出院 （术后第 4 日至出院前）	住院第 7~18 天 （出院日）
主要护理工作	□ 观察患者一般状况及切口情况 □ 鼓励患者下床活动，利于恢复 □ 联系相关复查 □ 术后心理与生活护理 □ 术后康复指导	□ 观察患者病情变化 □ 联系相关复查 □ 指导患者功能锻炼 □ 心理和生活护理 □ 术后康复指导	□ 出院宣教 □ 向患者交代出院注意事项及复查日期 □ 帮助患者办理出院手续 □ 通知出院处
重点医嘱	**长期医嘱** □ 一级或二级护理，余同前 **临时医嘱** □ 复查血尿常规、生化（必要时） □ 输血和（或）补晶体、胶体液（必要时） □ 换药（必要时） □ 镇痛等对症处理 □ 常规抗凝治疗、根据情况进行抗凝监测	**长期医嘱** □ 根据病情变化调整抗菌药物等 **临时医嘱** □ 复查血尿常规、生化（必要时） □ 输血和（或）补晶体、胶体液（必要时） □ 换药（必要时） □ 对症处理 □ 抗凝治疗	**出院医嘱** □ 出院带药 □ 终身抗凝 □ 定期复查 □ 如有不适，随诊
病情变异记录	□ 无　□ 有，原因： 1. 2.	□ 无　□ 有，原因： 1. 2.	□ 无　□ 有，原因： 1. 2.
护士签名			

（三）患者表单

风湿性心脏病二尖瓣病变临床路径患者表单

适用对象：第一诊断为风湿性心脏病二尖瓣病变（ICD-10：I05）
行二尖瓣人工机械瓣置换术（ICD-9-CM-3：35.24）

患者姓名：	性别： 年龄： 门诊号：	住院号：
住院日期： 年 月 日	出院日期： 年 月 日	标准住院日：≤18 天

时间	住院第 1 天	住院第 1~6 天 （完成术前准备日）	住院第 1~7 天 （术前第 1 日）
医患配合	□ 接受入院宣教 □ 接受入院护理评估 □ 接受病史询问 □ 进行体格检查 □ 交代既往用药情况 □ 进行相关检查	□ 配合医师诊疗 □ 继续完成术前实验室检查 □ 完成必要的相关科室会诊 □ 调整心脏及重要脏器功能	□ 患者及家属与医师交流了解病情 □ 了解手术方案及围术期注意事项 □ 签署手术知情同意书、自费用品协议书、输血同意书 □ 接受术前宣教
重点诊疗及检查	**重点诊疗** □ 心外科二级护理常规 □ 饮食 □ 术前调整心功能 **重点检查** □ 血、尿、便常规检查、凝血功能、术前感染疾病筛查、肝肾功能、电解质、血气分析、风湿活动指标筛查 □ X 线胸片、心电图、超声心动图 □ 根据病情补充安排其他检查	**重点诊疗** □ 接受医师安排的检查及治疗 □ 基础用药 □ 对症处理 **重点检查** □ 根据会诊科室要求开实验室检查单	**重点诊疗** □ 接受医师安排的治疗 □ 备皮 □ 备血 □ 抗菌药物皮试 □ 术前晚灌肠（按医护人员指导） □ 术前禁食、禁水（按医护人员指导） □ 术前镇静药（酌情）

时间	住院第 2~8 天（手术日）	住院第 3~9 天（术后第 1 日）	住院第 4~10 天（术后第 2 日）
医患配合	□ 接受手术治疗 □ 患者家属与医师交流了解手术情况及术后注意事项 □ 接受术后监护治疗	□ 接受术后康复指导 □ 配合记录 24 小时出入量 □ 配合医师拔除胸管（根据引流量） □ 配合医师拔除尿管（根据病情）	□ 接受术后康复指导 □ 下床活动，促进恢复（根据病情） □ 接受相关复查 □ 配合医师进行伤口换药
重点诊疗及检查	**重点诊疗** □ 禁食 □ 持续血压、心电及经皮血氧饱和度监测 □ 呼吸机辅助呼吸 □ 预防用抗菌药物 **重要检查** □ 床旁胸部 X 线片、心电图 □ 其他必要检查	**重点诊疗** □ 特级或一级护理 □ 半流质饮食 □ 氧气吸入 □ 生命指标监测 □ 输血和（或）补晶体、胶体液（必要时） □ 拔除气管插管后开始常规抗凝治疗、抗凝监测 □ 换药，拔引流管（根据引流量） □ 预防用抗菌药物 □ 药物治疗 **重要检查** □ 床旁胸部 X 线片、心电图 □ 按医师要求进行相关检查	**重点诊疗** □ 饮食 □ 改二级护理（视病情恢复定） □ 停止监测（视病情恢复定） □ 输血和（或）补晶体、胶体液（必要时） □ 常规抗凝治疗 **重要检查** □ 按医师要求进行相关检查 □ 抗凝监测

时间	住院第 5~11 天 （术后第 3 日）	住院第 6~12 天至出院 （术后第 4 日至出院前）	住院第 7~18 天 （出院日）
医患配合	□ 接受术后康复指导 □ 下床活动，促进恢复（根据病情） □ 接受相关复查 □ 配合医师进行伤口换药（必要时） □ 接受抗凝治疗	□ 接受术后康复指导 □ 下床活动，促进恢复 □ 配合拔除深静脉置管并行留置针穿刺（视病情恢复定） □ 接受相关复查 □ 配合医师进行伤口换药或拆线（必要时） □ 调整各重要脏器功能 □ 接受抗凝治疗指导	□ 接受出院前康复宣教 □ 学习出院注意事项 □ 知晓出院后的后续治疗及相关注意事项，如：抗凝治疗、心功能调整 □ 了解复查程序 □ 办理出院手续 □ 获取出院诊断书 □ 获取出院带药
重点诊疗及检查	**重点诊疗** □ 饮食 □ 改二级护理（视病情恢复定） □ 停止监测（视病情恢复定） □ 常规抗凝治疗 **重要检查** □ 按医师要求进行相关检查 □ 抗凝监测	**重点诊疗** □ 饮食 □ 改二级护理（视病情恢复定） □ 停用抗菌药物（视病情恢复定） □ 常规抗凝治疗 **重要检查** □ 复查胸部 X 线片、心电图、超声心动图 □ 血常规，血生化全套复查 □ 抗凝监测	**重点诊疗** □ 出院 □ 知晓终身抗凝治疗的方法及监测指标

附：原表单（2009 年版）

风湿性心脏病二尖瓣病变临床路径表单

适用对象：第一诊断为风湿性心脏病二尖瓣病变（ICD-10：I05）

行二尖瓣人工机械瓣置换术（ICD-9-CM-3：35.24）

患者姓名：		性别：　　年龄：　　门诊号：	住院号：
住院日期：　　年　月　日		出院日期：　　年　月　日	标准住院日：≤18 天

时间	住院第 1 天	住院第 2~6 天 （完成术前准备日）	住院第 7 天 （术前第 1 天）
主要诊疗工作	□ 询问病史及体格检查 □ 上级医师查房 □ 初步的诊断和治疗方案 □ 住院医师完成住院志、首次病程、上级医师查房等病历书写 □ 开实验室检查单	□ 上级医师查房 □ 继续完成术前实验室检查 □ 完成必要的相关科室会诊 □ 调整心脏及重要脏器功能	□ 上级医师查房，术前评估和决定手术方案 □ 住院医师完成上级医师查房记录等 □ 向患者（或）家属交代围术期注意事项并签署手术知情同意书、自费用品协议书、输血同意书、委托书（患者本人不能签字时） □ 麻醉医师查房并与患者和（或）家属交代麻醉注意事项并签署麻醉知情同意书 □ 完成各项术前准备
重点医嘱	**长期医嘱** □ 心外科二级护理常规 □ 饮食 □ 术前调整心功能 **临时医嘱** □ 血尿便常规检查、凝血功能、术前感染疾病筛查、肝肾功能、电解质、血气分析 □ X 线心脏像、心电图、超声心动图 □ 根据患者情况选择肺功能、脑血管检查、冠状动脉造影	**长期医嘱** □ 患者基础用药 □ 既往用药 **临时医嘱** □ 根据会诊科室要求开实验室检查单 □ 对症处理	**长期医嘱** 同前 **临时医嘱** □ 术前医嘱 □ 准备明日在全身麻醉、体外循环下行二尖瓣人工机械瓣置换术 □ 术前禁食、禁水 □ 术前用抗菌药物皮试 □ 术区备皮 □ 术前灌肠 □ 配血 □ 术中特殊用药 □ 其他特殊医嘱
主要护理工作	□ 介绍病房环境、设施设备 □ 入院护理评估 □ 防止皮肤压疮护理	□ 观察患者病情变化 □ 防止皮肤压疮护理 □ 心理和生活护理	□ 做好备皮等术前准备 □ 提醒患者术前禁食、禁水 □ 术前心理护理
病情变异记录	□ 无　□ 有，原因： 1. 2.	□ 无　□ 有，原因： 1. 2.	□ 无　□ 有，原因： 1. 2.
护士签名			
医师签名			

时间	住院第 8 天 （手术日）	住院第 9 天 （术后第 1 日）	住院第 10 天 （术后第 2 日）
主要诊疗工作	□ 手术 □ 向家属交代病情、手术过程及术后注意事项 □ 术者完成手术记录 □ 完成术后病程 □ 上级医师查房 □ 麻醉医师查房 □ 观察生命体征及有无术后并发症并做相应处理	□ 上级医师查房 □ 住院医师完成常规病程记录 □ 根据病情变化及时完成病程记录 □ 观察伤口、引流量、体温、生命体征情况、有无并发症等并作出相应处理	□ 上级医师查房 □ 住院医师完成病程记录 □ 根据引流量拔除引流管，伤口换药 □ 观察生命体征情况、有无并发症等并作出相应处理
重点医嘱	**长期医嘱** □ 特级护理常规 □ 饮食 □ 留置引流管并计引流量 □ 生命体征/血流动力学监测 □ 强心利尿药 □ 抗菌药物 □ 呼吸机辅助呼吸 □ 保留尿管并记录尿量 □ 胃黏膜保护剂 □ 其他特殊医嘱 **临时医嘱** □ 今日在全身麻醉、体外循环下行二尖瓣人工机械瓣置换术 □ 补液 □ 血管活性药 □ 血常规、生化全套、床旁胸部 X 线片、血气分析、凝血功能检查 □ 输血和（或）补晶体、胶体液（必要时） □ 其他特殊医嘱	**长期医嘱** □ 特级或一级护理，余同前 **临时医嘱** □ 复查血常规 □ 输血和（或）补晶体、胶体液（必要时） □ 换药 □ 镇痛等对症处理 □ 补液 □ 血管活性药 □ 强心利尿药 □ 拔除气管插管后开始常规抗凝治疗、抗凝监测	**长期医嘱** 同前 **临时医嘱** □ 复查血常规、生化全套（必要时） □ 输血和（或）补晶体、胶体液（必要时） □ 换药，拔引流管 □ 镇痛等对症处理 □ 常规抗凝治疗、根据情况进行抗凝监测
主要护理工作	□ 观察患者病情变化并及时报告医师 □ 术后心理与生活护理 □ 防止皮肤压疮处理	□ 观察患者病情并做好引流量等相关记录 □ 术后心理与生活护理 □ 防止皮肤压疮处理	□ 观察患者病情变化 □ 术后心理与生活护理 □ 防止皮肤压疮处理
病情变异记录	□ 无 □ 有，原因： 1. 2.	□ 无 □ 有，原因： 1. 2.	□ 无 □ 有，原因： 1. 2.
护士签名			
医师签名			

时间	住院第 11 天 （术后第 3 日）	住院第 12 天至出院 （术后第 4 日至出院前）	住院第 ≤18 天 （出院日）
主要诊疗工作	□ 上级医师查房 □ 住院医师完成病程记录 □ 伤口换药（必要时） □ 常规抗凝治疗	□ 上级医师查房 □ 住院医师完成病程记录 □ 伤口换药或拆线（必要时） □ 调整各重要脏器功能 □ 指导抗凝治疗 □ 预防感染	□ 上级医师查房，评估患者是否达到出院标准，明确是否出院 □ 完成出院志、病案首页、出院诊断证明书等所有病历 □ 向患者交代出院后的后续治疗及相关注意事项，如：抗凝治疗、心功能调整等
重点医嘱	**长期医嘱** 同前 **临时医嘱** □ 复查血尿常规、生化（必要时） □ 输血和（或）补晶体、胶体液（必要时） □ 换药（必要时） □ 镇痛等对症处理 □ 常规抗凝治疗、根据情况进行抗凝监测	**长期医嘱** □ 根据病情变化调整抗菌药物等长期医嘱 **临时医嘱** □ 复查血尿常规、生化（必要时） □ 输血和（或）补晶体、胶体液（必要时） □ 换药（必要时） □ 对症处理 □ 抗凝治疗	**出院医嘱** □ 出院带药 □ 终身抗凝 □ 定期复查 □ 如有不适，随诊
主要护理工作	□ 观察患者病情变化 □ 术后心理与生活护理	□ 观察患者病情变化 □ 指导患者功能锻炼 □ 心理和生活护理	□ 指导患者办理出院手续 □ 出院宣教
病情变异记录	□ 无　□ 有，原因： 1. 2.	□ 无　□ 有，原因： 1. 2.	□ 无　□ 有，原因： 1. 2.
护士签名			
医师签名			

第十四章

冠状动脉粥样硬化性心脏病临床路径释义

一、冠状动脉粥样硬化性心脏病编码

疾病名称及编码：冠状动脉粥样硬化性心脏病（ICD-10：I25.1）

手术操作及编码：冠状动脉旁路移植术（ICD-9-CM-3：36.1）

二、临床路径检索方法

36.1且年龄≤70岁（由于冠心病是一个较为笼统的诊断，因此在临床上做冠状动脉旁路移植术的患者第一诊断常常更为具体，如ST段抬高性心肌梗死。但做这一手术者肯定是冠心病的患者。因此，在临床路径的检索方法上只检索36.1，而不要加上I25.1的条件）。

三、冠状动脉粥样硬化性心脏病临床路径标准住院流程

（一）适用对象

第一诊断为冠状动脉粥样硬化性心脏病（ICD-10：I25.1），行冠状动脉旁路移植术（ICD-9-CM-3：36.1）。

> 释义
>
> ■ 冠状动脉粥样硬化性心脏病是一种常见的后天获得性心血管疾病，治疗方法包括药物、经皮血管成形术（PCI）以及外科手术治疗（冠状动脉旁路移植术，coronary artery bypass grafting，CABG），各种治疗均有其适合的患者群体。本路径只针对适合接受冠状动脉旁路移植术治疗的冠状动脉粥样硬化性心脏病患者。

（二）诊断依据

根据《临床诊疗指南·心血管外科学分册》（中华医学会编著，人民卫生出版社）。

1. 病史：可有心绞痛发作史。
2. 临床表现：可有体力劳动、情绪激动或饱餐时心前区憋闷、不适，心律失常等。
3. 辅助检查：心电图和心电图运动试验、超声心动图、冠状动脉造影等。

> 释义
>
> ■ 无论对患者还是医师而言，心绞痛都是一种高度主观症状。前瞻性研究显示，加拿大心血管协会的心绞痛分级标准的可重复性仅为73%，而且临床症状和心肌缺血的相关性较差，这一点在糖尿病合并无症状心肌缺血患者中表现尤为明显。心绞痛症状并非单纯的疼痛，更多的是心前区压榨感和胸闷表现，有些患者向肩背部放射。

■ 心电图异常有助于心肌缺血负荷的评价，但对半数以上的慢性稳定性心绞痛患者，心电图缺乏特异性。如果心电图出现明显的异常 Q 波，符合陈旧性心肌梗死的表现，可以对患者冠心病的诊断提供支持。相反，心电图正常则是左心室功能正常的有力指标。

■ 心电图运动试验是一项简单、价廉的检查，可作为筛选试验，对解剖病变明确的患者，则可提供更多关于缺血严重程度及疾病预后的信息。试验的敏感性随年龄、病变程度、ST 段变化幅度的增加而增加。如果 ST 段压低>1mm，心电图运动试验的预测价值>90%；若变化>2mm 且伴有心绞痛则有明确诊断意义。运动试验早期ST 段压低以及运动试验终止后持续性 ST 段压低与多支病变有明确关系。但由于目前 β 受体阻滞剂广泛应用于控制心率以及其他合并疾病对患者运动耐量的影响，许多患者并不能达到目标心率，严重限制了这项试验的有效性。

■ 超声心动图检查可以有效评估患者的心肌功能。而运动后和药物负荷超声心动图检查对心肌缺血诊断的敏感性和特异性均可达 85%。超声心动图还可以观测患者左心室大小和室壁运动情况，节段性室壁运动异常为心梗后超声心动图的特有表现，还可以判断是不是合并室间隔穿孔和左心室室壁瘤。左心室射血分数（LVEF）是判断患者左心室收缩功能的重要指标，冠心病患者早期引起的是心脏舒张功能的下降，一旦收缩功能受影响，说明冠心病的发展进入中晚期阶段，造成的原因可能是较大面积的心肌坏死，或者是广泛心肌缺血造成的缺血性心肌病，是掌握手术适应证和判断预后的重要依据。

■ 路径中未强调的多排 CT，近年来应用日趋广泛，由于其无创性和对冠状动脉病变钙化和狭窄程度的判断有一定的准确性，可作为冠心病患者的初筛检查，如果有阳性发现，还需要进一步实施冠状动脉造影，具体可由操作单位根据实际情况掌握。

■ 对心脏外科医师了解冠状动脉粥样硬化性心脏病患者病情最有帮助和明确指导意义的检查仍是冠状动脉造影。对于超声心动图提示有节段性室壁运动障碍的患者，建议在冠状动脉造影同时，加做左心室造影。

（三）选择治疗方案的依据

根据《临床技术操作规范·心血管外科学分册》（中华医学会编著，人民军医出版社，2009）。

冠状动脉旁路移植术（ICD-9-CM-3：36.1）。

释义

■ 从 20 世纪 60 年代开始，冠状动脉旁路移植术作为冠状动脉粥样硬化性心脏病治疗的主要方式之一经过了近 50 年的历程。虽然许多临床试验证实冠状动脉旁路移植术在延长患者寿命及缓解心绞痛症状方面有明显的优势，但冠状动脉旁路移植术并不能防止冠状动脉粥样硬化的进展。伴随着新技术的不断出现和发展，以及临床实践证据的积累，冠状动脉旁路移植术的手术适应证也在不断变化之中。因此需要根据循证医学的指导，对合适的患者采取合理的治疗，以追求最佳的治疗效果。

■ 目前认为冠状动脉左主干病变，二支病变及一支冠状动脉多处狭窄，冠状动脉旁路移植术疗效优于药物及 PCI 治疗。

■冠状动脉旁路移植术的手术方法随着外科技术的进步和医用材料的完善而不断发展变化。各单位应根据自身条件，依据患者病变的病理类型和特点，合理选择常规体外循环辅助下的冠状动脉旁路移植术治疗或非体外循环辅助心脏不停跳的冠状动脉旁路移植术治疗。

（四）标准住院日

11~18 天。

> **释义**
>
> ■冠状动脉粥样硬化患者为实施冠状动脉旁路移植术入院后，术前准备1~3天，在第2~4天实施手术，术后恢复5~14天出院。总住院时间不超过18天均符合路径要求。

（五）进入路径标准

1. 第一诊断必须符合 ICD-10：I25.1 冠状动脉粥样硬化性心脏病疾病编码。
2. 已完成冠状动脉造影检查，诊断明确。
3. 有手术适应证，无禁忌证。
4. 年龄≤70 岁。
5. 心功能≤Ⅲ级或 EF≥45%。
6. 当患者同时具有其他疾病诊断，但在住院期间不需要特殊处理也不影响第一诊断的临床路径流程实施时，可以进入路径。

> **释义**
>
> ■进入本路径患者均应是已完成冠状动脉造影检查，适合实施冠状动脉旁路移植术治疗的患者。没有完成冠状动脉造影检查的可能行冠状动脉旁路移植术治疗患者不在本临床路径管理之列。由内科完成冠状动脉造影检查后转入外科的患者，如符合进入本路径的条件，则自转科之日开始计算为进入本路径的时间。
>
> ■对大多数病例，高龄是手术的危险因素。若患者合并脑血管病、肾功能障碍、肺脏疾病，就更增加外科手术的风险，也可能延长治疗的时间。因此本路径将患者年龄限定为不超过70岁。
>
> ■虽然目前的研究显示左心功能明显减退的患者接受再血管化治疗的益处也很明显，但左心功能障碍仍是增加冠状动脉旁路移植术风险的高危因素。为便于临床路径病例的质量管理，本路径限定在心功能≤Ⅲ级或 EF≥45%的患者群体。
>
> ■经入院常规检查发现以往所没有发现的疾病，而该疾病可能对患者健康影响更为严重，或者该疾病可能影响手术实施、提高手术和麻醉风险、影响预后，则应优先考虑治疗该种疾病，暂不宜进入路径。如高血压、糖尿病、心功能不全、颈动脉狭窄、肝肾功能不全、凝血功能障碍等。如果冠状动脉病变严重已引起心源性休克，需要安装主动脉内球囊反搏（IABP）的重症患者，不宜进入本路径。

■ 冠状动脉粥样硬化性心脏病由于心肌缺血可能会造成心脏乳头肌功能障碍进而造成缺血性瓣膜病，在手术同时需要处理心脏瓣膜，这种情况手术时间，风险及费用都要大于单纯冠状动脉旁路移植术患者，不宜进入本路径。

■ 若既往患有上述疾病，经合理治疗后达到稳定，或目前尚需要持续用药，经评估无手术及麻醉禁忌，则可进入路径。但可能会增加医疗费用，延长住院时间。如糖尿病是导致冠状动脉旁路移植术患者需要再次经皮或再次手术实施再血管化治疗的高危因素。因为糖尿病具有炎症反应、增殖和高凝的生物学特性，从而增加冠状动脉再狭窄和闭塞的发生率。但完全再血管化治疗对提高这类患者生活质量意义重大，因此条件允许时应纳入本路径。颈动脉重度狭窄患者，经过颈动脉内膜剥脱手术治疗，或内科介入支架并经过一定时间的抗凝治疗后，可以进入本临床路径。

（六）术前准备

1~3 天。

1. 必须的检查项目：

（1）实验室检查：血常规+血型，尿常规，血生化全项（电解质+肝肾功能+血糖），凝血功能，感染性疾病筛查（乙型肝炎、丙型肝炎、梅毒、艾滋病等），血气分析。

（2）胸部 X 线片、心电图、超声心动图。

（3）冠状动脉造影检查。

2. 根据患者具体情况可选择的检查项目：如心肌酶、血肌钙蛋白、胸部 CT，肺功能检查、颈动脉血管超声、取材血管超声、腹部超声检查等。

> **释义**
>
> ■ 必查项目是确保手术治疗安全、有效开展的基础，在术前必须完成。请再次确认进入本路径患者均已完成冠状动脉造影检查，以通过检查结果确认搭桥指征及手术设计方案。同时相关人员应认真分析检查结果，以便及时发现异常情况并采取对应处置。
>
> ■ 为排查患者近期有无急性心肌梗死，可检查心肌酶、血肌钙蛋白等指标，若异常增高则不宜进入本路径治疗。一般急性心梗患者应在 4 周后考虑冠状动脉旁路移植术，此时若无手术禁忌，符合本路径条件，可进入本路径。
>
> ■ 因许多冠状动脉粥样硬化性心脏病患者可合并周围血管病变，对可疑病例可选择进行颈动脉血管超声、取材血管超声、腹部超声检查。
>
> ■ 既往有呼吸疾病史或胸廓明显畸形患者，应行胸部 CT、肺功能检查。
>
> ■ 为缩短患者术前等待时间，检查项目可以在患者入院前于门诊完成。

（七）预防性抗菌药物选择与使用时机

抗菌药物使用：按照《抗菌药物临床应用指导原则》（卫医发〔2004〕285 号）执行，并根据患者的病情决定抗菌药物的选择与使用时间。

> **释义**
>
> ■ 冠状动脉旁路移植术属于Ⅰ类切口手术，但由于存在手术操作复杂、手术时间长、创伤大等易感因素存在，且一旦感染可导致严重后果。因此，可按规定适当预防性应用抗菌药物，通常选用第二代头孢菌素。

（八）手术日

入院第 2~4 天。

1. 麻醉方式：全身麻醉。
2. 术中根据情况决定是否使用体外循环辅助。
3. 手术植入物：胸骨固定钢丝。
4. 术中用药：麻醉和体外循环常规用药。
5. 输血及血液制品：视术中情况而定。

> **释义**
>
> ■ 本路径规定的冠状动脉旁路移植术均是在全身麻醉下实施。手术医师根据患者具体情况可选择常规体外循环辅助下手术，也可以在非体外循环辅助心脏不停跳下实施手术。为防止围术期心肌缺血引发心肌损伤，可早期使用营养和修复心肌的药物，以改善能量代谢障碍，修复细胞膜，降低心肌酶和肌钙蛋白水平，促进心肌修复及心脏功能的恢复，如注射用磷酸肌酸钠等。

（九）术后住院恢复

9~14 天。

1. 术后转监护病房，持续监测治疗。
2. 病情平稳后转回普通病房。
3. 必须复查的检查项目：血常规、血电解质+肝肾功能+血糖，胸部 X 线片、心电图、超声心动图。
4. 抗菌药物使用：按照《抗菌药物临床应用指导原则》（卫医发〔2004〕285 号）执行，并根据患者的病情决定抗菌药物的选择与使用时间。
5. 抗血小板治疗：根据患者病情决定用药时机。

> **释义**
>
> ■ 冠状动脉旁路移植术后早期应对患者进行持续的监测治疗，以便及时掌握病情变化。主管医师评估患者病情平稳后，方可终止持续监测。
>
> ■ 根据患者病情需要，开展相应的检查及治疗。检查内容不只限于路径中规定的必须复查项目，可根据需要增加，血气分析、凝血功能分析等。必要时可增加同一项目的检查频次。
>
> ■ 及时开始抗血小板治疗，既有利于维护旁路血管的通畅，也有利于减少术后心脑血管事件的发生。为有效调节胆固醇在体内含量，降低冠心病的发病率，可使用卵磷脂片等药物进行辅助治疗。

（十）出院标准

1. 患者一般情况良好，体温正常，完成复查项目。
2. 切口愈合好：引流管拔除，伤口无感染。
3. 没有需要住院处理的并发症。

释义

　　■ 患者出院前不仅应完成必须复查的项目，且复查项目应无明显异常。若检查结果明显异常，主管医师应进行仔细分析并作出对应处置。
　　■ 对冠状动脉粥样硬化性心脏病患者进行健康宣教，引导术后患者接受有益于健康的生活方式是出院前医护人员需要重视的工作。

（十一）变异及原因分析

1. 术前需停用阿司匹林、氯吡格雷等抗血小板药物 5~6 天，手术时间相应顺延，导致住院时间延长。
2. 围术期并发症等造成住院日延长和费用增加。
3. 手术耗材的选择：由于病情不同，使用不同的内植物和耗材，导致住院费用存在差异。
4. 医师认可的变异原因分析。
5. 其他患者方面的原因等。

释义

　　■ 变异是指入选临床路径的患者未能按路径流程完成医疗行为或未达到预期的医疗质量控制目标。这包含两方面情况：①按路径流程完成治疗，但超出了路径规定的时限或限定的费用，如实际住院日超出标准住院日要求，或未能在规定的手术日时间限定内实施手术等；②不能按路径流程完成治疗，患者需要中途退出路径，如治疗过程中出现严重并发症，导致必须中止路径或需要转入其他路径进行治疗等。对这些患者，主管医师均应进行变异原因的分析，并在临床路径的表单中予以说明。
　　■ 冠状动脉旁路移植术可能出现的并发症有：围术期心肌缺血、围术期心律失常（如心房颤动）、低心排血量综合征、出血、神经系统或其他重要脏器并发症以及取血管材料处切口愈合不良、纵隔感染、切口延迟愈合等。
　　■ 医师认可的变异原因主要指患者入选路径后，医师在检查及治疗过程中发现患者合并存在一些事前未预知的对本路径治疗可能产生影响的情况，需要终止执行路径或者是延长治疗时间、增加治疗费用，医师需在表单中明确说明。
　　■ 因患者方面的主观原因导致执行路径出现变异，也需要医师在表单中予以说明。

四、冠状动脉粥样硬化性心脏病临床路径给药方案

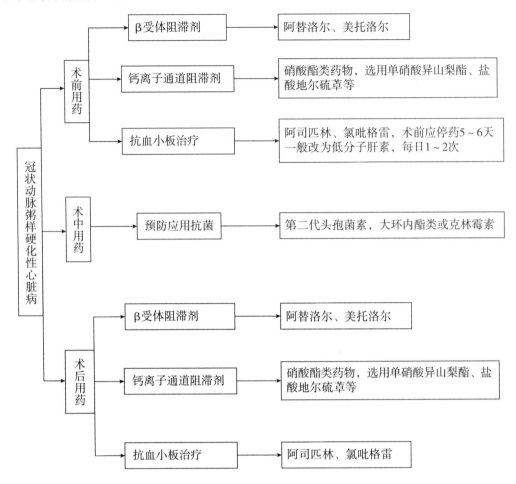

【用药选择】

1. 患者手术前基本用药为 β 受体阻滞剂，钙离子通道阻滞剂及临时应用硝酸酯类药物。抗血小板药物如阿司匹林、氯吡格雷等需术前停用 5~6 天，可考虑在进入本路径前门诊实施。

2. 患者预防性抗菌药物的应用原则，应在手术开始前 0.5 小时内应用一次，手术超过 3 小时，应该追加 1 次，通常选用第二代头孢菌素。

3. 患者术后可以进食后恢复口服 β 受体阻滞剂，钙离子通道阻滞剂等应用，抗血小板治疗可在患者术后第 1 天开始，如患者不能拔除气管插管，可在患者胸腔引流液不多的前提下，应用胃管给药。

【药学提示】

β 受体阻滞剂可选用阿替洛尔、美托洛尔等药物，钙离子通道阻滞剂可选用单硝酸异山梨酯、盐酸地尔硫草等药物，抗血小板药可选用阿司匹林和氯吡格雷等。

【注意事项】

药物应用剂量一般参考患者术前用药，并根据患者生命体征进行调整。

五、推荐表单

（一）医师表单

冠状动脉粥样硬化性心脏病临床路径医师表单

适用对象：第一诊断为冠状动脉粥样硬化性心脏病（ICD-10：I25.1）

行冠状动脉旁路移植术（ICD-9-CM-3：36.1）

患者姓名：	性别：　　年龄：　　门诊号：	住院号：
住院日期：　　年　月　日	出院日期：　　年　月　日	标准住院日：11~18 天

时间	住院第 1~2 天	住院第 1~3 天	住院第 2~4 天 （手术日）
主要诊疗工作	□ 病史询问，体格检查 □ 完成入院病历书写 □ 安排相关检查 □ 上级医师查房	□ 汇总检查结果 □ 完成术前准备与术前评估 □ 术前讨论，确定手术方案 □ 完成术前小结、上级医师查房记录等病历书写 □ 向患者及家属交代病情及围术期注意事项 □ 签署手术知情同意书、自费用品协议书、输血同意书	□ 气管插管，建立深静脉通路 □ 手术 □ 术后转入重症监护病房 □ 术者完成手术记录 □ 完成术后病程记录 □ 向患者家属交代手术情况及术后注意事项
重点医嘱	**长期医嘱** □ 按冠状动脉粥样硬化性心脏病护理常规 □ 二级护理 □ 饮食：低盐低脂饮食/糖尿病饮食/其他 □ 患者既往基础用药 **临时医嘱** □ 血尿便常规，血型，凝血功能，血生化全套，感染性疾病筛查 □ 胸部 X 线片、心电图、超声心动图 □ 肺功能及颈动脉超声检查（视患者情况而定）	**长期医嘱** □ 术前基础用药 **临时医嘱** □ 拟于明日在全身麻醉下行冠状动脉旁路移植术 □ 备皮 □ 备血 □ 血型 □ 术前晚灌肠 □ 术前禁食、禁水 □ 术前镇静药（酌情） □ 其他特殊医嘱	**长期医嘱** □ 按心脏体外循环直视术后护理 □ 禁食 □ 持续血压、心电及经皮血氧饱和度监测 □ 呼吸机辅助呼吸 □ 预防用抗菌药物 **临时医嘱** □ 床旁心电图、胸部 X 线片 □ 其他特殊医嘱
病情变异记录	□ 无　□ 有，原因： 1. 2.	□ 无　□ 有，原因： 1. 2.	□ 无　□ 有，原因： 1. 2.
医师签名			

时间	住院第 3~5 天 （术后第 1 日）	住院第 4~17 天 （术后第 2~8 日）	住院第 18 天 （术后第 5~14 日，出院日）
主要诊疗工作	□ 医师查房 □ 清醒后拔除气管插管 □ 转回普通病房 □ 观察切口有无血肿、渗血 □ 拔除尿管（根据患者情况）	□ 医师查房 □ 拔除胸管（根据引流量） □ 安排相关复查并分析检查结果 □ 观察切口情况	□ 检查愈合情况 □ 确定患者可以出院 □ 向患者交代出院注意事项、复查日期 □ 通知出院处 □ 开出院诊断书 □ 完成出院记录
重点医嘱	长期医嘱 □ 一级护理 □ 半流质饮食 □ 氧气吸入 □ 心电、无创血压及经皮血氧饱和度监测 □ 预防用抗菌药物 □ 抗血小板治疗 □ 扩冠、控制心率药物治疗 临时医嘱 □ 床旁心电图 □ 大换药 □ 复查血常规及相关指标 □ 其他特殊医嘱	长期医嘱 □ 饮食：低盐低脂饮食/糖尿病饮食/其他 □ 停一级护理，改二级护理（时间视病情恢复定） □ 停止监测（时间视病情恢复定） □ 停用抗菌药物（时间视病情恢复定） 临时医嘱 □ 拔除深静脉置管并行留置针穿刺（时间视病情恢复定） □ 复查胸部 X 线片、心电图、超声心动图以及血常规、血生化全套 □ 大换药	临时医嘱 □ 通知出院 □ 出院带药 □ 伤口换药
病情变异记录	□ 无　□ 有，原因： 1. 2.	□ 无　□ 有，原因： 1. 2.	□ 无　□ 有，原因： 1. 2.
医师签名			

（二）护士表单

冠状动脉粥样硬化性心脏病临床路径护士表单

适用对象：第一诊断为冠状动脉粥样硬化性心脏病（ICD-10：I25.1）

行冠状动脉旁路移植术（ICD-9-CM-3：36.1）

患者姓名：	性别：　　年龄：　　门诊号：	住院号：
住院日期：　　年　月　日	出院日期：　　年　月　日	标准住院日：11~18 天

时间	住院第 1~2 天	住院第 1~3 天	住院第 2~4 天（手术日）
主要护理工作	□ 入院宣教（环境、设施、人员等） □ 入院护理评估（营养状况、性格变化等） □ 病史询问，相应查体 □ 联系相关检查	□ 汇总检查结果 □ 完成术前评估 □ 术前宣教（提醒患者按时禁水等） □ 完成术前准备（备皮等）	□ 协助手术 □ 观察患者病情变化并及时通报医师 □ 定时记录重要监测指标
重点医嘱	长期医嘱 □ 按冠状动脉粥样硬化性心脏病护理常规 □ 二级护理 □ 饮食：低盐低脂饮食/糖尿病饮食/其他 □ 患者既往基础用药 临时医嘱 □ 血尿便常规，血型，凝血功能，血生化全套，感染性疾病筛查 □ 胸部 X 线片、心电图、超声心动图 □ 肺功能及颈动脉超声检查（视患者情况而定）	长期医嘱 □ 术前基础用药 临时医嘱 □ 拟于明日在全身麻醉下行冠状动脉旁路移植术 □ 备皮 □ 备血 □ 血型 □ 抗菌药物皮试 □ 术前晚灌肠 □ 术前禁食、禁水 □ 术前镇静药（酌情） □ 其他特殊医嘱	长期医嘱 □ 按心脏体外循环直视术后护理 □ 禁食 □ 持续血压、心电及经皮血氧饱和度监测 □ 呼吸机辅助呼吸 □ 扩冠、控制心率药物治疗 □ 预防用抗菌药物 临时医嘱 □ 床旁心电图、胸部 X 线片 □ 其他特殊医嘱
病情变异记录	□ 无　□ 有，原因： 1. 2.	□ 无　□ 有，原因： 1. 2.	□ 无　□ 有，原因： 1. 2.
护士签名			

时间	住院第 3~5 天 （术后第 1 日）	住院第 4~17 天 （术后第 2~8 日）	住院第 18 天 （术后第 5~14 日，出院日）
主要 护理 工作	□ 观察患者情况 □ 记录生命体征 □ 记录 24 小时出入量 □ 术后康复指导	□ 患者一般状况及切口情况 □ 联系相关复查 □ 鼓励患者下床活动，利于恢复观察情况 □ 术后康复指导	□ 向患者交代出院注意事项及复查日期 □ 帮助患者办理出院手续 □ 通知出院处 □ 康复宣教
重点医嘱	**长期医嘱** □ 一级护理 □ 半流质饮食 □ 氧气吸入 □ 心电、无创血压及经皮血氧饱和度监测 □ 预防用抗菌药物 □ 抗血小板治疗 □ 扩冠、控制心率药物治疗 **临时医嘱** □ 床旁心电图、胸部 X 线片 □ 大换药 □ 复查血常规及相关指标 □ 其他特殊医嘱	**长期医嘱** □ 饮食：低盐低脂饮食/糖尿病饮食/其他 □ 停一级护理，改二级护理（时间视病情恢复定） □ 停止监测（时间视病情恢复定） □ 停用抗菌药物（时间视病情恢复定） □ 抗血小板治疗 □ 扩冠、控制心率药物治疗 **临时医嘱** □ 拔除深静脉置管并行留置针穿刺（时间视病情恢复定） □ 复查胸部 X 线片、心电图、超声心动图以及血常规，血生化全套 □ 大换药	**临时医嘱** □ 通知出院 □ 出院带药 □ 伤口换药
病情 变异 记录	□ 无　□ 有，原因： 1. 2.	□ 无　□ 有，原因： 1. 2.	□ 无　□ 有，原因： 1. 2.
护士 签名			

（三）患者表单

冠状动脉粥样硬化性心脏病临床路径患者表单

适用对象：第一诊断为冠状动脉粥样硬化性心脏病（ICD-10：I25.1）

行冠状动脉旁路移植术（ICD-9-CM-3：36.1）

患者姓名：	性别：　　年龄：　　门诊号：	住院号：
住院日期：　　年　月　日	出院日期：　　年　月　日	标准住院日：11~18 天

时间	住院第 1~2 天	住院第 1~3 天	住院第 2~4 天（手术日）
医患配合	□ 接受入院宣教 □ 接受入院护理评估 □ 接受病史询问 □ 进行体格检查 □ 交代既往用药情况 □ 进行相关检查	□ 患者及家属与医师交流了解病情 □ 了解手术方案及围术期注意事项 □ 签署手术知情同意书、自费用品协议书、输血同意书 □ 接受术前宣教	□ 接受手术治疗 □ 患者家属与医师交流了解手术情况及术后注意事项 □ 接受术后监护治疗
重点诊疗及检查	**重点诊疗** □ 分级护理 □ 饮食安排 □ 既往基础用药 **重要检查** □ 血、尿常规，血型，凝血功能，电解质，肝肾功能，感染性疾病筛查 □ 胸部 X 线片、心电图、超声心动图 □ 根据病情补充安排其他检查	**重点诊疗** □ 接受医师安排的治疗 □ 备皮 □ 备血 □ 术前晚灌肠（按医护人员指导） 术前禁食、禁水（按医护人员指导） 术前镇静药（酌情）	**重点诊疗** □ 禁食 □ 持续血压、心电及经皮血氧饱和度监测 □ 呼吸机辅助呼吸预防用抗菌药物 **重要检查** □ 床旁胸部 X 线片 □ 其他必要检查

时间	住院第 3~5 天 （术后第 1 日）	住院第 4~17 天 （术后第 2~8 日）	住院第 18 天 （术后第 5~14 日，出院日）
医患配合	□ 接受术后康复指导 □ 配合记录 24 小时出入量 □ 配合医师拔除胸管（根据引流量） □ 配合医师拔除尿管（根据病情）	□ 接受术后康复指导 □ 下床活动，促进恢复 □ 配合拔除深静脉置管并行留置针穿刺（视病情恢复定） □ 接受相关复查 □ 配合医师进行伤口换药	□ 接受出院前康复宣教 □ 学习出院注意事项 □ 了解复查程序 □ 办理出院手续 □ 获取出院诊断书 □ 获取出院带药
重点诊疗及检查	**重点诊疗** □ 一级护理 □ 半流质饮食 □ 氧气吸入 □ 生命指标监测 □ 预防用抗菌药物 □ 药物治疗 **重要检查** □ 心电图 □ 按医师要求进行相关检查	**重点诊疗** □ 饮食 □ 改二级护理（视病情恢复定） □ 停止监测（视病情恢复定） □ 停用抗菌药物（视病情恢复定） **重要检查** □ 复查胸部 X 线片、心电图、超声心动图 □ 血常规、血生化全套复查	**重点诊疗** □ 出院

附：原表单（2009 年版）

冠状动脉粥样硬化性心脏病临床路径表单

适用对象：第一诊断为冠状动脉粥样硬化性心脏病（ICD-10：I25.1）

行冠状动脉旁路移植术（ICD-9-CM-3：36.1）

患者姓名：		性别： 年龄： 门诊号：	住院号：
住院日期： 年 月 日		出院日期： 年 月 日	标准住院日：11~18 天

日期	住院第 1 天	住院第 2~3 天	住院第 2~4 天（手术日）
主要诊疗工作	□ 病史询问，体格检查 □ 完成入院病历书写 □ 安排相关检查 □ 上级医师查房	□ 汇总检查结果 □ 完成术前准备与术前评估 □ 术前讨论，确定手术方案 □ 完成术前小结、上级医师查房记录等病历书写 □ 向患者及家属交代病情及围术期注意事项 □ 签署手术知情同意书、自费用品协议书、输血同意书	□ 气管插管，建立深静脉通路 □ 手术 □ 术后转入重症监护病房 □ 术者完成手术记录 □ 完成术后病程记录 □ 向患者家属交代手术情况及术后注意事项
重点医嘱	**长期医嘱** □ 按冠状动脉粥样硬化性心脏病护理常规 □ 二级护理 □ 饮食：低盐低脂饮食/糖尿病饮食/其他 □ 患者既往基础用药 **临时医嘱** □ 血尿便常规，血型，凝血功能，血生化全套，感染性疾病筛查 □ 胸部 X 线片、心电图、超声心动图 □ 肺功能及颈动脉超声检查（视患者情况而定）	**长期医嘱** □ 术前基础用药 **临时医嘱** □ 拟于明日在全身麻醉下行冠状动脉旁路移植术 □ 备皮 □ 备血 □ 血型 □ 术前晚灌肠 □ 术前禁食、禁水 □ 术前镇静药（酌情） □ 其他特殊医嘱	**长期医嘱** □ 按心脏体外循环直视术后护理 □ 禁食 □ 持续血压、心电及经皮血氧饱和度监测 □ 呼吸机辅助呼吸 □ 预防用抗菌药物 **临时医嘱** □ 床旁心电图、胸部 X 线片 □ 其他特殊医嘱
主要护理工作	□ 入院宣教（环境、设施、人员等） □ 入院护理评估（营养状况、性格变化等）	□ 术前准备（备皮等） □ 术前宣教（提醒患者按时禁水等）	□ 观察患者病情变化 □ 记录生命体征 □ 记录 24 小时出入量 □ 定期记录重要监测指标
病情变异记录	□ 无 □ 有，原因： 1. 2.	□ 无 □ 有，原因： 1. 2.	□ 无 □ 有，原因： 1. 2.
护士签名			
医师签名			

日期	住院第 3~5 天 （术后第 1 日）	住院第 4~12 天 （术后第 2~8 日）	至出院日 （术后第 9~14 日）
主要诊疗工作	□ 医师查房 □ 清醒后拔除气管插管 □ 转回普通病房 □ 观察切口有无血肿，渗血 □ 拔除尿管（根据患者情况）	□ 医师查房 □ 拔除胸管（根据引流量） □ 安排相关复查并分析检查结果 □ 观察切口情况	□ 检查伤口愈合情况并拆线 □ 确定患者可以出院 □ 向患者交代出院注意事项、复查日期 □ 通知出院处 □ 开出院诊断书 □ 完成出院记录
重点医嘱	**长期医嘱** □ 一级护理 □ 半流质饮食 □ 氧气吸入 □ 心电、无创血压及经皮血氧饱和度监测 □ 预防用抗菌药物 □ 抗血小板治疗 □ 扩冠、控制心率药物治疗 **临时医嘱** □ 床旁心电图 □ 大换药 □ 复查血常规及相关指标 □ 其他特殊医嘱	**长期医嘱** □ 饮食：低盐低脂饮食/糖尿病饮食/其他 □ 停止一级护理，改二级护理（时间视病情恢复定） □ 停止监测（时间视病情恢复定） □ 停用抗菌药物（时间视病情恢复定） **临时医嘱** □ 拔除深静脉置管并行留置针穿刺（时间视病情恢复定） □ 复查胸部 X 线片、心电图、超声心动图以及血常规，血生化全套 □ 大换药	**临时医嘱** □ 通知出院 □ 出院带药 □ 拆线换药
主要护理工作	□ 观察患者情况 □ 记录生命体征 □ 记录 24 小时出入量 □ 术后康复指导	□ 观察患者一般状况及切口情况 □ 鼓励患者下床活动，利于恢复 □ 术后康复指导	□ 帮助患者办理出院手续 □ 康复宣教
病情变异记录	□ 无　□ 有，原因： 1. 2.	□ 无　□ 有，原因： 1. 2.	□ 无　□ 有，原因： 1. 2.
护士签名			
医师签名			

第十五章

主动脉根部瘤（升主动脉瘤）临床路径释义

一、主动脉根部瘤（升主动脉瘤）编码

疾病名称及编码：升主动脉瘤（ICD-10：I71.201）

主动脉根部机械瓣带瓣管道置换术（Bentall 手术）（ICD-9-CM-3：38.45）

二、临床路径检索方法

I71.201 伴 38.45

三、主动脉根部瘤（升主动脉瘤）临床路径标准住院流程

（一）适用对象

第一诊断为升主动脉瘤（ICD-10：I71.0-I71.2），行主动脉根部机械瓣带瓣管道置换术
（Bentall 手术）（ICD-9-CM-3：38.4401）。

> 释义
>
> ■ 本路径对象为第一诊断为主动脉根部瘤的患者。
>
> ■ 主动脉根部指左心室出口至窦管交界的主动脉，主动脉根部瘤定义为主动脉
> 根部管径的扩张或膨出≥5cm。
>
> ■ 第二诊断为心脏主动脉瓣病变（ICD-10：I06.0-I06.2 /I35.0-I35.2 /Q23.0-
> Q23.1），主要是主动脉瓣关闭不全，也可以是主动脉瓣狭窄。

（二）诊断依据

根据《临床诊疗指南·心脏外科学分册》（中华医学会编著，人民卫生出版社，2009）。

1. 症状：可有乏力、胸闷、心前区疼痛、呼吸困难、水肿、不能平卧等症状。

2. 体征：因主动脉瓣关闭不全可闻及胸骨左缘第 3、4 肋间舒张期泼水样杂音等。

3. 辅助检查：心电图、胸部 X 线平片、超声心动图、CT 或 MRI 等。

> 释义
>
> ■ 主动脉根部瘤早期可不出现临床症状。随着主动脉病变的加重，尤其是主动脉
> 瓣关闭不全的加重以及左心室功能的下降，可有不同程度心功能不全的表现。体征：
> 主动脉瓣狭窄者可闻及主动脉瓣区Ⅲ/6 级以上收缩期杂音；主动脉瓣关闭不全者可闻
> 及胸骨左缘第 3、4 肋间舒张期泼水样杂音。胸部 X 线摄片检查显示主动脉根部区域
> 增宽。心电图检查无特异性，常显示左心室肥厚和劳损。超声心动图提示主动脉窦部
> 扩张，直径超过 5cm，同时提示主动脉瓣狭窄或关闭不全。主动脉 CT 或 MRI 显示主
> 动脉根部瘤样扩张，CT 测定主动脉窦部直径超过 5cm。

　　■ 主动脉根部瘤需与下列疾病鉴别：

　　1. 主动脉夹层动脉瘤：常有突发病史，剧烈胸痛，呈撕裂样或刀割样，可伴休克症状。

　　2. 纵隔肿瘤：纵隔肿瘤其症状体征和 X 线检查与胸主动脉瘤相似，超声心动图、CT、MRI 检查可提供鉴别。

　　3. 中心型肺癌：中心型肺癌有咳嗽、咳痰带血史，痰瘤细胞检查呈阳性，纤维支气管镜检查取标本可确诊，超声心动图、CT、MRI 检查可提供鉴别。

　　4. 食管癌：有进行性吞咽困难史，钡餐和纤维食管镜可确诊。

（三）选择治疗方案的依据

根据《临床诊疗指南·心脏外科学分册》（中华医学会编著，人民卫生出版社，2009）。行主动脉根部机械瓣带瓣管道置换术。

> **释义**
>
> 　　■ 非马方综合征患者主动脉根部直径>5.5cm，马方综合征患者主动脉根部直径>5.0cm 为手术指征。主动脉病变尤其是二瓣化畸形需要手术时主动脉根部直径>4.5cm 应考虑置换主动脉根部或升主动脉。另外升主动脉瘤直径每年增加 1cm 以上的患者，也有手术指征。对于有主动脉瘤相关症状，如疼痛或压迫症状，无论瘤体的直径大小均应限期手术。

（四）标准住院日

一般≤21 天。

> **释义**
>
> 　　■ 患者入院后，术前准备≤5 天，第 2~6 天实施手术，术后恢复≤16 天出院。总住院时间不超过 21 天均符合路径要求。优化治疗过程，确保在标准住院日内完成本路径的重点有：尽快完善术前检查、明确诊断、确立手术方案，手术团队密配合，术前准备充分，降低术后并发症发生概率。

（五）进入路径标准

1. 第一诊断必须符合 ICD-10：I71.0-I71.2 升主动脉瘤疾病编码。

2. 主动脉根部瘤样扩张，直径>5cm。

3. 中重度主动脉瓣关闭不全或狭窄。

4. 左心室舒张末径≤75mm。

5. 左心室 EF 值≥45%。

6. 患者选择主动脉瓣位置置换人工机械瓣。

7. 当患者同时具有其他疾病诊断，但在住院期间不需要特殊处理也不影响第一诊断的临床路径实施时，可以进入路径。

释义

■ 近年来，主动脉根部瘤的手术时机和标准随着外科技术的进步和对该疾病基础研究的认识而不断发生变化。为便于进行统一的医疗质量管理，本路径将"主动脉根部瘤样扩张，直径>5cm"作为进入路径的入选标准。

■ 如果主动脉弓部、胸降主动脉亦受累及，左心室舒张末径>75mm，左心室 EF 值<45%。病理改变较为复杂，病情重，手术矫治技术要求高，术后并发症发生概率高，不宜纳入本路径管理。

■ 只有采用主动脉根部机械瓣带瓣管道置换术（Bentall 手术），才适用本路径，其他方式的主动脉根部手术则不适用本路径，如主动脉根部生物瓣置换加人工血管置换术，保留主动脉瓣的主动脉根部替换术（David 手术），主动脉瓣置换及升主动脉置换术（Wheat 手术）。

■ 合并其他心脏疾病需同期手术处理者不宜进入本路径管理，例如：需同期进行冠状动脉旁路移植术、二尖瓣成形或置换术、先天性心脏病矫治术等。

■ 在主动脉根部瘤的基础上发生了主动脉夹层（DeBakey II 型）虽然也采用 Bentall 手术来处理，但由于是急诊手术，不适用于本路径。

■ 经入院常规检查发现以往所没有发现的疾病，而该疾病可能对患者健康影响更为严重，或者该疾病可能影响手术实施、提高手术和麻醉风险、影响预后，则应优先考虑治疗该种疾病，暂不宜进入路径。如肿瘤、心功能不全、肝肾功能不全、重度贫血、凝血功能障碍等。

■ 若既往患有上述疾病，经合理治疗后达到稳定，或目前尚需持续用药，经评估无手术及麻醉禁忌，则可进入路径。但可能会增加医疗费用，延长住院时间。

（六）术前准备

≤5 天（工作日）。

1. 必须的检查项目：

（1）血常规、尿常规、便常规+隐血试验。

（2）肝功能测定、肾功能测定、葡萄糖测定、电解质、血型、凝血功能、感染性疾病筛查（乙型肝炎、丙型肝炎、梅毒、艾滋病等）。

（3）心电图、胸部 X 线平片、超声心动图。

2. 根据患者病情，可选择检查项目：如心肌酶、心功能测定［如 B 型钠尿肽（BNP）测定、B 型钠尿肽前体（PRO-BNP）测定等］、CT 或 MRI、冠状动脉影像学检查（CT 或造影）（有冠心病发病危险因素及年龄≥50 岁患者）、血气分析和肺功能检查（高龄或既往有肺部病史者）、腹部及外周血管超声检查等。

释义

■ 必查项目是明确诊断、判定是否具有进入路径指征以及确保手术治疗安全、有效开展的基础，在术前必须完成。相关人员应认真分析检查结果，以便及时发现异常情况并采取对应处置，明显异常的检查结果可能导致退出本路径。

　　■ 通常年龄>50 岁，或有明确心绞痛主诉、心电图提示有明显心肌缺血表现者，应行冠状动脉造影/冠状动脉 CT 检查确诊有无合并冠心病，合并冠心病的患者需同期接受冠状动脉旁路移植术并退出本路径。对于 40~50 岁之间，合并一定的冠心病危险因素的患者，也可考虑实施冠状动脉 CT 检查。可疑合并心肌梗死、心力衰竭的患者需测定心肌酶、TNI 以及 BNP 或 pro-BNP，这些结果对于评价患者心功能状况，决定患者是否继续进入路径管理具有重要意义。对比剂过敏无法进行主动脉 CT 造影检查的患者可改行 MRI 检查。

（七）预防性抗菌药物选择与使用时机

按照《抗菌药物临床应用指导原则》（卫医发〔2004〕285 号）执行，并根据患者的病情决定抗菌药物的选择与使用时间。建议使用第一、二代头孢菌素。如可疑感染，需做相应的微生物学检查，必要时做药敏试验。

> 释义

　　■ 主动脉根部机械瓣带瓣管道置换术（Bentall 手术）属于 I 类切口手术，但由于有心腔内手术操作、异物植入等易感因素存在，且一旦感染可导致严重后果。因此可按规定适当预防性应用抗菌药物，通常选用第二代头孢菌素。

（八）手术日

入院≤5 天（工作日）。
1. 麻醉方式：全身麻醉。
2. 体外循环辅助。
3. 手术植入物：机械瓣带瓣管道、胸骨固定钢丝等。
4. 术中用药：麻醉及体外循环常规用药。
5. 输血及血液制品：视术中情况而定。输血前需行血型鉴定、抗体筛选和交叉合血。

> 释义

　　■ 主动脉根部机械瓣带瓣管道置换术（Bentall 手术）由于涉及大血管的吻合，术中、术后出血是较常见的并发症，且是导致围术期不良事件的危险因素之一。因此，与其他心内直视手术相比，可适当放宽围术期输血及血液制品、止血药物的应用指征，通常输注悬浮红细胞、血浆、血小板、人纤维蛋白原和人凝血酶原复合物来保护患者凝血功能的稳定。

（九）术后住院恢复

≤16 天。
1. 术后早期持续监测，观察生命体征。
2. 必须复查的检查项目：血常规、电解质、肝肾功能、抗凝监测、心电图、胸部 X 线平片、超声心动图。

3. 可选择的复查项目：CT 等。

4. 抗菌药物：按照《抗菌药物临床应用指导原则》（卫医发〔2004〕285 号）执行，并根据患者的病情决定抗菌药物的选择与使用时间。如可疑感染，需做相应的微生物学检查，必要时做药敏试验。

5. 抗凝：根据所测 INR 值调整抗凝药用量，终身抗凝治疗。

6. 根据病情需要进行强心、利尿等治疗。

释义

■ 主动脉根部机械瓣带瓣管道置换术（Bentall 手术）术后早期应对患者进行持续的监测治疗，以便及时掌握病情变化。主管医师评估患者病情平稳后，方可终止持续监测。

■ 术后部分患者可能发生感染，必要时可根据药敏试验结果更换敏感抗菌药物，常用的药敏试验如痰培养、血培养，在药敏结果回报前一般经验性选用广谱抗菌药物。

■ 根据患者病情需要，开展相应的检查及治疗，检查内容不只限于路径中规定的必须复查项目，可根据需要增加，如血常规、生化检查、血气分析、凝血功能分析等，必要时需增加同一项目的检查频次。

（十）出院标准

1. 体温正常，血常规、电解质无明显异。

2. 引流管拔除、伤口愈合无感染。

3. 没有需要住院处理的并发症和（或）其他合并症。

4. 抗凝基本稳定。

5. 胸部 X 线平片、超声心动图或 CT 证实人工机械瓣功能良好、人工血管通畅，无相关并发症。

释义

■ 患者出院前不仅应完成必须复查项目，且复查项目应无明显异常。若检查结果明显异常，如发热、血常规白细胞显著增高、切口未愈合、中量以上的心包积液、气胸、严重贫血、血红蛋白尿、严重肾功能不全等，主管医师应进行仔细分析并作出对应处置，必要时需请其他相关专业医师会诊。部分患者抗凝结果尚未完全稳定，也可在门诊继续进行抗凝药物的调整。

（十一）变异及原因分析

1. 围术期并发症：主动脉根部出血、人工瓣功能障碍、心功能不全、瓣周漏、与抗凝相关的血栓栓塞和出血、溶血、感染性心内膜炎、术后伤口感染、重要脏器功能不全等造成住院日延长和费用增加。

2. 合并有其他系统疾病加重而需要治疗，延长治疗时间和增加住院费用。

3. 人工机械瓣及人工血管的选择：患者选择了不同的机械瓣和人工血管材料（国产和进口）导致住院费用存在差异。

4. 合并心房纤颤等严重心律失常者，造成住院日延长和费用增加。

5. 非常规路径（胸骨正中切口）的各类微创术式，导致住院费用存在差异。

6. 其他因素：术前心功能及其他重要脏器功能不全需调整，特殊原因（如稀有血型短缺等）造成的住院时间延长费用增加。

> **释义**
>
> ■ 变异是指入选临床路径的患者未能按路径流程完成医疗行为或未达到预期的医疗质量控制目标。这包含三方面情况：①按路径流程完成治疗，但出现非预期结果，可能需要后续进一步处理；②按路径流程完成治疗，但超出了路径规定的时限或限定的费用，如实际住院日超出标准住院日要求，或未能在规定的手术日时间限定内实施手术；③不能按路径流程完成治疗，患者需要中途退出路径，如治疗过程中出现严重并发症，导致必须终止路径或需要转入其他路径进行治疗等。对这些患者，主管医师均应进行变异原因的分析，并在临床路径的表单中予以说明。
>
> ■ 主动脉根部机械瓣带瓣管道置换术（Bentall 手术）可能出现的并发症有：主动脉根部出血、人工瓣功能障碍、心功能不全、瓣周漏、与抗凝相关的血栓栓塞和出血、溶血、感染性心内膜炎、术后伤口感染、重要脏器功能不全等。这些并发症的出现可能导致死亡、二次开胸手术、显著延长住院时间尤其是监护室时间，将明显增加医疗费用，建议退出路径。
>
> ■ 不明显增加医疗费用及住院时间的变异，如较轻的感染、选择不同的人工机械瓣或人工血管、合并心房颤动、小切口微创入路手术、因其他特殊原因导致术前等待时间较长可不退出路径。
>
> ■ 因患者方面的主观原因导致执行路径出现变异，也需要医师在表单中予以说明。

四、主动脉根部瘤（升主动脉瘤）临床路径给药方案

【用药选择】

1. 术前根据患者心功能开始调整心功能用药。
2. 围术期预防性用抗菌药物。
3. 术后开始控制血压、维护心功能、补钾治疗。

【药学提示】

1. 术前根据患者心功能开始调整心功能用药，主要是指利尿治疗。心功能Ⅲ级及以上的还须要酌情加用洋地黄类正性肌力药物。

2. 根据《抗菌药物临床应用指导原则（2015 年版）》的指示，围术期预防性使用抗菌药物，首剂时间为术前 0.5 小时，手术超过 3 小时加用 1 次抗菌药物；总预防性用药时间一般不超过 24 小时，个别情况可延长至 48 小时。术后 48 小时后，若无特殊可停用抗菌药物，若患者血象较高，体温在 38.5℃以上，可继续应用抗菌药物，建议完善细菌培养检查，并根据痰培养、血培养结果选择敏感抗菌药物。

【注意事项】

抗菌药物的滥用导致耐药株不断出现，且二重感染机会增加。故在术后 48 小时后，若无明显感染证据，应停用抗菌药物。有必要继续应用抗菌药物的，应根据痰培养或血培养的药敏结果合理选择抗菌药物。在术后 72 小时内，应加大利尿药物，减轻心脏负担，尽量使患者处于液体的负平衡，72 小时后可适当放宽患者出入量情况。

五、推荐表单

（一）医师表单

主动脉根部瘤（升主动脉瘤）临床路径医师表单

适用对象：第一诊断为升主动脉瘤（ICD-10：I71.0-I71.2）

行主动脉根部机械瓣带瓣管道置换术（Bentall 手术）（ICD-9-CM-3：38.4401）

患者姓名：	性别：	年龄：	门诊号：	住院号：
住院日期： 年 月 日	出院日期： 年 月 日			标准住院日：≤21 天

时间	住院第 1~2 天	住院第 1~3 天（完成术前准备日）	住院第 2~4 天（术前第 1 天）
主要诊疗工作	□ 询问病史及体格检查 □ 上级医师查房 □ 初步诊断和初步治疗方案 □ 住院医师完成住院志、首次病程、上级医师查房等病历书写 □ 开实验室检查单	□ 上级医师查房 □ 完成术前实验室检查 □ 完成必要的相关科室会诊 □ 调整心脏及重要脏器功能	□ 上级医师查房，术前评估和决定手术方案 □ 住院医师完成上级医师查房记录等 □ 向患者或家属交代围术期注意事项并签署手术知情同意书、自费用品协议书、输血同意书、委托书（患者本人不能签字时） □ 麻醉医师查房并与患者或家属交代麻醉注意事项并签署麻醉知情同意书 □ 完成各项术前准备
重点医嘱	**长期医嘱** □ 心外科二级护理常规 □ 饮食 □ 术前调整心功能 **临时医嘱** □ 血常规、尿常规、便常规+隐血试验 □ 肝功能测定、肾功能测定、葡萄糖测定、电解质、血型、凝血功能、感染性疾病筛查 □ 心电图、胸部 X 线平片、超声心动图 □ CT 或 MRI（酌情） □ 根据患者情况选择肺功能、脑血管检查、冠状动脉造影	**长期医嘱** □ 患者基础用药 □ 既往用药 **临时医嘱** □ 根据会诊科室要求开实验室检查单 □ 对症处理	**长期医嘱** 同前 **临时医嘱** □ 术前医嘱 □ 准备明日在全身麻醉、体外循环下行主动脉根部机械瓣带瓣管道置换术 □ 术前禁食、禁水 □ 术前用抗菌药物皮试 □ 术区备皮 □ 术前灌肠 □ 配血 □ 术中特殊用药 □ 其他特殊医嘱
主要护理工作	□ 介绍病房环境、设施设备 □ 入院护理评估 □ 防止皮肤压疮护理	□ 观察患者病情变化 □ 防止皮肤压疮护理 □ 心理和生活护理	□ 做好备皮等术前准备 □ 提醒患者术前禁食、禁水 □ 术前心理护理

续 表

时间	住院第 1~2 天	住院第 1~3 天 （完成术前准备日）	住院第 2~4 天 （术前第 1 日）
病情 变异 记录	□无 □有，原因： 1. 2.	□无 □有，原因： 1. 2.	□无 □有，原因： 1. 2.
护士 签名			
医师 签名			

时间	住院第2~5天 （手术日）	住院第3~6天 （术后第1日）	住院第4~7天 （术后第2日）
主要诊疗工作	□ 手术 □ 向家属交代病情、手术过程及术后注意事项 □ 术者完成手术记录 □ 完成术后病程 □ 上级医师查房 □ 麻醉医师查房 □ 观察生命体征及有无术后并发症并相应处理	□ 上级医师查房 □ 住院医师完成常规病程记录 □ 根据病情变化及时完成病程记录 □ 观察伤口、引流量、体温、生命体征情况、有无并发症等并作出相应处理	□ 上级医师查房 □ 住院医师完成病程记录 □ 根据引流量拔除引流管，伤口换药 □ 观察生命体征情况、有无并发症等并作出相应处理
重点医嘱	**长期医嘱** □ 特级护理常规 □ 留置引流管并记录引流量 □ 生命体征/血流动力学监测 □ 强心利尿药 □ 抗菌药物 □ 呼吸机辅助呼吸 □ 保留尿管并记录尿量 □ 胃黏膜保护剂 □ 其他特殊医嘱 **临时医嘱** □ 今日在全身麻醉、体外循环下行主动脉根部机械瓣带瓣管道置换术 □ 补液 □ 血管活性药 □ 血常规、生化检查、床旁胸部X线平片、血气分析 □ 输血和（或）补晶体、胶体液（必要时） □ 其他特殊医嘱	**长期医嘱** □ 特级或一级护理，余同前 **临时医嘱** □ 复查血常规 □ 输血和（或）补晶体、胶体液（必要时） □ 换药 □ 镇痛等对症处理 □ 补液 □ 血管活性药 □ 强心利尿药 □ 拔除气管插管后开始常规抗凝治疗、抗凝监测	**长期医嘱** 同前 **临时医嘱** □ 复查血常规、生化检查（必要时） □ 输血和（或）补晶体、胶体液（必要时） □ 换药，拔引流管 □ 镇痛等对症处理 □ 常规抗凝治疗、抗凝监测
主要护理工作	□ 观察患者病情变化并及时报告医师 □ 术后心理与生活护理 □ 防止皮肤压疮处理	□ 观察患者病情并做好引流量等相关记录 □ 术后心理与生活护理 □ 防止皮肤压疮处理	□ 观察患者病情变化 □ 术后心理与生活护理 □ 防止皮肤压疮处理
病情变异记录	□ 无　□ 有，原因： 1. 2.	□ 无　□ 有，原因： 1. 2.	□ 无　□ 有，原因： 1. 2.
护士签名			
医师签名			

时间	住院第 5~8 天（术后第 3 日）	住院第 6~20 天（术后第 4 日至出院前）	住院第 9~21 天（术后第 7~16 日）
主要诊疗工作	□ 上级医师查房 □ 住院医师完成病程记录 □ 伤口换药（必要时） □ 常规抗凝治疗	□ 上级医师查房 □ 住院医师完成病程记录 □ 伤口换药或拆线（必要时） □ 调整各重要脏器功能 □ 指导抗凝治疗 □ 预防感染（酌情）	□ 上级医师查房，评估患者是否达到出院标准，明确是否出院 □ 完成出院志、病案首页、出院诊断证明书等所有病历 □ 向患者交代出院后的后续治疗及相关注意事项，如抗凝治疗、心功能调整等
重点医嘱	长期医嘱 同前 临时医嘱 □ 复查血常规、尿常规、生化检查（必要时） □ 输血和（或）补晶体、胶体液（必要时） □ 换药（必要时） □ 镇痛等对症处理 □ 常规抗凝治疗、根据情况进行抗凝监测	长期医嘱 □ 根据病情变化调整抗菌药物等 □ 长期医嘱 临时医嘱 □ 复查血常规、尿常规、生化检查（必要时） □ 输血和（或）补晶体、胶体液（必要时） □ 换药（必要时） □ 对症处理 □ 抗凝治疗、根据情况进行抗凝监测 □ 复查心电图、胸部 X 线平片、超声心动图 □ 复查 CT 或 MRI	出院医嘱 □ 出院带药 □ 终身抗凝 □ 定期复查 □ 如有不适，随诊
主要护理工作	□ 观察患者病情变化 □ 术后心理与生活护理	□ 观察患者病情变化 □ 指导患者功能锻炼 □ 心理和生活护理	□ 指导患者办理出院手续 □ 出院宣教
病情变异记录	□ 无　□ 有，原因： 1. 2.	□ 无　□ 有，原因： 1. 2.	□ 无　□ 有，原因： 1. 2.
护士签名			
医师签名			

（二）护士表单

主动脉根部瘤（升主动脉瘤）临床路径护士表单

适用对象：第一诊断为升主动脉瘤（ICD-10：I71.0-I71.2）

行主动脉根部机械瓣带瓣管道置换术（Bentall 手术）（ICD-9-CM-3：38.4401）

| 患者姓名： | 性别：　　年龄：　　门诊号： | 住院号： |

| 住院日期：　　年　月　日 | 出院日期：　　年　月　日 | 标准住院日：≤21 天 |

时间	住院第 1~2 天	住院第 1~3 天 （完成术前准备日）	住院第 2~4 天 （术前第 1 日）
重点医嘱	**长期医嘱** □ 心外科二级护理常规 □ 饮食 □ 术前调整心功能 **临时医嘱** □ 血常规、尿常规、便常规+隐血肝功能测定、肾功能测定、葡萄糖测定、电解质、血型、凝血功能、感染性疾病筛查 □ 心电图、胸部 X 线平片、超声心动图 □ CT 或 MRI（酌情） □ 根据患者情况选择肺功能、脑血管检查、冠状动脉造影	**长期医嘱** □ 患者基础用药 □ 既往用药 **临时医嘱** □ 根据会诊科室要求开实验室检查单 □ 对症处理	**长期医嘱** 同前 **临时医嘱** □ 术前医嘱 □ 准备明日在全身麻醉、体外循环下行主动脉根部机械瓣带瓣管道置换术 □ 术前禁食、禁水 □ 术前用抗菌药物皮试 □ 术区备皮术前灌肠配血 □ 术中特殊用药 □ 其他特殊医嘱
主要护理工作	□ 介绍病房环境、设施设备 □ 入院护理评估 □ 防止皮肤压疮护理	□ 观察患者病情变化 □ 防止皮肤压疮护理 □ 心理和生活护理	□ 做好备皮等术前准备 □ 提醒患者术前禁食、禁水 □ 术前心理护理
病情变异记录	□ 无　□ 有，原因： 1. 2.	□ 无　□ 有，原因： 1. 2.	□ 无　□ 有，原因： 1. 2.
护士签名			

时间	住院第 2~5 天 （手术日）	住院第 3~6 天 （术后第 1 日）	住院第 4~7 天 （术后第 2 日）
重点医嘱	**长期医嘱** □ 特级护理常规 □ 留置引流管并记录引流量生命体征/血流动力学监测强心利尿药 □ 抗菌药物 □ 呼吸机辅助呼吸 □ 保留尿管并记录尿量 □ 胃黏膜保护剂 □ 其他特殊医嘱 **临时医嘱** □ 今日在全身麻醉、体外循环下行主动脉根部机械瓣带瓣管道置换术 □ 补液 □ 血管活性药 □ 血常规、生化检查、床旁胸部 X 线平片、血气分析 □ 输血和（或）补晶体、胶体液（必要时） □ 其他特殊医嘱	**长期医嘱** □ 特级或一级护理，余同前 **临时医嘱** □ 复查血常规 □ 输血和（或）补晶体、胶体液（必要时） □ 换药 □ 镇痛等对症处理 □ 补液 □ 血管活性药 □ 强心利尿药 □ 拔除气管插管后开始常规抗凝治疗、抗凝监测	**长期医嘱** 同前 **临时医嘱** □ 复查血常规、生化检查（必要时） □ 输血和（或）补晶体、胶体液（必要时） □ 换药，拔引流管 □ 镇痛等对症处理 □ 常规抗凝治疗、抗凝监测
主要护理工作	□ 观察患者病情变化并及时报告医师 □ 术后心理与生活护理防止皮肤压疮处理	□ 观察患者病情并做好引流量等相关记录 □ 术后心理与生活护理 □ 防止皮肤压疮处理	□ 观察患者病情变化 □ 术后心理与生活护理 □ 防止皮肤压疮处理
病情变异记录	□ 无　□ 有，原因： 1. 2.	□ 无　□ 有，原因： 1. 2.	□ 无　□ 有，原因： 1. 2.
护士签名			

时间	住院第5~8天 （术后第3日）	住院第6~20天 （术后第4日至出院前）	住院第9~21天 （术后第7~16日）
重点医嘱	**长期医嘱** 同前 **临时医嘱** □ 复查血常规、尿常规、生化检查（必要时） □ 输血和（或）补晶体、胶体液（必要时） □ 换药（必要时） □ 镇痛等对症处理 □ 常规抗凝治疗、根据情况进行抗凝监测	**长期医嘱** □ 根据病情变化调整抗菌药物等 □ 长期医嘱 **临时医嘱** □ 复查血常规、尿常规、生化检查（必要时） □ 输血和（或）补晶体、胶体液（必要时） □ 换药（必要时） □ 对症处理 □ 抗凝治疗、根据情况进行抗凝监测 □ 复查心电图、胸部X线平片、超声心动图 □ 复查CT或MRI	**出院医嘱** □ 出院带药 □ 终身抗凝 □ 定期复查 □ 如有不适，随诊
主要护理工作	□ 观察患者病情变化 □ 术后心理与生活护理	□ 观察患者病情变化 □ 指导患者功能锻炼 □ 心理和生活护理	□ 指导患者办理出院手续 □ 出院宣教
病情变异记录	□ 无　□ 有，原因： 1. 2.	□ 无　□ 有，原因： 1. 2.	□ 无　□ 有，原因： 1. 2.
护士签名			

（三）患者表单

主动脉根部瘤（升主动脉瘤）临床路径患者表单

适用对象：第一诊断为升主动脉瘤（ICD-10：I71.0-I71.2）
　　　　　行主动脉根部机械瓣带瓣管道置换术（Bentall 手术）（ICD-9-CM-3：38.4401）

患者姓名：	性别：　　年龄：　　门诊号：	住院号：
住院日期：　　年　月　日	出院日期：　　年　月　日	标准住院日：≤21 天

时间	住院第 1~4 天	住院第 3~4 天	住院第 4~5 天（手术日）
医患配合	□ 接受入院宣教 □ 接受入院护理评估 □ 接受病史询问 □ 进行质体格检查 □ 交代既往用药情况 □ 进行相关检查	□ 患者及家属与医师交流了解病情 □ 了解手术方案及围术期注意事项 □ 签署手术知情同意书、自费用品协议书、输血同意书 □ 接受术前宣教	□ 接受手术治疗 □ 患者家属与医师交流了解手术情况及术后注意事项 □ 接受术后监护治疗
重点诊疗及检查	**重点诊疗** □ 分级护理 □ 饮食安排 □ 既往基础用药 **重要检查** □ 血、尿常规，血型，凝血功能，电解质，肝肾功能，感染性疾病筛查 □ 胸部 X 线片、心电图、超声心动图、主动脉 CTA/MRI □ 根据病情补充安排其他检查	**重点诊疗** □ 接受医师安排的治疗 □ 备皮 □ 备血 □ 术前晚灌肠（按医护人员指导） □ 术前禁食、禁水（按医护人员指导） □ 术前镇静药（酌情）	**重点诊疗** □ 禁食 □ 持续血压、心电及经皮血氧饱和度监测 □ 呼吸机辅助呼吸 □ 预防用抗菌药物 **重要检查** □ 床旁胸部 X 线片 □ 其他必要检查
病情变异记录	□ 无　□ 有，原因： 1. 2.	□ 无　□ 有，原因： 1. 2.	□ 无　□ 有，原因： 1. 2.

时间	住院第 5~6 天 （术后第 1 日）	住院第 7~11 天 （术后第 2~6 日）	住院第 12~21 天 （术后第 5~14 日）
医患配合	□ 接受术后康复指导 □ 配合记录 24 小时出入量 □ 配合医师拔除胸管（根据引流量） □ 配合医师拔除尿管（根据病情）	□ 接受术后康复指导 □ 下床活动，促进恢复 □ 配合拔除深静脉置管并行留置针穿刺（视病情恢复定） □ 接受相关复查 □ 配合医师进行伤口换药	□ 接受出院前康复宣教 □ 学习出院注意事项 □ 了解复查程序 □ 办理出院手续 □ 获取出院诊断书 □ 获取出院带药
重点诊疗及检查	**重点诊疗** □ 一级护理 □ 半流质饮食 □ 氧气吸入 □ 生命指标监测 □ 预防用抗菌药物 □ 药物治疗 **重要检查** □ 心电图 □ 按医师要求进行相关检查	**重点诊疗** □ 饮食 □ 改二级护理（视病情恢复定） □ 停止监测（视病情恢复定） □ 停用抗菌药物（视病情恢复定） **重要检查** □ 复查胸部 X 线片、心电图、超声心动图 □ 血常规，血生化全套复查	**重点诊疗** □ 出院
病情变异记录	□ 无　□ 有，原因： 1. 2.	□ 无　□ 有，原因： 1. 2.	□ 无　□ 有，原因： 1. 2.

附：原表单（2010 年版）

主动脉根部瘤（升主动脉瘤）临床路径表单

适用对象：第一诊断为升主动脉瘤（ICD-10：I71.0-I71.2）

行主动脉根部机械瓣带瓣管道置换术（Bentall 手术）（ICD-9-CM-3：38.4401）

患者姓名：	性别： 年龄： 门诊号：	住院号：
住院日期： 年 月 日	出院日期： 年 月 日	标准住院日：≤21 天

时间	住院第 1~2 天	住院第 1~3 天 （完成术前准备日）	住院第 2~4 天 （术前第 1 天）
主要诊疗工作	□ 询问病史及体格检查 □ 上级医师查房 □ 初步诊断和初步治疗方案 □ 住院医师完成住院志、首次病程、上级医师查房等病历书写 □ 开实验室检查单	□ 上级医师查房 □ 完成术前实验室检查 □ 完成必要的相关科室会诊 □ 调整心脏及重要脏器功能	□ 上级医师查房，术前评估和决定手术方案 □ 住院医师完成上级医师查房记录等 □ 向患者和（或）家属交代围术期注意事项并签署手术知情同意书、自费用品协议书、输血同意书、委托书（患者本人不能签字时） □ 麻醉医师查房并与患者和（或）家属交代麻醉注意事项并签署麻醉知情同意书 □ 完成各项术前准备
重点医嘱	**长期医嘱** □ 心外科二级护理常规 □ 饮食 □ 术前调整心功能 **临时医嘱** □ 血常规、尿常规、粪便常规+隐血试验 □ 肝功能测定、肾功能测定、葡萄糖测定、电解质、血型、凝血功能、感染性疾病筛查 □ 心电图、胸部 X 线平片、超声心动图 □ CT 或 MRI（酌情） □ 根据患者情况选择肺功能、脑血管检查、冠状动脉造影	**长期医嘱** □ 患者基础用药 □ 既往用药 **临时医嘱** □ 根据会诊科室要求开实验室检查单 □ 对症处理	**长期医嘱** 同前 **临时医嘱** □ 术前医嘱 □ 准备明日在全身麻醉、体外循环下行主动脉根部机械瓣带瓣管道置换术 □ 术前禁食、禁水 □ 术前用抗菌药物皮试 □ 术区备皮 □ 术前灌肠 □ 配血 □ 术中特殊用药 □ 其他特殊医嘱
主要护理工作	□ 介绍病房环境、设施设备 □ 入院护理评估 □ 防止皮肤压疮护理	□ 观察患者病情变化 □ 防止皮肤压疮护理 □ 心理和生活护理	□ 做好备皮等术前准备 □ 提醒患者术前禁食、禁水 □ 术前心理护理

时间	住院第 1~2 天	住院第 1~3 天 （完成术前准备日）	住院第 2~4 天 （术前第 1 日）
病情 变异 记录	□ 无　□ 有，原因： 1. 2.	□ 无　□ 有，原因： 1. 2.	□ 无　□ 有，原因： 1. 2.
护士 签名			
医师 签名			

时间	住院第 2~5 天 （手术日）	住院第 3~6 天 （术后第 1 日）	住院第 4~7 天 （术后第 2 日）
主要诊疗工作	□ 手术 □ 向家属交代病情、手术过程及术后注意事项 □ 术者完成手术记录 □ 完成术后病程 □ 上级医师查房 □ 麻醉医师查房 □ 观察生命体征及有无术后并发症并相应处理	□ 上级医师查房 □ 住院医师完成常规病程记录 □ 根据病情变化及时完成病程记录 □ 观察伤口、引流量、体温、生命体征情况、有无并发症等并作出相应处理	□ 上级医师查房 □ 住院医师完成病程记录 □ 根据引流量拔除引流管，伤口换药 □ 观察生命体征情况、有无并发症等并作出相应处理
重点医嘱	**长期医嘱** □ 特级护理常规 □ 留置引流管并记录引流量 □ 生命体征/血流动力学监测 □ 强心利尿药 □ 抗菌药物 □ 呼吸机辅助呼吸 □ 保留尿管并记录尿量 □ 胃黏膜保护剂 □ 其他特殊医嘱 **临时医嘱** □ 今日在全身麻醉、体外循环下行主动脉根部机械瓣带瓣管道置换术 □ 补液 □ 血管活性药 □ 血常规、生化检查、床旁胸部 X 线平片、血气分析 □ 输血和（或）补晶体、胶体液（必要时） □ 其他特殊医嘱	**长期医嘱** □ 特级或一级护理，余同前 **临时医嘱** □ 复查血常规 □ 输血和（或）补晶体、胶体液（必要时） □ 换药 □ 镇痛等对症处理 □ 补液 □ 血管活性药 □ 强心利尿药 □ 拔除气管插管后开始常规抗凝治疗、抗凝监测	**长期医嘱** 同前 **临时医嘱** □ 复查血常规、生化检查（必要时） □ 输血和（或）补晶体、胶体液（必要时） □ 换药，拔引流管 □ 镇痛等对症处理 □ 常规抗凝治疗、抗凝监测
主要护理工作	□ 观察患者病情变化并及时报告医师 □ 术后心理与生活护理 □ 防止皮肤压疮处理	□ 观察患者病情并做好引流量等相关记录 □ 术后心理与生活护理 □ 防止皮肤压疮处理	□ 观察患者病情变化 □ 术后心理与生活护理 □ 防止皮肤压疮处理
病情变异记录	□ 无 □ 有，原因： 1. 2.	□ 无 □ 有，原因： 1. 2.	□ 无 □ 有，原因： 1. 2.
护士签名			
医师签名			

时间	住院第 5~8 天 （术后第 3 日）	住院第 6~20 天 （术后第 4 日至出院前）	住院第 9~21 天 （术后第 7~16 日）
主要诊疗工作	□ 上级医师查房 □ 住院医师完成病程记录 □ 伤口换药（必要时） □ 常规抗凝治疗	□ 上级医师查房 □ 住院医师完成病程记录 □ 伤口换药或拆线（必要时） □ 调整各重要脏器功能 □ 指导抗凝治疗 □ 预防感染（酌情）	□ 上级医师查房，评估患者是否达到出院标准，明确是否出院 □ 完成出院志、病案首页、出院诊断证明书等所有病历 □ 向患者交代出院后的后续治疗及相关注意事项，如抗凝治疗、心功能调整等
重点医嘱	**长期医嘱** 同前 **临时医嘱** □ 复查血常规、尿常规、血生化检查（必要时） □ 输血和（或）补晶体、胶体液（必要时） □ 换药（必要时） □ 镇痛等对症处理 □ 常规抗凝治疗、根据情况进行抗凝监测	**长期医嘱** □ 根据病情变化调整抗菌药物等长期医嘱 **临时医嘱** □ 复查血常规、尿常规、血生化检查（必要时） □ 输血和（或）补晶体、胶体液（必要时） □ 换药（必要时） □ 对症处理 □ 抗凝治疗、根据情况进行抗凝监测 □ 复查心电图、胸部 X 线平片、超声心动图 □ 复查 CT 或 MRI	**出院医嘱** □ 出院带药 □ 终身抗凝 □ 定期复查 □ 如有不适，随诊
主要护理工作	□ 观察患者病情变化 □ 术后心理与生活护理	□ 观察患者病情变化 □ 指导患者功能锻炼 □ 心理和生活护理	□ 指导患者办理出院手续 □ 出院宣教
病情变异记录	□ 无　□ 有，原因： 1. 2.	□ 无　□ 有，原因： 1. 2.	□ 无　□ 有，原因： 1. 2.
护士签名			
医师签名			

第十六章

升主动脉瘤/升主动脉夹层动脉瘤临床路径释义

一、升主动脉瘤/升主动脉夹层动脉瘤编码

　　疾病名称及编码：升主动脉瘤（ICD-10：I71.201）
　　　　　　　　　　升主动脉夹层动脉瘤（ICD-10：I71.003）
　　手术操作名称及编码：升主动脉人工血管置换术（ICD-9-CM-3：38.45）

二、临床路径检索方法

　　I71.201/I71.003 伴 38.45

三、升主动脉瘤/升主动脉夹层动脉瘤临床路径标准住院流程

（一）适用对象

　　第一诊断为升主动脉瘤/升主动脉夹层动脉瘤（ICD-10：I71.0-I71.2），行升主动脉人工血管置换术（ICD-9-CM-3：38.4402）。

> **释义**
>
> ■ 适用对象编码参见第一部分。
> ■ 本路径适用对象为临床诊断为升主动脉瘤/升主动脉夹层动脉瘤的患者。升主动脉是指从窦管交界到第一个主动脉弓分支开口（无名动脉）这一节段的主动脉。如升主动脉瘤/升主动脉夹层动脉瘤累及主动脉窦部和（或）弓部，以及合并需要干预的主动脉瓣病变等情形，则需进入其他相应路径。
> ■ 升主动脉瘤定义标准为管径的扩张/膨出≥5cm。
> ■ 升主动脉夹层动脉瘤是指慢性期的 DeBakey Ⅱ 型主动脉夹层。慢性期是指发病超过 14 天。DeBakey Ⅱ 型主动脉夹层是指：原发破口位于升主动脉且夹层范围局限于升主动脉。

（二）诊断依据

　　根据《临床诊疗指南·心脏外科学分册》（中华医学会编著，人民卫生出版社，2009）。
　　1. 症状：可有乏力、胸闷、胸痛等症状，也可无明显症状。
　　2. 体征：多无明显的阳性体征。
　　3. 辅助检查：心电图、胸部 X 线平片、超声心动图、CT 或 MRI 等。

> **释义**
>
> ■单纯升主动脉动脉瘤早期无明显症状。随着动脉瘤增大，开始出现胸痛。胸痛多为钝痛，也有刺痛。有的疼痛呈持续性，也有的可随呼吸或运动而加剧。疼痛的原因可能是动脉壁内神经随壁扩张而受牵拉引起，也可能是动脉瘤压迫周围交感神经节所致。气管受到瘤体压迫可出现胸闷、乏力。其他一些不常见的症状有膈肌麻痹、声音嘶哑等。单纯升主动脉瘤阳性体征不多，可见到右颈根部搏动、颈静脉和胸壁静脉怒张，面颈部肿胀和青紫等。胸部 X 线摄片检查显示升主动脉扩张。心电图无特异性，高血压引起的动脉瘤可出现左心室肥厚和高电压。主动脉 CT 或 MRI 显示升主动脉扩张。
>
> ■绝大多数 DeBakey Ⅱ 型主动脉夹层可有突发的剧烈疼痛病史，多表现为胸前区的持续性锐痛，如刀割样，难以忍受。辅助检查：大多数主动脉夹层患者心电图正常。既往有冠心病或高血压的高龄患者亦可有相应心电图表现。X 线检查发现心影增大，提示有心包渗出。超声心动图可探及分隔主动脉真假腔的隔膜，隔膜随血流摆动，并可见内膜破口，有否心包积液等。经食管超声心动图（TEE）还可检查主动脉弓部远端及胸主动脉。诊断准确性高，但对患者影响大，有一定创伤性，并可能引起或加重高血压，诱发夹层破裂。重症患者不宜行此项检查。CT 检查的典型表现为由隔膜分隔的真假腔，真腔常较假腔小。CT 可以同时发现内膜破口、附壁血栓、心包腔及胸腔积液等。

（三）选择治疗方案的依据

根据《临床诊疗指南·心脏外科学分册》（中华医学会编著，人民卫生出版社，2009）。升主动脉人工血管置换术。

> **释义**
>
> ■升主动脉瘤样扩张，直径>5cm，不论有无症状，均应手术治疗。近年来，升主动脉瘤的手术时机和标准随着外科技术的进步和对该疾病基础研究的认识而不断发生治疗时机的前移。各单位应根据自身条件，依据患者病变的病理类型和特点，参考国际及国内有关指南，合理选择升主动脉人工血管置换术的手术时机。
>
> ■升主动脉夹层动脉瘤手术治疗效果好于药物治疗，而且研究资料表明，Ⅱ 型主动脉夹层即使进入慢性期，破裂和主动脉瓣关闭不全致死的危险性仍然较大。因此，对于 DeBakey Ⅱ 型主动脉夹层，无论有无症状，均宜采取以手术为主的综合治疗，可防止夹层继续剥离，降低主动脉破裂和急性左心衰竭的发生率。

（四）标准住院日

通常≤18 天。

> **释义**
>
> ■患者入院后，术前准备 1~4 天，第 2~5 天实施手术，术后继续住院 5~13 天，主要观察恢复情况以及是否出现并发症。如无明显需退出本路径的变异，仅在住院日数上有小的差异，并不影响纳入路径。一般情况下，总住院时间不超过 18 天均符合路径要求。

（五）进入路径标准

1. 第一诊断必须符合 ICD-10：I71.0-I71.2 升主动脉瘤/升主动脉夹层动脉瘤疾病编码。

2. 升主动脉瘤样扩张，直径>5cm。

3. 主动脉窦部正常，主动脉弓部正常，主动脉瓣无明显病变。

4. 当患者同时具有其他疾病诊断，但在住院期间不需要特殊处理也不影响第一诊断的临床路径流程实施时，可以进入路径。

> **释义**
>
> ■ 进入本路径的患者，第一诊断应为升主动脉瘤/升主动脉夹层动脉瘤。近年来，升主动脉瘤的手术时机和标准随着外科技术的进步和对该疾病基础研究的认识而不断发生变化。为便于进行统一的医疗质量管理，将"升主动脉瘤样扩张，直径>5cm"作为进入路径的标准。
>
> ■ 如果主动脉窦部/主动脉弓部/主动脉瓣受累及/DeBakey II 型主动脉夹层急性期（发病≤14 天），病理改变较为复杂，手术矫治技术要求高，术后并发症发生概率高，不宜纳入本路径管理。
>
> ■ 经入院常规检查发现以往所没有发现的疾病，该疾病可能对患者健康影响更为严重，或者该疾病可能影响手术实施、提高手术和麻醉风险、影响预后，则应优先考虑治疗该种疾病，暂不宜进入路径。如心功能不全、肝肾功能不全、凝血功能障碍等。
>
> ■ 若既往患有上述疾病，经合理治疗后达到稳定，或目前尚需持续用药，经评估无手术及麻醉禁忌，则可进入路径。但可能会增加医疗费用，延长住院时间。

（六）术前准备（评估）

≤5 天工作日。

1. 必须的检查项目：

（1）血常规、尿常规。

（2）肝功能、肾功能、电解质、血型、凝血功能，感染性疾病筛查（乙型肝炎、丙型肝炎、梅毒、艾滋病等）。

（3）心电图、胸部 X 线平片、超声心动图、CT 或 MRI。

2. 根据患者病情可选择的检查项目：如心肌酶、大便常规、冠状动脉影像学检查（CT 或造影）（有冠心病发病危险因素及年龄≥50 岁患者）、血气分析和肺功能检查（高龄或既往有肺部病史者）、腹部及外周血管超声检查等。

> **释义**
>
> ■ 必查项目是确保手术治疗安全、有效开展的基础，在术前必须完成。相关人员应认真分析检查结果，以便及时发现异常情况并采取对应处置。
>
> ■ 通常年龄≥50 岁，或有明确心绞痛主诉、心电图提示有明显心肌缺血表现者，应行冠状动脉造影/冠状动脉 CT 检查。对于升主动脉夹层动脉瘤患者，建议 CT 检查，避免冠状动脉造影。

（七）预防性抗菌药物选择与使用时机

1. 抗菌药物：按照《抗菌药物临床应用指导原则》（卫医发〔2004〕285 号）选择用药。可以考虑使用第一、第二代头孢菌素。

2. 预防性用抗菌药物，时间为术前 0.5 小时，手术超过 3 小时加用 1 次抗菌药物；总预防性用药时间一般不超过 24 小时，个别情况可延长至 48 小时。

> **释义**
>
> ■升主动脉人工血管置换术属于 I 类切口手术，但由于有心腔内手术操作、异物植入等易感因素存在，且一旦感染可导致严重后果。因此可按规定适当预防性应用抗菌药物，通常选用第二代头孢菌素。

（八）手术日

入院 5 个工作日。

1. 麻醉方式：全身麻醉。

2. 体外循环辅助。

3. 手术植入物：人工血管、胸骨固定钢丝等。

4. 术中用药：麻醉及体外循环常规用药。

5. 输血及血液制品：视术中情况而定。

> **释义**
>
> ■升主动脉人工血管置换术由于涉及大血管的吻合、术中吻合口出血是导致围术期不良事件的危险因素之一。因此，与其他心内直视手术相比，可适当放宽围术期输血及血液制品应用指征，通常输注悬浮红细胞，血浆和血小板。

（九）术后住院恢复

≤13 天。

1. 术后早期持续监测治疗，观察生命体征。

2. 必须复查的检查项目：血常规、血电解质、肝肾功能、心电图、胸部 X 线平片、超声心动图、CT 或 MRI。

3. 抗菌药物使用：按照《抗菌药物临床应用指导原则》（卫医发〔2004〕285 号）执行。

4. 根据病情需要进行强心、利尿等治疗。

> **释义**
>
> ■升主动脉人工血管置换术后早期应对患者进行持续的监测治疗，以便及时掌握病情变化。主管医师评估患者病情平稳后，方可终止持续监测。
>
> ■根据患者病情需要，开展相应的检查及治疗。检查内容不只限于路径中规定的必须复查项目，可根据需要增加，如血气分析、凝血功能分析等。必要时可增加同一项目的检查频次。

（十）出院标准

1. 体温正常，血常规、电解质检查无明显异常。
2. 引流管拔除、伤口愈合无感染。
3. 没有需要住院处理的并发症和（或）其他合并症。
5. 胸部 X 线平片、超声心动图、CT 或 MRI 证实人工血管通畅，无相关并发症。

释义

■ 患者出院前不仅应完成必须复查项目，且复查项目应无明显异常。若检查结果明显异常，如心包积液，贫血等，主管医师应进行仔细分析并作出对应处置。

（十一）变异及原因分析

1. 围术期并发症：心功能不全、出血、感染性心内膜炎、术后伤口感染、重要脏器功能不全等造成住院日延长和费用增加。
2. 合并有其他系统疾病，可能出现合并疾病加重而需要治疗，从而延长治疗时间和增加住院费用。
3. 人工血管的选择：根据患者的病情，使用不同的人工血管，导致住院费用存在差异。
4. 其他因素：术前心功能及其他重要脏器功能不全需调整；特殊原因（如稀有血型短缺等）造成的住院时间延长费用增加。

释义

■ 变异是指入选临床路径的患者未能按路径流程完成医疗行为或未达到预期的医疗质量控制目标。这包含三方面情况：①按路径流程完成治疗，但出现非预期结果，可能需要后续进一步处理，如本路径治疗后人工血管感染等；②按路径流程完成治疗，但超出了路径规定的时限或限定的费用，如实际住院日超出标准住院日要求，或未能在规定的手术日时间限定内实施手术等；③不能按路径流程完成治疗，患者需要中途退出路径，如治疗过程中出现严重并发症，导致必须终止路径或需要转入其他路径进行治疗等。对这些患者，主管医师均应进行变异原因的分析，并在临床路径的表单中予以说明。

■ 升主动脉人工血管置换术可能出现的并发症有：术后心功能不全、出血、神经系统或其他重要脏器并发症、移植物感染以及切口感染、延迟愈合等。

■ 医师认可的变异原因主要指患者入选路径后，医师在检查及治疗过程中发现患者合并存在一些事前未预知的对本路径治疗可能产生影响的情况，需要终止执行路径或者是延长治疗时间、增加治疗费用，医师需在表单中明确说明。

■ 因患者方面的主观原因导致执行路径出现变异，也需要医师在表单中予以说明。

四、升主动脉瘤/升主动脉夹层动脉瘤临床路径给药方案

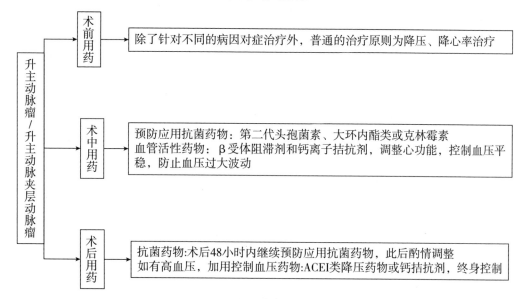

【用药选择】

1. 术前根据患者既往病史开始既往基础用药。

2. 围术期预防性用抗菌药物。

3. 如有高血压病史，术后开始控制血压治疗。

【药学提示】

围术期预防性用抗菌药物，时间为术前 0.5 小时，手术超过 3 小时加用 1 次抗菌药物；总预防性用药时间一般不超过 24 小时，个别情况可延长至 48 小时。术后 48 小时后，若无特殊可停用抗菌药物，若患者血象较高，体温在 38.5℃以上，可继续应用抗菌药物，建议完善细菌培养检查，并根据痰培养、血培养结果选择敏感抗菌药物。

五、推荐表单

（一）医师表单

升主动脉瘤/升主动脉夹层动脉瘤临床路径医师表单

适用对象：第一诊断为升主动脉瘤/升主动脉夹层动脉瘤（ICD-10：I71.0-I71.2）

行升主动脉人工血管置换术（ICD-9-CM-3：38.4402）

患者姓名：	性别： 年龄： 门诊号：	住院号：
住院日期： 年 月 日	出院日期： 年 月 日	标准住院日：≤18 天

时间	住院第 1~4 天	住院第 3~4 天	住院第 4~5 天（手术日）
主要诊疗工作	□ 病史询问，体格检查 □ 完成入院病历书写 □ 安排相关检查 □ 上级医师查房	□ 汇总检查结果 □ 完成术前准备与术前评估 □ 术前讨论，确定手术方案 □ 完成术前小结、上级医师查房记录等病历书写 □ 向患者及家属交代病情及围术期注意事项 □ 签署手术知情同意书、自费用品协议书、输血同意书	□ 气管插管，建立深静脉通路 □ 手术 □ 术后转入监护病房 □ 术者完成手术记录 □ 完成术后病程记录 □ 向患者家属交代手术情况及术后注意事项
重点医嘱	**长期医嘱** □ 按大血管疾病护理常规 □ 二级护理 □ 饮食 □ 患者既往基础用药 **临时医嘱** □ 血尿便常规，血型，凝血功能，电解质，肝肾功能，感染性疾病筛查 □ 胸部 X 线片、心电图、超声心动图、主动脉 CTA/MRI	**长期医嘱** □ 控制血压治疗 **临时医嘱** □ 拟于明日在全身麻醉、体外循环下行升主动脉人工血管置换术 □ 备皮 □ 备血 □ 血型 □ 术前禁食、禁水 □ 术前镇静药（酌情） □ 其他特殊医嘱	**长期医嘱** □ 按心脏体外循环直视术后护理 □ 禁食 □ 持续血压、心电及经皮血氧饱和度监测 □ 呼吸机辅助呼吸 □ 预防用抗菌药物 **临时医嘱** □ 床旁胸部 X 线片 □ 其他特殊医嘱
主要护理工作	□ 入院宣教（环境、设施、人员等） □ 入院护理评估（营养状况、性格变化等）	□ 术前准备（备皮等） □ 术前宣教（提醒患者按时禁水等）	□ 观察患者病情变化 □ 定期记录重要监测指标
病情变异记录	□ 无 □ 有，原因： 1. 2.	□ 无 □ 有，原因： 1. 2.	□ 无 □ 有，原因： 1. 2.
医师签名			

时间	住院第 5~6 天 （术后第 1 日）	住院第 7~11 天 （术后第 2~6 日）	住院第 12~18 天 （术后第 7~13 日）
主要诊疗工作	□ 医师查房 □ 观察伤口有无血肿，渗血	□ 医师查房 □ 安排相关复查并分析检查结果 □ 观察伤口情况 □ 拔除胸管（根据引流量） □ 拔除尿管	□ 检查伤口愈合情况 □ 确定患者可以出院 □ 向患者交代出院注意事项复查日期 □ 通知出院处 □ 开出院诊断书 □ 完成出院记录
重点医嘱	**长期医嘱** □ 一级护理 □ 半流质饮食 □ 氧气吸入 □ 心电、无创血压及经皮血氧饱和度监测 □ 预防用抗菌药物 □ 控制血压、利尿、补钾治疗 **临时医嘱** □ 心电图 □ 大换药 □ 复查血常规及相关指标 □ 其他特殊医嘱	**长期医嘱** □ 饮食 □ 改二级护理（视病情恢复定） □ 停止监测（视病情恢复定） □ 停用抗菌药物（视病情恢复定） **临时医嘱** □ 拔除深静脉置管并行留置针穿刺（视病情恢复定） □ 复查胸部 X 线片、心电图、超声心动图以及血常规，血生化全套 □ 大换药	**临时医嘱** □ 通知出院 □ 出院带药 □ 伤口换药
主要护理工作	□ 观察患者情况 □ 记录生命体征 □ 记录 24 小时出入量 □ 术后康复指导	□ 患者一般状况及情况 □ 鼓励患者下床活动，利于恢复 □ 术后康复指导	□ 帮助患者办理出院手续 □ 康复宣教
病情变异记录	□ 无　□ 有，原因： 1. 2.	□ 无　□ 有，原因： 1. 2.	□ 无　□ 有，原因： 1. 2.
医师签名			

（二）护士表单

升主动脉瘤/升主动脉夹层动脉瘤临床路径护士表单

适用对象：第一诊断为升主动脉瘤/升主动脉夹层动脉瘤（ICD-10：I71.0-I71.2）

行升主动脉人工血管置换术（ICD-9-CM-3：38.4402）

患者姓名：	性别：　　年龄：　　门诊号：	住院号：
住院日期：　　年　月　日	出院日期：　　年　月　日	标准住院日：≤18 天

时间	住院第 1~4 天	住院第 3~4 天	住院第 4~5 天（手术日）
主要护理工作	□ 入院宣教（环境、设施、人员等） □ 入院护理评估（营养状况、性格变化等） □ 病史询问，相应查体 □ 联系相关检查	□ 汇总检查结果 □ 完成术前评估 □ 术前宣教（提醒患者按时禁水等） □ 完成术前准备（备皮等）	□ 协助手术 □ 观察患者病情变化 □ 定期记录重要监测指标
重点医嘱	**长期医嘱** □ 按心外科护理常规 □ 二级护理 □ 饮食 □ 患者既往基础用药 **临时医嘱** □ 血、尿、便常规，血型，凝血功能，电解质，肝肾功能，感染性疾病筛查 □ 胸部 X 线片、心电图、超声心动图、主动脉 CTA/MRI	**长期医嘱** □ 控制血压治疗 **临时医嘱** □ 拟于明日在全身麻醉、体外循环下行升主动脉人工血管置换术 □ 备皮 □ 备血 □ 血型 □ 术前禁食、禁水 □ 术前镇静药（酌情） □ 其他特殊医嘱	**长期医嘱** □ 按心脏体外循环直视术后护理 □ 禁食 □ 持续血压、心电及经皮血氧饱和度监测 □ 呼吸机辅助呼吸 □ 预防用抗菌药物 **临时医嘱** □ 床旁胸部 X 线片 □ 其他特殊医嘱
病情变异记录	□ 无　□ 有，原因： 1. 2.	□ 无　□ 有，原因： 1. 2.	□ 无　□ 有，原因： 1. 2.
护士签名			

时间	住院第 5~6 天 （术后第 1 日）	住院第 7~11 天 （术后第 2~6 日）	住院第 12~18 天 （术后第 7~11 日）
主要 护理 工作	□ 观察患者情况 □ 记录生命体征 □ 记录 24 小时出入量 □ 术后康复指导	□ 患者一般状况及伤口情况 □ 联系相关复查 □ 鼓励患者下床活动，利于恢 　复观察情况 □ 术后康复指导	□ 向患者交代出院注意事项 　及复查日期 □ 帮助病患者办理出院手续 □ 通知出院处 □ 康复宣教
重 点 医 嘱	**长期医嘱** □ 一级护理 □ 半流质饮食 □ 氧气吸入 □ 心电、无创血压及经皮血氧 　饱和度监测 □ 预防用抗菌药物 □ 控制血压、利尿、补钾治疗 **临时医嘱** □ 心电图 □ 大换药 □ 复查血常规及相关指标 □ 其他特殊医嘱	**长期医嘱** □ 饮食 □ 改二级护理（视病情恢复 　定） □ 停止监测（视病情恢复定） □ 停用抗菌药物（视病情恢复 　定） **临时医嘱** □ 拔除深静脉置管并行留置针 　穿刺（视病情恢复定） □ 复查胸部 X 线片、心电图、 　超声心动图以及血常规、血 　生化全套 □ 大换药	**临时医嘱** □ 通知出院 □ 出院带药 □ 伤口换药
病情 变异 记录	□ 无　□ 有，原因： 1. 2.	□ 无　□ 有，原因： 1. 2.	□ 无　□ 有，原因： 1. 2.
护士 签名			

（三）患者表单

升主动脉瘤/升主动脉夹层动脉瘤临床路径患者表单

适用对象：第一诊断为升主动脉瘤/升主动脉夹层动脉瘤（ICD-10：I71.0-I71.2）

行升主动脉人工血管置换术（ICD-9-CM-3：38.4402）

患者姓名：	性别：	年龄：	门诊号：	住院号：
住院日期： 年 月 日	出院日期： 年 月 日			标准住院日：≤18 天

时间	住院第 1~4 天	住院第 3~4 天	住院第 4~5 天 （手术日）
医患配合	□ 接受入院宣教 □ 接受入院护理评估 □ 接受病史询问 □ 进行体格检查 □ 交代既往用药情况 □ 进行相关检查	□ 患者及家属与医师交流了解病情 □ 了解手术方案及围术期注意事项 □ 签署手术知情同意书、自费用品协议书、输血同意书 □ 接受术前宣教	□ 接受手术治疗 □ 患者家属与医师交流了解手术情况及术后注意事项 □ 接受术后监护治疗
重点诊疗及检查	**重点诊疗** □ 分级护理 □ 饮食安排 □ 既往基础用药 **重要检查** □ 血、尿常规，血型，凝血功能，电解质，肝肾功能，感染性疾病筛查 □ 胸部 X 线片、心电图、超声心动图、主动脉 CTA/MRI □ 根据病情补充安排其他检查	**重点诊疗** □ 接受医师安排的治疗 □ 备皮 □ 备血 □ 术前晚灌肠（按医护人员指导） □ 术前禁食、禁水（按医护人员指导） □ 术前镇静药（酌情）	**重点诊疗** □ 禁食 □ 持续血压、心电及经皮血氧饱和度监测 □ 呼吸机辅助呼吸 □ 预防用抗菌药物 **重要检查** □ 床旁胸部 X 线片 □ 其他必要检查
病情变异记录	□ 无 □ 有，原因： 1. 2.	□ 无 □ 有，原因： 1. 2.	□ 无 □ 有，原因： 1. 2.

时间	住院第 5~6 天 （术后第 1 日）	住院第 7~11 天 （术后第 2~6 日）	住院第 12~18 天 （术后第 5~11 日）
医患配合	□ 接受术后康复指导 □ 配合记录 24 小时出入量 □ 配合医师拔除胸管（根据引流量） □ 配合医师拔除尿管（根据病情）	□ 接受术后康复指导 □ 下床活动，促进恢复 □ 配合拔除深静脉置管并行留置针穿刺（视病情恢复定） □ 接受相关复查 □ 配合医师进行伤口换药	□ 接受出院前康复宣教 □ 学习出院注意事项 □ 了解复查程序 □ 办理出院手续 □ 获取出院诊断书 □ 获取出院带药
重点诊疗及检查	**重点诊疗** □ 一级护理 □ 半流质饮食 □ 氧气吸入 □ 生命指标监测 □ 预防用抗菌药物 □ 药物治疗 **重要检查** □ 心电图 □ 按医师要求进行相关检查	**重点诊疗** □ 饮食 □ 改二级护理（视病情恢复定） □ 停止监测（视病情恢复定） □ 停用抗菌药物（视病情恢复定） **重要检查** □ 复查胸部 X 线片、心电图、超声心动图 □ 血常规、血生化全套复查	**重点诊疗** □ 出院
病情变异记录	□ 无 □ 有，原因： 1. 2.	□ 无 □ 有，原因： 1. 2.	□ 无 □ 有，原因： 1. 2.

附：原表单（2011 年版）

升主动脉瘤/升主动脉夹层动脉瘤临床路径表单

适用对象：第一诊断为升主动脉瘤/升主动脉夹层动脉瘤（ICD-10：I71.0-I71.2）

行升主动脉人工血管置换术（ICD-9-CM-3：38.4402）

患者姓名：	性别： 年龄： 门诊号：	住院号：
住院日期： 年 月 日	出院日期： 年 月 日	标准住院日：≤18 天

时间	住院第 1~2 天	住院第 2~3 天 （完成术前准备日）	住院第 2~4 天 （术前第 1 天）
主要诊疗工作	□ 询问病史及体格检查 □ 上级医师查房 □ 初步的诊断和治疗方案 □ 住院医师完成住院志、首次病程、上级医师查房等病历书写 □ 开实验室检查单	□ 上级医师查房 □ 完成术前实验室检查 □ 完成必要的相关科室会诊 □ 调整心脏及重要脏器功能	□ 上级医师查房，术前评估，决定手术方案 □ 住院医师完成上级医师查房记录等 □ 向患者和（或）家属交代围术期注意事项并签署手术知情同意书、自费用品协议书、输血同意书、委托书（患者本人不能签字时） □ 麻醉医师查房并与患者和（或）家属交代麻醉注意事项并签署麻醉知情同意书 □ 完成各项术前准备
重点医嘱	**长期医嘱** □ 心外科二级护理常规 □ 饮食 □ 术前调整心功能 **临时医嘱** □ 血常规、尿常规 □ 血型、凝血功能、电解质、肝肾功能、感染性疾病筛查 □ 心电图、胸部 X 线平片、超声心动图 □ CT 或 MRI □ 根据患者情况选择肺功能、脑血管检查、冠状动脉造影	**长期医嘱** □ 患者基础用药 □ 既往用药 **临时医嘱** □ 根据会诊科室要求开实验室检查单 □ 对症处理	**长期医嘱** 同前 **临时医嘱** □ 术前医嘱 □ 准备明日在全身麻醉、体外循环下行升主动脉人工血管置换术 □ 术前禁食、禁水 □ 术前用抗菌药物皮试 □ 术区备皮 □ 术前灌肠 □ 配血 □ 术中特殊用药 □ 其他特殊医嘱
主要护理工作	□ 介绍病房环境、设施设备 □ 入院护理评估 □ 防止皮肤压疮护理	□ 观察患者病情变化 □ 防止皮肤压疮护理 □ 心理和生活护理	□ 做好备皮等术前准备 □ 提醒患者术前禁食、禁水 □ 术前心理护理
病情变异记录	□ 无 □ 有，原因： 1. 2.	□ 无 □ 有，原因： 1. 2.	□ 无 □ 有，原因： 1. 2.
护士签名			
医师签名			

时间	住院第 3~5 天 （手术日）	住院第 4~6 天 （术后第 1 日）	住院第 5~7 天 （术后第 2 日）
主要诊疗工作	□ 手术 □ 向家属交代病情、手术过程及术后注意事项 □ 术者完成手术记录 □ 完成术后病程 □ 上级医师查房 □ 麻醉医师查房 □ 观察生命体征及有无术后并发症并做相应处理	□ 上级医师查房 □ 住院医师完成常规病程记录 □ 根据病情变化及时完成病程记录 □ 观察伤口、引流量、体温、生命体征情况、有无并发症等并作出相应处理	□ 上级医师查房 □ 住院医师完成病程记录 □ 根据引流量拔除引流管，伤口换药 □ 观察生命体征情况、有无并发症等并作出相应处理 □ 抗菌药物：如体温正常，伤口情况良好，无明显红肿时可以停止抗菌药物治疗
重点医嘱	**长期医嘱** □ 特级护理常规 □ 饮食 □ 留置引流管并计引流量 □ 生命体征/血流动力学监测 □ 强心、利尿药 □ 抗菌药物 □ 呼吸机辅助呼吸 □ 保留尿管并记录尿量 □ 胃黏膜保护剂 □ 其他特殊医嘱 **临时医嘱** □ 今日在全身麻醉、体外循环下行升主动脉人工血管置换术 □ 血管活性药 □ 血常规、肝肾功能、电解质、床旁胸部 X 线平片、血气分析 □ 输血和（或）补晶体、胶体液（必要时） □ 其他特殊医嘱	**长期医嘱** □ 特级或一级护理，余同前 **临时医嘱** □ 复查血常规 □ 输血和（或）补晶体、胶体液（必要时） □ 换药 □ 镇痛等对症处理 □ 补液 □ 血管活性药 □ 强心、利尿药	**长期医嘱** 同前 **临时医嘱** □ 复查血常规、肝肾功能、电解质（必要时） □ 输血和（或）补晶体、胶体液（必要时） □ 换药，拔引流管 □ 镇痛等对症处理
主要护理工作	□ 观察患者病情变化并及时报告医师 □ 术后心理与生活护理 □ 防止皮肤压疮处理	□ 观察患者病情并做好引流量等相关记录 □ 术后心理与生活护理 □ 防止皮肤压疮处理	□ 观察患者病情变化 □ 术后心理与生活护理 □ 防止皮肤压疮处理
病情变异记录	□ 无 □ 有，原因： 1. 2.	□ 无 □ 有，原因： 1. 2.	□ 无 □ 有，原因： 1. 2.
护士签名			
医师签名			

时间	住院第 6~8 天 （术后第 3 日）	住院第 7~17 天 （术后第 4 日至出院前）	住院第 9~18 天 （术后第 7~13 日）
主要诊疗工作	□ 上级医师查房 □ 住院医师完成病程记录 □ 伤口换药（必要时）	□ 上级医师查房 □ 住院医师完成病程记录 □ 伤口换药或拆线（必要时） □ 调整各重要脏器功能 □ 指导抗凝治疗 □ 预防感染	□ 上级医师查房，评估患者是否达到出院标准，明确是否出院 □ 完成出院志、病案首页、出院诊断证明书等所有病历 □ 向患者交代出院后的后续治疗及相关注意事项，如：心功能调整等
重点医嘱	**长期医嘱** 同前 **临时医嘱** □ 复查血尿常规、生化（必要时） □ 输血和（或）补晶体、胶体液（必要时） □ 换药（必要时） □ 镇痛等对症处理	**长期医嘱** □ 根据病情变化调整抗菌药物等长期医嘱 **临时医嘱** □ 复查血尿常规、生化（必要时） □ 输血和（或）补晶体、胶体液（必要时） □ 换药（必要时） □ 对症处理 □ 复查心电图、胸部 X 线平片、超声心动图 □ 复查 CT 或 MRI	**出院医嘱** □ 出院带药 □ 定期复查 □ 如有不适，随诊
主要护理工作	□ 观察患者病情变化 □ 术后心理与生活护理	□ 观察患者病情变化 □ 指导患者功能锻炼 □ 心理和生活护理	□ 指导患者办理出院手续 □ 出院宣教
病情变异记录	□ 无 □ 有，原因： 1. 2.	□ 无 □ 有，原因： 1. 2.	□ 无 □ 有，原因： 1. 2.
护士签名			
医师签名			

第十七章

主动脉夹层腔内治疗临床路径释义

一、主动脉夹层腔内治疗编码

1. 原主动脉夹层腔内治疗疾病编码：

疾病名称及编码：主动脉夹层（ICD-10：I71.001）

手术操作名称及编码：主动脉覆膜支架腔内隔绝术（ICD-9-CM-3：38.4402）

2. 修改编码：

疾病名称及编码：主动脉夹层［任何部分］（ICD-10：I71.0）

手术操作名称及编码：腹主动脉覆膜支架腔内隔绝术（ICD-9-CM-3：39.71）

胸主动脉覆膜支架腔内隔绝术（ICD-9-CM-3：39.73）

二、临床路径检索方法

I71.0 伴（39.71/39.73）

三、主动脉夹层腔内治疗临床路径标准住院流程

（一）适用对象

第一诊断为主动脉夹层（ICD-10：I71.001），分型考虑 Stanford B 型及部分累及主动脉弓的 Stanford non-A/non-B 型。行主动脉覆膜支架腔内隔绝术（ICD-9-CM-3：38.4402）。

> 释义
>
> ■ 本路径适用于不累及或部分累及主动脉弓远段，可借助覆膜支架腔内修复的主动脉夹层患者。
>
> ■ 对需进行开放性胸主动脉人工血管替换术，或尽管能够实施腔内修复，但由于锚定区不足等原因需要借助烟囱技术、开窗技术、分支支架、定制支架等特殊技术的患者，均需参考其他相应路径。

（二）诊断依据

根据《临床诊疗指南·外科学分册》（中华医学会编著，人民卫生出版社，2009）。

1. 临床表现：

（1）突发的持续剧烈疼痛，呈刀割或者撕裂样，向前胸和背部放射，亦可以延伸至腹部、腰部、下肢和颈部。

（2）有夹层累及主动脉及主要分支的临床表现和体征。

2. 辅助检查：

（1）CTA、MRA 或组织多普勒超声证实主动脉夹层 Stanford B 型。

（2）多数有红细胞沉降率、C 反应蛋白、D - 二聚体明显升高。

释义

■ 主动脉夹层（Stanford B 型）大多表现为突发剧烈胸背痛，也有极少数症状较轻甚至体检偶然发现者，若形成夹层动脉瘤，主动脉直径增加，可能压迫喉返神经、气管、食管造成相应症状，偶有因声音嘶哑就诊发现主动脉夹层的患者，非常少见。

■ 影像学，尤其是主动脉 CT 是确诊该类主动脉病变的主要检查手段，根据薄层扫描和三维重建，不仅可以确诊，而且可以据其制定手术方案，目前使用最为广泛。

（三）选择治疗方案的依据

根据《临床诊疗指南·心脏外科学分册》（中华医学会编著，人民卫生出版社，2009），《临床技术操作规范·心血管外科学分册》（中华医学会编著，人民军医出版社，2009）。具有主动脉夹层腔内修复治疗指征。

释义

■ 随着介入技术的发展和器械性能的优化，对于锚定区足够的主动脉夹层的治疗方法倾向于首选腔内修复手术治疗，并以药物治疗控制血压、心率为基础。

（四）标准住院日

≤18 天。

释义

■ 患者为接受胸主动脉腔内修复治疗入院，术前准备时间根据病种不同有较大波动，少则 1 天（如普通择期手术或夹层急诊手术），多则 14 天（如部分急性夹层须稳定度过急性期再手术），术后恢复 3~7 天出院。综合考虑，总住院时间不超过 21 天均符合路径要求。

（五）进入路径标准

1. 第一诊断必须符合 ICD-10：I71.001 主动脉夹层疾病编码，分型考虑 Stanford B 型。
2. 有适应证，无禁忌证。
3. 心功能≤Ⅲ级。
4. 主动脉解剖条件适合腔内修复治疗。
5. 患者选择腔内修复治疗。
6. 当患者同时具有其他疾病诊断，但在住院期间不需要特殊处理也不影响第一诊断的临床路径流程实施时，可以进入路径。

释义

■ 对于降主动脉远端病变重，需要重建内脏动脉的患者，外科手术治疗是目前国际指南的推荐术式，介入治疗远期效果不明，不宜进入路径。

■虽然介入治疗技术也能完成累及分支血管的胸主动脉疾病的治疗，但这类患者技术复杂多样，治疗有其特殊性。因此此类患者暂不进入本路径。

■经入院常规检查发现以往所没有发现的疾病，而该疾病可能对患者健康有影响，也需要同期处理，或者该疾病可能影响介入治疗实施、提高介入治疗和麻醉风险、影响预后，则暂不宜进入路径。如未经治疗控制的冠心病、心功能不全、肝肾功能不全、凝血功能障碍等。

■若既往患有上述疾病，经合理治疗后达到稳定，或目前尚需持续用药，经评估无手术及麻醉禁忌，则可进入路径。但可能会增加医疗费用，延长住院时间。

（六）术前准备（评估）

不超过 7 天。

1. 必须的检查项目：

（1）血尿便常规、肝肾功能、电解质、凝血功能、血糖、血型、感染性疾病筛查。

（2）血气分析、红细胞沉降率、C 反应蛋白。

（3）胸部 X 线片、主动脉 CTA 或 MRA、心电图、超声心动图。

2. 根据患者病情可选择的检查项目：

（1）血清心肌损伤标志物、D-二聚体等。

（2）有其他专业疾病者及时请相关科室会诊。

> **释义**
>
> ■必查项目是确保手术治疗安全、有效开展的基础，在术前必须完成。相关人员应认真分析检查结果，以便及时发现异常情况并采取对应处置。
>
> ■既往有胸闷、心前区不适等表现，或有吸烟、高脂血症、动脉粥样硬化证据等危险因素，或年龄>50 岁的患者，病情允许，建议行冠状动脉 CT 检查。
>
> ■介入治疗中要使用含碘的对比剂，故对有相应症状或危险因素的患者还应评价甲状腺功能。
>
> ■根据病种不同术前准备时间建议为 1~14 天。为缩短患者术前等待时间，检查项目可以在患者入院前于门诊完成。对于部分急性主动脉夹层，需要药物治疗度过急性期再实施手术者，术前可在急诊留观区或心血管内科监护治疗。

（七）预防性抗菌药物选择与使用时机

抗菌药物使用：根据《抗菌药物临床应用指导原则（2015 年版）》（国卫办医发〔2015〕43 号）执行。

> **释义**
>
> ■由于存在血管内植入异物等易感因素，且一旦感染可导致严重后果。因此可按规定适当预防性应用抗菌药物，通常选用第二代头孢菌素。一般于手术开始前 0.5 小时或麻醉开始时应用预防抗菌药物。

(八) 手术日

不超过入院后 16 天。

1. 麻醉方式：主动脉腔内治疗麻醉常规。
2. 手术植入物：主动脉覆膜支架血管。
3. 术中用药：心脏主动脉外科、麻醉常规用药。
4. 输血及血液制品：视术中病情需要决定。

> **释义**
>
> ■ 根据病种不同建议手术日不超过入院后 14 天。
>
> ■ 本路径规定的胸主动脉病变覆膜支架腔内修复术可在局部麻醉或全身麻醉下实施，经腹股沟区小切口或穿刺实施，是一种微创治疗技术。传统的主动脉开放手术治疗技术不包含在此路径中。行小切口者，患者术后应缝合股动脉和皮肤切口，10~12 天后拆线；经穿刺方式实施手术者，一般需要缝合器关闭股动脉入口，必要时辅以局部加压包扎，并于术后 24 小时后撤除。另外，通常需要同时穿刺左肱动脉，作为术中造影定位的入路，术后加压包扎。

(九) 术后住院恢复

≤11 天。

1. 必须复查的检查项目：
(1) 血常规、电解质、肝肾功能。
(2) 心电图、主动脉 CTA、超声心动图。
2. 术后用药：
(1) 抗菌药物使用：根据《抗菌药物临床应用指导原则 (2015 年版)》(国卫办医发〔2015〕43 号) 执行。
(2) 根据主动脉腔内治疗常规用药。

> **释义**
>
> ■ 术后恢复 3~7 天出院。
>
> ■ 术后早期应注意询问患者的不适主诉，观察患者的生命体征，主要包括心率、心律、血压等，以便及时掌握病情变化。并注意观察伤口是否渗血，或穿刺部位是否有血肿，以及足背动脉搏动情况，防止下肢缺血。
>
> ■ 根据患者病情需要，开展相应的检查及治疗。检查内容不只限于路径中规定的必须复查项目，可根据需要增加血常规、尿常规、肾功能、电解质、血气分析、凝血功能等检查。必要时可增加同一项目的检查频次。
>
> ■ 心电图、超声心动图一般用于术后有胸闷等不适症状的冠心病患者；而主动脉 CTA 术后出院前不是必查项目，一般术后 1~6 个月内完成即可。

(十) 出院标准

1. 体温正常，血常规、电解质无明显异常。
2. 切口愈合，无出院禁忌。

3. 没有需要住院处理的并发症和（或）其他合并症
4. 主动脉 CTA、超声心动图检查结果符合出院标准。

> **释义**
>
> ■患者出院前不仅应完成必须复查项目，且复查项目应无明显异常，最重要的是主动脉 CTA，需要判断支架形态、位置、隔绝效果是否良好。若检查结果明显异常，主管医师应进行仔细分析并作出对应处置。对穿刺部位有血管并发症的患者，经主管医师评价后如该并发症无需立即处理，可出院后随诊观察。需要注意的是，部分患者术后反应较重，尤其体温可能较长时间高于正常，能排除感染就可以考虑出院。

（十一）变异及原因分析

1. 围术期并发症：动脉破裂需紧急手术、移植物异常、夹层进展、入路血管并发症、术后伤口感染等造成住院日延长和费用增加。
2. 合并有其他系统疾病，可能导致这些疾病加重而需要治疗，从而延长治疗时间和增加住院费用。
3. 植入材料的选择：由于患者的要求选择了不同的植入材料（国产和进口）会导致住院费用存在差异。
4. 其他因素：术前心功能及其他重要脏器功能不全需调整；特殊原因（如稀有血型短缺等）造成的住院时间延长费用增加。

> **释义**
>
> ■变异是指入选临床路径的患者未能按路径流程完成医疗行为或未达到预期的医疗质量控制目标。这包含有三方面情况：①按路径流程完成治疗，但出现非预期结果，可能需要后续进一步处理，如支架有移位、存在内漏、逆撕 Stanford A 型夹层等；②按路径流程完成治疗，但超出了路径规定的时限或限定的费用，如实际住院日超出标准住院日要求，或未能在规定的手术日时间限定内实施手术等；③术中诊断和术前诊断不符或不能按路径流程完成治疗，患者需要中途退出路径，如术中检查发现病情明显进展；或治疗过程中出现严重并发症，导致必须终止路径或需要转入其他路径进行治疗等。对这些患者，主管医师均应进行变异原因的分析，并在临床路径的表单中予以说明。
>
> ■手术可能出现的并发症有：支架有移位、存在内漏、逆撕 Stanford A 型夹层、各种介入操作并发症以及感染等。
>
> ■医师认可的变异原因主要指患者入选路径后，医师在检查及治疗过程中发现患者合并存在一些事前未预知的对本路径治疗可能产生影响的情况，需要终止执行路径或者是延长治疗时间、增加治疗费用。医师需在表单中明确说明。
>
> ■因患者方面的主观原因导致执行路径出现变异，也需要医师在表单中予以说明。

四、主动脉夹层腔内治疗临床路径给药方案

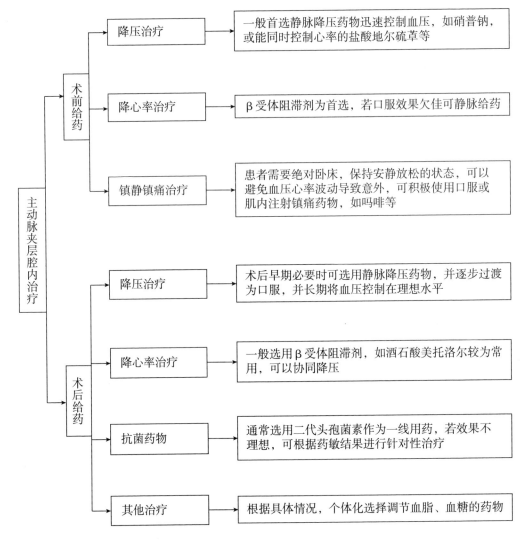

【用药选择】

1. 对于本路径涉及的主动脉疾病患者而言，控制血压和心率是一治疗的基础，尤其是急性主动脉夹层和胸主动脉假性动脉瘤，破裂风险高，血压要求控制在120mmHg以下，心率要求控制在75次/分以下，原则上讲应降低至能够耐受的最低水平。术前为了迅速降至理想水平，静脉药物可作为首选，常用药物包括硝普钠、盐酸地尔硫䓬、硝酸甘油等，不强求使用口服药物。术后早期继续静脉用药，并逐步加口服药物，如钙拮抗剂、β受体阻滞剂、利尿剂、ACEI、ARB、α受体拮抗剂等。对于腔内修复术后远端还有残余夹层的患者，术后长期将血压控制在120mmHg以下；对于局限性病变，如主动脉溃疡、假性动脉瘤、动脉瘤等，腔内修复术后病变段被完全修复，血压可以参照普通人群的标准，控制在130mmHg以下。

2. 术中预防性应用抗菌药物，在术前0.5小时输注，一般常规使用第二代头孢菌素，对于青霉素或头孢类过敏者，可选用大环内酯类或克林霉素等。术后48小时后，若无特殊可停用抗菌药物，若患者血象较高，体温在38.5℃以上，可继续应用抗菌药物，或根据痰培养、血培养结果选择敏感抗菌药物。

【药学提示】

大环内酯类静脉给药可引起血栓性静脉炎，故应用阿奇霉素静脉滴注时要注意监测；此类药物与甲泼尼龙、茶碱、卡马西平、华法林等药物有相互作用。

【注意事项】

1. 抗菌药物的滥用导致耐药株不断出现，且二重感染机会增加。故在术后 48 小时后，若无明显感染证据，应停用抗菌药物。有必要继续应用抗菌药物的，应尽量根据药敏结果合理选择。

2. 此类患者常有程度较重的高血压病，多需数种降压药物联合使用，具体治疗方案应根据每日血压监测结果，严密调整。

五、推荐表单

（一）医师表单

主动脉夹层腔内治疗临床路径医师表单

适用对象：第一诊断为主动脉夹层（ICD-10：I71.001）
　　　　　行主动脉覆膜支架腔内隔绝术（ICD-9-CM-3：38.4402）

患者姓名：	性别：　　年龄：　　门诊号：	住院号：
住院日期：　　年　月　日	出院日期：　　年　月　日	标准住院日：≤21天

时间	住院第1~13天	住院第1~14天 （手术日）	住院第5~21天
主要诊疗工作	□ 询问病史，体格检查 □ 完成入院病历 □ 完善相关检查 □ 上级医师查房 □ 术前讨论，确定治疗方案 □ 向患者及家属交代病情及围术期注意事项 □ 签署手术知情同意书、自费用品协议书等	□ 局部麻醉或全身麻醉下穿刺或游离一侧股动脉及左侧肱动脉 □ 行主动脉造影 □ 覆膜支架植入 □ 评估覆膜支架是否位置形态良好，有无内漏 □ 评估入路一侧足背动脉搏动情况 □ 术者完成手术记录 □ 完成病程记录 □ 向患者及家属交代病情及术中基本情况	□ 医师查房 □ 拆除穿刺点弹力绷带，或伤口拆线 □ 复查主动脉CTA、心电图、胸部X线片、血常规、肝肾功能等 □ 安排出院
重点医嘱	**长期医嘱** □ 一级护理 □ 饮食，必要时流质或禁食 □ 患者既往基础用药 □ 心电监测 **临时医嘱** □ 血、尿、便常规，血型，凝血功能+D-二聚体，电解质+肝肾功能+血糖，感染性疾病筛查、血气分析、血沉、C反应蛋白 □ 主动脉CTA、胸部X线片、心电图、超声心动图 □ 根据病情补充安排其他检查 □ 留置针穿刺，建立静脉通路 □ 拟于明日行胸主动脉覆膜支架腔内修复术 □ 备皮 □ 术前禁食、禁水 □ 预防用抗菌药物	**长期医嘱** □ 一级护理 □ 饮食 □ 心电监测 □ 平卧12~24小时 □ 患者既往基础用药 **临时医嘱** □ 继续使用静脉降压药物，逐步替代为口服药 □ 预防用抗菌药物 □ 穿刺点弹力绷带包扎，或伤口包扎 □ 其他特殊医嘱	**临时医嘱** □ 复查主动脉CTA、血常规、肝肾功能、电解质等 □ 伤口换药，拆线 □ 通知出院
病情变异记录	□ 无　□ 有，原因： 1. 2.	□ 无　□ 有，原因： 1. 2.	□ 无　□ 有，原因： 1. 2.
医师签名			

（二）护士表单

主动脉夹层腔内治疗临床路径护士表单

适用对象：第一诊断为主动脉夹层（ICD-10：I71.001）

行主动脉覆膜支架腔内隔绝术（ICD-9-CM-3：38.4402）

患者姓名：		性别： 年龄： 门诊号：		住院号：
住院日期： 年 月 日		出院日期： 年 月 日		标准住院日：≤21 天

时间	住院第 1~13 天 （术前）	住院第 1~14 天 （手术日）	住院第 5~21 天
主要护理工作	□ 入院宣教 　介绍主管医师、护士 　介绍医院内相关制度 　介绍环境、设施 　介绍住院注意事项 　介绍疾病相关知识 　介绍各项安全事项 □ 核对患者姓名，佩戴腕带 □ 护理评估（营养状况、性格变化等） □ 病史询问，相应查体 □ 联系相关检查 □ 汇总检查结果 □ 完成术前准备 □ 留置套管针、备皮	□ 术前宣教 　介绍术前饮食注意事项，全身麻醉患者禁食、禁水 　触摸双侧足背动脉搏动情况，并作标记 □ 再次核对检查结果及各项签字单 □ 术后宣教 　告知体位要求（患侧肢体制动，卧床12~24 小时） 　全身麻醉患者完全清醒后方可进食、进水 　出现不适及时通知医师 □ 观察患者病情变化，倾听患者主诉 □ 观察穿刺点及下肢血运情况 □ 心理护理 □ 观察心律变化	□ 协助患者做检查 □ 出院宣教 　介绍出院后注意事项 　饮食指导 □ 协助办理出院手续
重点医嘱	**长期医嘱** □ 一级护理 □ 饮食 □ 患者基础用药 □ 遥控心电监测 **临时医嘱** □ 血、尿、便常规，血型，凝血功能+D 二聚体，电解质+肝肾功能+血糖，感染性疾病筛查、血气分析、血沉、C 反应蛋白 □ 主动脉 CTA、胸部 X 线片、心电图、超声心动图 □ 根据病情补充安排其他检查 □ 留置套管针 □ 拟明日在局部/全身麻醉下行胸主动脉覆膜支架腔内修复术 □ 备皮 □ 术前禁食、禁水 □ 预防用抗菌药物	**长期医嘱** □ 一级护理 □ 饮食 □ 患者基础用药 □ 遥控心电监测 **临时医嘱** □ 预防用抗菌药物 □ 换药 □ 复查胸部 X 线片、心电图、超声心动图 □ 复查血、尿常规，电解质+肝肾功能，凝血功能 □ 其他特殊医嘱	**临时医嘱** □ 复查主动脉 CTA、血常规、肝肾功能、电解质等 □ 通知出院

续　表

时间	住院第 1~13 天 （术前）	住院第 1~14 天 （手术日）	住院第 5~21 天
病情 变异 记录	□ 无　□ 有，原因： 1. 2.	□ 无　□ 有，原因： 1. 2.	□ 无　□ 有，原因： 1. 2.
护士 签名			

（三）患者表单

主动脉夹层腔内治疗临床路径患者表单

适用对象：第一诊断为主动脉夹层（ICD-10：I71.001）

行主动脉覆膜支架腔内隔绝术（ICD-9-CM-3：38.4402）

患者姓名：	性别：　　年龄：　　门诊号：	住院号：
住院日期：　　年　月　日	出院日期：　　年　月　日	标准住院日：≤21 天

时间	住院第 1~13 天	住院第 1~14 天 （手术日）	住院第 5~21 天 （术后第 1 日）
医患配合	□ 接受入院宣教 □ 接受入院护理评估 □ 接受病史询问 □ 进行体格检查 □ 交代既往用药情况 □ 进行相关检查 □ 接受术前宣教 □ 患者和家属与医师交流了解病情 □ 了解手术方案及围术期注意事项 □ 签署手术知情同意书、自费用品协议书等	□ 接受手术治疗 □ 患者和家属与医师交流，了解手术情况及术后注意事项 □ 接受术后治疗 □ 接受术后宣教	□ 接受出院前康复宣教 □ 学习出院注意事项 □ 了解复查程序 □ 接受相关复查：主动脉 CTA、血常规、肝肾功能、电解质等 □ 配合医师进行伤口换药 □ 获取出院诊断证明书 □ 办理出院手续
重点诊疗及检查	**重点诊疗** □ 分级护理 □ 饮食安排 □ 既往基础用药 □ 遥控心电监测 □ 备皮 □ 留置针穿刺，建立静脉通路 □ 预防应用抗菌药物 **重要检查** □ 血、尿、便常规，血型，凝血功能+D 二聚体，电解质+肝肾功能+血糖，感染性疾病筛查、血气分析、血沉、C 反应蛋白 □ 主动脉 CTA、胸部 X 线片、心电图、超声心动图 □ 根据病情补充安排其他检查	**重点诊疗** □ 分级护理 □ 饮食安排 □ 心电监测 □ 平卧 12~24 小时 □ 预防应用抗菌药物 □ 穿刺点弹力绷带包扎，沙袋压迫 **重要检查** □ 按医师要求进行相关检查	**重点诊疗** □ 拆除穿刺点弹力绷带，检查穿刺伤口愈合情况，拆线出院

附：原表单（2016 年版）

主动脉夹层腔内治疗临床路径表单

适用对象：第一诊断为主动脉夹层（ICD-10：I71.001）

行主动脉覆膜支架腔内隔绝术（ICD-9-CM-3：38.4402）

患者姓名：	性别：　　年龄：　　门诊号：	住院号：
住院日期：　　年　月　日	出院日期：　　年　月　日	标准住院日：≤18 天

时间	住院第 1 天	住院第 2~3 天	住院第 3~11 天
主要诊疗工作	□ 完成病史采集 □ 持续心电、血压监测 □ 对主动脉夹层作出初步诊断和病情判断 □ 开始镇痛，控制血压和心率治疗 □ 向家属交代病情	□ 上级医师查房 □ 完成病历书写 □ 完成上级医师查房记录 □ 进一步完善检查，并复查有关异常的生化指标 □ 对各系统功能作出评价 □ 根据病情调整诊疗方案	□ 上级医师查房 □ 完成上级医师查房记录等 □ 根据病情调整诊疗方案 □ 病情稳定者可转普通病房 □ 完成各项术前准备
重点医嘱	**长期医嘱** □ 持续心电、血压监测 □ 血氧饱和度监测 **临时医嘱** □ 血气、血常规、尿常规、电解质、肝肾功能、红细胞沉降率、C 反应蛋白、血型、血糖 □ 测量四肢血压、床旁胸部 X 线片、心脏及主动脉超声 □ 描记 12 导联心电图 □ 心肌损伤标志物	**长期医嘱** □ 主动脉夹层常规护理 □ 特级护理 □ 重症监护（持续心电、血压和血氧饱和度监测等） □ 绝对卧床 □ 记录 24 小时出入量 □ 静脉药物降压和控制心室率 **临时医嘱** □ 酌情加用口服药物，根据血压、心率调整药物的剂量和种类 □ 镇痛和镇静 □ 复查红细胞沉降率、C 反应蛋白、血常规、肝肾功能、电解质 □ 其他对症治疗	**长期医嘱** □ 患者基础用药 □ 既往用药 **临床医嘱** □ 根据会诊科室要求开实验室检查单
主要护理工作	□ 协助患者或家属完成急诊挂号、交费 □ 静脉取血 □ 入院宣教	□ 特级护理 □ 静脉取血	□ 主动脉夹层常规护理 □ 特级护理
病情变异记录	□ 无　□ 有，原因： 1. 2.	□ 无　□ 有，原因： 1. 2.	□ 无　□ 有，原因： 1. 2.
护士签名			
医师签名			

时间	住院第 12~14 天	手术日
主要诊疗工作	□ 上级医师查房 □ 完成三级医师查房记录 □ 根据病情调整诊疗方案 □ 主动脉夹层常规治疗	□ 手术
重点医嘱	**长期医嘱（加）** 同前 **临时医嘱** □ 术前医嘱 □ 准备明日在全身麻醉或局部下行主动脉腔内隔绝术 □ 术前禁食、禁水 □ 术前用抗菌药物皮试 □ 术前碘皮试 □ 术区备皮 □ 术中特殊用药	**长期医嘱** □ 特级护理常规 □ 饮食 □ 留置引流管并计引流量 □ 生命体征/血流动力学监测 □ 扩血管控制血压 □ 抗菌药物 □ 呼吸机辅助呼吸（必要时） □ 保留尿管并记录尿量 □ 胃黏膜保护剂 □ 血管活性药 **临床医嘱** □ 血常规、肝肾功能、电解质、床旁胸部 X 线平片、血气分析 □ 输血和（或）补晶体、胶体液（必要时）
主要护理工作	□ 一级或二级护理 □ 夹层护理常规	
病情变异记录	□ 无　□ 有，原因： 1. 2.	□ 无　□ 有，原因： 1. 2.
护士签名		
医师签名		

时间	术后第 1~7 天	出院日
主要诊疗工作	□ 上级医师查房 □ 完成三级医师查房记录 □ 根据病情调整诊疗方案 □ 主动脉夹层常规治疗	□ 通知患者和家属 □ 通知出院处 □ 向患者交代出院后注意事项，预约复诊日期 □ 完成出院病历书写 □ 将出院记录副本交给患者
重点医嘱	**长期医嘱** □ 一级或二级护理 **临床医嘱** □ 复查血常规、肝肾功能、电解质 □ 输血和（或）补晶体、胶体液（必要时） □ 换药 □ 镇痛等对症处理 □ 血管活性药 □ 扩血管控制血压 □ 复查心电图、胸部 X 线平片、超声心动图 □ 复查 CT 或 MRI	**长期医嘱** □ 特级护理常规 □ 饮食 □ 留置引流管并计引流量 □ 生命体征/血流动力学监测 □ 扩血管控制血压 □ 抗菌药物 □ 呼吸机辅助呼吸（必要时） □ 保留尿管并记录尿量 □ 胃黏膜保护剂 □ 血管活性药 **临床医嘱** □ 出院带药 □ 定期复查，如有不适，随诊
主要护理工作	□ 一级或二级护理 □ 夹层护理常规	□ 协助办理出院手续 □ 出院宣教
病情变异记录	□ 无 □ 有，原因： 1. 2.	□ 无 □ 有，原因： 1. 2.
护士签名		
医师签名		

第十八章

腹主动脉瘤腔内治疗临床路径释义

一、腹主动脉瘤腔内治疗编码

1. 原腹主动脉瘤腔内治疗编码：

疾病名称及编码：腹主动脉瘤（ICD-10：I83）

手术操作名称及编码：腔内手术治疗（ICD-9-CM-3：38.59）

2. 修改编码：

疾病名称及编码：腹主动脉瘤，未提及破裂（ICD-10：I71.4）

手术操作名称及编码：腹主动脉人工切除伴置换（ICD-9-CM-3：38.44）

腹主动脉其他血管内移植物的植入（ICD-9-CM-3：39.71）

二、临床路径检索方法

I71.4 伴（38.44/39.71）

三、腹主动脉瘤腔内治疗临床路径标准住院流程

（一）适用对象

第一诊断为腹主动脉瘤（ICD-10：I83），行腔内手术治疗（ICD-9-CM-3：38.59）。

> **释义**
>
> ■ 对腹主动脉病变需进行开放性腹主动脉人工血管替换术，或尽管能够实施腔内修复，但由于锚定区不足等原因需要借助烟囱技术、开窗技术、分支支架、定制支架等特殊技术重建分支动脉的患者，均需参考其他相应路径。

（二）诊断依据

根据《临床诊疗指南·外科学分册》（中华医学会编著，人民卫生出版社，2009）。

1. 明显的临床症状：腹部搏动感、腹痛、腹胀、轻度不适等。

2. 典型体征：脐周或中上腹部搏动性肿块。

3. CTA、MRI 或主动脉造影等检查明确。

> **释义**
>
> ■ 随着常规体检的实施和检查手段的进步，无症状的腹主动脉瘤获得确诊的比例不断增高，一般为中老年患者，可合并冠心病、颈动脉疾病、下肢动脉疾病等。由于主动脉瘤直径增加，可出现压迫症状，因而可出现腹胀等不适，但并非必备症状。
>
> ■ CT 是确诊该类主动脉病变的主要检查手段，根据薄层扫描和三维重建，不仅可以确诊，而且可以据其制定手术方案，目前使用最为广泛。

（三）选择治疗方案的依据

根据《临床诊疗指南·外科学分册》（中华医学会编著，人民卫生出版社，2009），《临床技术操作规范·心血管外科学分册》（中华医学会编著，人民军医出版社，2009）。
具有腹主动脉瘤腔内修复治疗指征。

> 释义
>
> ■ 随着介入技术的发展和器械性能的优化，对于锚定区足够的腹主动脉疾病的治疗方法倾向于首选腔内修复手术治疗，并以药物治疗控制血压、心率为基础。

（四）标准住院日

≤16天。

> 释义
>
> ■ 腹主动脉瘤患者为接受腔内修复治疗入院，术前准备时间根据病种、病情可有波动，一般为1~6天，术后恢复3~10天出院。总住院时间不超过16天均符合路径要求。

（五）进入路径标准

1. 第一诊断必须符合 ICD-10：I83 腹主动脉瘤。拟行手术符合 ICD-9-CM-3：38.59。
2. 有适应证，无禁忌证。
3. 心功能≤Ⅲ级。
4. 主动脉解剖条件适合腔内修复治疗。
5. 患者选择腔内修复治疗。
6. 当患者同时具有其他疾病诊断，但在住院期间不需要特殊处理也不影响第一诊断的临床路径流程实施时，可以进入路径。

> 释义
>
> ■ 对于腹主动脉瘤近端锚定区不足，需要借助烟囱技术、分支支架技术等重建肾动脉及内脏动脉的患者，不宜进入路径。
>
> ■ 经入院常规检查发现以往所没有发现的疾病，而该疾病可能对患者健康有影响，也需要同期处理，或者该疾病可能影响介入治疗实施、提高介入治疗和麻醉风险、影响预后，则暂不宜进入路径。例如：未经治疗控制的冠心病、心功能不全、肝肾功能不全、凝血功能障碍等。
>
> ■ 若既往患有上述疾病，经合理治疗后达到稳定，或目前尚需持续用药，经评估无手术及麻醉禁忌，则可进入路径。但可能会增加医疗费用，延长住院时间。

（六）术前准备（评估）

不超过6天。

1. 必须的检查项目：

（1）血尿便常规、肝肾功能、电解质、凝血功能、血型、感染性疾病筛查。

（2）胸部 X 线片、腹主动脉 CTA、心电图。

2. 根据患者病情可选择的检查项目：

（1）超声心动图、肺功能检查、主动脉造影等。

（2）有其他专业疾病者及时请相关科室会诊。

> **释义**
>
> ■ 必查项目是确保手术治疗安全、有效开展的基础，在术前必须完成。相关人员应认真分析检查结果，以便及时发现异常情况并采取对应处置。
>
> ■ 既往有胸闷、心前区不适等表现，或有吸烟、高脂血症、动脉粥样硬化证据等危险因素，或年龄>50 岁的患者，建议行冠状动脉 CT 检查。
>
> ■ 介入治疗中要使用含碘的对比剂，故对有相应症状或危险因素的患者应评价甲状腺功能。
>
> ■ 为缩短患者术前等待时间，检查项目可以在患者入院前于门诊完成。对于部分急性起病的患者，术前应在急诊留观区严密监护治疗。

（七）预防性抗菌药物选择与使用时机

抗菌药物使用：根据《抗菌药物临床应用指导原则（2015 年版）》（国卫办医发〔2015〕43 号）执行。

> **释义**
>
> ■ 由于存在血管内植入异物等易感因素，且一旦感染可导致严重后果。因此可按规定适当预防性应用抗菌药物，通常选用第二代头孢菌素。

（八）手术日

不超过入院后 6 天。

1. 麻醉方式：腹主动脉瘤腔内治疗麻醉常规。

2. 手术植入物：主动脉覆膜支架血管。

3. 术中用药：心脏主动脉外科、麻醉常规用药。

4. 输血及血液制品：视术中病情需要决定。

> **释义**
>
> ■ 本路径规定的腹主动脉覆膜支架腔内修复术可在局部麻醉或全身麻醉下实施，经腹股沟区小切口或穿刺实施，是一种微创治疗技术。传统的主动脉开放手术治疗技术不包含在此路径中。行小切口者术后应缝合股动脉和皮肤切口，10~12 天后拆线；经穿刺途径实施手术者，则以弹力绷带加压包扎穿刺点，并于术后 12 小时后撤除。

（九）术后住院恢复

≤10 天。

1. 必须复查的检查项目：

（1）血常规、电解质、肝肾功能。

（2）心电图、腹主动脉 CTA。

2. 术后用药：

（1）抗菌药物使用：根据《抗菌药物临床应用指导原则（2015 年版）》（国卫办医发〔2015〕43 号）执行。

（2）根据主动脉腔内治疗常规用药。

释义

■ 术后早期应注意观察患者的生命体征，主要包括心率、心律、血压等，以便及时掌握病情变化。并注意观察伤口是否渗血，或穿刺部位是否有血肿，以及入路侧足背动脉搏动情况，防止下肢缺血。

■ 根据患者病情需要，开展相应的检查及治疗。检查内容不只限于路径中规定的必须复查项目，可根据需要增加血常规、尿常规、肾功能、电解质、血气分析、凝血功能等检查。必要时可增加同一项目的检查频次。

（十）出院标准

1. 体温正常，血常规、电解质无明显异常。

2. 伤口愈合无出院禁忌。

3. 没有需要住院处理的并发症和（或）其他合并症。

4. 腹主动脉 CTA 检查结果符合出院标准。

释义

■ 患者出院前不仅应完成必须复查项目，且复查项目应无明显异常，最重要的是主动脉 CTA，需要判断支架形态、位置、通畅性，以及隔绝效果是否良好。若检查结果明显异常，主管医师应进行仔细分析并作出对应处置。对穿刺部位有血管并发症的患者，经主管医师评价后如该并发症无需立即处理，可出院后随诊观察。

（十一）变异及原因分析

1. 围术期并发症：动脉破裂需紧急手术、移植物异常、入路血管并发症、术后伤口感染等造成住院日延长和费用增加。

2. 合并有其他系统疾病，可能导致这些疾病加重而需要治疗，从而延长治疗时间和增加住院费用。

3. 植入材料的选择：由于患者的要求选择了不同的植入材料（国产和进口）会导致住院费用存在差异。

4. 其他因素：术前心功能及其他重要脏器功能不全需调整；特殊原因（如稀有血型短缺等）造成的住院时间延长费用增加。

释义

■ 变异是指入选临床路径的患者未能按路径流程完成医疗行为或未达到预期的医疗质量控制目标。这包含有三方面情况：①按路径流程完成治疗，但出现非预期结果，可能需要后续进一步处理，如支架有移位、存在内漏、支架闭塞等；②按路径流程完成治疗，但超出了路径规定的时限或限定的费用，如实际住院日超出标准住院日要求，或未能在规定的手术日时间限定内实施手术等；③术中诊断和术前诊断不符或不能按路径流程完成治疗，患者需要中途退出路径，如术中检查发现病情明显进展；或治疗过程中出现严重并发症，导致必须终止路径或需要转入其他路径进行治疗等。对这些患者，主管医师均应进行变异原因的分析，并在临床路径的表单中予以说明。

■ 手术可能出现的并发症有：支架有移位、存在内漏、支架闭塞、各种介入操作并发症以及感染等。

■ 医师认可的变异原因主要指患者入选路径后，医师在检查及治疗过程中发现患者合并存在一些事前未预知的对本路径治疗可能产生影响的情况，需要终止执行路径或者是延长治疗时间、增加治疗费用。医师需在表单中明确说明。

■ 因患者方面的主观原因导致执行路径出现变异，也需要医师在表单中予以说明。

四、腹主动脉瘤腔内治疗临床路径给药方案

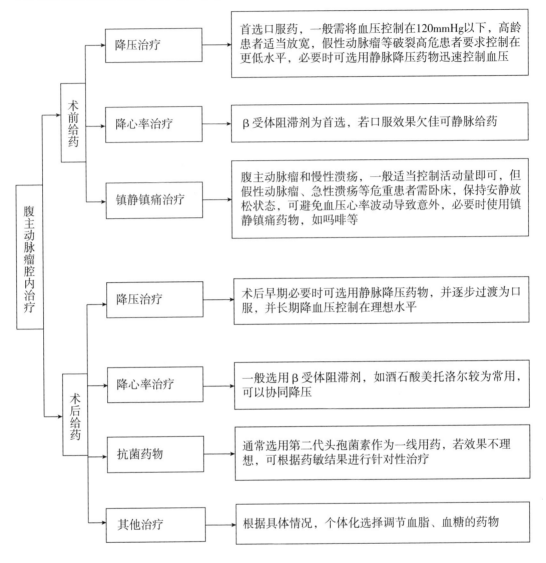

	降压治疗	首选口服药，一般需将血压控制在120mmHg以下，高龄患者适当放宽，假性动脉瘤等破裂高危患者要求控制在更低水平，必要时可选用静脉降压药物迅速控制血压
术前给药	降心率治疗	β受体阻滞剂为首选，若口服效果欠佳可静脉给药
	镇静镇痛治疗	腹主动脉瘤和慢性溃疡，一般适当控制活动量即可，但假性动脉瘤、急性溃疡等危重患者需卧床，保持安静放松状态，可避免血压心率波动导致意外，必要时使用镇静镇痛药物，如吗啡等
术后给药	降压治疗	术后早期必要时可选用静脉降压药物，并逐步过渡为口服，并长期降血压控制在理想水平
	降心率治疗	一般选用β受体阻滞剂，如酒石酸美托洛尔较为常用，可以协同降压
	抗菌药物	通常选用第二代头孢菌素作为一线用药，若效果不理想，可根据药敏结果进行针对性治疗
	其他治疗	根据具体情况，个体化选择调节血脂、血糖的药物

【用药选择】

1. 对于本路径涉及的腹主动脉疾病患者而言，控制血压和心率是围术期的基础治疗。无症状的腹主动脉瘤、慢性溃疡等患者，血压一般控制在130/90mmHg以下，心率80次/分以下即可，在可耐受的情况下进一步降低。但若瘤体十分巨大或为腹主动脉假性动脉瘤等破裂风险较高的患者，血压、心率则要求更加严格地控制，因此需要个体化制定目标值。术前为了迅速降至理想水平，静脉药物可作为首选，常用药物包括硝普钠、盐酸地尔硫䓬、硝酸甘油等。术后早期继续静脉用药，并逐步加口服药物，如钙拮抗剂、β受体阻滞剂、利尿剂、ACEI、ARB、α受体拮抗剂等。对于无症状的腹主动脉瘤、慢性溃疡等患者，腔内修复术后病变段被完全修复，血压可以参照普通人群的标准，控制在130mmHg以下即可。

2. 术中预防性应用抗菌药物，在术前0.5小时输注，一般常规使用第二代头孢菌素，对于青霉素或头孢类过敏者，可选用大环内酯类或克林霉素等。术后48小时后，若无特殊可停用抗菌药物，若患者血象较高，体温在38.5℃以上，可继续应用抗菌药物，或根据痰培养、血

培养结果选择敏感抗菌药物。

3. 术中部分肝素化，控制 APTT 于 60~100s 即可。术后建议口服抗血小板药物，如拜阿司匹林 100mg/d，预防心脑血管意外和支架闭塞。

【药学提示】

大环内酯类静脉给药可引起血栓性静脉炎，故应用阿奇霉素静脉滴注时要注意监测；此类药物与甲泼尼龙、茶碱、卡马西平、华法林等药物有相互作用。

【注意事项】

1. 抗菌药物的滥用导致耐药株不断出现，且二重感染机会增加。故在术后 48 小时后，若无明显感染证据，应停用抗菌药物。有必要继续应用抗菌药物的，应尽量根据药敏结果合理选择。

2. 此类患者常有程度较重的高血压病，多须数种降压药物联合使用，具体治疗方案应根据每日血压监测结果，严密调整。

五、推荐表单

（一）医师表单

腹主动脉瘤腔内治疗临床路径医师表单

适用对象：第一诊断为腹主动脉瘤（ICD-10：I83）

行腹主动脉瘤腔内支架置入术（ICD-9-CM-3：38.59）

患者姓名：	性别： 年龄： 门诊号：	住院号：
住院日期： 年 月 日	出院日期： 年 月 日	标准住院日：≤16 天

时间	住院第 1~5 天	住院第 2~6 天 （手术日）	住院第 5~16 天
主要诊疗工作	□ 询问病史，体格检查 □ 完成入院病历 □ 完善相关检查 □ 上级医师查房 □ 术前讨论，确定治疗方案 □ 向患者及家属交代病情及围术期注意事项 □ 签署手术知情同意书、自费用品协议书等	□ 局部麻醉或全身麻醉下穿刺或游离一侧股动脉 □ 行主动脉造影 □ 覆膜支架植入 □ 评估覆膜支架是否位置形态良好，有无内漏 □ 评估入路一侧足背动脉搏动情况 □ 术者完成手术记录 □ 完成病程记录 □ 向患者及家属交代病情及术中基本情况	□ 医师查房 □ 拆除穿刺点弹力绷带，或伤口拆线 □ 复查主动脉 CT、心电图、胸部 X 线片、血常规、肝肾功能等 □ 安排出院
重点医嘱	**长期医嘱** □ 一级护理 □ 饮食，必要时流质或禁食 □ 患者既往基础用药 **临时医嘱** □ 血、尿常规，血型，凝血功能，电解质+肝肾功能，感染性疾病筛查 □ 主动脉 CT、胸部 X 线片、心电图 □ 留置针穿刺，建立静脉通路 □ 拟于明日行腹主动脉覆膜支架腔内修复术 □ 备皮 □ 预防用抗菌药物	**长期医嘱** □ 二级护理 □ 饮食 □ 心电监测 □ 平卧 12~24 小时 **临时医嘱** □ 继续使用静脉降压药物，逐步替代为口服药 □ 预防用抗菌药物 □ 穿刺点弹力绷带包扎，或伤口包扎 □ 其他特殊医嘱	**临时医嘱** □ 伤口换药，拆线 □ 通知出院
病情变异记录	□ 无 □ 有，原因： 1. 2.	□ 无 □ 有，原因： 1. 2.	□ 无 □ 有，原因： 1. 2.
医师签名			

（二）护士表单

腹主动脉瘤腔内治疗临床路径护士表单

适用对象：第一诊断为腹主动脉瘤（ICD-10：I83）

行腹主动脉瘤腔内支架置入术（ICD-9-CM-3：38.59）

患者姓名：	性别：　　年龄：　　门诊号：	住院号：
住院日期：　　年　月　日	出院日期：　　年　月　日	标准住院日：≤16 天

时间	住院第 1~5 天	住院第 2~6 天 （手术日）	住院第 5~16 天
主要护理工作	□ 入院宣教 　　介绍主管医师、护士 　　介绍医院内相关制度 　　介绍环境、设施 　　介绍住院注意事项 　　介绍疾病相关知识 　　介绍各项安全事项 □ 核对患者姓名，佩戴腕带 □ 护理评估（营养状况、性格变化等） □ 病史询问，相应查体 □ 联系相关检查 □ 汇总检查结果 □ 完成术前准备 　　留置套管针、备皮	□ 术前宣教 　　介绍术前饮食注意事项，全身麻醉患者禁食、禁水 　　触摸双侧足背动脉搏动情况，并作标记 □ 再次核对检查结果及各项签字单 □ 术后宣教 　　告知体位要求（患侧肢体制动，卧床 12~24 小时） 　　全身麻醉患者完全清醒后方可进食、进水 　　不适及时通知医师 □ 观察患者病情变化，倾听患者主诉 □ 观察穿刺点及下肢血运情况 □ 心理护理 □ 观察心律变化	□ 协助患者做检查 □ 出院宣教 　　介绍出院注意事项 　　饮食指导 □ 协助办理出院手续
重点医嘱	**长期医嘱** □ 一级护理 □ 饮食 □ 患者基础用药 □ 遥控心电监测 **临时医嘱** □ 血、尿常规，血型，凝血功能，生化，乙型肝炎、丙型肝炎，艾滋病，梅毒，T_3、T_4 □ 主动脉 CT、胸部 X 线片、心电图 □ 留置套管针 □ 拟明日在局部/全身麻醉下行腹主动脉覆膜支架腔内修复术 □ 备皮 □ 预防用抗菌药物	**长期医嘱** □ 一级护理 □ 饮食 □ 患者基础用药 □ 遥控心电监测 **临时医嘱** □ 预防用抗菌药物 □ 换药 □ 复查胸部 X 线片、心电图 □ 复查血、尿常规，电解质+肝肾功能，凝血功能 □ 其他特殊医嘱	**重点诊疗** □ 今日出院
病情变异记录	□ 无　□ 有，原因： 1. 2.	□ 无　□ 有，原因： 1. 2.	□ 无　□ 有，原因： 1. 2.
护士签名			

（三）患者表单

腹主动脉瘤腔内治疗临床路径患者表单

适用对象：第一诊断为腹主动脉瘤（ICD-10：I83）
　　　　行腹主动脉瘤腔内支架置入术（ICD-9-CM-3：38.59）

患者姓名：	性别：　年龄：　门诊号：	住院号：
住院日期：　　年　月　日	出院日期：　　年　月　日	标准住院日：≤16 天

时间	住院第 1~5 天	住院第 2~6 天 （手术日）	住院第 5~16 天
医患配合	□ 接受入院宣教 □ 接受入院护理评估 □ 接受病史询问 □ 进行体格检查 □ 交代既往用药情况 □ 进行相关检查 □ 接受术前宣教 □ 患者和家属与医师交流了解病情 □ 了解手术方案及围术期注意事项 □ 签署手术知情同意书、自费用品协议书等	□ 接受手术治疗 □ 患者和家属与医师交流，了解手术情况及术后注意事项 □ 接受术后治疗 □ 接受术后宣教	□ 接受出院前康复宣教 □ 学习出院注意事项 □ 了解复查程序 □ 接受相关复查：主动脉CT、胸部 X 线片、心电图 □ 配合医师进行伤口换药 □ 获取出院诊断证明书 □ 办理出院手续
重点诊疗及检查	**重点诊疗** □ 分级护理 □ 饮食安排 □ 既往基础用药 □ 遥控心电监测 □ 备皮 □ 留置针穿刺，建立静脉通路 □ 预防应用抗菌药物 **重要检查** □ 血、尿常规，血型，凝血功能，血生化，感染性疾病，甲状腺功能(T3、T4) □ 主动脉 CT、胸部 X 线片、心电图 □ 根据病情补充安排其他检查	**重点诊疗** □ 分级护理 □ 饮食安排 □ 心电监测 □ 平卧 12~24 小时 □ 预防应用抗菌药物 □ 穿刺点弹力绷带包扎，沙袋压迫 **重要检查** □ 按医师要求进行相关检查	**重点诊疗** □ 拆除穿刺点弹力绷带，检查穿刺伤口愈合情况，拆线 □ 出院

附：原表单（2016年版）

腹主动脉瘤腔内治疗临床路径表单

适用对象：第一诊断为腹主动脉瘤（ICD-10：I83）
　　　　　行腹主动脉瘤腔内支架置入术（ICD-9-CM-3：38.59）

患者姓名：	性别：　年龄：　门诊号：	住院号：
住院日期：　　年　月　日	出院日期：　　年　月　日	标准住院日：≤16天

时间	住院第1天	住院第2~4天 （完成术前准备日）	住院第5天 （术前第1日）
主要诊疗工作	□ 询问病史及体格检查 □ 上级医师查房 □ 初步的诊断和治疗方案 □ 住院医师完成住院志、首次病程、上级医师查房等病历书写 □ 开实验室检查单	□ 上级医师查房 □ 继续完成术前实验室检查 □ 完成必要的相关科室会诊 □ 调整心脏及重要脏器功能	□ 上级医师查房，术前评估和决定手术方案 □ 住院医师完成上级医师查房记录等 □ 向患者和（或）家属交代围术期注意事项并签署手术知情同意书、自费用品协议书、输血同意书、委托书（患者本人不能签字时） □ 麻醉医师查房并与患者和（或）家属交代麻醉注意事项并签署麻醉知情同意书 □ 完成各项术前准备
重点医嘱	**长期医嘱** □ 外科疾病护理常规 □ 一级护理 □ 普通饮食 **临时医嘱** □ 血尿便常规检查、凝血功能、术前感染疾病筛查、肝肾功能、电解质 □ 胸部X线、心电图、腹部CTA □ 必要时行主动脉造影、超声心动图、肺功能检查	**长期医嘱** □ 患者基础用药 **临时医嘱** □ 根据会诊科室要求开实验室检查单 □ 对症处理	**长期医嘱** 同前 **临时医嘱** □ 术前医嘱 □ 明日准备于局部麻醉和（或）全身麻醉，气管内插管麻醉下行腹主动脉瘤腔内隔绝术 □ 术前禁食、禁水 □ 术前用药（抗菌药物，阿托品） □ 术区备皮 □ 一次性导尿包（必要时）
主要护理工作	□ 介绍病房环境、设施设备 □ 入院护理评估 □ 防止皮肤压疮护理	□ 观察患者病情变化 □ 防止皮肤压疮护理 □ 心理和生活护理	□ 做好备皮等术前准备 □ 提醒患者术前禁食、禁水 □ 术前心理护理
病情变异记录	□ 无　□ 有，原因： 1. 2.	□ 无　□ 有，原因： 1. 2.	□ 无　□ 有，原因： 1. 2.
护士签名			
医师签名			

时间	住院第 6 天 （手术日）	住院第 7 天 （术后第 1 日）	住院第 8~15 天 （术后第 2~8 日）
主要诊疗工作	□ 手术 □ 向家属交代病情、手术过程及术后注意事项 □ 术者完成手术记录 □ 完成术后病程 □ 上级医师查房 □ 观察生命体征及有无术后并发症并做相应处理	□ 上级医师查房 □ 住院医师完成常规病程记录 □ 根据病情变化及时完成病程记录 □ 观察伤口、体温、生命体征情况、有无并发症等并作出相应处理	□ 上级医师查房 □ 住院医师完成病程记录 □ 伤口换药 □ 观察生命体征情况、有无并发症等并作出相应处理
重点医嘱	**长期医嘱** □ 腹主动脉瘤术后护理常规 □ 一级护理 □ 禁食 □ 告知病重 □ 记 24 小时尿量 □ 观察双下肢末梢血运 □ 吸氧 □ 其他特殊医嘱 **临时医嘱** □ 补液（视情况而定） □ 抗菌药物 □ 其他特殊医嘱	**长期医嘱** □ 视情况改流质或半流质饮食 □ 一级护理 **临时医嘱** □ 止呕、镇痛药物 □ 根据情况决定是否静脉营养、补液支持治疗 □ 复查肝肾功能等	**长期医嘱** □ 二级护理 □ 半流或普通饮食 □ 补液、营养支持等 **临时医嘱** □ 复查血常规、生化全套（必要时） □ 伤口换药
主要护理工作	□ 观察患者病情变化并及时报告医师 □ 术后心理与生活护理 □ 防止皮肤压疮处理	□ 观察患者病情并做好相关记录 □ 术后心理与生活护理 □ 防止皮肤压疮处理	□ 观察患者病情变化 □ 术后心理与生活护理 □ 防止皮肤压疮处理
病情变异记录	□ 无 □ 有，原因： 1. 2.	□ 无 □ 有，原因： 1. 2.	□ 无 □ 有，原因： 1. 2.
护士签名			
医师签名			

时间	住院第 9~16 天 （出院日）
主要 诊疗 工作	□ 上级医师查房 □ 住院医师完成病程记录 □ 伤口换药 □ 观察生命体征情况、有无并发症等并作出相应处理
重点 医嘱	**临时医嘱** □ 拆线、换药 □ 出院带药
主要 护理 工作	□ 观察患者病情变化 □ 术后心理与生活护理 □ 防止皮肤压疮处理
病情 变异 记录	□ 无　□ 有，原因： 1. 2.
护士 签名	
医师 签名	

第二篇

心血管外科
临床路径释义药物信息表

Therapeutic Drugs

第一章

全身麻醉药：静脉麻醉用药

■ 药品名称	硫喷妥钠 Thiopental sodium
适应证	静脉全身麻醉药。主要用于全身麻醉诱导，复合全身麻醉及儿童基础麻醉。另可用于终止癫痫持续状态
制剂与规格	硫喷妥钠注射液：①0.5g；②1g
用法与用量	临用前用注射用水稀释成 2.5%~5% 的溶液。①麻醉诱导：成人，常用量按体重 4~8mg/kg 静脉注射，应先用小剂量（0.5~1mg/kg），患者无特殊反应，才注入足量；②癫痫持续状态：成人（仅在其他方法无效时），稀释成 2.5% 溶液（25mg/ml）静脉注射，单次给药 75~125mg，必要时重复
注意事项	1. 对巴比妥类药过敏者，也可对本品过敏 2. 避免药物渗出或动脉内给药
禁忌	1. 怀疑有潜在性卟啉病的患者 2. 心力衰竭、肝肾功能严重不全、糖尿病、低血压、高钾血症、严重贫血、严重酸中毒、休克、呼吸困难、气道堵塞和哮喘患者 3. 咽喉手术患者 4. 新生儿 5. 对本品或巴比妥类药过敏者
不良反应	静脉注射过快或反复多次给药可导致血压下降和呼吸抑制，少见心律失常、心肌抑制、喉痉挛、过敏性反应、皮疹、注射部位刺激性等。有少数患者（0.3%~5%）会出现不寻常的反应，如神志不清、兴奋、幻觉、颜面和口唇或眼睑肿胀、瘙痒、皮疹、颤抖、呼吸困难，甚至出现心律失常
特殊人群用药	肝、肾功能不全患者：需要减少剂量 儿童：基础麻醉，5 mg/kg，缓慢静注。然后持续静脉滴注，婴幼儿慎用 老年人：2~2.5mg/kg 妊娠与哺乳期妇女：分娩剖宫产时慎用
药典	Eur. P.、USP、Chin. P.
国家处方集	CNF
医保目录	【保（甲）】
基本药物目录	
其他推荐依据	
■ 药品名称	羟丁酸钠 Sodium Hydroxybutyrate
适应证	常与全身麻醉药或麻醉辅助药合用。用于复合全身麻醉的诱导和维持

续　表

制剂与规格	羟丁酸钠注射液：10ml∶2.5mg
用法与用量	常用量：①全身麻醉诱导：静脉注射，一次按体重 60~80mg/kg，注射速度每分钟约 1g；成人诱导量 2~5g，手术时间长者每隔 1~2 小时追加 1~2g；②全身麻醉维持：静脉注射，一次按体重 12~80mg/kg；③基础麻醉：成人用量为按体重 50~60mg/kg。极量：成人一次总量按体重 300mg/kg
注意事项	1. 注射 15 分钟后可出现血清钾一过性下降，对于低血钾患者应纠正后方能使用，在术中应监测心电图，如有 U 波出现，应及时处理 2. 快速、大剂量静脉注射可引起心率减慢，有传导阻滞患者及心率低于 50 次/分钟患者慎用
禁忌	严重低钾血症
不良反应	1. 麻醉诱导与苏醒过程中可引起锥体外系症状 2. 用药后呼吸分泌物增加 3. 本品能抑制呼吸，出现呼吸频率减慢
特殊人群用药	儿童：全身麻醉诱导最高按体重 100mg/kg。基础麻醉按体重 60~80mg/kg 妊娠与哺乳期妇女：用药尚不明确
药典	Chin. P.
国家处方集	CNF
医保目录	【保（乙）】
基本药物目录	
其他推荐依据	
■ 药品名称	依托咪酯　Etomidate
适应证	全身麻醉诱导，也可用于短时手术麻醉维持
制剂与规格	依托咪酯脂肪乳注射液：10ml∶20mg
用法与用量	10 岁以上患者每次 0.15~0.3mg（0.075~0.15 ml 本品脂肪乳注射液）/kg，于 30~60 秒静脉注射完毕
注意事项	1. 不宜稀释使用 2. 中毒性休克、多发性创伤或肾上腺皮质功能低下者，应同时给予适量氢化可的松 3. 对依托咪酯或脂肪乳过敏，重症糖尿病、高钾血症患者禁用
禁忌	对本品或脂肪乳过敏者、重症糖尿病、高钾血症患者
不良反应	可抑制肾上腺皮质功能。常见恶心、呕吐及注药后不自主的肌肉活动。有时会出现咳嗽、呃逆和寒战
特殊人群用药	儿童：10 岁以下儿童慎用。6 个月内的婴儿不宜使用 妊娠与哺乳期妇女：妊娠期慎用，哺乳期妇女使用时应终止授乳
药典	Eur. P.、Chin. P.
国家处方集	CNF

续　表

医保目录	【保（乙）】
基本药物目录	
其他推荐依据	
■ 药品名称	氯胺酮　Ketamine
适应证	各种表浅、短小手术麻醉，不合作患者的诊断性检查麻醉，以及全身复合麻醉
制剂与规格	盐酸氯胺酮注射液：①2ml：100mg；②10ml：100mg；③20ml：200mg
用法与用量	①全身麻醉诱导：成人 1～2 mg/kg，缓慢静注，全身麻醉维持可采用连续静脉滴注，10～30μg/（kg·min）；加苯二氮䓬类药，可减少其用量；静脉注射极量：4mg/（kg·min）；肌内注射极量：每次 13mg/kg；②镇痛：成人，先按 0.2～0.75mg/kg，静脉注射，2～3 分钟注完，而后连续静脉滴注，按 5～20μg/（kg·min）；③基础麻醉：临床个体差异大。儿童肌内注射按体重 4～5mg/kg，必要时追加 1/3～1/2 量
注意事项	1. 顽固、难治性高血压，严重心功能受损，青光眼患者禁用 2. 对咽喉、支气管的手术或操作，必须加用肌松药 3. 用药 24 小时内不得驾车和进行精密性工作
禁忌	顽固、难治性高血压、严重的心血管疾病及甲状腺功能亢进患者
不良反应	1. 麻醉恢复期可出现幻觉、躁动不安、噩梦及谵语等，一般青壮年易出现且严重 2. 术中常有泪液、唾液分泌增多，血压、颅压及眼压升高。不能自控的肌肉收缩偶见 3. 偶有呼吸抑制或暂停及喉痉挛，多半是在用量较大、分泌物增多时发生
特殊人群用药	儿童：基础麻醉每次 4～8mg/kg，肌内注射 妊娠与哺乳期妇女：妊娠期慎用
药典	Eur. P. 、USP、Chin. P.
国家处方集	CNF
医保目录	【保（甲）】
基本药物目录	【基】
其他推荐依据	
■ 药品名称	丙泊酚　Propofol
适应证	用于全身麻醉的诱导和维持、重症监护成年患者接受机械通气时的镇静，1%规格也可用于外科手术及诊断时的清醒镇静
制剂与规格	丙泊酚乳剂注射液：①20ml：200mg；②20ml：400mg；③50ml：500mg；④100ml：1g
用法与用量	<55 岁成人：①全身麻醉诱导：1.5～2.5mg/kg，根据临床反应调整静脉输注速率，年龄更大者，剂量需求可能减少。全身麻醉维持：通常 4～12mg/（kg·h），持续输注；②重症监护期间镇静：通常输注速度为 0.3～4mg/（kg·h） >8 岁小儿：①全身麻醉诱导：通常 2.5mg/kg，缓慢给予直至临床体征表明麻醉起效；②全身麻醉维持：通常 9～15mg/（kg·h）。3～8 岁小儿所需的药量可能更大。ASA Ⅲ级和Ⅳ级的小儿应用较低的剂量
注意事项	丙泊酚注射液含大豆油，对其过敏的患者不应使用本品

续　表

禁忌	对丙泊酚及其赋形剂过敏者、妊娠期妇女及产科患者（流产者除外）。1个月以下小儿的全身麻醉及重症监护小婴儿的镇静
不良反应	多见诱导期局部疼痛；常见低血压、面部潮红、心动过缓、诱导期一过性呼吸暂停；少见血栓形成及静脉炎；偶见诱导过程中肌阵挛，发生率1%左右；罕见惊厥和角弓反张的癫痫样运动；偶见横纹肌溶解、胰腺炎、术后发热、延长给药后尿液变色、血管水肿及支气管痉挛等症状、性欲亢进、肺水肿
特殊人群用药	儿童：不推荐用于3岁以下的儿童 老年人：应降低剂量、输注速度和目标浓度，降低程度应考虑患者的身体状况和年龄 妊娠与哺乳期妇女：妊娠期间禁用，哺乳期使用本品安全性尚未被肯定
药典	Eur. P.、USP、Chin. P.
国家处方集	CNF
医保目录	【保（甲）】
基本药物目录	
其他推荐依据	

第二章

全身麻醉药：吸入麻醉用药

■ 药品名称	异氟烷　Isoflurane
适应证	吸入全身麻醉
制剂与规格	异氟烷吸入用液体剂：每瓶 100ml
用法与用量	1. 麻醉诱导：吸入浓度由 0.5% 开始，逐渐提高到 1.3%～3.0%，在 7～10 分钟即可达到外科麻醉期 2. 麻醉维持：外科麻醉期可用 1%～2.5% 的本药加氧和氧化亚氮混合吸入维持，如单独混合氧气，本药浓度要增加到 1.5%～3.5%
注意事项	1. 肝硬化、病毒性肝炎或其他肝脏疾病史、重症肌无力、能发展为支气管收缩的患者慎用 2. 遗传性恶性高热倾向者、肝功能障碍、不明原因的发热、白细胞增多或嗜酸性粒细胞增多者、产科手术禁用 3. 用药后至少 24 小时内不能驾车和操作机器
禁忌	已知对异氟烷或其他卤素麻醉剂过敏者、恶性高热易感者、全身麻醉的有关禁忌证
不良反应	1. 高浓度可使正常冠状动脉扩张，引起盗血现象 2. 深麻醉下可出现低血压和呼吸抑制 3. 术后可出现寒战、恶心和呕吐、分泌物增加等，还可出现房性心律失常和室性心律失常 4. 高浓度时能使子宫肌松弛，并使宫缩药减效，产妇分娩时应慎用 5. 偶见恶性高热 6. 罕见脑电图改变和伴发惊厥。极少引起肝功能损害
特殊人群用药	儿童：不建议对儿童用本品麻醉诱导，但可用于麻醉维持 老年人：维持浓度应酌减，并加用其他药物 妊娠与哺乳期妇女：慎用
药典	Eur. P.、USP、Chin. P.
国家处方集	CNF
医保目录	【保（甲）】
基本药物目录	
其他推荐依据	
■ 药品名称	恩氟烷　Enflurane
适应证	全身麻醉的诱导和维持，分娩镇痛（低浓度可用于全身麻醉剖宫产术的辅助麻醉）
制剂与规格	恩氟烷吸入用液体剂：每瓶 250ml

续　表

用法与用量	1. 诱导：一般情况下，吸入 2%~4.5% 恩氟烷 7~10 分钟即可达到外科麻醉期 2. 维持：用 0.5%~3% 的恩氟烷可以维持外科手术期的麻醉，维持浓度不要超过 3% 3. 镇痛：吸入 0.25%~1% 恩氟烷用于分娩镇痛 4. 剖宫产：全身麻醉时通常吸入 0.5%~1% 恩氟烷，作为其他全身麻醉药物的辅助用药
注意事项	1. 严重心肺功能不全、肝肾功能损害、惊厥史及颅内高压患者不宜使用 2. 对恩氟烷敏感的患者可能出现骨骼-肌肉高代谢状态以及恶性高热 3. 用药后至少 24 小时内不能驾车和操作机器
禁忌	1. 本品或氟烷类麻醉药过敏者 2. 有严重心肺功能不全，肝肾功能损害、癫痫发作及颅内压高患者 3. 恶性高热或已知为恶性高热的遗传性易感者 4. 妊娠及哺乳期妇女
不良反应	1. 使用恩氟烷麻醉过深时，尤其伴有过度通气时，可引起以肌张力过高为特点的强直性肌痉挛 2. 以恩氟烷进行诱导时，报道过有低血压和呼吸抑制的发生，在开始手术刺激后自行消失 3. 清醒时恶心呕吐的发生率与恩氟烷之间的相关性比与其他大多数麻醉药的相关性均弱 4. 偶见呃逆和呕吐的发生 5. 有些患者在使用恩氟烷后偶见血糖轻度增高，所以糖尿病患者应慎用 6. 极少病例出现一过性心律失常
特殊人群用药	妊娠与哺乳期妇女：禁用
药典	USP
国家处方集	CNF
医保目录	【保（甲）】
基本药物目录	
其他推荐依据	
■ 药品名称	七氟烷　Sevoflurane
适应证	全身麻醉的诱导和维持
制剂与规格	七氟烷吸入用液体剂：①每瓶 120ml；②每瓶 250ml
用法与用量	成人：定量吸入，与氧气或氧气/氧化亚氮混合吸入。①麻醉诱导：浓度可达 5% V/V；②麻醉维持：浓度为 0.5%~3% V/V 儿童：定量吸入，与氧气或氧气/氧化亚氮混合吸入。①麻醉诱导：浓度可达 7% V/V；②麻醉维持：浓度为 0.5%~3% V/V
注意事项	1. 冠心病患者维持血流动力学稳定非常重要 2. 可导致血钾升高 3. 已知或可疑容易发生恶性高热的患者、对本品过敏的患者禁用
禁忌	已知对七氟烷过敏的患者、已知或怀疑有恶性高热遗传史的患者
不良反应	常见：恶心和呕吐；成人，低血压；老年人，低血压和心动过缓；儿童，激动不安和咳嗽加重 可见：兴奋、嗜睡、寒战、心动过缓、头晕、唾液增多、呼吸紊乱、高血压、心动过速、喉痉挛、发热、头痛、体温降低、ALT 增高

	偶见：心律不齐、LDH 增高、AST 增高、低氧血症、呼吸暂停、白细胞增多、室性期前收缩、室上性期前收缩、哮喘、精神错乱、肌酐增高、尿潴留、糖尿、心房颤动、完全性房室传导阻滞、二联律、白细胞减少 极少见：恶性高热、急性肾衰竭、肺水肿
特殊人群用药	肝、肾功能不全患者：慎用 老年人：慎用 妊娠与哺乳期妇女：慎用
药典	
国家处方集	CNF
医保目录	【保（乙）】
基本药物目录	
其他推荐依据	
■ 药品名称	地氟烷　Desflurane
适应证	成人全身麻醉的诱导和维持，小儿全身麻醉的维持
制剂与规格	地氟烷吸入溶液：每瓶 240ml
用法与用量	1. 诱导：常用起始浓度为 3%，每隔 2~3 次呼吸增加 0.5%~1% 的浓度，吸入浓度 4%~11%，2~4 分钟可以产生外科麻醉 2. 维持：同氧化亚氮混合，吸入 2%~6% 的浓度可维持在外科麻醉期水平，而同氧气或空气氧气混合吸入，则需 2.5%~8.5% 的浓度，小儿用或不用氧化亚氮，浓度需达 5.2%~10%，才能维持外科麻醉期水平
注意事项	1. 不推荐用于神经外科和产科手术 2. 本药可以升高脑脊液压力和颅内占位性病变患者的颅内压 3. 如果突然发生恶性高热，应立即停用，并给予坦曲洛林治疗 4. 短期内重复麻醉应谨慎 5. 麻醉后 24 小时内应避免驾驶和机械操作
禁忌	对含氟吸入麻醉药过敏者、有恶性高热家族史或怀疑有恶性高热病者、有服用氟类麻醉药后发生肝功能损害者、不明原因的发热者禁用。不推荐用于产科手术及神经外科手术
不良反应	可致剂量依赖性血压下降和呼吸抑制，麻醉诱导时可出现咳嗽、屏气、分泌物增多、呼吸暂停、喉痉挛和肝功能可有暂时性、可逆性异常。浓度迅速增加时可引起心率增快、血压升高，对高血压和冠心病患者不利。对易感者可导致恶性高热。术后可有恶心和呕吐
特殊人群用药	肝、肾功能不全患者：慢性肝肾功能损害或肾移植患者，用氧化亚氮/氧混合吸入，本药的浓度为 1%~4% 儿童：不推荐用于 12 岁以下小儿麻醉的吸入诱导 老年人：慎用 妊娠与哺乳期妇女：慎用
药典	USP
国家处方集	CNF

续　表

医保目录	【保（乙）】
基本药物目录	
其他推荐依据	
■ 药品名称	**氧化亚氮**　Nitrous Oxide
适应证	单独使用麻醉效果不理想，与吸入麻醉药、静脉麻醉药、麻醉性镇痛药、骨骼肌松弛药、镇静药等合用，组成全身复合麻醉。也可用于无痛分娩与镇痛
制剂与规格	氧化亚氮：在 50 个大气压下呈液态贮存在耐压钢瓶内，含 $N_2O \geq 95.0\%$（ml/ml）
用法与用量	成人吸入给药：①全身麻醉诱导时，吸入浓度可达 70%。麻醉诱导先采用高流量，当吸入浓度与肺泡浓度达平衡后，再减低流量。给予低流量吸氧期间，应严密监测吸入氧的浓度；②全身麻醉维持时，吸入浓度为 50%~70%，应严防供氧不足
注意事项	1. 必须配备有准确精密的麻醉机。氧化亚氮须与氧同时使用，要有准确的氧化亚氮和氧流量表，且经麻醉剂给予氧化亚氮时，麻醉机须具有抗氧装置，氧浓度应在 30% 以上才安全 2. 长时间给予氧化亚氮应避免高浓度 3. 应有完善的麻醉废气排除系统，以减少氧化亚氮对手术室工作人员的不良影响 4. 停止吸入本品时须给氧 5 分钟左右，以防弥散性缺氧
禁忌	体内存在气囊肿、肠梗阻及肠胀气、气胸、气脑、高头位开颅手术者禁用
不良反应	1. 高浓度、长时间吸入后可抑制维生素 B_{12} 的合成，引起巨幼红细胞性贫血，抑制白细胞形成 2. 本品高浓度吸入（>80%）有引起缺氧的危险
特殊人群用药	尚不明确
药典	Eur. P.、USP、Chin. P.
国家处方集	CNF
医保目录	【保（乙）】
基本药物目录	
其他推荐依据	

第三章

抗血小板治疗药物

■ 药品名称	阿司匹林　Aspirin
适应证	抑制下列情况下的血小板黏附和聚集：不稳定型心绞痛，急性心肌梗死，动脉血管术后，预防大脑一过性血流减少。也用于解热、镇痛、抗炎抗风湿
制剂与规格	阿司匹林肠溶片：①25mg；②50mg；③100mg 阿司匹林肠溶胶囊：①75mg；②100mg；③150mg
用法与用量	口服：①心血管疾病一级预防，一次75~100mg，一日1次；②心血管疾病二级预防，一次75~150mg，一日1次；③急性心肌梗死、冠状动脉内药物洗脱支架置入术后，1个月内，建议一次300mg，一日1次，肠溶片不可掰开或嚼服；④急性冠状动脉综合征急诊PCI术前，顿服300mg，应使用非肠溶片或嚼服肠溶片；⑤解热、镇痛，一次0.3~0.6g，一日3次，必要时4小时1次。抗炎、抗风湿，一日3~6g，分4次服用
注意事项	1. 消化性溃疡病史或易发生消化不良及有胃黏膜损害的患者、哮喘或变态反应性疾病、脱水、未控制的高血压患者慎用 2. 儿童或青少年服用可发生少见但致命的Reye综合征 3. 哮喘发作、血管性水肿、荨麻疹或鼻炎患者、活动性消化性溃疡、血友病或出血性疾病、痛风的患者禁用
禁忌	对本品或含水杨酸的物质过敏，胃、十二指肠溃疡，出血倾向（出血体质）
不良反应	消化系统：恶心、呕吐、上腹部不适、疼痛、溃疡、胃肠出血、ALT及AST升高 血液系统：凝血酶原减少、凝血时间延长、贫血、粒细胞减少、血小板减少、出血倾向 中枢神经系统：头晕、头痛、耳鸣、听力下降、精神障碍等 呼吸系统：呼吸困难（阿司匹林哮喘）、鼻息肉、肺水肿 内分泌系统：血尿酸增高 皮肤：过敏、味觉异常、脱发、皮疹 其他：水杨酸中毒
特殊人群用药	肝、肾功能不全患者：肝、肾功能损伤的患者慎用；严重肝、肾损害的患者禁用 儿童：12岁以下儿童禁用 老年人：慎用 妊娠与哺乳期妇女：禁用
药典	Eur. P.、USP、Chin. P.
国家处方集	CNF
医保目录	【保（甲）】
基本药物目录	【基】
其他推荐依据	

续 表

■ 药品名称	氯吡格雷 Clopidogrel
适应证	心肌梗死（数天至 35 天以内），缺血性卒中（7 天至 6 个月内），外周动脉性疾病；急性冠脉综合征，包括 PCI 后置入支架的患者，与阿司匹林合用，可合并在溶栓治疗中使用
制剂与规格	硫酸氯吡格雷片：①25mg；②75mg
用法与用量	成人，推荐剂量为一次 75mg，一日 1 次。对于急性冠脉综合征的患者：非 ST 段抬高性急性冠脉综合征（不稳定型心绞痛或非 Q 波心肌梗死）单次负荷量 300mg 开始，然后一日 1 次 75mg，连续服药（合用阿司匹林一日 75～325mg，推荐阿司匹林不超过 100mg）；ST 段抬高性急性心肌梗死：以负荷量氯吡格雷开始，然后一日 1 次 75mg 连续服药，合用阿司匹林，可合用或不合用溶栓剂。在症状出现后应尽早开始联合治疗，并至少用药 4 周
注意事项	1. 慎用于因创伤、外科手术或其他病理状态使出血危险性增加的患者和接受阿司匹林等非甾体抗炎药、肝素、血小板糖蛋白Ⅱb/Ⅲa 拮抗剂或溶栓药物治疗患者 2. 患者应密切随访，注意出血包括隐性出血的任何体征，特别是在治疗的最初几周或心脏介入治疗、外科手术之后 3. 因可能使出血加重，不推荐氯吡格雷与华法林合用 4. 在需要进行择期手术的患者，如抗血小板治疗并非必需，则应在术前停用氯吡格雷 7 天以上
禁忌	对本品过敏，严重肝功损害患者，活动性病理性出血（如活动性消化性溃疡或颅内出血），哺乳期妇女
不良反应	偶见胃肠道反应（腹痛、消化不良、便秘或腹泻），皮疹，皮肤黏膜出血；罕见白细胞减少和粒细胞缺乏
特殊人群用药	肝、肾功能不全患者：肾功能不全时不需要调整剂量，但经验有限，需慎用 儿童：尚无儿童用药经验 老年人：年龄>75 岁，不使用负荷剂量 妊娠与哺乳期妇女：禁用
药典	USP
国家处方集	CNF
医保目录	【保（乙）】
基本药物目录	
其他推荐依据	
■ 药品名称	噻氯匹定 Ticlopidine
适应证	预防和治疗因血小板高聚集状态引起的心、脑及其他动脉的循环障碍疾患
制剂与规格	盐酸噻氯匹定片：①0.125g；②0.25g 盐酸噻氯匹定胶囊：①0.125g；②0.25g
用法与用量	口服：一次 0.25g，一日 1 次
注意事项	1. 有出血时间延长或出血倾向、白细胞减少症、血小板减少症和粒细胞缺乏症的病史、再生障碍性贫血和肝功能不全者禁用 2. 治疗期间监测血象，最初 3 个月内每 2 周 1 次，出现白细胞或血小板下降即应停药

续　表

禁忌	对本品过敏，血友病或其他出血性疾病，凝血障碍或活动性病理性出血，有血小板减少、白细胞减少或粒细胞减少病史，再生障碍性贫血时
不良反应	可见白细胞减少，粒细胞缺乏，血栓性血小板减少性紫癜，再生障碍性贫血。严重的粒细胞缺乏及血小板减少有致命的危险。胆汁阻塞性黄疸，肝功能损害。偶见轻度的胃肠道反应。罕见恶心，腹泻，皮疹，淤斑，齿龈出血
特殊人群用药	肝、肾功能不全患者：严重肝功能损害者不宜使用；严重肾功能损害者应密切监测肾功能，必要时可减量 妊娠与哺乳期妇女：禁用
药典	Eurp. P.、Chin. P.、Jpn. P.
国家处方集	CNF
医保目录	【保（乙）】
基本药物目录	
其他推荐依据	

■ 药品名称	双嘧达莫　Dipyridamole
适应证	用于缺血性心脏病、血栓栓塞性疾病，诊断心肌缺血的药物试验（注射剂）
制剂与规格	双嘧达莫片/胶囊：25mg 双嘧达莫注射液：①2ml；②10mg 注射用双嘧达莫：①5mg；②10mg；③20mg
用法与用量	口服：一次 25~50mg，一日 3 次，餐前 1 小时服药。缓释剂：200mg，一日 2 次 注射：诊断心肌缺血的药物试验，用5%或10%葡萄糖注射液稀释后静脉滴注。给药速度为按体重每分钟 0.142mg/kg，静脉滴注共 4 分钟
注意事项	1. 预防心脏瓣膜置换术后血栓形成，儿童用量每日 5mg/kg，分次服用 2. 迅速恶化的心绞痛、主动脉瓣下狭窄、血流动力学不稳定的近期心肌梗死或凝血功能障碍者，特别是在心肌核素显像中静脉给药时、低血压、不稳定型心绞痛、主动脉瓣狭窄患者慎用
禁忌	对本品过敏者
不良反应	肠道反应，头痛，眩晕，疲劳，皮疹，潮红
特殊人群用药	儿童：12 岁以下的儿童用药安全和有效性尚未确立 妊娠与哺乳期妇女：慎用
药典	Eur. P.、USP、Chin. P.、Jpn. P.
国家处方集	CNF
医保目录	【保（乙）】
基本药物目录	【基】
其他推荐依据	

续　表

■ 药品名称	西洛他唑　Cilostazol
适应证	改善由于慢性动脉闭塞症引起的溃疡、肢痛、冷感及间歇性跛行等缺血性症状；预防脑梗死复发（心源性脑梗死除外）
制剂与规格	西洛他唑片：①50mg；②100mg
用法与用量	口服：成人 50~100mg，一日 2 次。另外，可根据年龄、症状适当增减
注意事项	1. 月经期、有出血倾向、合并冠状动脉狭窄、糖尿病或糖耐量异常、恶性高血压患者慎用 2. 对脑梗死患者应在脑梗死症状稳定后开始给药 3. 出血、充血性心力衰竭患者禁用
禁忌	出血性疾病患者，妊娠和哺乳期妇女
不良反应	常见头痛、头晕、心悸等，个别血压偏高；腹胀，恶心，呕吐，胃不适，腹痛等；少见肝功能异常，尿频，尿素氮、肌酐及尿酸值异常，过敏（皮疹、瘙痒）；偶见白细胞减少，皮下出血，消化道出血，鼻出血，血尿，眼底出血等
特殊人群用药	肝、肾功能不全患者：重症肝或肾功能障碍者慎用 儿童：不宜使用 老年人：减量应用 妊娠与哺乳期妇女：禁用
药典	
国家处方集	CNF
医保目录	【保（乙）】
基本药物目录	
其他推荐依据	
■ 药品名称	奥扎格雷　Ozagrel
适应证	用于治疗急性血栓性脑梗死和脑梗死所伴随的运动障碍
制剂与规格	奥扎格雷注射液：2ml：40mg 奥扎格雷氯化钠注射液：250ml，含奥扎格雷 80mg、氯化钠 2.25g 奥扎格雷葡萄糖注射液：250ml，含奥扎格雷 80mg、葡萄糖 12.5g
用法与用量	成人：一次 40~80mg，一日 2 次，溶于 500ml 生理盐水或 5%葡萄糖溶液中，静脉滴注，1~2 周为 1 个疗程
注意事项	1. 与抗血小板聚集剂、血栓溶解剂及其他抗凝药合用，可增加出血倾向 2. 避免同含钙输液混合使用
禁忌	出血性脑梗死或大面积脑梗死深昏迷，严重心、肺、肝、肾功能不全，血液病或出血倾向，严重高血压（收缩压≥200mmHg），对本品过敏
不良反应	常见胃肠道反应，过敏反应。少见 GPT、BUN 升高，血小板减少
特殊人群用药	肝、肾功能不全患者：禁用 儿童：用药资料缺乏

续　表

	老年人：慎用 妊娠与哺乳期妇女：慎用
药典	
国家处方集	CNF
医保目录	【保（乙）】
基本药物目录	
其他推荐依据	
■ 药品名称	替罗非班　Tirofiban
适应证	用于不稳定型心绞痛或非 ST 段抬高心肌梗死，急性冠状动脉血综合征患者进行冠脉血管成形术或冠脉内斑块切除术
制剂与规格	盐酸替罗非班氯化钠注射液：100ml，内含盐酸替罗非班 5mg，氯化钠 0.9g 注射用盐酸替罗非班：5mg
用法与用量	据患者体重计算静脉给药剂量和滴注速率。①不稳定型心绞痛或非 ST 段抬高心肌梗死：与肝素联用静脉输注，起始静滴速率为 $0.4\mu g/$（kg·min），30 分钟后继续以 $0.1\mu g/$（kg·min）的速率维持滴注。可根据患者体重调整剂量。与肝素联用一般至少持续 48 小时，并可达 108 小时；②血管成形术/动脉内斑块切除术：与肝素联用静脉输注，起始剂量为 $10\mu g/kg$，在 3 分钟内静脉注射完毕，而后以 $0.15\mu g/$（kg·min）的速率维持滴注 36 小时。然后停用肝素
注意事项	1. 1 年内有出血史或脑血管病史、凝血障碍、血小板异常或有血小板减少病史、1 个月内有大手术或严重躯体创伤史、近期行硬膜外手术、壁间动脉瘤、高血压（＞180/110 mmHg）、急性心包炎、出血性视网膜病、慢性血液透析患者慎用 2. 有活动性内出血、颅内出血史、颅内肿瘤、动静脉畸形、动脉瘤者禁用 3. 肌酐清除率<30ml/min 者剂量减少 50% 4. 用于血管成形术/动脉内斑块切除术时，若患者激活凝血时间<180 秒应撤掉动脉鞘管
禁忌	对本品任何成分过敏者；有活动性内出血、颅内出血史、颅内肿瘤、动静脉畸形及动脉瘤；主动脉夹层；既往使用替罗非班出现血小板减少的患者
不良反应	出血，如颅内出血、腹膜后出血、心包积血、肺出血和脊柱硬膜外血肿、致死性出血；急性和（或）严重血小板计数减少可伴有寒战、轻度发热或出血并发症；过敏反应，恶心，发热，头痛，血红蛋白、血细胞比容下降
特殊人群用药	肝、肾功能不全患者：轻中度肝功能不全者不需调整剂量 儿童：不宜使用 妊娠与哺乳期妇女：慎用
药典	
国家处方集	CNF
医保目录	【保（乙）】
基本药物目录	
其他推荐依据	

第四章

抗凝血药

■ 药品名称	肝素　Heparin
适应证	治疗静脉血栓栓塞；预防附壁血栓；治疗急性周围动脉栓塞；治疗静脉血栓栓塞；不稳定型心绞痛；心肌梗死溶栓治疗后预防冠状动脉再栓塞
制剂与规格	肝素钠注射液：①2ml：1000U；②2ml：5000U；③2ml：12 500U 肝素钙注射液：①0.2ml：5000U；②0.5ml：12 500U；③0.8ml：20 000U
用法与用量	1. 成人常用量：深部皮下注射：一次 5000~10 000U，以后每 8 小时 8000~10 000U 或每 12 小时15 000~20 000U，或据凝血试验监测结果调整剂量。每 24 小时总量 30 000~40 000U。静脉滴注：一日 20 000~40 000U，加至氯化钠注射液 1000ml 中持续滴注。静脉滴注前应静脉注射 5000U 作为初始剂量。预防性治疗：高危血栓形成者，外科术前 2 小时 5000U 皮下注射，但避免硬膜外麻醉，然后每隔 8~12 小时给 5000U，共约 7 日 2. 儿童用量：静脉注射，按体重一次 50U/kg，然后每 4 小时给予 50~100U。静脉滴注，按体重50U/kg，以后按体表面积 24 小时给予 20 000U/m², 加至氯化钠注射液中缓慢滴注
注意事项	1. 禁用于活动性出血倾向的患者包括血小板减少症、消化性溃疡、脑血管疾病、出血性疾病、细菌性心内膜炎、严重高血压和食管静脉曲张，近期手术并且手术部位出血危险非常高，严重肝肾损害，大脑或蛛网膜下腔出血，腹部或胸部出血进入封闭体腔，严重外伤出血，肝、肾、脾或动脉外伤，严重止血功能障碍，动脉血栓形成合并肝素诱导的血小板减少症 2. 若发生血小板减少症，停止治疗 3. 严重出血可静脉输注硫酸鱼精蛋白 4. 锌抑制本药的作用
禁忌	对本品过敏；有自发出血倾向者；血液凝固迟缓者（如血友病，紫癜，血小板减少）；外伤或术后渗血；先兆流产或产后出血者；亚急性感染性心内膜炎；海绵窦细菌性血栓形成；胃、十二指肠溃疡；严重肝肾功能不全；重症高血压；胆囊疾病及黄疸
不良反应	自发性出血倾向，有黏膜、伤口、齿龈渗血，皮肤淤斑或紫癜，月经量过多等；严重时有内出血征象，麻痹性肠梗阻、咯血、呕血、血尿、血便及持续性头痛；偶见过敏反应，过量甚至可使心脏停搏。肌内注射可引起局部血肿，静脉注射可致短暂血小板减少症（肝素诱导血小板减少症）；长期使用有时反可形成血栓；ALT、AST 升高
特殊人群用药	肝、肾功能不全患者：慎用 老年人：慎用 妊娠与哺乳期妇女：慎用
药典	Eur. P. 、USP
国家处方集	CNF
医保目录	【保（甲）】

续 表

基本药物目录	【基】
其他推荐依据	
■ 药品名称	依诺肝素 Enoxaparin
适应证	预防静脉血栓栓塞性疾病；治疗伴有或不伴有肺栓塞的深静脉栓塞；治疗不稳定型心绞痛及非 Q 波心肌梗死；血液透析体外循环
制剂与规格	依诺肝素钠注射液：①0.2ml：2000AXaIU；②0.4ml：4000AXaIU；③0.6ml：6000AXaIU；④0.8ml：8000AXaIU；⑤1.0ml：10 000AXaIU
用法与用量	1. 预防静脉血栓栓塞性疾病：外科中度血栓形成危险，2000 AXa IU（0.2 ml）qd，术前 2 小时开始皮下注射，持续 7~10 天。外科高度血栓形成倾向，4000 AXa IU（0.4 ml）qd，术前 12 小时开始皮下注射，可连续用至 3 周。内科患者，4000 AXa IU（0.4 ml）qd，皮下注射 6~14 天 2. 治疗伴有或不伴有肺栓塞的深静脉栓塞 150 AXa IU/kg qd，或 100 AXa IU/kg bid，皮下注射 10 天 3. 治疗不稳定型心绞痛及非 Q 波心肌梗死 100 AXa IU/kg，每 12 小时皮下注射 1 次（与阿司匹林同用），皮下注射 2~8 天 4. 血液透析体外循环防止血栓形成：50~100 AXa IU/kg，血管内给药；出现纤维蛋白环时再给予 50~100 AXa IU/kg
注意事项	1. 不同的低分子肝素不可互相替代使用 2. 有肝素诱导的血小板减少症病史、止血障碍、肝肾功能不全、有消化道溃疡史或有出血倾向的器官损伤史、近期出血性脑卒中、难以控制的严重高血压、糖尿病性视网膜病变、近期接受神经或眼科手术和蛛网膜下腔/硬膜外麻醉者慎用 3. 治疗前、治疗中注意血小板计数监测，如血小板计数低于原值的 30%~50%，应停用 4. 行硬膜外麻醉/镇痛时，本品剂量<4000IU，12 小时后放置或拔除导管 5. 治疗不稳定型心绞痛使用动脉导管时，应保留鞘管至给药后 6~8 小时。下一次治疗时间应在拔鞘后 6~8 小时开始 6. 心脏瓣膜修复手术不建议使用本品；本药禁止肌内注射
禁忌	对肝素及低分子肝素过敏；严重的凝血障碍；低分子肝素或肝素诱导的血小板减少症史（以往有血小板计数明显下降）；活动性消化道溃疡；有出血倾向的器官损伤；急性感染性心内膜炎（心脏瓣膜置换所致的感染除外）。以下情况不推荐使用：严重的肾功能损害；出血性脑卒中；难以控制的动脉高压；与其他药物共用（见药物相互作用）
不良反应	可见出血，部分注射部位淤点、淤斑；罕见注射部位坚硬炎性结节，局部或全身过敏反应，血小板减少症，免疫性血小板减少症伴有血栓形成，骨质疏松倾向，转氨酶升高
特殊人群用药	肝、肾功能不全患者：肝功能不全患者应给予特别注意；肾功能损害时出血危险性增大 儿童：不推荐应用 老年人：由于老年患者肾功能减弱，本品的清除半衰期略延长。肾功能仍在正常范围之内（如轻度减弱），预防性用药时老年患者无需调整剂量或每日用药次数 妊娠与哺乳期妇女：妊娠期慎用，哺乳妇女用药时应停止授乳
药典	Eur. P.
国家处方集	CNF
医保目录	

续 表

基本药物目录	
其他推荐依据	
■ 药品名称	那屈肝素 Nadroparin
适应证	在外科手术中，用于静脉血栓形成中度或高度危险的情况，预防静脉血栓栓塞性疾病。治疗已形成的深静脉血栓。联合阿司匹林用于不稳定型心绞痛和非 Q 波性心肌梗死急性期的治疗。在血液透析中预防体外循环中的血凝块形成
制剂与规格	那屈肝素钙注射液：①0.3ml：2850 A X a IU；②0.4ml：3800 A X a IU；③0.6ml：5700 A X a IU（欧洲药典单位）
用法与用量	本品 1ml 相当于 9500 抗凝血因子 X a 活性单位 皮下注射：（1）预防性治疗：①中度血栓栓塞形成危险的手术，每日注射 2850IU（0.3ml）约在术前 2 小时进行第 1 次注射；②高度血栓栓塞形成危险的手术，术前（如术前 12 小时）、术后（如术后 12 小时）及持续至术后第 3 日，剂量一日 1 次 38IU/kg，术后第 4 日起剂量调整为一次 57IU/kg，一日 1 次，随患者体重进行调节。（2）治疗性用药：治疗持续时间不应超过 10 天，除非禁忌，口服抗凝药物应尽早使用。治疗不稳定型心绞痛和非 Q 波性心肌梗死：一次 86IU/kg。每 12 小时注射 1 次。联合使用阿司匹林（推荐剂量：在 160～325mg 的负荷剂量后，口服剂量 75～325mg）。初始的 86IU /kg 剂量可通过一次性静脉推注和皮下注射给药。治疗时间一般在 6 天左右达到临床稳定。依据患者体重范围调整剂量。血液透析：对于无出血危险或血透持续 4 小时左右的患者，应在透析开始时通过动脉端单次注射大约 65IU/kg 剂量。如有必要，可依据患者个体情况或血透技术条件调整使用剂量。如有出血危险，可将标准剂量减半
注意事项	1. 在脊柱或硬膜外麻醉期间使用低分子肝素可导致脊柱内血肿 2. 治疗期间须监测血小板计数 3. 因皮下过量注射低分子肝素导致出血并发症，可以通过静脉缓慢注射鱼精蛋白中和。所需要的鱼精蛋白剂量依赖于：使用过的肝素剂量（1mg 的鱼精蛋白可用来中和相当于 100U 的肝素）；应考虑肝素注射后经过的时间，可适当酌情减少鱼精蛋白用量。尽管如此，可能不能完全中和抗凝血因子 X a 的活性。此外，低分子肝素的吸收动力学决定这种中和作用是短暂的，要求在 24 小时内分几次（2～4 次）注射所计算的鱼精蛋白的总量 4. 不可肌内注射 5. 慎用于胃溃疡或其他任何易出血的器质性病变，脉络膜视网膜血管病史的情况下，脑部或脊髓手术之后
禁忌	参见"依诺肝素"
不良反应	参见"依诺肝素"
特殊人群用药	肝、肾功能不全患者：慎用 妊娠与哺乳期妇女：不建议应用
药典	Eur. P.
国家处方集	CNF
医保目录	
基本药物目录	
其他推荐依据	

续 表

■ 药品名称	达肝素 Dalteparin
适应证	急性深静脉血栓。进行血液透析和血液过滤期间防止在体外循环系统中发生凝血。不稳定型冠状动脉疾病,如不稳定型心绞痛和非 Q 波型心肌梗死。预防与手术有关的血栓形成
制剂与规格	达肝素钠注射液:①0.2ml:2500A XaIU;②0.2ml:5000A XaIU;③0.3ml:7500A XaIU
用法与用量	急性深静脉血栓的治疗:①皮下注射:200IU/kg 体重,一日 1 次,每日总量不可超过 18 000IU。或 100IU/kg 体重,一日 2 次,该剂量适用于出血危险较高的患者。通常治疗中无需监测,但可进行功能性 A Xa 测定。皮下注射后 3~4 小时取血样,可测得最大血药浓度。推荐的血药浓度范围为 0.5~1.0 A XaIU /ml;②持续静脉输注:推荐的初始剂量为 100IU/kg 体重,每 12 小时可重复给药。用本品的同时可以立即口服拮抗剂维生素 K。本品治疗应持续到凝血酶原复合物水平(因子Ⅱ、Ⅶ、Ⅸ、Ⅹ)降至治疗水平。通常联合治疗至少需要 5 天 血液透析和血液过滤期间预防凝血:①慢性肾衰竭,患者无已知出血危险,血液透析和血液过滤超过 4 小时:快速静脉注射 30~40IU/kg 体重,继以每小时 10~15IU/kg 体重静脉输注。血液透析和血液过滤不超过 4 小时:剂量同上,或静脉快速注射 5000IU;给予的剂量通常使血浆抗凝血因子 Xa 浓度保持在 0.5~1.0IU/ml 的范围内;②急性肾衰竭,患者有高度出血危险:静脉快速注射 5~10IU/kg 体重,继以每小时 4~5IU/kg 体重静脉输注。进行急性血液透析的患者治疗间歇较短,应监测抗凝血因子 Xa 血浆浓度保持在 0.2~0.4IU/ml 的范围内
用法与用量	不稳定型冠状动脉疾病:如不稳定型心绞痛和非 Q 波型心肌梗死,皮下注射 120IU/kg 体重,每日 2 次。最大剂量为 10 000IU/12h。至少治疗 6 天,如医师认为必要可以延长。此后,推荐使用固定剂量作为延长期治疗,直至进行血管重建操作[如经皮介入(PCI)或者冠状动脉旁路搭桥(CABG)]。除非有特别的禁忌,推荐同时使用低剂量阿司匹林。总治疗周期不应超过 45 天,应根据患者的性别和体重来选择剂量:体重 80kg 以下的女性患者和体重 70kg 以下的男性患者:每 12 小时皮下注射 5000IU。体重超过 80kg(含 80kg)的女性患者和体重超过 70kg(含 70kg)的男性患者:每 12 小时皮下注射 7500IU 预防与手术有关的血栓形成:中度血栓风险的患者,术前1~2 小时皮下注射 2500IU,术后每日早晨皮下注射 2500IU 直到患者可以活动,一般需 5~7 天或更长。皮下注射 5000IU,每天 1 次,一般需 12~14 天,持续性活动受限的患者可更长。通常不需监控抗凝血功能。高度血栓风险的患者(患有某些肿瘤的特定患者和某些矫形手术):术前晚间皮下注射 5000IU,术后每晚皮下注射 5000IU。治疗须持续到患者可以活动为止,一般需 5~7 天或更长。另外也可术前 1~2 小时皮下注射 2500IU,术后 8~12 小时皮下注射 2500IU,然后每日早晨皮下注射 5000IU。即使患者已可活动,全髋关节置换手术后的治疗应持续最多至 5 周
注意事项	1. 慎用于血小板减少症和血小板缺陷、未能控制的高血压、高血压性或糖尿病性视网膜病、近期做过手术的患者 2. 治疗前做血小板计数检查并定期监测 3. 鱼精蛋白可抑制本品引起的抗凝作用。本品所起的凝血时间延长的作用可被完全中和,但抗凝血因子 Xa 活性只能被中和约 25%~50%。1mg 鱼精蛋白可抑制达肝素钠(低分子量肝素钠)100IU 的抗凝血因子 Xa 作用 4. 不可肌内注射
禁忌	对本品或其他低分子肝素过敏;急性胃、十二指肠溃疡;急性脑出血;严重凝血系统疾病;脓毒性心内膜炎;中枢神经系统、眼部、耳部的损伤或手术;进行急性深静脉血栓治疗伴用局部麻醉

续　表

不良反应	可出现注射部位皮下血肿，暂时性轻微血小板减少症（Ⅰ型），暂时性 AST、ALT 升高，罕见皮肤坏死，脱发，过敏反应，注射部位以外的出血；很少见过敏样反应，严重的免疫介导型血小板减少症（Ⅱ型）伴动、静脉血栓或血栓栓塞
特殊人群用药	肝、肾功能不全患者：严重肝功能不全患者慎用 妊娠与哺乳期妇女：妊娠期妇女禁用
药典	Eur. P.
国家处方集	CNF
医保目录	
基本药物目录	
其他推荐依据	
■ 药品名称	华法林　Wafarin
适应证	预防和治疗深静脉血管栓塞及肺栓塞，预防心肌梗死后血栓栓塞并发症或心房颤动、心瓣膜病或人工瓣膜置换术后引起的血栓栓塞并发症（卒中或体循环栓塞）
制剂与规格	华法林片：①1mg；②2.5mg；③3mg；④5mg
用法与用量	口服：成人常用量，初始 3 日，3～4mg/d。之后给药维持量 2.5～5mg/d
注意事项	1. 治疗期间应严密监测凝血酶原时间，并根据 INR 值调整用量。若发生轻度出血，或凝血酶原时间延长至正常的 2.5 倍以上，应减量或停药 2. 严重出血可静注维生素 K_1，必要时可输全血、血浆或凝血酶原复合物
禁忌	肝肾功能不全；未经治疗或不能控制的高血压，近期手术者；中枢神经系统或眼部手术；凝血功能障碍，最近颅内出血；活动性溃疡，感染性心内膜炎、心包炎或心包积液；活动性溃疡；外伤；先兆流产；妊娠期妇女
不良反应	出血；早期表现有淤斑，紫癜，齿龈出血，鼻出血，伤口出血经久不愈，月经量过多等；肠壁血肿可致亚急性肠梗阻，硬膜下颅内血肿和穿刺部位血肿；偶见恶心、呕吐，腹泻，瘙痒性皮疹，过敏反应及皮肤坏死；罕见双侧乳房坏死，微血管病或溶血性贫血以及大范围皮肤坏疽
特殊人群用药	肝、肾功能不全患者：严重肝肾损害患者禁用 老年人：应慎重，以较低剂量开始给药 妊娠与哺乳期妇女：禁用
药典	Eur. P.、USP、Chin. P.
国家处方集	CNF
医保目录	【保（甲）】
基本药物目录	
其他推荐依据	

■ 药品名称	磺达肝癸钠　Fondaparinux
适应证	用于进行下肢重大骨科手术如髋关节骨折、重大膝关节手术或者髋关节置换术等患者，预防静脉血栓栓塞事件的发生。无指征进行紧急（<120 分钟）介入治疗（PCI）的不稳定型心绞痛或非 ST 段抬高心肌梗死（UA/NSTEMI）患者使用溶栓或初始不接受其他形式再灌注治疗的 ST 段抬高心肌梗死（STEMI）患者的治疗
制剂与规格	磺达肝癸钠注射液：0.5ml：2.5mg
用法与用量	1. 接受重大骨科手术的患者：推荐剂量2.5mg，一日 1 次，术后皮下注射给药。初始剂量应在手术结束后 6 小时给予，并且需在确认已止血的情况下。治疗应持续到静脉血栓栓塞风险消失以后，通常到患者可以下床活动，至少在手术后 5~9 天。进行髋关节骨折手术的患者，应考虑将本品的使用时间再延长 24 天 2. UA/NSTEMI 治疗：推荐剂量为 2.5mg，一日 1 次，术后皮下注射给药。做出诊断后尽早开始治疗，治疗持续最长 8 日，不足 8 日出院，则至出院为止 3. STEMI 治疗：推荐剂量为 2.5mg，一日 1 次，术后皮下注射给药。首剂应静脉内给药，之后剂量通过皮下注射给药。治疗应尽早开始治疗，治疗持续最长 8 日，不足 8 日出院，则至出院为止。在 UA/NSTEMI 或 STEMI 患者中，将接受冠状动脉旁路移植术的患者中，若可能，在手术前的 24 小时内不应给予本品，可在术后 48 小时再次开始用药
注意事项	1. 慎用于出血危险性增高患者、活动性溃疡性胃肠疾病、近期颅内出血或脑、脊髓或眼科手术后不久、低体重（<50kg）、肌酐清除率<50ml/min 的患者 2. 在进行重大骨科手术的患者中，对于那些年龄大于 75 岁和（或）体重低于 50kg 和（或）肌酐清除率为 20~50ml/min 的肾脏损害患者，应严格遵循本品的首次注射时间。本品首次给予应不早于手术结束后 6 小时。除非术后已经止血，否则不应注射本品 3. 一般肾功能损害，推荐剂量为 1.5mg，肌酐清除率<20ml/min 的患者不应使用本品 4. 仅用于皮下注射
禁忌	已知对磺达肝癸钠或本品中任何赋形剂成分过敏；具有临床意义的活动性出血；急性细菌性心内膜炎；肌酐清除率<20ml/min 的严重肾脏损害
不良反应	常见出血（血肿，血尿，咯血，齿龈出血）。不常见贫血，呼吸困难，皮疹，瘙痒
特殊人群用药	肝、肾功能不全患者：一般肝功能损害不需要调节剂量，在严重肝功能损害的患者中，慎用本品 儿童：尚不明确 老年人：慎用 妊娠与哺乳期妇女：禁用
药典	
国家处方集	CNF
医保目录	
基本药物目录	
其他推荐依据	

第五章

正性肌力药（强心药）

■ 药品名称	地高辛　Digoxin
适应证	急、慢性心力衰竭，控制心房颤动、心房扑动引起的快速心室率，室上性心律失常
制剂与规格	地高辛片：0.25mg 地高辛注射液：2ml：0.5mg
用法与用量	口服：①成人，常用量一次 0.125~0.5mg，一日 1 次，7 日可达稳态血药浓度，若快速负荷量，可一次 0.25mg，每 6~8 小时 1 次，总剂量一日 0.75~1.25mg，维持量一次 0.125~0.5mg，一日 1 次；②儿童，一日总量：早产儿按体重 0.02~0.03mg/kg，1 个月以下新生儿按体重 0.03~0.04mg/kg，1 个月至 2 岁按体重 0.05~0.06mg/kg，2~5 岁按体重 0.03~0.04mg/kg，5~10 岁按体重 0.02~0.035mg/kg，≥10 岁按成人常用量。总量分 3 次或 6~8 小时 1 次给予，维持量为总量的 1/5~1/3，每 12 小时 1 次或一日 1 次 静脉给药：①成人，常用量一次 0.25~0.5mg，以 5% 葡萄糖注射液稀释后缓慢注射，以后可用 0.25mg，每隔 4~6 小时按需注射，但一日总量不超过 1mg；不能口服者需静脉注射，维持剂量 0.125~0.5mg，一日 1 次；②儿童，按下列剂量分 3 次或每 6~8 小时给予。早产儿按体重 0.015~0.025mg/kg，足月新生儿按体重 0.02~0.03mg/kg，1 个月至 2 岁按体重 0.04~0.05mg/kg，2~5 岁按体重 0.025~0.035mg/kg，5~10 岁，按体重 0.015~0.03mg/kg，≥10 岁按成人常用量
注意事项	1. 慎用于心律失常，低钾血症，高血压，缺血性心脏病，高钙血症，低镁血症，电复律治疗，慢性肺源性心脏病，动脉瓣疾病，急性心肌炎，充血性心肌病，缩窄性心包炎，心脏传导阻滞，甲状腺功能异常患者 2. 用药期间应定期监测地高辛血药浓度、血压、心率及心律、心电图、心功能、电解质和肾功能 3. 应用本品剂量应个体化 4. 2 周内未使用过强心苷的心力衰竭患者，才可静脉注射地高辛 5. 不能与含钙注射剂合用
禁忌	1. 任何洋地黄类制剂中毒者 2. 室性心动过速、心室颤动、肥厚型梗阻性心肌病（若伴收缩功能不全或心房颤动仍可考虑） 3. 预激综合征伴心房颤动或心房扑动者
不良反应	常见心律失常、食欲缺乏、恶心、呕吐、下腹痛、无力和软弱；少见视物模糊、色视、腹泻、中枢神经系统反应如精神抑郁或错乱；罕见嗜睡、头痛、皮疹和荨麻疹
特殊人群用药	肝、肾功能不全患者：肾功能不全患者慎用 儿童：新生儿对本品的耐受性不定，其肾清除减少；早产儿与未成熟儿对本品敏感，按其不成熟程度而减小剂量。按体重或体表面积，1 个月以上婴儿比成人用量略大 老年人：减量应用 妊娠与哺乳期妇女：慎用
药典	Eur. P.、USP、Chin. P.

续　表

国家处方集	CNF
医保目录	【保（甲）】
基本药物目录	【基】
其他推荐依据	
■ 药品名称	**毒毛花苷 K　Strophanthin K**
适应证	急性心力衰竭（特别适用于洋地黄无效者），心率正常或心率缓慢的心房颤动的急性心力衰竭
制剂与规格	毒毛花苷 K 注射液：1ml：0.25mg
用法与用量	1. 成人常用量：首剂 0.125~0.25mg，5%葡萄糖注射液稀释后缓慢静注，时间≥5 分钟，2 小时后按需要可重复用药一次 0.125~0.25mg，总日剂量 0.25~0.5 mg。极量一次 0.5mg，一日 1mg。病情好转后，可改用洋地黄口服制剂 2. 儿童常用量：一日按体重 0.007~0.01mg/kg 或按体表面积 0.3mg/m² ，首剂给予半量，其余分成几个相等部分，间隔 0.5~2 小时给予
注意事项	1. 近 1~2 周内用过强心苷制剂者不宜使用 2. 不宜与碱性溶液配伍。余参见"地高辛"
禁忌	室性心动过速、房室传导阻滞、急性风湿热、主动脉瘤患者
不良反应	参见"地高辛"
特殊人群用药	参见"地高辛"
药典	Eur. P.、USP、Chin. P.
国家处方集	CNF
医保目录	【保（甲）】
基本药物目录	
其他推荐依据	
■ 药品名称	**毛花苷 C（毛花苷丙）　Lanatoside C**
适应证	急性心力衰竭或慢性心力衰竭急性加重，控制伴快速心室率的心房颤动、心房扑动
制剂与规格	毛花苷 C 注射液：2ml：0.4mg
用法与用量	静脉注射：首剂 0.4~0.6mg，用 5%葡萄糖注射液 20ml 稀释缓慢注射，需要时可 2~4 小时后再给 0.2mg；维持剂量一次 0.2~0.4mg，一日 1 次或每 12 小时 1 次。紧急时，0.4~0.6mg 以 25%葡萄糖注射液稀释后静脉注射（5 分钟以上），2~4 小时后需要时再给 0.2~0.4mg。起效后可改口服洋地黄制剂
注意事项	参见"地高辛"
禁忌	参见"地高辛"
不良反应	参见"地高辛"

续　表

特殊人群用药	参见"地高辛"
药典	Eur. P. 、USP、Chin. P.
国家处方集	CNF
医保目录	【保（甲）】
基本药物目录	
其他推荐依据	

■ 药品名称	去乙酰毛花苷　Deslanoside
适应证	急性心功能不全或慢性心功能不全急性加重。亦可用于控制伴快速心室率的心房颤动、心房扑动
制剂与规格	去乙酰毛花苷注射液：2ml∶0.4mg
用法与用量	肌内注射或静脉注射：①成人：2周内用过洋地黄毒苷，或1周内未用过地高辛的患者，首剂量0.4~0.6mg，以5%葡萄糖注射液20ml稀释后缓慢静注，以后每2~4小时可再给0.2~0.4mg，日剂量1~1.6mg；②儿童：早产儿和足月新生儿或肾功减退、心肌炎患儿，一日0.022mg/kg，分2~3次静脉注射或肌内注射。获满意疗效后，可改用地高辛维持量
注意事项	参见"地高辛"
禁忌	参见"地高辛"
不良反应	参见"地高辛"
特殊人群用药	参见"地高辛"
药典	Eur. P. 、USP、Chin. P.
国家处方集	CNF
医保目录	【保（甲）】
基本药物目录	【基】
其他推荐依据	

■ 药品名称	米力农　Milrinone
适应证	对洋地黄、利尿剂、血管扩张药无效或欠佳的急、慢性顽固性充血性心力衰竭
制剂与规格	注射用米力农：①5mg；②10mg；③20mg 米力农注射液：5ml∶5mg 米力农葡萄糖注射液：100ml∶20mg，葡萄糖5.45g 米力农氯化钠注射液：100ml∶20mg，氯化钠0.86g 乳酸米力农注射液：①10ml∶10mg；②20ml∶20mg
用法与用量	静脉注射：成人负荷量：25~75μg/kg，缓慢静注5~10分钟，然后以每分钟0.25~1.0μg/kg的速度维持续。根据血流动力学和临床反应调整剂量。最大日剂量：1.13 mg/kg
注意事项	1. 慎用于严重主动脉瓣或肺动脉瓣狭窄、肥厚性心肌病、心房扑动或心房颤动患者

续　表

	2. 用药超过 48 小时应谨慎 3. 监测血压、心率、心电图和水电解质平衡
禁忌	对本药过敏者、严重低血压、严重室性心律失常、严重瓣膜狭窄病变、肥厚型梗阻性心肌病
不良反应	少见头痛、室性心律失常、无力、血小板计数减少；过量时可有低血压、心动过速
特殊人群用药	肝、肾功能不全患者：肝、肾功能损害患者慎用 儿童：慎用 妊娠与哺乳期妇女：慎用
药典	Eur. P. 、USP、Chin. P.
国家处方集	CNF
医保目录	【保（乙）】
基本药物目录	
其他推荐依据	

第六章

利尿药

■ 药品名称	氢氯噻嗪　Hydrochloride
适应证	用于水肿性疾病、高血压、中枢性或肾性尿崩症、肾石症（预防含钙盐成分形成的结石）
制剂与规格	氢氯噻嗪片：①6.25mg；②10mg；③25mg；④50mg
用法与用量	口服：①成人，水肿性疾病，一次 50 mg，一日 1~2 次，或隔日治疗，或 1 周连服 3~5 日；高血压，一日 25~100 mg，按降压效果调整剂量；②儿童，按体重一日 1~2 mg/kg 或按体表面积一日 30~60mg/m^2，一次分 2 次给药，按降压效果调整剂量；<6 个月小儿可用至一日 3mg/kg
注意事项	1. 电解质紊乱、肝硬化，糖尿病、高脂血症、高钙血症、高尿酸血症、红斑狼疮等慎用 2. 高钙血症、无尿等禁用 3. 用药期间应监测水电解质、血糖、尿酸、血肌酶、尿素氮和血压 4. 有低钾血症倾向者，酌情补钾或合用保钾利尿剂 5. 应从最小有效剂量开始应用 6. 与磺胺类药物、呋塞米、布美他尼、碳酸酐酶抑制药有交叉过敏反应
禁忌	对磺酰胺类、噻嗪类药物过敏者
不良反应	低钾血症，低氯性碱中毒，低氯低钾性碱中毒，低钠血症，及上述水、电解质紊乱导致的口干、烦渴、肌肉痉挛、恶心、呕吐和极度疲乏无力；高糖血症，高尿酸血症；少见过敏反应（皮疹、荨麻疹），血白细胞减少或缺乏症、血小板减少性紫癜；罕见胆囊炎、胰腺炎、性功能减退、光敏感、色觉障碍
特殊人群用药	肝、肾功能不全患者：肝硬化患者慎用；严重肝、肾损害患者禁用 儿童：婴儿黄疸慎用 老年人：慎用 妊娠与哺乳期妇女：慎用
药典	Eur. P.、USP、Chin. P.
国家处方集	CNF
医保目录	【保（甲）】
基本药物目录	【基】
其他推荐依据	
■ 药品名称	氯噻酮　Chlortalidone
适应证	用于水肿性疾病、高血压、中枢性或肾性尿崩症、肾石症的预防
制剂与规格	氯噻酮片：①50mg；②100mg

续　表

用法与用量	口服：①成人：水肿性疾病，一日 25~100mg，或隔日 100~200mg；或一日 100~200mg，一周连服 3 日。当肾脏疾病肾小球滤过率低于每分钟 10ml 时，用药间歇应在 24~48 小时以上。高血压，一次 25~100mg，一日 1 次，或隔日 1 次，与其他降血压药合用时一日 12.5~25 mg；②儿童：按体重一次 2 mg/kg，每日 1 次，一周连服 3 日
注意事项	1. 慎用于水和电解质紊乱、肝硬化、严重心力衰竭、高尿酸血症、轻中度肾脏损伤、糖尿病 2. 监测水电解质平衡
禁忌	无尿症、艾迪生病、高钙血症、哮喘，其余参见"氢氯噻嗪"
不良反应	参见"氢氯噻嗪"
特殊人群用药	肝、肾功能不全患者：严重肝、肾功能不全患者禁用 儿童：婴儿黄疸慎用 老年人：慎用 妊娠与哺乳期妇女：慎用
药典	Eur. P. 、USP、Chin. P.
国家处方集	CNF
医保目录	
基本药物目录	
其他推荐依据	
■ 药品名称	**呋塞米　Furosemide**
适应证	充血性心力衰竭，肝硬化，肾脏疾病（急性或慢性肾衰竭），与其他药物合用治疗急性肺水肿和急性脑水肿；预防急性肾衰竭：用于肾脏血流灌注不足，如脱水、休克、中毒、麻醉意外及循环功能不全等，在纠正血容量不足的同时及时应用，可减少急性肾小球坏死的机会；高血压危象；高钾血症、高钙血症、稀释性低钠血症（尤其当血钠<120mmol/L 时）；抗利尿激素分泌过多症；急性药物及毒物中毒
制剂与规格	呋塞米片：20mg 呋塞米注射液：2ml：20mg 复方呋塞米片：每片含呋塞米 20mg、盐酸阿米洛利 2.5mg
用法与用量	口服，成人：①水肿性疾病，起始 20~40mg，一日 1 次，根据反应调整剂量，最大剂量一日 600mg，但一般控制在 100mg 以内，分 2~3 次服，以防过度利尿和不良反应发生。部分患者剂量可减少至 20~40mg，隔日 1 次，或 1 周内连续服药 2~4 日，一日 20~40mg；②高血压，起始一日 40~80mg，分 2 次服用酌情调整剂量。高钙血症，一日 80~120mg，分 1~3 次服。儿童：水肿性疾病，起始按体重 2mg/kg，必要时 4~6 小时追加 1~2 mg/kg。日剂量不超过 40 mg 静脉给药，成人：①水肿性疾病，紧急情况或不能口服者，开始 20~40 mg，缓慢静注，酌情每 2 小时增加剂量 20mg。维持用药阶段可分次给药；②急性左心衰竭，起始 40mg 静脉注射，酌情每小时增加剂量 80mg；③急性肾衰竭，可 200~400mg 加入 100ml 氯化钠注射液中，静脉滴注，滴注速率≤4mg/min。经 1g 呋塞米治疗仍无反应的患者需要透析治疗。有效者可按原剂量重复应用或酌情调整剂量，日剂量≤1g。利尿效果差时不宜再增加剂量，以免出现肾毒性；④慢性肾功能不全，通常一日 40~120mg；⑤高血压危象，起始 40~80mg，伴急性左心衰竭或急性肾衰竭时，酌情增加剂量；⑥高钙血症，一次 20~80mg

续　表

注意事项	1. 慎用于前列腺肥大、痛风、糖尿病、洋地黄化心律失常、排尿障碍者。用药期间应监测水电解质、血糖、血压、尿酸、肾功能和听力 2. 应从最小有效剂量开始应用
禁忌	与磺胺类药物、噻嗪类、布美他尼、碳酸酐酶抑制药有交叉过敏反应者，低钾血症、低钠血症、肝性脑病、超量服用洋地黄者
不良反应	1. 常见与水、电解质紊乱有关的症状，如直立性低血压，休克、低钾血症、低氯血症、低氯性碱中毒等 2. 少见过敏反应，视物模糊，黄视症，光敏感，头晕，头痛，食欲缺乏，恶心，呕吐，腹痛，腹泻，胰腺炎，肌肉强直，粒细胞减少，血小板减少性紫癜，再生障碍性贫血，肝功能损害等。在高钙血症时，可引起肾结石。尚有报道本药可加重特发性水肿
特殊人群用药	肝、肾功能不全患者：肝、肾损伤患者慎用 儿童：新生儿用药间隔应延长 老年人：应用本药时发生低血压、电解质紊乱，血栓形成和肾功能损害机会增多 妊娠与哺乳期妇女：妊娠期妇女尽量避免应用；哺乳期妇女慎用
药典	Eur. P. 、USP、Chin. P.
国家处方集	CNF
医保目录	【保（甲）】
基本药物目录	【基】
其他推荐依据	
■ 药品名称	**布美他尼　Bumetanide**
适应证	参见"呋塞米"，对某些呋塞米无效的病例仍可能有效
制剂与规格	布美他尼片：1mg 布美他尼注射液：①2ml：0.5mg；②2ml：1mg 注射用布美他尼钠：①0.5mg；②1mg
用法与用量	水肿性疾病：①口服：成人，起始0.5~2mg，一日1次，必要时每隔4~5小时重复，最大剂量一日10~20mg。也可间隔用药，间隔1~2日用药1日。儿童，按体重一次0.01~0.02mg/kg，一日1次，必要时每4~6小时1次；②静脉或肌内注射：成人，起始0.5~1mg，必要时每隔2~3小时重复，最大剂量一日10mg。儿童，按体重一次0.01~0.02mg/kg，必要时每4~6小时1次 急性肺水肿和左侧心力衰竭，①静脉注射：起始一次1~2mg，必要时隔20分钟重复；②静脉滴注：一次2~5mg，加入氯化钠注射液500ml中稀释缓慢静脉滴注
注意事项	参见"呋塞米"
禁忌	参见"呋塞米"
不良反应	参见"呋塞米"
特殊人群用药	参见"呋塞米"
药典	Eur. P. 、USP、Chin. P.
国家处方集	CNF

续　表

医保目录	【保（乙）】
基本药物目录	
其他推荐依据	
■ 药品名称	托拉塞米　Torasemide
适应证	充血性心力衰竭引起的水肿，肝硬化腹水，肾脏疾病所致水肿，原发性高血压
制剂与规格	托拉塞米片：①5mg；②10mg；③20mg 托拉塞米胶囊：10mg 托拉塞米注射液：①1ml：10mg；②2ml：20mg；③5ml：50mg 注射液托拉塞米：①10mg；②20mg
用法与用量	口服：①充血性心力衰竭，起始剂量一次10mg，一日1次，酌情可增至20mg，一日1次；②原发性高血压，起始剂量一次5mg，一日1次，4~6周降压作用不理想可增至一次10mg，一日1次，降压效果仍不满意，考虑合用其他降压药 静脉注射：①充血性心力衰竭引起的水肿、肝硬化腹水，一般起始剂量为5mg或10mg，一日1次，缓慢静注，也可用5%葡萄糖注射液或0.9%氯化钠注射液稀释后静脉滴注，疗效不满意可增至一次20mg，一日1次，一日最大剂量为40mg，疗程不超过1周；②肾脏疾病所致水肿，起始剂量一次20mg，一日1次，以后酌情增加剂量至最大剂量一日100mg，疗程不超过1周
注意事项	1. 慎用于高尿酸血症、糖尿病等患者 2. 用药前纠正电解质紊乱和排尿异常 3. 定期监测水电解质（尤其肝硬化腹水）、血糖、尿酸、肌酐和血脂 4. 影响驾车和机械操作能力
禁忌	肾衰竭无尿患者、肝性脑病前期或肝性脑病患者、对本品或磺酰脲类药过敏患者、低血压、低血容量、低钾或低钠血症患者、严重排尿困难（如前列腺肥大）者禁用
不良反应	常见头痛，头晕，乏力，失眠，鼻炎，咳嗽，腹泻，胸痛，心电图异常，便秘，恶心，消化不良，食欲缺乏，关节痛，咽喉痛，肌肉痛，水肿，神经质，排尿过度，高糖血症，低钾血症（多见于低钾饮食、呕吐、腹泻、快速给药、肝功能异常等）；偶见瘙痒，皮疹，光敏反应；罕见口干，肢体感觉异常，视觉障碍
特殊人群用药	肝、肾功能不全患者：肾衰竭无尿者、肝性脑病前期或肝性脑病患者禁用 儿童：研究资料不足 老年人：慎用 妊娠与哺乳期妇女：研究资料不足
药典	Eur. P.、USP、Chin. P.
国家处方集	CNF
医保目录	【保（乙）】
基本药物目录	
其他推荐依据	

续　表

■ 药品名称	螺内酯　Spironolactone
适应证	水肿性疾病：充血性心力衰竭引起的水肿、肝硬化腹水、肾性水肿，与其他利尿药合用，纠正继发的醛固酮分泌增多，并对抗其他利尿药的排钾作用；也可用于特发性水肿的治疗。高血压：治疗高血压的辅助药物。原发性醛固酮增多症：用于此病的诊断和治疗。低钾血症的预防：与噻嗪类利尿药合用，增强利尿效应和预防低钾血症
制剂与规格	螺内酯片：20mg 螺内酯胶囊：20mg
用法与用量	1. 成人：①水肿性疾病，一日 40~120mg，分 2~4 次服，至少连服 5 日。以后酌情调整剂量；②原发性醛固酮增多症的诊断，一日 400mg，分 2~4 次服，连续 3~4 周；③原发性醛固酮增多症手术前一日 100~400mg，分 2~4 次服，不宜手术者则选用较小剂量维持；④高血压开始一日 40~80mg，分 2~4 次服，连续 2 周；⑤慢性心力衰竭，初始一日 10mg，最大剂量一日 20mg 2. 儿童：水肿性疾病，开始按体重一日 1~3mg/kg 或按体表面积一日 30~90mg/m^2，单次或分 2~4 次服，连服 5 日后酌情调整剂量，最大剂量为一日 3~9mg/kg 或 90~270mg/m^2
注意事项	1. 存在高钾血症和酸中毒危险者、糖尿病患者慎用 2. 治疗期间监测电解质，尤其与其他可升高血钾药物联用时，警惕高血钾发生 3. 给药应个体化，从最小有效剂量开始
禁忌	无尿高钾血症，低钠血症、急性或进行性肾功能不全患者禁用
不良反应	常见：①高钾血症，尤其单独用药、进食高钾饮食、合用钾剂或含钾药物（如青霉素钾等）以及存在肾功能损害、少尿、无尿时常见。即使与噻嗪类利尿药合用，高钾血症的发生率仍可达8.6%~26%，且常以心律失常为首发表现，故用药期间必须密切随访血钾和心电图；②胃肠道反应，如恶心、呕吐、胃痉挛和腹泻，尚有报道可致消化性溃疡 少见：①低钠血症，单独应用时少见，与其他利尿药合用时发生率增高；②抗雄激素样作用或对其他内分泌系统的影响；③中枢神经系统反应 罕见：①过敏反应，出现皮疹甚至呼吸困难；②暂时性血清肌酐、尿素氮升高；③轻度高氯性酸中毒；④肿瘤，有报道 5 例患者长期服用本药和氢氯噻嗪发生乳腺癌
特殊人群用药	肝、肾功能不全患者：肝、肾损害患者慎用 老年人：宜始于小剂量并密切监测 妊娠与哺乳期妇女：慎用
药典	Eur. P.、USP、Chin. P.
国家处方集	CNF
医保目录	【保（甲）】
基本药物目录	【基】
其他推荐依据	
■ 药品名称	氨苯蝶啶　Triamterene
适应证	慢性心力衰竭，肝硬化腹水，肾病综合征，肾上腺糖皮质激素治疗过程中发生的水钠潴留，特发性水肿。亦可用于对氢氯噻嗪或螺内酯无效者

续 表

制剂与规格	氨苯蝶啶片：50mg 氨苯蝶啶-氢氯噻嗪片：①50mg；②25mg
用法与用量	口服：①成人，初始 25~100mg，分 2 次服，与其他利尿药合用时剂量可减少。维持阶段可改为隔日疗法。最大剂量：一日 300mg；②儿童，初始剂量按体重一日 2~4mg/kg 或按体表面积 120mg/m^2，分 2 次服，一日或隔日疗法，以后酌情调整剂量，最大剂量一日 4mg/kg 或 300mg/m^2
注意事项	1. 肝硬化、糖尿病、低钠血症、高尿酸血症、肾石症病史、叶酸储存不足者慎用 2. 密切监测电解质，特别是血钾
禁忌	高钾血症者禁用
不良反应	常见高钾血症；偶见恶心、呕吐、嗜睡、轻度腹泻、软弱、口干及皮疹、肝损害、肝功能异常等；大剂量长期使用或与螺内酯合用，可出现血钾过高现象，停药后症状可逐渐消失；少见低钠血症、头晕、头痛、光敏感；罕见过敏反应、血液系统损害（粒细胞减少、血小板减少性紫癜、巨幼细胞贫血）、肾结石
特殊人群用药	肝、肾功能不全患者：慎用 老年人：慎用 妊娠与哺乳期妇女：妊娠期妇女慎用；哺乳期妇女禁用
药典	Eur. P. 、USP、Chin. P.
国家处方集	CNF
医保目录	【保（甲）】
基本药物目录	【基】
其他推荐依据	
■ 药品名称	阿米洛利　Amiloride
适应证	治疗水肿性疾病，也可用于难治性低钾血症的辅助治疗
制剂与规格	盐酸阿米洛利片：①2.5mg；②5mg 复方盐酸阿米洛利片：阿米洛利 2.5mg，氢氯噻嗪 25mg
用法与用量	口服：成人一次 2.5mg，一日 1 次，必要时一次 2.5mg，一日 2 次。与食物同服
注意事项	1. 糖尿病患者慎用 2. 注意监测血钾及其他电解质水平 3. 糖耐量试验前 3 天停用本药
禁忌	严重肾功能不全及高钾血症者禁用
不良反应	常见高钾血症；偶见低钠血症，高钙血症，轻度代谢性酸中毒，胃肠道反应，头痛，头晕，胸闷，性功能低下，过敏反应（皮疹、呼吸困难）
特殊人群用药	肝、肾功能不全患者：肾功能损害者慎用 儿童：用药尚不明确 老年人：慎用 妊娠与哺乳期妇女：慎用

续　表

药典	Eur. P. 、USP、Chin. P.
国家处方集	CNF
医保目录	【保（乙）】
基本药物目录	
其他推荐依据	
■ 药品名称	吲达帕胺　Indapamide
适应证	原发性高血压
制剂与规格	吲达帕胺吲达帕胺胶囊：2.5mg 吲达帕胺滴丸：2.5mg 吲达帕胺缓释片 1.5mg 吲达帕胺缓释胶囊：1.5mg
用法与用量	口服：普通制剂，一次 2.5mg，一日 1 次。缓释制剂，一日 1.5mg，晨服
注意事项	1. 水和电解质紊乱，高尿酸血症，糖尿病，红斑狼疮患者慎用 2. 加大剂量并不能提高本药的抗高血压疗效，只能增加利尿作用
禁忌	对磺胺过敏者；严重肾功能不全；肝性脑病或严重肝功能不全；低钾血症
不良反应	腹泻，头痛、食欲缺乏、失眠、反胃、直立性低血压；有皮疹、瘙痒等过敏反应；低血钠、低血钾、低氯性碱中毒
特殊人群用药	肝、肾功能不全患者：肾功能损害患者慎用 老年人：慎用 妊娠与哺乳期妇女：禁用
药典	Eur. P. 、USP、Chin. P.
国家处方集	CNF
医保目录	【保（甲）】
基本药物目录	
其他推荐依据	

第七章

调节水电解质紊乱和酸碱平衡药

■ 药品名称	果糖注射液　Fructose Injection
适应证	注射剂的稀释剂，用于烧创伤、术后及感染等胰岛素抵抗状态下或不适宜使用葡萄糖时需补充水分或能源的患者的补液治疗
制剂与规格	果糖注射液：①250ml：12.5g；②250ml：25g；③500ml：25g；④500ml：50g
用法与用量	缓慢静脉滴注：一般一日5%～10%果糖注射液500～1000ml。剂量根据患者的年龄、体重和临床症状调整
注意事项	1. 警告：使用时应警惕本品过量使用有可能引起危及生命的乳酸性酸中毒，未诊断的遗传性果糖不耐受症患者使用本品时可能有致命危险 2. 有酸中毒倾向患者慎用 3. 本品过量使用可引起严重的酸中毒，故不推荐肠外营养中替代葡萄糖 4. 使用过程中应检测临床和实验室指标以评价体液平衡、电解质浓度和酸碱平衡 5. 慎用于预防水过多和电解质紊乱 6. 过量输注无钾果糖可引起低钾血症，本品不用于纠正高钾血症 7. 本品能加剧甲醇氧化成甲醛，故本品不得用于甲醇中毒治疗 8. 本品注射速度宜缓慢，以不超过每小时0.5g/kg为宜
禁忌	遗传性果糖不耐受症、痛风和高尿酸血症患者禁用
不良反应	1. 循环和呼吸系统：过量输入可引起水肿，包括周围水肿和肺水肿 2. 内分泌和代谢：滴速过快（每小时注1g/kg）可引起乳酸性酸中毒、高尿酸血症以及脂代谢异常 3. 电解质紊乱：稀释性低钾血症 4. 胃肠道反应：偶有上腹部不适、疼痛或痉挛性疼痛 5. 偶有发热、荨麻疹 6. 局部不良反应包括注射部位感染、血栓性静脉炎等
特殊人群用药	肝、肾功能不全患者：肾功能不全者慎用
药典	USP、BP、Eur. P.、Jpn. P.
国家处方集	CNF
医保目录	【保（乙）】
基本药物目录	
其他推荐依据	
■ 药品名称	混合糖电解质注射液　Carbohydrate and Electrolyte Injection
适应证	不能口服给药或口服给药不能充分摄取时，补充和维持水分和电解质，并补给能量

续　表

制剂与规格	混合糖电解质注射液：500ml
用法与用量	缓慢静脉滴注：通常成人每次 500~1000ml。给药速度（按葡萄糖计），通常成人每小时不得超过 0.5g/kg。根据年龄、症状及体重等不同情况可酌量增减
注意事项	1. 以下患者必须谨慎给药：心功能不全的患者；因闭塞性尿路疾病引起的尿量减少的患者；糖尿病患者 2. 对于只能通过使用胰岛素控制血糖的患者（胰岛素依赖性糖尿病），建议使用葡萄糖制剂；配置时，磷酸根离子和碳酸根离子会产生沉淀，所以不能混入含有磷酸盐及碳酸盐的制剂；给药前，尿液量最好在每天 500ml 或每小时 20ml 以上，寒冷季节应注意保持一定体温后再用药，包装启封后立刻使用，残液禁止使用
禁忌	有严重肝功能障碍和肾功能障碍的患者；电解质代谢异常的患者；高钾血症（尿液过少、肾上腺皮质功能减退、严重灼伤及氮质血症等）；高钙血症患者；高磷血症患者；高镁血症患者；遗传性果糖不耐受者
不良反应	快速大量给药时，可能出现水肿、血压升高、心率加快、胸闷、呼吸困难甚至急性左心衰竭。静脉滴注浓度较高，速度较快或静脉较细时，易刺激静脉内膜引起疼痛。滴注速度较快或原有肾功能损害时，应注意发生高钾血症
特殊人群用药	肝、肾功能不全患者：肾功能不全的患者慎用 儿童：尚不明确 老年人：通常高龄患者的生理功能降低，易于引起水分、电解质异常及高血糖，所以应减慢给药速度，并密切观察 孕妇与哺乳期妇女：尚不明确
药典	Jpn. P.
国家处方集	CNF
医保目录	
基本药物目录	
其他推荐依据	

■ 药品名称	**氯化钾　Potassium Chloride**
适应证	用于防治低钾血症，治疗洋地黄中毒引起的频发性、多源性早搏或快速心律失常
制剂与规格	氯化钾注射液：①10ml：1g；②10ml：1.5g
用法与用量	静脉滴注：1. 成人，将 10%氯化钾注射液 10~15ml 加入 5%葡萄糖注射液 500ml 中滴注。一般补钾浓度不超过 3.4g/L（45mmol/L），速度不超过 0.75g/h（10mmol/h），一日补钾量为 3~4.5g（40~60mmol）；在体内缺钾引起严重快速室性异位心律失常时，钾盐浓度可升高至 0.5%~1%，滴速可达 1.5g/h（20mmol/h），补钾总量可达一日 10g 或以上；如病情危急，补钾浓度和速度可超过上述规定。但需严密动态观察血钾及心电图等，防止高钾血症发生。 2. 儿童，一日剂量按体重 0.22g/kg（3.0mmol/kg）或按体表面积 3.0g/m^2 计算
注意事项	1. 本品严禁直接静脉注射 2. 用药期间需作以下随访检查：血钾、血镁、血钠、血钙、酸碱平衡指标、心电图、肾功能和尿量
禁忌	高钾血症者，急、慢性肾功能不全者禁用

续　表

不良反应	1. 本品可刺激静脉内膜引起疼痛 2. 滴注速度较快、应用过量或原有肾功能损害时，应注意发生高钾血症 3. 口服偶见胃肠道刺激症状，如恶心、呕吐、咽部不适、胸痛（食管刺激）、腹痛、腹泻，甚至消化性溃疡及出血。在空腹、剂量较大及原有胃肠道疾病者更易发生
特殊人群用药	肝、肾功能不全者：慢性肾功能不全者慎用 老年人：老年人肾脏清除 K^+ 功能下降，应用钾盐时较易发生高钾血症 妊娠与哺乳期妇女：妊娠期妇女用药资料尚不明确
药典	USP、Eur. P.、Chin. P.
国家处方集	CNF
医保目录	【保（甲）】
基本药物目录	【基】
其他推荐依据	

第八章

α 受体阻断剂等抗高血压药

■ 药品名称	妥拉唑林　Tolazoline
适应证	用于治疗经给氧或机械呼吸而系统动脉血氧浓度仍达不到理想水平的新生儿持续性肺动脉高压
制剂与规格	盐酸托拉唑林注射液：1ml：25mg
用法与用量	静脉注射或静脉滴注：用于新生儿肺动脉高压，初始计量按体重一次 1~2mg/kg，10 分钟内静脉注射。可通过头皮静脉或回流至上腔静脉的其他静脉注射，使本品最大量到达肺动脉。维持剂量每小时 0.2mg/kg，静脉滴注。动脉血气稳定后逐渐减量，必要时在维持输注中可重复初始剂量。负荷量为 1mg/kg
注意事项	1. 二尖瓣狭窄、酸中毒或消化性溃疡患者慎用 2. 应在婴幼儿监护病房中使用，监护病房应具备受过婴幼儿重症监护专门培训的医护人员及完善的抢救设施 3. 为理想地控制用量，应使用微量泵
禁忌	缺血性心脏病，低血压，脑血管意外，对本品过敏
不良反应	常见胃肠道出血、低氯性碱中毒、体循环低血压、急性肾功能损害；较少见恶心、呕吐、腹泻、上腹痛、麻刺感、寒冷、发抖、出汗、周围血管扩张、皮肤潮红、反射性心动过速；罕见瞳孔扩大
特殊人群用药	肝、肾功能不全患者：肾功能不全或少尿患者，注射时应适当降低维持量 儿童：婴儿慎用，新生儿不应使用含有苯甲醇的稀释液
药典	
国家处方集	CNF
医保目录	【保（乙）】
基本药物目录	
其他推荐依据	

第九章

其他治疗药物

■ 药品名称	前列地尔注射液　Alprostadil Injection
适应证	1. 治疗慢性动脉闭塞症（血栓闭塞性脉管炎、闭塞性动脉硬化症等）引起的四肢溃疡及微小血管循环障碍引起的四肢静息疼痛、改善心脑血管微循环障碍 2. 脏器移植术后抗栓治疗，用以抑制移植后血管内的血栓形成 3. 动脉导管依赖性先天性心脏病，用以缓解低氧血症，保持导管血流以等待时机手术治疗 4. 用于慢性肝炎的辅助治疗
制剂与规格	前列地尔注射液：①1ml：5μg；②2ml：10μg
用法与用量	成人一日 1 次，1~2ml（前列地尔 5~10μg）+10ml 生理盐水（或 5%的葡萄糖）缓慢静脉注射，或直接入小壶缓慢静脉滴注
注意事项	1. 以下患者慎用本品 （1）心力衰竭（心功能不全）患者，有报告可加重心功能不全的倾向 （2）青光眼或眼压亢进的患者，有报告可能使眼压增高 （3）既往有胃溃疡合并症的患者，有报告可使胃出血 （4）间质性肺炎的患者，有报告可使病情恶化 2. 用于治疗慢性动脉闭塞症、微小血管循环障碍时，由于是对症治疗，停止给药后，有复发的可能 3. 给药时注意 （1）出现不良反应时，应采取减慢给药速度、停止给药等适当措施 （2）本制剂与输液混合后在 2 小时内使用。残液不能再使用 （3）不能使用冻结的药品 （4）打开安瓿时，先用酒精棉擦净后，把安瓿上的标记点朝上，向下掰 （5）本品要通过医师的处方和遵医嘱使用
禁忌	1. 对本品过敏者、严重心力衰竭或心功能不全患者、妊娠或可能妊娠的妇女 2. 因患镰状细胞贫血、多发性骨髓瘤、白血病而易诱发阴茎异常勃起的患者 3. 阴茎解剖学畸形（阴茎成角、海绵体纤维化、Peyronie 病的患者） 4. 阴茎置入假体者
不良反应	偶见休克；注射部位有时出现血管炎、血管疼痛、红肿、发硬、瘙痒等 循环系统：有时出现心力衰竭加重、肺水肿、胸闷、血压下降等，一旦出现立即停药；偶见面部潮红、心悸 消化系统：可见腹泻、腹胀、胃肠不适，偶见腹痛、食欲缺乏、呕吐、便秘、ALT 及 AST 升高等 精神和神经系统：可见头晕、头痛、发热、疲劳感，偶见发麻 皮肤：偶见皮疹、荨麻疹、瘙痒 血液系统：偶见嗜酸性粒细胞增多、白细胞减少 其他：偶见视力下降、口腔肿胀感、脱发、四肢疼痛、水肿、发热及不适感

续　表

特殊人群用药	妊娠与哺乳期妇女：慎用
药典	Chin. P. 、Eur. P. 、USP
国家处方集	
医保目录	【保（乙）】
基本药物目录	
其他推荐依据	
■ 药品名称	**注射用磷酸肌酸钠**　Creatine Phosphate Sodium for Injection
□ 其他名称	**唯嘉能　莱博通**
适应证	心脏手术时加入心脏停搏液中保护心肌 缺血状态下的心肌代谢异常
制剂与规格	注射用磷酸肌酸钠：①0.5g（按 $C_4H_8N_3Na_2O_5P$ 计算）；②1g（按 $C_4H_8N_3Na_2O_5P$ 计算）
用法与用量	遵医嘱静脉滴注，每次 1g，每日 1~2 次，在 30~45 分钟静脉滴注。心脏手术时加入心脏停搏液中保护心肌：心脏停搏液中的浓度为 10mmol/L
注意事项	1. 快速静脉注射 1g 以上的磷酸肌酸钠可能会引起血压下降 2. 大剂量（5~10g/d）给药引起大量磷酸盐摄入，可能会影响钙代谢和调节稳态的激素的分泌，影响肾功能和嘌呤代谢 3. 上述大剂量需慎用且仅可短期使用 4. 配伍禁忌：无 5. 对驾驶和操纵机械的影响：无
禁忌	1. 对本品组分过敏者禁用 2. 慢性肾功能不全患者禁止大剂量（5~10g/d）使用本品
不良反应	尚不明确。用药过程中如有任何不适，请立即通知医师
特殊用药人群	肝、肾功能不全患者：肾功能不全患者适当减少用药剂量，肝功能不全患者用药尚不明确 儿童：未进行该项实验且无可靠参考文献 老年人：通常无需调整用药剂量，但肾功能不全者应适当减少用药剂量 妊娠与哺乳期妇女：无禁忌
药典	Chin. P.
国家处方集	
医保目录	部分省份【保（乙）】
基本药物目录	
其他推荐依据	叶飞，张静，张喆，等．外源性磷酸肌酸在心脏手术中对心脏保护作用的 Meta 分析［J］．中国药房，2015（3）：356-358.

第十章

心血管外科疾病治疗用中成药

■ 药品名称	血府逐瘀口服液（胶囊）　Xuefu Zhuyu Koufuye（Jiaonang）
药物组成	炒桃仁、红花、赤芍、川芎、麸炒枳壳、柴胡、桔梗、当归、地黄、牛膝、甘草
功能与主治	活血祛瘀，行气止痛。用于气滞血瘀所致的胸痹、头痛日久、痛如针刺而有定处、内热烦闷、心悸失眠、急躁易怒
临床应用	1. 胸痹：因气滞血瘀，心脉闭塞而致。症见胸痛，痛如针刺而有定处，烦躁，心悸，气短，舌黯红或有瘀斑，脉弦紧或涩；冠心病心绞痛见上述证候者 2. 心悸：因气滞血瘀，心神失养而致。症见心悸，胸闷不适，失眠多梦，舌黯红或有瘀斑，脉弦紧或涩 3. 头痛：因瘀血阻络而致。症见头痛，痛如针刺，固定不移，舌黯红或有瘀斑，脉弦紧或涩 此外，尚有血府逐瘀口服液用于治疗术后肠粘连性腹痛、原发性痛经，血府逐瘀胶囊用于治疗高脂血症、精索静脉曲张性不育症、糖尿病肾病、下肢静脉曲张的报道
制剂与规格	口服液：每支装 10ml 胶囊剂：每粒装 0.4g
用法与用量	口服液：口服。一次 10ml，一日 3 次；或遵医嘱 胶囊剂：口服。一次 6 粒，一日 2 次；1 个月为 1 个疗程
注意事项	1. 气虚血瘀者慎用 2. 忌食生冷、油腻食物 3. 在治疗期间若心痛持续发作，宜加用硝酸酯类药。如出现剧烈心绞痛、心肌梗死，应及时救治
禁忌	孕妇禁用
不良反应	尚不明确
特殊人群用药	妊娠与哺乳期妇女：孕妇禁用
药典	Chin. P.
医保目录	【保（甲）】
基本药物目录	
其他推荐依据	国家药典委员会. 中华人民共和国药典临床用药须知（2010 年版）［M］. 北京：中国医药科技出版社，2011.
■ 药品名称	丹参颗粒（片）　Danshen Keli（Pian）
药物组成	丹参

续　表

功能与主治	活血化瘀。用于瘀血痹阻所致的胸痹，症见胸部疼痛，痛处固定，舌质紫暗；冠心病心绞痛见上述证候者
临床应用	胸痹：多因瘀血痹阻而致，症见胸部疼痛，痛处固定，入夜尤甚，甚或痛引肩背，时或心悸不宁，舌质紫暗或有瘀斑，脉弦涩；冠心病心绞痛见上述证候者 此外，丹参片尚有用于治疗瘀血痹阻引起的支气管哮喘的报道
制剂与规格	颗粒剂：每袋装 10g（相当于原生药 10g）
用法与用量	颗粒剂：温开水冲服。一次 10g，一日 3 次。片剂：口服。一次 3~4 片，一日 3 次
注意事项	1. 服药期间饮食宜清淡 2. 在治疗期间，心绞痛持续发作，宜加用硝酸酯类药。若出现剧烈心绞痛，心肌梗死，或见气促、汗出、面色苍白者，应及时救治
禁忌	月经期及有出血倾向者禁用
不良反应	尚不明确
特殊人群用药	妊娠与哺乳期妇女：孕妇慎用
药典	Chin. P.
医保目录	【保（乙）】
基本药物目录	
其他推荐依据	国家药典委员会. 中华人民共和国药典临床用药须知（2010 年版）［M］. 北京：中国医药科技出版社，2011.
■ **药品名称**	**生脉饮（胶囊）**　　Shengmai Yin（Jiaonang）
药物组成	红参、麦冬、五味子
功能与主治	益气复脉，养阴生津。用于气阴两亏，心悸气短，脉微自汗
临床应用	1. 胸痹：因气阴两虚所致，症见胸痛胸闷，心悸气短，头晕乏力，多梦，健忘，口舌干燥，惊悸，怔忡，舌质略红而干燥少津，脉微细；冠心病、心绞痛见上述证候者 2. 心悸：因气阴两虚所致，症见心悸气短，乏力自汗，夜寐不安，多梦，健忘，口舌干燥，惊悸，怔忡，舌质略红而干燥少津，脉微细；病毒性心肌炎见上述证候者 此外，本品还有治疗充血性心力衰竭、突发性耳聋、慢性咽炎、原发性高血压病的报道
制剂与规格	口服液：每支装 10ml 胶囊剂：①每粒装 0.3g；②每粒装 0.35g
用法与用量	口服液：口服。一次 10ml，一日 3 次 胶囊剂：口服。一次 3 粒，一日 3 次
注意事项	1. 里实证及表证未解者慎用 2. 忌食辛辣、油腻食物 3. 在治疗期间，心绞痛持续发作者，宜加用硝酸酯类药。若出现剧烈心绞痛，心肌梗死，或见气促、汗出、面色苍白者，应及时救治
禁忌	尚不明确
不良反应	尚不明确

续　表

特殊人群用药	尚不明确
药典	Chin. P.
医保目录	
基本药物目录	
其他推荐依据	国家药典委员会. 中华人民共和国药典临床用药须知（2010 年版）［M］. 北京：中国医药科技出版社，2011.
■ 药品名称	**苏合香丸　Suhexiang Wan**
药物组成	苏合香、安息香、冰片、水牛角浓缩粉、人工麝香、檀香、沉香、丁香、香附、木香、乳香（制）、荜茇、白术、诃子肉、朱砂
功能与主治	芳香开窍，行气止痛。用于痰迷心窍所致的痰厥昏迷、中风偏瘫、肢体不利，以及中暑、心胃气痛
临床应用	1. 中风寒闭：痰湿蒙塞心神所致，症见神昏不语，痰涎壅盛，面色苍白或晦暗，四肢不温，肢体不利或松懈瘫软，舌质淡，舌苔白腻，脉沉缓或细滑；急性脑血管病见上述证候者 2. 中暑：感受暑湿秽浊，蒙闭心包所致，症见突然神昏，不省人事，牙关紧闭，苔白，脉迟 3. 胸痹：胸阳不振，痰瘀互阻，心脉不通所致，症见胸痛胸闷，气短喘促，舌质淡，舌苔白腻，脉滑；冠心病、心绞痛见上述证候者 4. 腹痛：由于寒湿凝滞，气机不畅所致，症见脘腹冷痛，面色苍白，四肢不温等
制剂与规格	①水蜜丸，每丸重 2.4g；②大蜜丸，每丸重 3g
用法与用量	口服。一次 1 丸，一日 1~2 次
注意事项	1. 热病、阳闭、脱证不宜使用 2. 中风病正气不足者慎用，或配合扶正中药服用 3. 急性脑血管病服用本品，应结合其他抢救措施；对中风昏迷者宜鼻饲给药 4. 忌食辛辣、油腻食物 5. 本品易耗伤正气，不宜久用
禁忌	孕妇禁用
不良反应	偶见过敏性皮疹，但停药后自动消失。有过敏性休克和过量使用可中毒的报道
特殊人群用药	妊娠与哺乳期妇女：孕妇禁用
药典	Chin. P.
医保目录	【保（甲）】
基本药物目录	
其他推荐依据	国家药典委员会. 中华人民共和国药典临床用药须知（2010 年版）［M］. 北京：中国医药科技出版社，2011.
■ 药品名称	**银杏叶胶囊（口服液、片）　Yinxingye Jiaonang（Koufuye，Pian）**
药物组成	银杏叶

续　表

功能与主治	活血化瘀通络。用于瘀血阻络引起的胸痹心痛、中风、半身不遂、舌强语謇；冠心病稳定型心绞痛、脑梗死见上述证候者
临床应用	1. 胸痹：多因瘀血闭阻心脉所致。症见胸部疼痛，痛处不移，入夜更甚，心悸不宁，舌黯红，脉沉细涩；冠心病心绞痛见上述证候者 2. 中风：多因瘀血阻阻脑脉所致。症见头痛头晕，半身不遂，语言謇涩，口眼歪斜，舌黯红或紫，舌体不正，脉沉细涩；中风恢复期见上述证候者 此外，尚有银杏叶片用于治疗急性脑梗死、高血压，银杏叶胶囊治疗血管性痴呆的报道
制剂与规格	胶囊剂：①每粒含总黄酮醇苷 9.6mg、萜类内酯 2.4mg；②每粒含总黄酮醇苷 19.2mg、萜类内酯 4.8mg 口服液：每支装 10ml 片剂：每片含①总黄酮醇苷 9.6mg、萜类内酯 2.4mg；②总黄酮醇苷 19.2mg、萜类内酯 4.8mg
用法与用量	胶囊剂：口服。规格①一次 2 粒；规格②一次 1 粒。一日 3 次，或遵医嘱 口服液：口服。一次 10ml，一日 3 次，或遵医嘱。一个疗程 4 周 片剂：口服。规格①一次 2 片；规格②一次 1 片。一日 3 次，或遵医嘱
注意事项	1. 忌食生冷、油腻、辛辣食物，忌烟酒、浓茶 2. 在治疗期间，心绞痛持续发作，宜加用硝酸酯类药。若出现剧烈心绞痛，心肌梗死，或见气促、汗出、面色苍白者，应及时救治
禁忌	月经期及有出血倾向者禁用
不良反应	有报道服用本品后出现过敏性皮炎剥脱性皮炎和粒细胞减少
特殊人群用药	妊娠与哺乳期妇女：孕妇慎用
药典	Chin. P.
医保目录	【保（乙）】
基本药物目录	
其他推荐依据	国家药典委员会. 中华人民共和国药典临床用药须知（2010 年版）［M］. 北京：中国医药科技出版社，2011.
■ 药品名称	**通脉颗粒　Tongmai Keli**
药物组成	丹参、川芎、葛根
功能与主治	活血通脉。用于瘀血阻络所致的中风，症见半身不遂、肢体麻木及胸痹心痛、胸闷气憋；脑动脉硬化、缺血性中风及冠心病心绞痛见上述证候者
临床应用	1. 中风：由瘀阻脑络所致，症见头痛头晕，甚至半身不遂，口眼歪斜，偏身麻木，语言謇涩，舌质黯，脉涩；脑动脉硬化、缺血性中风见上述证候者 2. 胸痹：由瘀阻心脉所致。症见胸部憋闷疼痛，甚则胸痛彻背，痛处固定不移，入夜更甚，心悸气短，舌质紫黯，脉弦涩；冠心病心绞痛见上述证候者 此外，通脉颗粒尚有用于治疗高血压的报道
制剂与规格	颗粒剂：每袋装 10g
用法与用量	口服。一次 10g，一日 2~3 次
注意事项	心痛剧烈及持续时间长者，应做心电图及心肌酶学检查，并采取相应的医疗措施
禁忌	尚不明确

续　表

不良反应	尚不明确
特殊人群用药	妊娠与哺乳期妇女：孕妇慎用
药典	Chin. P.
医保目录	
基本药物目录	
其他推荐依据	国家药典委员会 . 中华人民共和国药典临床用药须知（2010 年版）［M］. 北京：中国医药科技出版社，2011.
■ 药品名称	**灯盏花素片**　Dengzhanhuasu Pian
药物组成	灯盏花素
功能与主治	活血化瘀，通经活络。用于脑络瘀阻，中风偏瘫，心脉痹阻，胸痹心痛；中风后遗症及冠心病心绞痛见上述证候者
临床应用	1. 中风：由瘀阻脑络所致，症见半身不遂，肢体无力，半身麻木，语言謇涩，舌质黯或有瘀斑瘀点，脉涩；缺血性中风及脑出血后遗症期见上述证候者 2. 胸痹：由瘀阻心脉所致。症见胸部憋闷疼痛，甚则胸痛彻背，痛处固定不移，入夜更甚，心悸气短，舌质紫黯，脉弦涩；冠心病心绞痛见上述证候者
制剂与规格	灯盏花素片：每袋装 5g（含总黄酮 80mg）
用法与用量	口服。一次 5~10g，一日 3 次
注意事项	1. 孕妇慎用 2. 心痛剧烈及持续时间长者，应做心电图及心肌酶学检查，并采取相应的医疗措施
禁忌	脑出血急性期及出血倾向者禁用
不良反应	尚不明确
特殊人群用药	妊娠与哺乳期妇女：孕妇慎用
药典	Chin. P.
医保目录	【保（甲）】
基本药物目录	
其他推荐依据	国家药典委员会 . 中华人民共和国药典临床用药须知（2010 年版）［M］. 北京：中国医药科技出版社，2011.
■ 药品名称	**愈风宁心片（胶囊）**　Yufeng Ningxin Pian（Jiaonang）
药物组成	葛根
功能与主治	解痉止痛，增强脑及冠脉血流量。用于高血压头晕，头痛，颈项疼痛，冠心病，心绞痛，神经性头痛，早期突发性耳聋
临床应用	1. 胸痹：瘀血闭阻心脉所致者。症见心胸疼痛，如刺如绞，痛处固定，伴有胸闷，头晕，颈项不适，舌黯，脉弦涩；冠心病心绞痛见上述证候者

续　表

	2. 眩晕：瘀血闭阻脑脉，脑失所养所致，症见头晕，目眩，肢体麻木，口苦口渴，舌黯红，脉弦涩；原发性高血压病见上述证候者 3. 头痛：瘀血闭阻，脑脉不通所致，症见头痛，颈项强痛，耳鸣，肢体麻木，口苦口渴，舌黯红，脉弦涩；原发性高血压病见上述证候者 4. 暴聋：瘀血闭阻耳窍脉络，耳窍失养所致，症见听力突然下降，多为单侧，也可双侧并发，伴耳鸣，眩晕，舌黯红有瘀点，脉细涩；早期突发性耳聋见上述证候者
制剂与规格	片剂：薄膜衣片。每片重 0.25g 胶囊剂：每粒装 0.4g
用法与用量	片剂：口服。一次 5 片，一日 3 次 胶囊剂：口服。一次 4 粒，一日 3 次
注意事项	1. 忌食生冷、油腻、辛辣食物，忌烟酒、浓茶 2. 在治疗期间，心绞痛持续发作，宜加用硝酸酯类药。若出现剧烈心绞痛，心肌梗死，或见气促、汗出、面色苍白者，应及时救治
禁忌	月经期及有出血倾向者禁用
不良反应	尚不明确
特殊人群用药	妊娠与哺乳期妇女：孕妇慎用
药典	Chin. P.
医保目录	【保（乙）】
基本药物目录	
其他推荐依据	国家药典委员会. 中华人民共和国药典临床用药须知（2010 年版）［M］. 北京：中国医药科技出版社，2011.
■ 药品名称	**益心复脉颗粒　Yixinfumai Keli**
药物组成	生晒参、黄芪、丹参、麦冬、五味子、川芎
功能与主治	益气养阴，活血复脉。用于气阴两虚、瘀血阻脉所致的胸痹，症见胸痛胸闷，心悸气短，脉结代
临床应用	1. 胸痹：因气阴两虚，瘀血阻脉而致，症见心胸隐痛，痛处固定，胸闷不舒，心悸气短，心烦，口干，动则汗出，舌淡红或黯，苔薄或剥，脉细涩或结代；冠心病心绞痛见上述证候者 2. 心悸：因气阴两虚，瘀血阻脉而致，症见心悸气短，动则汗出，或胸中闷痛，神疲乏力，心烦失眠，舌淡红或黯，苔薄或剥，脉细涩或结代；心律失常见上述证候者
制剂与规格	胶囊剂：每粒装 0.35g 口服液：每支装 10ml
用法与用量	胶囊剂：口服。一次 4 粒，一日 3 次，或遵医嘱 口服液：口服。一次 10ml，一日 3 次，或遵医嘱
注意事项	1. 忌食油腻、辛辣食物 2. 心绞痛持续发作应及时救治
禁忌	尚不明确

续　表

不良反应	尚不明确
特殊人群用药	妊娠与哺乳期妇女：孕妇慎用
药典	
医保目录	
基本药物目录	
其他推荐依据	国家药典委员会. 中华人民共和国药典临床用药须知（2010 年版）［M］. 北京：中国医药科技出版社，2011.
■ 药品名称	大活络丸　Dahuoluo Wan
药物组成	蕲蛇、乌梢蛇、威灵仙、两头尖、麻黄、贯众、甘草、羌活、肉桂、广藿香、乌药、黄连、熟地黄、大黄、木香、沉香、细辛、赤芍、没药（制）、丁香、乳香（制）、僵蚕（炒）、天南星（制）、青皮、骨碎补（烫、去毛）、豆蔻、安息香、黄芩、香附（醋制）、玄参、白术（麸炒）、防风、龟甲（醋淬）、葛根、豹骨（油酥）、当归、血竭、地龙、水牛角浓缩粉、人工麝香、松香、体外培育牛黄、冰片、红参、制草乌、天麻、全蝎、何首乌
功能与主治	祛风散寒、除湿化痰、活络止痛。用于风痰瘀阻所致的中风，症见半身不遂，肢体麻木，足痿无力；或寒湿瘀阻之痹病、筋脉拘急、腰腿疼痛；亦用于跌打损伤、行走不利和胸痹心痛
临床应用	1. 中风：由风痰瘀阻、气血两亏，肝肾不足而致。症见半身不遂或瘫痪，口眼歪斜，手足麻木，疼痛拘挛，或肢体痿软无力；缺血性中风、面神经麻痹见上述证候者 2. 痹病：由寒湿瘀阻而致。症见肢体关节疼痛，屈伸不利，筋脉拘急，麻木不仁，畏寒喜暖，腰腿沉重，行走不便，舌暗淡，苔白腻，脉沉弦或沉缓；风湿性关节炎、骨关节炎、坐骨神经痛见上述证候者 3. 胸痹：由心气不足，痰瘀阻滞而致，症见心胸憋闷不舒，或心胸作痛，心悸，神疲，喘息气短，舌黯淡或有瘀点，脉弱或涩；冠心病心绞痛见上述证候者 4. 跌打损伤：因外力损伤，血离其经，瘀血阻络所致。症见肢体肿胀疼痛，局部活动受限；急性软组织损伤见上述证候者 此外，本品还可用于治疗癫痫、高脂血症
制剂与规格	丸剂：每丸重 3.5g
用法与用量	温黄酒或温开水送服。一次 1 丸，一日 1~2 次
注意事项	1. 阴虚火旺者慎用 2. 脾胃虚寒者慎用 3. 缺血性中风急性期不宜单独使用，应配合其他治疗方法 4. 服药期间忌食油腻食物，戒酒
禁忌	孕妇禁用
不良反应	文献报道，有患者服用后出现皮疹、眼口腔黏膜糜烂，形成大疱性表皮坏死松解型药疹；又有报道服大活络丹引起口唇疱疹、过敏反应及消化道出血
特殊人群用药	妊娠与哺乳期妇女：孕妇禁用
药典	

续　表

医保目录	【保（乙）】
基本药物目录	
其他推荐依据	国家药典委员会. 中华人民共和国药典临床用药须知（2010 年版）［M］. 北京：中国医药科技出版社，2011.

■ 药品名称	**冠脉宁片　Guanmaining Pian**
药物组成	丹参、没药（炒）、鸡血藤、血竭、延胡索（醋制）、当归、郁金、何首乌（制）、黄精（蒸）、红花、葛根、乳香（炒）、冰片
功能与主治	活血化瘀，行气止痛。用于气滞血瘀所致的胸痹，症见胸闷、心前区刺痛，心悸，舌质紫暗、脉沉弦；冠心病心绞痛见上述证候者
临床应用	胸痹。多因气滞血瘀、瘀阻心脉所致。症见胸闷而痛，或胸痛隐隐，痛有定处，舌黯红苔薄，脉弦涩；冠心病心绞痛见上述证候者
制剂与规格	冠脉宁片：每片重 0.5g
用法与用量	口服。一次 5 片，一日 3 次；或遵医嘱
注意事项	1. 脾胃虚弱、年老体衰者不宜长期使用 2. 有出血倾向或出血性疾病者慎用 3. 忌食生冷、油腻、辛辣食物，忌烟酒、浓茶 4. 在治疗期间，心绞痛持续发作，宜加用硝酸酯类药。若出现剧烈心绞痛，心肌梗死，或见气促、汗出、面色苍白者，应及时救治 5. 本品含乳香、没药，胃弱者慎用
禁忌	孕妇禁用
不良反应	据文献报道，部分患者有口干、便秘、面红身热反应。偶有胃中不适感，味觉异常者
特殊人群用药	妊娠与哺乳期妇女：孕妇禁用
药典	
医保目录	【保（乙）】
基本药物目录	
其他推荐依据	国家药典委员会. 中华人民共和国药典临床用药须知（2010 年版）［M］. 北京：中国医药科技出版社，2011.

■ 药品名称	**葛兰心宁软胶囊　Gelan Xinning Ruanjiaonang**
药物组成	本品为复方制剂：葛根总黄酮 200mg，山楂提取物 60mg，绞股蓝总苷 20mg
功能与主治	活血化瘀，通络止痛，用于瘀血闭阻所致的冠心病、心绞痛
临床应用	胸痹。因瘀血闭阻而致，症见胸部疼痛，痛处固定，入夜尤甚，甚或痛引肩背，时或心悸不宁，舌质紫黯或有瘀斑，脉弦涩；冠心病、心绞痛见上述证候者
制剂与规格	软胶囊：每粒装 0.58g
用法与用量	口服：一次 2 粒，一日 3 次；或遵医嘱

续　表

注意事项	1. 对本品中有关成分过敏者禁用 2. 证见胸闷、胸痛、心慌、气短者，如果需要加量服用，应在医师指导下进行，并按疗程服用 3. 在服用本品期间，应低脂饮食，适当运动，戒烟、酒，尤其是用于高脂血症患者 4. 服用本品时，建议逐粒用温水送服
禁忌	尚不明确
不良反应	尚不明确
特殊人群用药	尚不明确
药典	
医保目录	【保（乙）】
基本药物目录	部分省份【基】
推荐依据	孙元隆，王肖龙，李益萍，等. 葛兰心宁软胶囊治疗冠心病临床疗效和安全性的 Meta 分析［J］. 中西医结合心脑血管病杂志，2017，15（5）：513-519.

第十一章

手术预防用抗菌药物

第一节 抗菌药物预防性应用的基本原则

根据《抗菌药物临床应用指导原则》（卫医发〔2004〕285 号）、《卫生部办公厅关于抗菌药物临床应用管理有关问题的通知》（卫办医政发〔2009〕38 号）和《2012 年全国抗菌药物临床应用专项整治活动方案》（卫办医政发〔2012〕32 号），对临床使用抗菌药物进行如下简介，供手术预防用抗菌药物使用参考：

一、内科及儿科预防用药

1. 用于预防一种或两种特定病原菌入侵体内引起的感染，可能有效；如目的在于防止任何细菌入侵，则往往无效。

2. 预防在一段时间内发生的感染可能有效；长期预防用药，常不能达到目的。

3. 患者原发疾病可以治愈或缓解者，预防用药可能有效。原发疾病不能治愈或缓解者（如免疫缺陷者），预防用药应尽量不用或少用。对免疫缺陷患者，宜严密观察其病情，一旦出现感染征兆时，在送检有关标本作培养同时，首先给予经验治疗。

4. 通常不宜常规预防性应用抗菌药物的情况：普通感冒、麻疹、水痘等病毒性疾病，昏迷、休克、中毒、心力衰竭、肿瘤、应用肾上腺皮质激素等患者。

二、外科手术预防用药

1. 外科手术预防用药目的 预防手术后切口感染，以及清洁-污染或污染手术后手术部位感染及术后可能发生的全身性感染。

2. 外科手术预防用药基本原则 根据手术野有否污染或污染可能，决定是否预防用抗菌药物。

（1）清洁手术：手术野为人体无菌部位，局部无炎症、无损伤，也不涉及呼吸道、消化道、泌尿生殖道等人体与外界相通的器官。手术野无污染，通常不需预防用抗菌药物，仅在下列情况时可考虑预防用药：

1）手术范围大、时间长、污染机会增加。

2）手术涉及重要脏器，一旦发生感染将造成严重后果者，如头颅手术、心脏手术、眼内手术等。

3）异物置入手术，如人工心瓣膜置入、永久性心脏起搏器放置、人工关节置换等。

4）高龄或免疫缺陷者等高危人群。

（2）清洁-污染手术：上、下呼吸道，上、下消化道，泌尿生殖道手术，或经以上器官的手术，如经口咽部大手术、经阴道子宫切除术、经直肠前列腺手术以及开放性骨折或创伤手术。由于手术部位存在大量人体寄殖菌群，手术时可能污染手术野引致感染，故此类手术需预防用抗菌药物。

（3）污染手术：由于胃肠道、尿路、胆道体液大量溢出或开放性创伤未经扩创等已造成手术野严重污染的手术。此类手术需预防用抗菌药物。

术前已存在细菌性感染的手术，如腹腔脏器穿孔腹膜炎、脓肿切除术、气性坏疽截肢术等，属抗菌药物治疗性应用，不属预防应用范畴。

（4）外科预防用抗菌药物的选择及给药方法：抗菌药物的选择视预防目的而定。为预防术后切口感染，应针对金黄色葡萄球菌（以下简称金葡菌）选用药物。预防手术部位感染或全身性感染，则需依据手术野污染或可能的污染菌种类选用，如结肠或直肠手术前应选用对大肠埃希菌和脆弱拟杆菌有效的抗菌药物。选用的抗菌药物必须是疗效肯定、安全、使用方便及价格相对较低的品种。

给药方法：接受清洁手术者，在术前 0.5~2 小时给药（万古霉素、克林霉素、喹诺酮类滴注时间另有规定），或麻醉开始时给药，使手术切口暴露时局部组织中已达到足以杀灭手术过程中入侵切口细菌的药物浓度。如果手术时间超过 3 小时，或失血量大（>1500ml），可手术中给予第 2 剂。抗菌药物的有效覆盖时间应包括整个手术过程和手术结束后 4 小时，总的预防用药时间不超过 24 小时，个别情况可延长至 48 小时。手术时间较短（<2 小时）的清洁手术，术前用药一次即可。接受清洁-污染手术者的手术时预防用药时间亦为 24 小时，必要时延长至 48 小时。污染手术可依据患者情况酌量延长。对手术前已形成感染者，抗菌药物使用时间应按治疗性应用而定。

常见手术预防用抗菌药物表

手术名称	抗菌药物选择
颅脑手术	第一、第二代头孢菌素；头孢曲松
颈部外科（含甲状腺）手术	第一代头孢菌素
经口咽部黏膜切口的大手术	第一代头孢菌素；可加用甲硝唑
乳腺手术	第一代头孢菌素
周围血管外科手术	第一、第二代头孢菌素
腹外疝手术	第一代头孢菌素
胃十二指肠手术	第一、第二代头孢菌素
阑尾手术	第二代头孢菌素或头孢噻肟；可加用甲硝唑
结、直肠手术	第二代头孢菌素或头孢曲松或头孢噻肟；可加用甲硝唑
肝胆系统手术	第二代头孢菌素，有反复感染史者可选头孢曲松或头孢哌酮头孢哌酮或头孢哌酮/舒巴坦
胸外科手术（食管、肺）	第一、第二代头孢菌素，头孢曲松
心脏大血管手术	第一、第二代头孢菌素
泌尿外科手术	第一、第二代头孢菌素，环丙沙星
一般骨科手术	第一代头孢菌素
应用人工置入物的骨科手术（骨折内固定术、脊柱融合术、关节置换术）	第一、第二代头孢菌素，头孢曲松
妇科手术	第一、第二代头孢菌素或头孢曲松或头孢噻肟；涉及阴道时可加用甲硝唑

手术名称	抗菌药物选择
剖宫产	第一代头孢菌素（结扎脐带后给药）

注：1. Ⅰ类切口手术常用预防抗菌药物为第一代头孢菌素：头孢唑林、五水头孢唑林钠、头孢拉定和头孢替唑等

  2. Ⅰ类切口手术常用预防抗菌药物单次使用剂量：头孢唑林 1~2g；五水头孢唑林钠 1~2g；头孢拉定 1~2g；头孢呋辛 1.5g；头孢曲松 1~2g；甲硝唑 0.5g。头孢菌素应在 30 分钟内滴完

  3. 对 β-内酰胺类抗菌药物过敏者，可选用克林霉素预防葡萄球菌、链接菌感染，可选用氨曲南预防革兰阴性杆菌感染。必要时可联合使用

  4. 耐甲氧西林葡萄球菌检出率高的医疗机构，如进行人工材料置入手术（如人工心脏瓣膜置换、永久性心脏起搏器置入、人工关节置换等），也可选用万古霉素或去甲万古霉素预防感染

  5. 下消化道手术也可以使用第一代头孢菌素，对预防切口感染有利，但预防危害程度更大的深部器官-腔隙感染力度不够。基本用药应是第二代头孢菌素，复杂大手术可用第三代头孢菌素

第二节　第一代头孢菌素类

■ 药品名称	头孢唑林　Cefazolin
□ 其他名称	**新泰林**
抗菌谱与适应证	第一代头孢菌素。除肠球菌属、耐甲氧西林葡萄球菌属外，对其他革兰阳性球菌均有良好抗菌活性，肺炎链球菌和溶血性链球菌对其高度敏感，对部分大肠埃希菌、奇异变形杆菌和肺炎克雷伯菌有良好抗菌活性。临床用于敏感菌所致的呼吸道感染、尿路感染、皮肤软组织感染、骨和关节感染、肝胆系统感染、感染性心内膜炎、败血症及眼、耳、鼻、咽喉部感染；外科手术预防用药
制剂与规格	(1) 注射用头孢唑林钠：①0.5g；②1g；③1.5g；④2g (2) 注射用五水头孢唑林钠：①0.5g；②1g；③1.5g；④2g
用法与用量	成人常用剂量：一次 0.5~1g，一日 2~4 次，严重感染可增至一日 6g，分 2~4 次静脉给予，或遵医嘱 用于预防外科手术后感染时，一般为术前 0.5~1 小时肌内注射或静脉给药 1g，手术时间超过 6 小时者术中加用 0.5~1g，术后每 6~8 小时给药 0.5~1g，至手术后 24 小时止 儿童：一日 50~100mg/kg，分 2~3 次静脉缓慢推注、静脉滴注或肌内注射
注意事项	1. 交叉过敏反应：对青霉素过敏患者应用本品时应根据患者情况充分权衡利弊后决定。有青霉素过敏性休克或即刻反应者，不宜再选用头孢菌素类 2. 对诊断的干扰：应用本品和其他头孢菌素的患者抗球蛋白（Coombs）试验可出现阳性；孕妇产前应用这类药物，此阳性反应也可出现于新生儿。当应用本品的患者尿中头孢类含量超过 10mg/ml 时，以磺基水杨酸进行尿蛋白测定可出现假阳性反应。以硫酸铜法测定尿糖可呈假阳性反应。血清丙氨酸氨基转移酶、门冬氨酸氨基转移酶、碱性磷酸酶和血尿素氮在应用本品过程中皆可升高。如采用 Jaffe 反应进行血清和尿肌酐值测定时可有假性增高 3. 患者有胃肠道疾病史者，特别是溃疡性结肠炎、局限性肠炎或抗菌药物相关性结肠炎（头孢菌素类很少产生假膜性结肠炎）者和有肾功能减退者应慎用头孢菌素类

续　表

禁　忌	对头孢菌素过敏者及有青霉素过敏性休克或即刻反应史者禁用本品
不良反应	应用头孢唑林的不良反应发生率低，静脉注射发生的血栓性静脉炎和肌内注射区域疼痛，均较头孢噻吩少而轻。药疹发生率为1.1%，嗜酸性粒细胞增多的发生率为1.7%，单独以药物热为表现的过敏反应仅偶有报道；与氨基糖苷类抗菌药物合用是否增加后者的肾毒性尚不能肯定。临床上本品无肝损害现象，但个别患者可出现暂时性血清氨基转移酶、碱性磷酸酶升高。肾功能减退患者应用高剂量（每日12g）的头孢唑林时可出现脑反应。白色念珠菌二重感染偶见
特殊人群用药	肝、肾功能不全患者：本品与庆大霉素或其他肾毒性抗菌药物合用有增加肾损害的危险性；对肾功能减退患者应在减少剂量情况下谨慎使用；因本品部分在肝脏代谢，因此肝功能损害患者也应慎用；肾功能减退者肌酐清除率>50ml/min时，仍可按正常剂量给药 儿童：早产儿及1个月以下的新生儿不推荐应用本品 老年人：本品在老年人中清除半衰期较年轻人明显延长，应按肾功能适当减量或延长给药间期 妊娠与哺乳期妇女：头孢菌素类可经乳汁排出，哺乳期妇女应用头孢菌素类虽尚无不良事件报道，但其应用仍须权衡利弊后决定
药典	Chin. P.
国家处方集	CNF
医保目录	（1）部分省份【保（乙）】 （2）【保（甲）】
基本药物目录	【基】
推荐依据	《中国国家处方集》编委会. 中国国家处方集［M］. 北京：人民军医出版社，2010.
■ 药品名称	**头孢拉定　Cefradine**
抗菌谱与适应证	第一代头孢菌素，适用于外科手术预防用药
制剂与规格	注射用头孢拉定：①0.5g；②1.0g
用法与用量	静脉给药，常规单次剂量：1~2g
注意事项	应用头孢拉定的患者以硫酸铜法测定尿糖时可出现假阳性反应
禁　忌	对头孢菌素过敏者及有青霉素过敏性休克或即刻反应史者禁用
不良反应	恶心、呕吐、腹泻、上腹部不适等胃肠道反应较为常见
特殊人群用药	肝、肾功能不全患者：头孢拉定主要经肾排出，肾功能减退者需减少剂量或延长给药间期 儿童：慎用 老年人：肾功能减退的老年患者应适当减少剂量或延长给药时间 妊娠与哺乳期妇女：孕妇及哺乳期妇女慎用，妊娠安全性分级为B级，哺乳期妇女应用时需权衡利弊
药典	USP、Eur. P.、Chin. P.
国家处方集	CNF
医保目录	【保（乙）】

续　表

基本药物目录	【基】
其他推荐依据	
■ 药品名称	头孢硫脒　Cefathiamidine
抗菌谱与适应证	第一代头孢菌素，适用于外科手术预防用药
制剂与规格	注射用头孢硫脒：①0.5g；②1.0g；③2.0g
用法与用量	静脉滴注：一次 2g，一日 2~4 次
注意事项	1. 有胃肠道疾病史者，特别是溃疡性结肠炎、局限性肠炎或抗菌药物相关性结肠炎者应慎用 2. 应用本品的患者抗球蛋白试验可出现阳性
禁忌	对头孢菌素类抗菌药物过敏者或对青霉素过敏性休克者禁用
不良反应	偶见荨麻疹、哮喘、瘙痒、寒战、高热、血管神经性水肿、非蛋白氮、ALT 及 AST 升高
特殊人群用药	肝、肾功能不全患者：肾功能减退者须适当减量 老年人：老年患者肾功能减退，应用时须适当减量 妊娠与哺乳期妇女：妊娠早期妇女慎用；哺乳妇女使用需权衡利弊
药典	Chin. P.
国家处方集	CNF
医保目录	【保（乙）】
基本药物目录	
其他推荐依据	
■ 药品名称	头孢西酮钠　Cefazedone Sodium
抗菌谱与适应证	第一代头孢菌素，适用于外科手术预防用药。本品对金黄色葡萄球菌、凝固酶阴性葡萄球菌、肺炎链球菌、β-溶血链球菌等革兰阳性菌具有良好的抗菌活性
制剂与规格	注射用头孢西酮钠：①0.5g；②1.0
用法与用量	静脉给药，成人一日 1~4g，分2~3 次用药。4 周以上儿童一日 50mg/kg，分 2~3 次，静脉注射或静脉滴注
注意事项	青霉素过敏者慎用
禁忌	对本品或其他头孢菌素类抗菌药物过敏者禁用；早产儿及新生儿禁用
不良反应	发热、皮疹、红斑等过敏反应
特殊人群用药	肝、肾功能不全患者：肾功能不全者慎用 儿童：早产儿及新生儿禁用 妊娠与哺乳期妇女：孕妇、哺乳妇女用药要权衡利弊
药典	
国家处方集	韩国抗生物质医药品基准（韩抗基）
医保目录	

续　表

基本药物目录	
其他推荐依据	
■ 药品名称	头孢替唑钠　Ceftezole Sodium
抗菌谱与适应证	第一代头孢菌素，适用于外科手术预防用药。本品对革兰阳性菌，尤其是球菌，包括产青霉素酶和不产生青霉素酶的金黄色葡萄球菌、化脓性链球菌、肺炎球菌、B组溶血性链球菌、草绿色链球菌、表皮葡萄球菌，以及白喉杆菌、炭疽杆菌皆比较敏感
制剂与规格	注射用头孢替唑钠：①0.5g；②0.75g；③1.0g；④1.5g；⑤2.0g
用法与用量	静脉给药，成人一次0.5~4g，一日2次。儿童日用量为20~80mg/kg体重，分1~2次静脉给药
注意事项	青霉素过敏者慎用
禁忌	对本品或其他头孢菌素类抗菌药物过敏者禁用；对利多卡因或酰基苯胺类局部麻醉剂有过敏史者禁用本品肌内注射
不良反应	少见过敏反应，如皮疹、荨麻疹、皮肤发红、瘙痒、发热等；偶见血肌酐升高；罕见严重肾功能异常、粒细胞减少、白细胞减少等
特殊人群用药	肝、肾功能不全患者：肾功能不全者慎用 妊娠与哺乳期妇女：孕妇、哺乳期妇女用药要权衡利弊
药典	Chin. P.
国家处方集	日本抗生物质医药品基准（日抗基）
医保目录	
基本药物目录	
其他推荐依据	

第三节　第二代头孢菌素类

■ 药品名称	头孢呋辛钠　Cefuroxime Sodium
抗菌谱与适应证	第二代头孢菌素，适用于颅脑手术，周围血管外科手术，胃十二指肠手术，阑尾手术，结、直肠手术，肝胆系统手术，胸外科手术、心脏大血管手术，泌尿外科手术，应用人工植入物的骨科手术，妇科手术的预防用药
制剂与规格	注射用头孢呋辛钠：①0.25g；②0.5g；③0.75g；④1.0g；⑤1.5g；⑥2.0g；⑦2.25g；⑧2.5g；⑨3.0g
用法与用量	静脉给药，常规单次剂量：1.5g

续　表

注意事项	1. 对青霉素类药物过敏者，慎用 2. 使用时应注意监测肾功能，特别是对接受高剂量的重症患者 3. 肾功能不全者应减少一日剂量 4. 头孢呋辛能引起抗菌药物相关性肠炎，应警惕。抗菌药物相关性肠炎诊断确立后，应给予适宜的治疗。轻度者停药即可，中、重度者应给予液体、电解质、蛋白质补充，并需选用对梭状芽胞杆菌有效的抗菌药物类药物治疗 5. 有报道少数患儿使用本品时出现轻、中度听力受损
禁忌	对头孢菌素过敏者及有青霉素过敏性休克史者禁用
不良反应	过敏反应（皮疹、瘙痒、荨麻疹等），局部反应（血栓性静脉炎），胃肠道反应（腹泻，恶心、抗菌药物相关性肠炎等）等
特殊人群用药	肝、肾功能不全患者：严重肝、肾功能不全者慎用 儿童：5 岁以下小儿禁用 老年人：老年患者口服本药，不必根据年龄调整剂量 妊娠与哺乳期妇女：妊娠安全性分级为 B 级；哺乳妇女用药应权衡利弊，如需使用，应暂停授乳
药典	USP、Eur. P.、Chin. P.
国家处方集	CNF
医保目录	【保（甲）】
基本药物目录	【基】
其他推荐依据	
■ 药品名称	头孢替安　Cefotiam
抗菌谱与适应证	第二代头孢菌素，适用于颅脑手术，周围血管外科手术，胃十二指肠手术，阑尾手术，结、直肠手术，肝胆系统手术，胸外科手术，心脏大血管手术，泌尿外科手术，应用人工植入物的骨科手术，妇科手术的预防用药
制剂与规格	注射用盐酸头孢替安：①0.5g；②1g
用法与用量	静脉给药，常规单次剂量：1~2g
注意事项	1. 有胃肠道疾病史者，特别是溃疡性结肠炎、局限性肠炎或抗菌药物相关性结肠炎者慎用 2. 本品可引起血象改变，严重时应立即停药
禁忌	对头孢菌素过敏者及有青霉素过敏性休克史者禁用
不良反应	偶见过敏、胃肠道反应、血象改变及一过性 AST 及 ALT 升高；可致肠道菌群改变，造成维生素 B 和 K 缺乏；偶可继发感染；大量静脉注射可致血管和血栓性静脉炎
特殊人群用药	肝、肾功能不全患者：肾功能不全者应减量并慎用 儿童：早产儿和新生儿使用本药的安全性尚未确定 老年人：老年患者用药剂量应按其肾功能减退情况酌情减量 妊娠与哺乳期妇女：孕妇或可能已妊娠的妇女、哺乳妇女应权衡利弊后用药
药典	USP、Eur. P.、Chin. P.
国家处方集	CNF

医保目录	【保（乙）】
基本药物目录	
其他推荐依据	
■ 药品名称	头孢西丁　Cefoxitin
抗菌谱与适应证	第二代头孢菌素，适用于颅脑手术，周围血管外科手术，胃十二指肠手术，阑尾手术，结、直肠手术，肝胆系统手术，胸外科手术、心脏大血管手术，泌尿外科手术，应用人工植入物的骨科手术，妇科手术的预防用药
制剂与规格	注射用头孢西丁钠：①1g；②2g
用法与用量	静脉给药，常规单次剂量：1~2g
注意事项	1. 青霉素过敏者慎用 2. 肾功能损害者及有胃肠疾病史（特别是结肠炎）者慎用 3. 本品与氨基糖苷类抗菌药物配伍时，会增加肾毒性
禁忌	对头孢菌素过敏者及有青霉素过敏性休克史者禁用
不良反应	最常见的为局部反应，静脉注射后可出现血栓性静脉炎，肌内注射后可有局部硬结压痛；偶见变态反应、低血压、腹泻等
特殊人群用药	儿童：3个月以内婴儿不宜使用本药 妊娠与哺乳期妇女：妊娠安全性分级为B级；哺乳妇女应权衡利弊后用药
药典	USP、Eur. P.、Chin. P.
国家处方集	CNF
医保目录	【保（乙）】
基本药物目录	
其他推荐依据	
■ 药品名称	头孢美唑　Cefmetazole
抗菌谱与适应证	第二代头孢菌素，适用于颅脑手术，周围血管外科手术，胃十二指肠手术，阑尾手术，结、直肠手术，肝胆系统手术，胸外科手术、心脏大血管手术，泌尿外科手术，应用人工植入物的骨科手术，妇科手术的预防用药
制剂与规格	注射用头孢美唑钠：①1g；②2g
用法与用量	静脉给药，常规单次剂量：1~2g
注意事项	1. 下述患者慎用：对青霉素类抗菌药物有过敏史者，或双亲、兄弟姐妹等亲属属于过敏体质者，严重肾损害者（有可能出现血药浓度升高、半衰期延长），经口摄食不足患者或非经口维持营养者、全身状态不良者（通过摄食，可能出现维生素K缺乏）等 2. 给药期间及给药后至少1周内避免饮酒
禁忌	对本品有过敏性休克史者禁用
不良反应	过敏反应（如皮疹、瘙痒、荨麻疹、红斑、发热），罕见休克、肝功能异常等

续　表

特殊人群用药	肝、肾功能不全患者：严重肝、肾功能障碍者慎用 儿童：早产儿、新生儿慎用 老年人：慎用 妊娠与哺乳期妇女：慎用
药典	USP、Eur. P.、Chin. P.
国家处方集	CNF
医保目录	【保（乙）】
基本药物目录	
其他推荐依据	

第四节　第三代头孢菌素类

■ 药品名称	头孢曲松　Ceftriaxone
抗菌谱与适应证	第三代头孢菌素，适用于颅脑手术，结、直肠手术，有反复感染史患者的肝胆系统手术，胸外科手术，应用人工植入物的骨科手术，妇科手术的预防用药
制剂与规格	注射用头孢曲松钠：①0.25g；②0.5g；③0.75g；④1.0g；⑤1.5g；⑥2.0g；⑦3.0g；⑧4.0g
用法与用量	静脉给药，成人：每24小时1~2g或每12小时0.5~1g，最高剂量一日4g。小儿常用量，按体重一日20~80mg/kg
注意事项	1. 对青霉素过敏患者应用本品时应根据患者情况充分权衡利弊后决定。有青霉素过敏性休克或即刻反应者，不宜再选用头孢菌素类 2. 有胃肠道疾病史者，特别是溃疡性结肠炎、局限性肠炎或抗菌药物相关性结肠炎（头孢菌素类很少产生抗菌药物相关性肠炎）者应慎用
禁忌	1. 禁用于对本品及其他头孢菌素抗菌药物过敏的患者。有青霉素过敏性休克史的患者避免应用本品 2. 头孢曲松不得用于高胆红素血症的新生儿和早产儿的治疗。体外研究显示头孢曲松可从血清蛋白结合部位取代胆红素，从而引起这些患者的胆红素脑病 3. 在新生儿中，不得与补钙治疗同时进行，否则可能导致头孢曲松的钙盐沉降的危险
不良反应	胃肠道反应、过敏反应等
特殊人群用药	儿童：出生体重<2kg的新生儿使用本药的安全性尚未确定。本药可将胆红素从血清白蛋白上置换下来，患有高胆红素血症的新生儿（尤其是早产儿），应避免使用本药 老年人：除非患者虚弱、营养不良或有重度肾功能损害时，老年人应用头孢曲松一般不需调整剂量 妊娠与哺乳期妇女：妊娠安全性分级为B级；哺乳期妇女权衡利弊后应用
药典	USP、Eur. P.、Chin. P.

国家处方集	CNF
医保目录	【保（甲）】
基本药物目录	【基】
其他推荐依据	

■ 药品名称	头孢噻肟　Cefotaxime
抗菌谱与适应证	第三代头孢菌素，适用于颅脑手术，结、直肠手术，有反复感染史患者的肝胆系统手术，胸外科手术，应用人工植入物的骨科手术，妇科手术的预防用药
制剂与规格	注射用头孢噻肟钠：①0.5g；②1g；③2g
用法与用量	1. 成人静脉给药一日 2~6g，分 2~3 次给药 2. 儿童：静脉给药：新生儿一次 50mg/kg；7 日内新生儿每 12 小时 1 次；7~28 日新生儿每 8 小时 1 次
注意事项	1. 有胃肠道疾病者慎用 2. 用药前须确定是否需进行过敏试验 3. 本品与氨基糖苷类抗菌药物不可同瓶滴注
禁忌	对头孢菌素过敏者及有青霉素过敏性休克史者禁用
不良反应	不良反应发生率低（3%~5%），包括皮疹和药物热、静脉炎、腹泻、恶心、呕吐、食欲缺乏等
特殊人群用药	肝、肾功能不全患者：严重肾功能减退患者应用本药时须根据肌酐清除率调整剂量 儿童：婴幼儿不宜做肌内注射 老年人：老年患者应根据肾功能适当减量 妊娠与哺乳期妇女：妊娠安全性分级为 B 级；哺乳期妇女用药时宜暂停授乳
药典	USP、Eur. P.、Chin. P.
国家处方集	CNF
医保目录	【保（甲）】
基本药物目录	
其他推荐依据	

■ 药品名称	头孢哌酮　Cefoperazone
抗菌谱与适应证	第三代头孢菌素，适用于有反复感染史患者的肝胆系统手术的预防用药
制剂与规格	注射用头孢哌酮钠：①0.5g；②1.0g；③1.5g；④2.0g
用法与用量	1. 成人：一次 1~2g，每 12 小时 1 次 2. 儿童：一日 50~200mg/kg，分 2~3 次给药
注意事项	1. 肝病、胆道梗阻严重或同时有肾功能减退者，用药剂量应予以适当调整 2. 部分患者可引起维生素 K 缺乏和低凝血酶原血症，用药期间应进行出血时间、凝血酶原时间监测
禁忌	对头孢菌素过敏者及有青霉素过敏性休克史者禁用

续　表

不良反应	皮疹较为多见；少数患者尚可发生腹泻、腹痛；嗜酸性粒细胞增多，轻度中性粒细胞减少；暂时导性 AST 及 ALT、碱性磷酸酶、尿素氮或血肌酐升高等
特殊人群用药	儿童：新生儿和早产儿用药须权衡利弊 妊娠与哺乳期妇女：妊娠安全性分级为 B 级；哺乳期妇女用药时宜暂停授乳
药典	USP、Eur. P.、Chin. P.
国家处方集	CNF
医保目录	
基本药物目录	
其他推荐依据	
■ 药品名称	头孢哌酮舒巴坦　Cefoperazone and Sulbactam
抗菌谱与适应证	第三代头孢菌与含 β-内酰胺酶抑制剂适用于有反复感染史患者的肝胆系统手术的预防用药
制剂与规格	注射用头孢哌酮钠舒巴坦钠（1：1）：①1.0g；②2.0g
用法与用量	成人：一次 2~4g，每 12 小时 1 次
注意事项	接受 β-内酰胺类或头孢菌素类抗菌药物治疗的患者可发生严重的及偶可发生的致死性过敏反应。一旦发生过敏反应，应立即停药并给予适当的治疗
禁忌	对头孢菌素过敏者及有青霉素过敏性休克史者禁用
不良反应	皮疹较为多见；少数患者尚可发生腹泻、腹痛；嗜酸性粒细胞增多，轻度中性粒细胞减少；暂时性 AST 及 ALT、碱性磷酸酶、尿素氮或血肌酐升高等
特殊人群用药	肝、肾功能不全患者：根据患者情况调整用药剂量 儿童：新生儿和早产儿用药须权衡利弊 老年人：老年人呈生理性的肝、肾功能减退，因此应慎用本药并需调整剂量 妊娠与哺乳期妇女：妊娠安全性分级为 B 级；哺乳期妇女用药时宜暂停授乳
药典	USP、Eur. P.、Chin. P.
国家处方集	CNF
医保目录	【保（乙）】
基本药物目录	
其他推荐依据	

第五节　其他类别抗菌药

■ 药品名称	环丙沙星　Ciprofloxacin
抗菌谱与适应证	适用于泌尿外科手术预防用药

续　表

制剂与规格	环丙沙星注射液：100ml：0.2g 环丙沙星葡萄糖注射液：100ml：0.2g 乳酸环丙沙星注射液：①100ml：0.1g；②100ml：0.2g；③250ml：0.25g 乳酸环丙沙星0.9%氯化钠注射液：①100ml：0.2g；②200ml：0.4g 注射用乳酸环丙沙星：①0.2g；②0.4g
用法与用量	一次0.1~0.2g，每12小时1次
注意事项	1. 宜空腹服用 2. 患中枢神经系统疾病者（如癫痫、脑动脉硬化患者）慎用
禁忌	对环丙沙星及任何一种氟喹诺酮类药过敏的患者禁用；孕妇、哺乳期妇女及18岁以下者禁用
不良反应	胃肠道反应较为常见，可表现为腹部不适或疼痛、腹泻、恶心或呕吐；中枢神经系统反应可有头晕、头痛、嗜睡或失眠；过敏反应有皮疹、皮肤瘙痒、面部潮红、胸闷等
特殊人群用药	肝、肾功能不全患者：慎用 儿童：18岁以下患者禁用 老年人：应减量给药 妊娠与哺乳期妇女：禁用
药典	USP、Eur. P.、Chin. P.
国家处方集	CNF
医保目录	【保（甲/乙）】
基本药物目录	【基】
其他推荐依据	
■ 药品名称	甲硝唑　Metronidazole
抗菌谱与适应证	适用于经口咽部黏膜切口的大手术，阑尾手术，结、直肠手术，涉及阴道的妇科手术
制剂与规格	甲硝唑注射液：①20ml：100mg；②100ml：0.2g；③100ml：0.5g；④250ml：0.5g； ⑤250ml：1.25g 甲硝唑葡萄糖注射液：250ml，内含甲硝唑0.5g、葡萄糖12.5g 注射用甲硝唑磷酸二钠：0.915g
用法与用量	静脉给药，常规单次剂量：0.5g
注意事项	1. 出现运动失调或其他中枢神经系统症状时应停药 2. 用药期间应戒酒，饮酒后出现腹痛、呕吐、头痛等症状
禁忌	对本药或其他硝基咪唑类药物过敏或有过敏史者、活动性中枢神经系统疾病者、血液病者、孕妇及哺乳期妇女禁用
不良反应	1. 消化系统：恶心、呕吐、食欲缺乏、腹部绞痛，一般不影响治疗 2. 神经系统：头痛、眩晕，偶有感觉异常、肢体麻木、共济失调、多发性神经炎等，大剂量可致抽搐 3. 少数病例发生荨麻疹、面部潮红、瘙痒、膀胱炎、排尿困难、口中金属味及白细胞减少等，均属可逆性，停药后自行恢复
特殊人群用药	肝、肾功能不全患者：肝功能不全患者慎用 老年人：老年患者应注意监测血药浓度并调整剂量 妊娠与哺乳期妇女：孕妇及哺乳期妇女禁用，妊娠安全性分级为B级

续　表

药典	USP、Eur. P.、Chin. P.
国家处方集	CNF
医保目录	【保（甲/乙）】
基本药物目录	【基】
其他推荐依据	
■ 药品名称	克林霉素　Clindamycin
抗菌谱与适应证	适用于对β-内酰胺类抗菌药物过敏者，预防葡萄球菌、链球菌感染的外科手术
制剂与规格	盐酸克林霉素注射液：①4ml：0.3g；②8ml：0.6g；③2ml：0.3g 注射用盐酸克林霉素：0.5g 克林霉素磷酸酯注射液：①2ml：0.3g；②4ml：0.6g 注射用克林霉素磷酸酯：①0.3g；②0.6g；③1.2g
用法与用量	静脉给药，常规单次剂量：0.6~0.9g
注意事项	1. 有胃肠疾病或病史者，特别是溃疡性结肠炎、克罗恩病或假膜性肠炎患者、有哮喘或其他过敏史者慎用 2. 本品不能透过血-脑脊液屏障，故不能用于脑膜炎 3. 不同细菌对本品的敏感性可有相当大的差异，故药敏试验有重要意义
禁忌	本品与林可霉素有交叉耐药性，对克林霉素或林可霉素有过敏史者禁用
不良反应	1. 消化系统：恶心、呕吐、食欲缺乏、腹部绞痛，一般不影响治疗 2. 血液系统：偶可发生白细胞减少、中性粒细胞减少、嗜酸性粒细胞增多和血小板减少等 3. 少数病例发生荨麻疹、潮红、瘙痒、膀胱炎、排尿困难、口中金属味及白细胞减少等，均属可逆性，停药后自行恢复
特殊人群用药	肝、肾功能不全患者：肝功能不全者、严重肾功能障碍者慎用 儿童：新生儿禁用，4岁以内儿童慎用，16岁以内儿童应用应注意重要器官功能监测 老年人：老年患者用药时需密切观察 妊娠与哺乳期妇女：孕妇应用需充分权衡利弊，FDA 妊娠安全性分级为 B 级；哺乳期妇女慎用，用药时宜暂停授乳
药典	USP、Eur. P.、Chin. P.
国家处方集	CNF
医保目录	【保（甲）】
基本药物目录	【基】
其他推荐依据	
■ 药品名称	氨曲南　Aztreonam
抗菌谱与适应证	适用于对β-内酰胺类抗菌药物过敏者，预防革兰阴性杆菌感染的外科手术
制剂与规格	注射用氨曲南：①0.5g；②1.0g；③2.0g
用法与用量	静脉给药，常规单次剂量：1~2g

注意事项	1. 氨曲南与青霉素之间无交叉过敏反应，但对青霉素、头孢菌素过敏及过敏体质者仍需慎用 2. 有不同程度的抗菌药物相关性肠炎
禁忌	对氨曲南有过敏史者禁用
不良反应	常见为恶心、呕吐、腹泻及皮肤过敏反应等
特殊人群用药	老年人：老年人用药剂量应按其肾功能减退情况酌情减量 妊娠与哺乳期妇女：妊娠安全性分级为 B 级，哺乳期妇女使用时应暂停授乳
药典	USP、Eur. P.、Chin. P.
国家处方集	CNF
医保目录	【保（乙）】
基本药物目录	
其他推荐依据	
■ 药品名称	万古霉素　Vancomycin
抗菌谱与适应证	适用于耐甲氧西林葡萄球菌检出率高的医疗机构进行工人材料植入手术（如人工心脏瓣膜置换、永久性心脏起搏器置入、人工关节置换等）预防感染
制剂与规格	注射用盐酸万古霉素：①0.5g（50万U）；②1.0g（100万U）
用法与用量	静脉给药，一次 1g，每 12 小时给药 1 次
注意事项	1. 听力减退或有耳聋病史者慎用 2. 不宜肌内注射，静脉滴注时尽量避免药液外漏，且应经常更换注射部位，滴速不宜过快 3. 在治疗过程中应监测血药浓度
禁忌	对万古霉素过敏者，严重肝、肾功能不全者，孕妇及哺乳期妇女禁用
不良反应	休克、过敏样症状、急性肾功能不全等
特殊人群用药	肝、肾功能不全患者：严重肝、肾功能不全者禁用 儿童：儿童（尤其是低体重出生儿、新生儿）应监测血药浓度，慎重给药 老年人：老年患者确有指征使用时必须调整剂量或调整用药间隔 妊娠与哺乳期妇女：禁用
药典	USP、Eur. P.、Chin. P.
国家处方集	CNF
医保目录	【保（乙）】
基本药物目录	
其他推荐依据	
■ 药品名称	去甲万古霉素　Norvancomycin
抗菌谱与适应证	适用于耐甲氧西林葡萄球菌检出率高的医疗机构进行工人材料植入手术（如人工心脏瓣膜置换、永久性心脏起搏器置入、人工关节置换等）预防感染
制剂与规格	注射用盐酸去甲万古霉素：①0.4g（40万U）；②0.8g（80万U）

续　表

用法与用量	静脉给药，一次 400~800mg，每 12 小时给药 1 次
注意事项	1. 听力减退或有耳聋病史者慎用 2. 不可肌内注射或静脉注射 3. 治疗期间应定期检查听力，检查尿液中蛋白、管型、细胞数及测定尿相对密度等
禁忌	对本药或万古霉素类抗菌药物过敏者禁用
不良反应	可出现皮疹、恶心、静脉炎等；可引致耳鸣、听力减退、肾功能损害等
特殊人群用药	肝、肾功能不全患者：肾功能不全患者慎用，如有应用指征时需在治疗药物浓度监测下，根据肾功能减退程度减量应用 儿童：新生儿、婴幼儿用药必须充分权衡利弊 老年人：用于老年患者有引起耳毒性与肾毒性的危险（听力减退或丧失）。老年患者即使肾功能测定在正常范围内，使用时应采用较小治疗剂量 妊娠与哺乳期妇女：妊娠期患者避免应用；哺乳期妇女慎用
药典	Chin. P.
国家处方集	CNF
医保目录	【保（乙）】
基本药物目录	
其他推荐依据	

注：1. Ⅰ类切口手术常用预防抗菌药物为第一代头孢菌素：头孢唑林或头孢拉定等
　　2. Ⅰ类切口手术常用预防抗菌药物单次使用剂量：头孢唑林 1~2g；头孢拉定 1~2g；头孢呋辛 1.5g；头孢曲松 1~2g；甲硝唑 0.5g，其他详见具体药品表单。头孢菌素应在 30 分钟内滴完
　　3. 对 β-内酰胺类抗菌药物过敏者，可选用克林霉素预防葡萄球菌、链球菌感染，可选用氨曲南预防革兰阴性杆菌感染。必要时可联合使用
　　4. 耐甲氧西林葡萄球菌检出率高的医疗机构，如进行人工材料置入手术（如人工心脏瓣膜置换、永久性心脏起搏器置入、人工关节置换等），也可选用万古霉素或去甲万古霉素预防感染

第十二章
治疗用抗菌药物

第一节 青霉素类

■ 药品名称	青霉素 Benzylpenicillin
抗菌谱与适应证	适用于溶血性链球菌、肺炎链球菌、不产青霉素酶葡萄球菌的感染；炭疽、破伤风、气性坏疽等梭状芽胞杆菌感染及梅毒、钩端螺旋体病、回归热、白喉。与氨基糖苷类药物联合用于治疗草绿色链球菌心内膜炎。亦可用于流行性脑脊髓膜炎、放线菌病、淋病、樊尚咽峡炎、莱姆病、鼠咬热、李斯特菌病、除脆弱拟杆菌以外的厌氧菌感染。风湿性心脏病或先天性心脏病患者手术前预防用药
制剂与规格	注射用青霉素钠：①0.12g（2 万 U）；②0.24g（40 万 U）；③0.48g（80 万 U）；④0.6g（100 万 U）；⑤0.96g（160 万 U）；⑥2.4g（400 万 U） 注射用青霉素钾：①0.125g（20 万 U）；②0.25g（40 万 U）；③0.5g（80 万 U）；④0.625g（100 万 U）
用法与用量	1. 肌内注射：成人：一日（80~200）万 U，分 3~4 次给药；小儿：按体重 2.5 万 U/kg，每 12 小时给药 1 次 2. 静脉滴注：成人一日（200~2000）万 U，分 2~4 次给药；小儿每日按体重（5~20）万 U/kg，分 2~4 次给药
注意事项	1. 应用前询问药物过敏史并进行青霉素皮肤试验 2. 对一种青霉素过敏者可能对其他青霉素类药物、青霉胺过敏，有哮喘、湿疹、花粉症、荨麻疹等过敏性疾病患者应慎用 3. 大剂量使用时应定期检测电解质
禁忌	有青霉素类药物过敏史或青霉素皮肤试验阳性患者禁用
不良反应	青霉素过敏反应较常见，包括荨麻疹等各类皮疹、白细胞减少、间质性肾炎、哮喘发作等和血清病样反应
特殊人群用药	肝、肾功能不全患者：轻、中度肾功能损害者使用常规剂量不需减量，严重肾功能损害者应延长给药间隔或调整剂量 妊娠与哺乳期妇女：妊娠期妇女给药属 FDA 妊娠风险 B 级；哺乳期妇女用药时宜暂停授乳
药典	USP、Eur. P.、Chin. P.
国家处方集	CNF
医保目录	【保（甲）】
基本药物目录	【基】

续 表

其他推荐依据	
■ 药品名称	青霉素 V Phenoxymethylpenicillin
抗菌谱与适应证	1. 青霉素敏感菌株所致的轻、中度感染，包括链球菌所致的扁桃体炎、咽喉炎、猩红热、丹毒等 2. 肺炎球菌所致的支气管炎、肺炎、中耳炎、鼻窦炎及敏感葡萄球菌所致的皮肤软组织感染等 3. 螺旋体感染和作为风湿热复发和感染性心内膜炎的预防用药
制剂与规格	青霉素 V 钾片：①100 万 U；②60 万 U；③0.25g（40 万 U）；④0.5g（80 万 U）
用法与用量	口服：①成人：链球菌感染：一次 125~250mg，每 6~8 小时 1 次，疗程 10 日。肺炎球菌感染：一次 250~500mg，每 6 小时 1 次，疗程至退热后至少 2 日。葡萄球菌感染、螺旋体感染：一次250~500mg，每6~8 小时 1 次。预防风湿热复发：一次 250mg，一日 2 次。预防心内膜炎：在拔牙或上呼吸道手术前 1 小时口服 2g，6 小时后再加服 1g（27kg 以下小儿剂量减半）。②小儿：按体重，一次 2.5~9.3mg/kg，每 4 小时 1 次；或一次 3.75~14mg/kg，每 6 小时 1 次；或一次 5~18.7mg/kg，每 8 小时 1 次
注意事项	1. 对头孢菌素类药物过敏者及有哮喘、湿疹、花粉症、荨麻疹等过敏性疾病患者应慎用 2. 患者一次开始服用前，必须先进行青霉素皮试 3. 长期或大剂量服用者，应定期检查肝、肾、造血系统功能和检测血清钾或钠
禁忌	青霉素皮试阳性反应者、对青霉素类药物过敏者及传染性单核细胞增多症患者禁用
不良反应	常见恶心、呕吐、上腹部不适、腹泻等胃肠道反应及黑毛舌；皮疹、荨麻疹等过敏反应
特殊人群用药	肝、肾功能不全患者：肾功能减退者应根据血浆肌酐清除率调整剂量或给药间期 老年人：老年患者应根据肾功能情况调整用药剂量或用药间期 妊娠与哺乳期妇女：妊娠期妇女给药属 FDA 妊娠风险 B 级；哺乳期妇女慎用或用药时暂停授乳
药典	USP、Eur. P.
国家处方集	CNF
医保目录	【保（甲）】
基本药物目录	
其他推荐依据	
■ 药品名称	普鲁卡因青霉素 Procaine Benzylpenicillin
抗菌谱与适应证	1. 与青霉素相仿，但由于血药浓度较低，故仅限于青霉素高度敏感病原体所致的轻、中度感染，如 A 组链球菌所致的扁桃体炎、猩红热、肺炎链球菌肺炎、青霉素敏感金黄色葡萄球菌所致皮肤软组织感染、樊尚咽峡炎等 2. 可用于治疗钩端螺旋体病、回归热和早期梅毒等
制剂与规格	注射用普鲁卡因青霉素：①40 万 U［普鲁卡因青霉素 30 万 U，青霉素钠（钾）10 万 U］；②80 万 U［普鲁卡因青霉素 60 万 U，青霉素钠（钾）20 万 U］
用法与用量	肌内注射，每次（40~80）万 U，每日 1~2 次

续 表

注意事项	1. 哮喘、湿疹、花粉症、荨麻疹等过敏性疾病患者应慎用本品 2. 应用前需详细询问药物过敏史并进行青霉素、普鲁卡因皮肤试验
禁忌	有青霉素类药物或普鲁卡因过敏史者禁用；青霉素或普鲁卡因皮肤试验阳性患者禁用
不良反应	过敏反应（如荨麻疹、间质性肾炎、白细胞减少等）；赫氏反应和治疗矛盾；二重感染等
特殊人群用药	妊娠与哺乳期妇女：妊娠期妇女给药属 FDA 妊娠风险 B 级；哺乳期妇女用药时宜暂停授乳
药典	USP、Eur. P.、Chin. P.
国家处方集	CNF
医保目录	【保（乙）】
基本药物目录	
其他推荐依据	
■ 药品名称	苄星青霉素 BenzathineBenzylpenicillin
抗菌谱与适应证	用于预防风湿热、治疗各期梅毒也可用于控制链球菌感染的流行
制剂与规格	注射用苄星青霉素：①30 万 U；②60 万 U；③120 万 U
用法与用量	肌内注射：成人，一次（60~120）万 U，2~4 周 1 次；小儿一次（30~60）万 U，2~4 周 1 次
注意事项	参见"青霉素"
禁忌	有青霉素类药物过敏史者或青霉素皮肤试验阳性患者禁用
不良反应	过敏反应（同青霉素）；二重感染等
特殊人群用药	妊娠与哺乳期妇女：妊娠期妇女给药属 FDA 妊娠风险 B 级；哺乳期妇女用药时宜暂停授乳
药典	USP、Eur. P.、Chin. P.
国家处方集	CNF
医保目录	【保（甲）】
基本药物目录	【基】
其他推荐依据	
■ 药品名称	阿莫西林 Amoxicillin
抗菌谱与适应证	适用于治疗敏感菌所致的下列感染：①中耳炎、鼻窦炎、咽炎、扁桃体炎等上呼吸道感染；②急性支气管炎、肺炎等下呼吸道感染；③泌尿、生殖道感染；④皮肤、软组织感染；⑤适用于治疗急性单纯性淋病；⑥尚可用于治疗伤寒、伤寒带菌者及钩端螺旋体病；⑦亦可与克拉霉素、兰索拉唑联合治疗幽门螺杆菌感染
制剂与规格	片剂：①0.125g；②0.25g 胶囊：①0.125g；②0.25g 干混悬剂：袋装，①0.125g；②0.25g。瓶装，①1.25g；②2.5g 颗粒剂：125mg 注射用阿莫西林钠：①0.5g；②2g

续 表

用法与用量	口服：成人一次 0.5g，每 6~8 小时 1 次，日剂量不超过 4g；小儿每日按体重 20~40mg/kg，每 8 小时 1 次；3 个月以下婴儿：一日 30mg/kg，每 12 小时 1 次 肌内注射或稀释后静脉滴注：成人一次 0.5~1g，每 6~8 小时 1 次；小儿一日 50~100mg/kg，分 3~4 次给药 肾功能不全时剂量：肌酐清除率为 10~30ml/min 者，一次 0.25~0.5g，每 12 小时 1 次；肌酐清除率<10ml/min 者，一次 0.25~0.5g，每 24 小时 1 次 透析时剂量：每次血液透析后应补充给予 1g 剂量
注意事项	1. 巨细胞病毒感染、淋巴细胞白血病、淋巴瘤等患者不宜使用 2. 传染性单核细胞增多症患者应避免使用 3. 哮喘、湿疹、花粉症、荨麻疹等过敏性疾病史者慎用
禁忌	有青霉素类药物过敏史者或青霉素皮肤试验阳性患者禁用
不良反应	恶心、呕吐、腹泻及抗菌药物相关性肠炎等胃肠道反应；皮疹、药物热和哮喘等过敏反应；贫血、血小板减少、嗜酸性粒细胞增多等
特殊人群用药	肝、肾功能不全患者：肾功能严重损害者慎用 老年人：老年人用药时可能需要调整剂量 妊娠与哺乳期妇女：妊娠期妇女应仅在确有必要时应用本品；由于乳汁中可分泌少量阿莫西林，哺乳期妇女服用后可能导致婴儿过敏
药典	Eur. P、Chin. P.
国家处方集	CNF
医保目录	【保（甲）】
基本药物目录	【基】
其他推荐依据	
■ 药品名称	磺苄西林　Sulbenicillin
抗菌谱与适应证	适用于敏感的铜绿假单胞菌、某些变形杆菌属以及其他敏感革兰阴性菌所致肺炎、尿路感染、复杂性皮肤软组织感染和败血症等。对本品敏感菌所致腹腔感染、盆腔感染宜与抗厌氧菌药物联合应用
制剂与规格	注射用磺苄西林钠：1.0g：100 万 U
用法与用量	静脉滴注或静脉注射：中度感染成人一日剂量 8g，重症感染或铜绿假单胞菌感染时剂量需增至一日 20g，分 4 次静脉给药；儿童根据病情每日剂量按体重 80~300mg/kg，分 4 次给药
注意事项	1. 使用本品前需详细询问药物过敏史并进行青霉素皮肤试验，呈阳性反应者禁用 2. 对一种青霉素过敏者可能对其他青霉素类药物、青霉胺过敏
禁忌	有青霉素类药物过敏史者或青霉素皮肤试验阳性患者禁用
不良反应	过敏反应较常见，包括皮疹、发热等，偶见过敏性休克，一旦发生须就地抢救，保持气道畅通、吸氧并给予肾上腺素、糖皮质激素等治疗措施；恶心、呕吐等胃肠道反应；实验室检查异常包括白细胞或中性粒细胞减少，ALT 及 AST 一过性增高等
特殊人群用药	肝、肾功能不全患者：严重肝、肾功能不全者慎用 妊娠与哺乳期妇女：妊娠期妇女应仅在确有必要时应用本品

续　表

药典	Chin. P.
国家处方集	CNF
医保目录	【保（乙）】
基本药物目录	
其他推荐依据	
■ 药品名称	替卡西林　Ticarcillin
抗菌谱与适应证	对大肠埃希菌、奇异变形杆菌、普通变形杆菌等肠杆菌属、流感嗜血杆菌、沙门菌属、铜绿假单胞菌等具有良好的抗菌活性。①适用于治疗敏感菌所致的下呼吸道感染、骨和骨关节感染、皮肤及软组织感染、尿路感染及败血症等；②与氨基糖苷类、喹诺酮类等抗菌药联用，可用于治疗铜绿假单胞菌所致感染
制剂与规格	注射用替卡西林钠：①0.5g；②1g；③3g；④6g
用法与用量	成人：肌内注射：泌尿系统感染，一次 1g，一日 4 次；静脉给药：一日 200~300mg/kg，分次给药 儿童：①静脉给药：一日 200~300mg/kg，分次给药；②婴儿：一日 225mg/kg，分次给药；③对 7 日龄以下新生儿：一日 150mg/kg，分次给药
注意事项	对头孢菌素过敏者、凝血功能异常者慎用
禁忌	对本品或其他青霉素类过敏者禁用
不良反应	低钾血症及出血时间延长；皮疹、瘙痒、药物热等过敏反应较多见
特殊人群用药	肝、肾功能不全患者：严重肝、肾功能不全者慎用 妊娠与哺乳期妇女：妊娠期妇女慎用，妊娠安全性分级为 B 级；哺乳期妇女慎用
药典	USP、Eur. P.
国家处方集	CNF
医保目录	
基本药物目录	
其他推荐依据	
■ 药品名称	注射用哌拉西林　Piperacillin for Injection
抗菌谱与适应证	1. 治疗铜绿假单胞菌和敏感革兰阴性杆菌所致的各种感染，如败血症、尿路感染、呼吸道感染、胆道感染、腹腔感染、盆腔感染以及皮肤、软组织感染等 2. 与氨基糖苷类药联用治疗粒细胞减少症免疫缺陷患者的感染
制剂与规格	注射用哌拉西林钠（按哌拉西林计）：①0.5g；②1g；③2g
用法与用量	成人：中度感染一日 8g，分 2 次给药；严重感染一次 3~4g，每 6 小时 1 次。一日最大剂量不可超过 24g 儿童：①婴幼儿和 12 岁以下儿童：一日 100~200mg/kg；②新生儿：体重<2kg 者：出生后第 1 周内，一次 50mg/kg，每 12 小时 1 次；1 周以上，一次 50mg/kg，每 8 小时 1 次；体重 2kg 以上者：出生后第 1 周内，一次 50mg/kg，每 8 小时 1 次；1 周以上，一次 50mg/kg，每 6 小时 1 次

续 表

注意事项	1. 有出血史者，溃疡性结肠炎、克罗恩病或假膜性肠炎者，体弱者慎用 2. 哌拉西林不可加入碳酸氢钠溶液中静脉滴注
禁忌	对青霉素、头孢菌素或其他 β-内酰胺类抗菌药物过敏或有过敏史者禁用
不良反应	青霉素类药物过敏反应较常见；局部注射部位疼痛、血栓性静脉炎等；腹泻、稀便、恶心、呕吐等
特殊人群用药	肝、肾功能不全患者：慎用 儿童：12 岁以下儿童的用药安全性剂量尚未正式确定，应慎用 老年人：慎用 妊娠与哺乳期妇女：妊娠期妇女应仅在确有必要时才能使用本药，妊娠安全性分级为 B 级；哺乳期妇女用药应权衡利弊或暂停授乳
药典	USP、Eur. P.、Chin. P.
国家处方集	CNF
医保目录	【保（甲）】
基本药物目录	【基】
其他推荐依据	
■ 药品名称	**注射用美洛西林钠** Mezlocillin Sodium for Injection
抗菌谱与适应证	用于大肠埃希菌、肠杆菌属、变形杆菌等革兰阴性杆菌中敏感菌株所致的呼吸系统、泌尿系统、消化系统、妇科和生殖器官等感染，如败血症、化脓性脑膜炎、腹膜炎、骨髓炎、皮肤和软组织感染以及眼、耳、鼻、喉科感染
制剂与规格	注射用美洛西林钠：①0.5g；②1.0g；③1.5g；④2.0g；⑤2.5g；⑥3.0g；⑦4.0g
用法与用量	肌内注射、静脉注射或静脉滴注。肌内注射临用前加灭菌注射用水溶解，静脉注射通常加入 5% 葡萄糖氯化钠注射液或 5%~10% 葡萄糖注射液溶解后使用。成人一日 2~6g，严重感染者可增至 8~12g，最大可增至 15g。儿童，按体重一日 0.1~0.2g/kg，严重感染者可增至 0.3g/kg；肌内注射一日 2~4 次，静脉滴注按需要每 6~8 小时 1 次，其剂量根据病情而定，严重者可每 4~6 小时静脉注射 1 次
注意事项	1. 用药前须做青霉素皮肤试验，阳性者禁用 2. 下列情况应慎用：有哮喘、湿疹、花粉症、荨麻疹等过敏性疾病史者 3. 应用大剂量时应定期检测血清钠
禁忌	对青霉素类抗菌药物过敏或有过敏史者禁用
不良反应	食欲缺乏、恶心、呕吐、腹泻、肌内注射局部疼痛和皮疹，且多在给药过程中发生，大多程度较轻，不影响继续用药，重者停药后上述症状迅速减轻或消失
特殊人群用药	肝、肾功能不全患者：肾功能减退患者应适当降低用量 老年人：老年患者肾功能减退，须调整剂量 妊娠与哺乳期妇女：妊娠安全性分级为 B 级；哺乳期妇女应权衡利弊用药
药典	Chin. P.
国家处方集	CNF

续　表

医保目录	【保（乙）】
基本药物目录	
其他推荐依据	
■ 药品名称	**注射用美洛西林钠舒巴坦钠** Mezlocillin Sodium and Sulbactam Sodium for Injection
抗菌谱与适应证	本品含 β-内酰胺酶抑制剂舒巴坦钠，适用于产酶耐药菌引起的中重度下列感染性疾病，包括： 1. 呼吸系统感染：如中耳炎、鼻窦炎、扁桃体炎、咽炎、肺炎、急性支气管炎和慢性支气管炎急性发作、支气管扩张、脓胸、肺脓肿等 2. 泌尿生殖系统感染：如肾盂肾炎、膀胱炎和尿道炎等 3. 腹腔感染：如胆道感染等 4. 皮肤及软组织感染：如蜂窝织炎、伤口感染、疖病、脓性皮炎和脓疱病；性病：淋病等 5. 盆腔感染：妇科感染、产后感染等 6. 严重系统感染：如脑膜炎、细菌性心内膜炎、腹膜炎、败血症、脓毒症等。对于致命的全身性细菌感染、未知微生物或不敏感微生物所致感染、重度感染及混合感染等，如使用本品，建议与其他抗菌药联合用药治疗
制剂与规格	注射用美洛西林钠舒巴坦钠：①0.625g（美洛西林 0.5g 与舒巴坦 0.125g）；②1.25g（美洛西林 1.0g 与舒巴坦 0.25g）；③2.5g（美洛西林 2.0g 与舒巴坦 0.50g）；④3.75g（美洛西林 3.0g 与舒巴坦 0.75g）
用法与用量	静脉滴注，用前用适量注射用水或氯化钠注射液溶解后，再加入 0.9%氯化钠注射液或 5%葡萄糖氯化钠注射液或 5%~10%葡萄糖注射液 100ml 中静脉滴注，每次滴注时间为 30~50 分钟。成人剂量：每次 2.5~3.75g（美洛西林 2.0~3.0g，舒巴坦 0.5~0.75g），每 8 小时或 12 小时 1 次，疗程 7~14 天
注意事项	过敏性体质患者使用时必须谨慎
禁忌	对青霉素类药物或舒巴坦过敏者禁用
不良反应	青霉素类药物过敏反应较常见；局部注射部位疼痛、血栓性静脉炎等；腹泻、稀便、恶心、呕吐等
特殊人群用药	肝、肾功能不全患者：肝功能不全患者用药应谨慎 儿童：1~14 岁儿童及体重超过 3kg 的婴儿，每次给药 75mg/kg，每日 2~3 次。体重不足 3kg 者，每次给药 75mg/kg 体重，每日 2 次 老年人：老年用药可参照成人用剂量，但伴有肝、肾功能不良的患者，剂量应调整 妊娠与哺乳妇女：本品可透过胎盘和进入乳汁，妊娠和哺乳期妇女慎用
药典	
国家处方集	
医保目录	【保（乙）】
基本药物目录	
其他推荐依据	

续　表

■ 药品名称	注射用阿洛西林　Azlocillin for Injection
抗菌谱与适应证	敏感的革兰阳性及革兰阴性菌（包括铜绿假单胞菌）所致的呼吸道、泌尿道、生殖器官、胆道、胃肠道、败血症、脑膜炎、心内膜炎等严重感染，手术、烧伤后感染，骨、皮肤及软组织感染
制剂与规格	注射用阿洛西林钠：①0.5g；②1g；③2g；④3g
用法与用量	成人：一日6~10g，严重病例可增至10~16g，分2~4次滴注。儿童：一次75mg/kg，一日2~4次。婴儿及新生儿：一次100mg/kg，一日2~4次
注意事项	参见"美洛西林"
禁忌	对青霉素类抗菌药物过敏者禁用
不良反应	恶心、呕吐、腹泻及抗菌药物相关性肠炎等胃肠道反应；皮疹，药物热和哮喘等过敏反应
特殊人群用药	肝、肾功能不全患者：肾功能减退患者应适当降低用量 老年人：老年患者肾功能减退，须调整剂量 妊娠与哺乳期妇女：妊娠安全性分级为B级；哺乳期妇女应权衡利弊用药
药典	Pol. P.
国家处方集	CNF
医保目录	【保（乙）】
基本药物目录	
其他推荐依据	

第二节　头孢菌素类

一、第一代头孢菌素类

■ 药品名称	注射用头孢唑林钠　Cefazolin Sodium for Injection
抗菌谱与适应证	第一代头孢菌素。除肠球菌、MRSA外，对其他革兰阳性球菌均有良好抗菌活性；对部分大肠埃希菌、奇异变形杆菌、肺炎克雷伯菌有抗菌活性。临床用于敏感菌所致的呼吸道、尿路感染，皮肤软组织、骨和关节、肝胆系统感染，心内膜炎、败血症，眼、耳、鼻、咽喉部感染；也用于外科手术预防用药
制剂与规格	注射用头孢唑林钠：①0.5g；②1g；③1.5g；④2g
用法与用量	1. 肌内注射、静脉注射、静脉滴注：一次0.5~1g，一日2~4次。严重感染可增至一日6g，分2~4次静脉给予。儿童一日量为50~100mg/kg，分2~3次给予 2. 外科手术预防用药：术前0.5~1小时给药1g，手术超过6小时者术中加用0.5~1g，术后每6~8小时给药0.5~1g至术后24小时

续　表

注意事项	1. 对青霉素过敏或过敏体质者慎用 2. 交叉过敏反应：患者对一种头孢菌素或头霉素过敏者对其他头孢菌素或头霉素也可能过敏。患者对青霉素、青霉素衍生物或青霉胺过敏者也可能对头孢菌素或头霉素过敏 3. 头孢唑林与庆大霉素或其他肾毒性抗菌药物合用有增加肾损害的危险性 4. 静脉滴注：将本品用灭菌注射用水、氯化钠注射液或葡萄糖注射液溶解后使用，当静脉滴注体积超过 100ml 时不用注射用水 5. 配置后的溶液应避光保存。室温保存不得超过 48 小时
禁忌	对头孢菌素过敏者及有青霉素过敏性休克或即刻反应者禁用
不良反应	1. 静脉注射发生的血栓性静脉炎和肌内注射区疼痛均较头孢噻吩少而轻 2. 药疹发生率为 1.1%，嗜酸性粒细胞增多的发生率为 1.7%，偶有药物热
特殊人群用药	肝、肾功能不全患者：肝、肾功能不全者慎用。肾功能减退者首剂量 0.5g，并应按肌酐清除率调节用量和给药间隔 儿童：不推荐用于新生儿 老年人：老年患者宜适当减量或延长给药间隔 妊娠与哺乳期妇女：用药需权衡利弊
药典	USP、Eur. P.、Chin. P.
国家处方集	CNF
医保目录	【保（甲）】
基本药物目录	【基】
其他推荐依据	
■ 药品名称	头孢拉定　Cefradine
抗菌谱与适应证	第一代头孢菌素。适用于治疗敏感菌所致的轻、中度感染，如：急性咽炎、扁桃体炎、中耳炎、支气管炎急性发作、肺炎等呼吸道感染、泌尿生殖道感染及皮肤软组织感染等
制剂与规格	头孢拉定胶囊：①0.25g；②0.5g 头孢拉定片：①0.25g；②0.5g 头孢拉定颗粒：①0.125g；②0.25g 头孢拉定干混悬剂：①0.125g；②0.25g；③1.5g；④3g 注射用头孢拉定：①0.5g；②1g
用法与用量	1. 成人：口服给药，一次 0.25~0.5g，每 6 小时 1 次；严重感染时可增至一次 1g，一日最高剂量为 4g。肌内注射及静脉给药，一次0.5~1g，每 6 小时 1 次。一日最高剂量为 8g 2. 儿童：口服给药，一次 6.25~12.5mg/kg，每 6 小时 1 次。肌内注射及静脉给药，1 周岁以上小儿，一次 12.5~25mg/kg，每 6 小时 1 次 3. 肌酐清除率>20ml/min 时，其推荐剂量为每 6 小时 0.5g；肌酐清除率为 5~20ml/min 时，其剂量为每 6 小时 0.25g；肌酐清除率<5ml/min 时，其剂量为每 12 小时 0.25g
注意事项	应用头孢拉定的患者以硫酸铜法测定尿糖时可出现假阳性反应
禁忌	对头孢菌素过敏者及有青霉素过敏性休克或即刻反应史者禁用
不良反应	恶心、呕吐、腹泻、上腹部不适等胃肠道反应较为常见

续　表

特殊人群用药	肝、肾功能不全患者：头孢拉定主要经肾排出，肾功能减退者需减少剂量或延长给药间期 儿童：慎用 老年人：肾功能减退的老年患者应适当减少剂量或延长给药时间 妊娠与哺乳期妇女：慎用。妊娠安全性分级为 B 级，哺乳期妇女应用时需权衡利弊
药典	USP、Eur. P.、Chin. P.
国家处方集	CNF
医保目录	【保（甲/乙）】
基本药物目录	【基】
其他推荐依据	
■ 药品名称	**注射用头孢硫脒**　Cefathiamidine for Injection
抗菌谱与适应证	第一代头孢菌素。用于敏感菌所引起呼吸系统、肝胆系统、五官、尿路感染及心内膜炎、败血症
制剂与规格	注射用头孢硫脒：①0.5g；②1g；③2g
用法与用量	1. 成人：肌内注射，一次 1.5～1g，一日 4 次；静脉滴注，一次 2g，一日 2～4 次 2. 儿童：肌内注射，一日 50～150mg/kg，分 3～4 次给药；静脉滴注，一日 50～100mg/kg，分 2～4 次给药
注意事项	1. 有胃肠道疾病史者，特别是溃疡性结肠炎、局限性肠炎或抗菌药物相关性结肠炎者应慎用 2. 应用本品的患者抗球蛋白试验可出现阳性
禁忌	对头孢菌素类抗菌药物过敏者或对青霉素过敏性休克者禁用
不良反应	偶见荨麻疹、哮喘、瘙痒、寒战、高热、血管神经性水肿、非蛋白氮、ALT 及 AST 升高
特殊人群用药	肝、肾功能不全患者：肾功能减退者须适当减量 老年人：老年患者肾功能减退，应用时须适当减量 妊娠与哺乳期妇女：妊娠早期妇女慎用；哺乳期妇女慎用，用药需权衡利弊
药典	
国家处方集	CNF
医保目录	【保（乙）】
基本药物目录	
其他推荐依据	
■ 药品名称	**头孢氨苄**　Cefalexin
抗菌谱与适应证	第一代口服头孢菌素。用于金黄色葡萄球菌、大肠埃希菌、肺炎杆菌、流感杆菌等敏感菌所致的下列感染： 1. 扁桃体炎、扁桃体周炎、咽喉炎、支气管炎、肺炎、支气管扩张感染以及手术后胸腔感染 2. 急性及慢性肾盂肾炎、膀胱炎、前列腺炎及泌尿生殖系感染 3. 中耳炎、外耳炎、鼻窦炎

	4. 上颌骨周炎、上颌骨骨膜炎、上颌骨骨髓炎、急性腭炎、牙槽脓肿、根尖性牙周炎、智齿周围炎、拔牙后感染 5. 睑腺炎、睑炎、急性泪囊炎 6. 毛囊炎、疖、丹毒、蜂窝织炎、脓疱、痈、痤疮感染、皮下脓肿、创伤感染、乳腺炎、淋巴管炎等
制剂与规格	头孢氨苄胶囊：①125mg；②250mg 头孢氨苄片：①125mg；②250mg 头孢氨苄颗粒：①50mg；②125mg 头孢氨苄干混悬剂：1.5g 头孢氨苄泡腾片：125mg
用法与用量	1. 成人：口服，一般剂量一次 250~500mg，每 6 小时 1 次。一日最高剂量为 4g。单纯性膀胱炎、单纯皮肤软组织感染以及链球菌咽峡炎一次 500mg，每 12 小时 1 次 2. 儿童：口服，一日 25~50mg/kg，一日 4 次。皮肤软组织感染及链球菌咽峡炎一次 12.5~50mg/kg，每 12 小时 1 次
注意事项	有胃肠道疾病史者，特别是溃疡性结肠炎、局限性肠炎或抗菌药物相关性结肠炎者应慎用
禁忌	对头孢菌素过敏者及有青霉素过敏性休克或即刻反应史者禁用
不良反应	恶心、呕吐、腹泻和腹部不适较为多见；皮疹、药物热等过敏反应
特殊人群用药	肝、肾功能不全患者：慎用 儿童：6 岁以下小儿慎用 老年人：老年患者应根据肾功能情况调整用药剂量或用药间期 妊娠与哺乳期妇女：妊娠早期妇女慎用；哺乳妇女慎用，用药需权衡利弊
药典	USP、Eur. P.、Chin. P.
国家处方集	CNF
医保目录	【保（甲）】
基本药物目录	【基】
其他推荐依据	
■ 药品名称	头孢羟氨苄　Cefadroxil
抗菌谱与适应证	第一代口服头孢菌素。主要用于敏感菌所致的尿路感染，呼吸道感染，皮肤软组织感染，骨关节感染
制剂与规格	头孢羟氨苄胶囊：①0.125g；②0.25g；③0.5g 头孢羟氨苄片：①0.125g；②0.25g 头孢羟氨苄颗粒：①0.125g；②0.25g
用法与用量	1. 成人：口服，一次 0.5~1g，一日 2 次。肾功能不全者首次给予 1g 负荷剂量，然后根据肌酐清除率（Ccr）调整剂量。Ccr 为 25~50ml/min 者，一次 0.5g，每 12 小时 1 次；Ccr 为 10~25ml/min 者，一次 0.5g，每 24 小时 1 次；Ccr 为 0~10ml/min 者，一次 0.5g，每 36 小时 1 次 2. 儿童：口服，一次 15~20mg/kg，一日 2 次。A 组溶血性链球菌咽炎或扁桃体炎：一次 15mg/kg，每 12 小时 1 次，共 10 日

续 表

注意事项	有胃肠道疾病史者，特别是溃疡性结肠炎、局限性肠炎或抗菌药物相关性结肠炎者应慎用
禁忌	对头孢菌素过敏者及有青霉素过敏性休克或即刻反应史者禁用
不良反应	以恶心、上腹部不适等胃肠道反应为主；少数患者尚可发生皮疹等过敏反应
特殊人群用药	肝、肾功能不全患者：慎用 老年人：老年患者肾功能减退，用药时需调整剂量 妊娠与哺乳期妇女：妊娠安全性分级为 B 级；哺乳期妇女须权衡利弊后应用
药典	USP
国家处方集	CNF
医保目录	【保（乙）】
基本药物目录	
其他推荐依据	

二、第二代头孢菌素类

■ 药品名称	头孢呋辛　Cefuroxim
抗菌谱与适应证	第二代注射用头孢菌素。对革兰阳性球菌的活性与第一代头孢菌素相似或略差，但对葡萄球菌和革兰阴性杆菌产生的 β-内酰胺酶显得相当稳定。适用于治疗敏感菌或敏感病原体所致的下列感染：①呼吸系统感染；②泌尿生殖系统感染；③骨和关节感染；④皮肤软组织感染；⑤预防手术感染；⑥其他，如败血症、脑膜炎等严重感染
制剂与规格	头孢呋辛酯片：①0.25g；②0.125g 头孢呋辛酯干混悬剂：0.125g 头孢呋辛酯胶囊：0.125g 注射用头孢呋辛钠：①0.25g；②0.5g；③0.75g；④1.0g；⑤1.5g；⑥2.0g；⑦2.25g；⑧2.5g；⑨3.0g
用法与用量	1. 成人：口服，一日 0.5g；下呼吸道感染，一日 1g；泌尿道感染，一日 0.25g；无并发症的淋病，单剂口服 1g 2. 儿童：口服，急性咽炎或扁桃体炎等一般感染，一次 10mg/kg，一日 2 次，一日最大剂量为 0.5g；急性中耳炎、脓疱病等严重感染，一次 15mg/kg，一日 2 次，一日最大剂量为 1g
注意事项	1. 对青霉素药物过敏者慎用 2. 使用时应注意监测肾功能，特别是对接受高剂量的重症患者
禁忌	对头孢菌素过敏者及有青霉素过敏性休克史者禁用
不良反应	过敏反应（皮疹、瘙痒、荨麻疹等）、局部反应（血栓性静脉炎）、胃肠道反应（腹泻、恶心、抗菌药物相关性肠炎等）等
特殊人群用药	肝、肾功能不全患者：严重肝、肾功能不全者慎用 儿童：5 岁以下小儿禁用 老年人：老年患者口服本药，不必根据年龄调整剂量 妊娠与哺乳期妇女：妊娠安全性分级为 B 级；哺乳妇女用药应权衡利弊，如需使用，应暂停授乳

续　表

药典	USP、Eur. P.、Chin. P.
国家处方集	CNF
医保目录	【保（甲/乙）】
基本药物目录	【基】
其他推荐依据	
■ 药品名称	**注射用头孢替安**　Cefotiam for Injection
抗菌谱与适应证	第二代注射用头孢菌素。用于敏感菌所致的肺炎、支气管炎、胆道感染、腹膜炎、尿路感染以及手术和外伤所致的感染和败血症
制剂与规格	注射用盐酸头孢替安：①0.5g；②1g
用法与用量	肌内注射或静脉给药。成人：一日 1~2g，分 2~4 次给予；败血症时可增至一日 4g。儿童：一日 40~80mg/kg，分 3~4 次给予，重症感染时可增至一日 160mg/kg。肌酐清除率 ≥16.6ml/min 者，不需调整剂量；肌酐清除率<16.6ml/min 者，每 6~8 小时用量应减为常用剂量的 75%
注意事项	1. 有胃肠道疾病史者，特别是溃疡性结肠炎、局限性肠炎或抗菌药物相关性结肠炎者慎用 2. 本品可引起血象改变，严重时应立即停药
禁忌	对头孢菌素过敏者及有青霉素过敏性休克史者禁用
不良反应	偶见过敏、胃肠道反应、血象改变及一过性 AST 及 ALT 升高；可致肠道菌群改变，造成维生素 B 和 K 缺乏；偶可致继发感染；大量静脉注射可致血管和血栓性静脉炎
特殊人群用药	肝、肾功能不全患者：肾功能不全者应减量并慎用 儿童：早产儿和新生儿使用本药的安全性尚未确定 老年人：老年患者用药剂量应按其肾功能减退情况酌情减量 妊娠与哺乳期妇女：孕妇或可能妊娠的妇女、哺乳妇女应权衡利弊后用药
药典	USP、Jpn. P.
国家处方集	CNF
医保目录	【保（乙）】
基本药物目录	
其他推荐依据	
■ 药品名称	**头孢丙烯**　Cefprozil
抗菌谱与适应证	第二代口服头孢菌素。用于敏感菌所致的下列轻、中度感染： 1. 呼吸道感染，如化脓性链球菌性咽炎或扁桃体炎；肺炎链球菌、流感嗜血杆菌和卡他莫拉菌引起的中耳炎或急性鼻窦炎、急性支气管炎继发细菌感染和慢性支气管炎急性发作 2. 金黄色葡萄球菌（包括产青霉素酶菌株）和化脓性链球菌等引起的非复杂性皮肤和皮肤软组织感染
制剂与规格	头孢丙烯片：①0.25；②0.5g 头孢丙烯分散片：0.25g

续 表

	头孢丙烯咀嚼片：0.25g 头孢丙烯胶囊：①0.125g；②0.25g 头孢丙烯颗粒：0.125g 头孢丙烯干混悬剂：①0.125g；②0.75g；③1.5g；④3.0g
用法与用量	口服。成人：呼吸道感染，一次0.5g，一日1~2次；皮肤或皮肤软组织感染，一日0.5g，分1~2次给药；严重病例，一次0.5g，一日2次。儿童：①对0.5~12岁患儿：中耳炎，一次15mg/kg，一日2次；急性鼻窦炎，一次7.5mg/kg，一日2次；严重感染，一次15mg/kg，一日2次。②对2~12岁患儿：急性扁桃体炎、咽炎，一次7.5mg/kg，一日2次；皮肤或皮肤软组织感染，一次20mg/kg，一日1次。肾功能不全时，根据肌酐清除率进行剂量调整。肝功能不全患者无需调整剂量
注意事项	1. 有青霉素过敏史者慎用。对青霉素类药物所致过敏性休克或其他严重过敏反应者不宜使用 2. 如发生过敏反应，应停止用药 3. 长期使用可诱发二重感染，尤其是抗菌药物相关性肠炎 4. 同时服用强利尿药治疗的患者使用头孢菌素应谨慎，因这些药物可能会对肾功能产生有害影响 5. 患有胃肠道疾病，尤其是肠炎患者慎用
禁忌	对头孢丙烯及其头孢菌素类过敏患者禁用
不良反应	1. 胃肠道反应：软便、腹泻、胃部不适、食欲减退、恶心、呕吐、嗳气等 2. 过敏反应，常见为皮疹、荨麻疹、嗜酸性粒细胞增多、药物热等。儿童发生过敏反应较成人多见，多在开始治疗后几天内出现，停药后几天内消失
特殊人群用药	儿童：慎用 老年人：65岁以上老人使用本药，与健康成人志愿者对比，药物浓度-时间曲线下面积增高35%~60%，肌酐清除率下降40% 妊娠与哺乳期妇女：妊娠安全性分级为B级。哺乳妇女应慎用或暂停授乳
药典	USP
国家处方集	CNF
医保目录	【保（乙）】
基本药物目录	
其他推荐依据	
■ 药品名称	**注射用头孢尼西** Cefonicid for Injection
抗菌谱与适应证	适用于敏感菌引起的下列感染：下呼吸道感染、尿路感染、败血症、皮肤软组织感染、骨和关节感染，也可用于手术预防感染。在外科手术前单剂量注射1g头孢尼西可以减少由于手术过程中污染或潜在污染而导致的术后感染发生率。在剖宫产手术中使用头孢尼西（剪断脐带后）可以减少某些术后感染发生率
制剂与规格	注射用头孢尼西钠：①0.5g；②1.0g
用法与用量	肾功能正常患者： 1. 一般轻度至中度感染：成人每日剂量为1g，每24小时1次；在严重感染或危及生命的感染中，可每日2g，每24小时给药1次

	2. 无并发症的尿路感染：每日 0.5g，每 24 小时 1 次 3. 手术预防感染：手术前 1 小时单剂量给药 1g，术中和术后没有必要再用。必要时如关节成形手术或开胸手术可重复给药 2 天；剖宫产手术中，应脐带结扎后才给予本品。疗程依病情而定 肾功能不全患者：对于肾功能损害患者使用本品必须严格依据患者的肾功能损害程度调整剂量。初始剂量为 7.5mg/kg，维持剂量应根据肌酐清除率进行调整，患者在进行透析之后，无需再追加剂量
注意事项	1. 有青霉素过敏史或其他药物过敏病史者应慎用。对麻醉药过敏患者禁止使用利多卡因作为溶剂 2. 本品治疗开始和治疗中可引起肠道紊乱，严重的导致假膜性肠炎，出现腹泻时应引起警惕。一旦出现，轻度停药即可，中、重度患者应给予补充电解质、蛋白质以及适当的抗菌药物（如万古霉素）治疗 3. 重症患者在大剂量给药或合用氨基糖苷类抗菌药物治疗时，必须经常注意肾功能情况
禁忌	对头孢菌素类抗菌药物过敏者禁用
不良反应	1. 对青霉素过敏患者也可能对本品过敏 2. 长期使用任何广谱抗菌药物都可能导致其他非敏感菌过度生长，可诱发二重感染
特殊人群用药	肝、肾功能不全患者：肾脏或肝脏损害患者在使用该药物时，应加倍小心
药典	USP、Eur. P.、Chin. P.
国家处方集	
医保目录	
基本药物目录	
其他推荐依据	
■ 药品名称	头孢克洛　Cefaclor
抗菌谱与适应证	第二代口服头孢菌素。适用于敏感菌所致下列部位的轻、中度感染： 1. 呼吸系统感染 2. 泌尿生殖系统感染 3. 皮肤软组织感染 4. 口腔科感染 5. 眼科感染
制剂与规格	头孢克洛胶囊：①125mg；②250mg 头孢克洛缓释胶囊：187.5mg 头孢克洛片：250mg 头孢克洛缓释片：375mg 头孢克洛分散片：①125mg；②375mg 头孢克洛颗粒：①100mg；②125mg；③250mg 头孢克洛混悬液：①30ml：0.75g；②60ml：1.5g
用法与用量	1. 成人：口服，一次 250mg，每 8 小时 1 次；较重的感染或敏感性较差的细菌引起的感染，剂量可加倍，但一日总量不超过 4g

续　表

	2. 儿童：口服，一日20mg/kg，分3次（每8小时1次）给药，宜空腹服用；重症感染可增至一日40mg/kg，但一日总量不超过1g
注意事项	1. 对于有胃肠道病史（特别是结肠炎）的患者、使用抗菌药物（包括头孢菌素）要慎重 2. 长期使用的患者应细心观察，如发生二重感染，必须采取适当措施
禁忌	禁用于已知对头孢菌素类过敏者
不良反应	过敏反应（皮疹、瘙痒、荨麻疹等）；腹泻等胃肠道反应
特殊人群用药	肝、肾功能不全患者：肾功能轻度不全者可不减量；肾功能中度和重度减退者的剂量应分别减为正常剂量的1/2和1/4 儿童：新生儿用药的安全性尚未确定 老年人：老年患者除虚弱、营养不良或严重肾功能损害外，一般不需要调整剂量 妊娠与哺乳期妇女：妊娠安全性分级为B级；哺乳期妇女应慎用或用药时暂停授乳
药典	USP、Eur. P.、Chin. P.
国家处方集	CNF
医保目录	【保（乙）】
基本药物目录	
其他推荐依据	
■ 药品名称	**头孢呋辛酯　Cefuroxime Axetil**
抗菌谱与适应证	第二代口服头孢菌素。适用于溶血性链球菌、金黄色葡萄球菌（耐甲氧西林株除外）及流感嗜血杆菌、大肠埃希菌、肺炎克雷伯菌、奇异变形杆菌等肠杆菌科细菌敏感菌株所致成人急性咽炎或扁桃体炎、急性中耳炎、上颌窦炎、慢性支气管炎急性发作、急性支气管炎、单纯性尿路感染、皮肤软组织感染及无并发症淋病奈瑟菌性尿道炎和宫颈炎。儿童咽炎或扁桃体炎、急性中耳炎及脓疱病等
制剂与规格	头孢呋辛酯片：①0.125g；②0.25g
用法与用量	口服。①成人：一般一日0.5g；下呼吸道感染患者一日1g；单纯性下尿路感染患者一日0.25g。均分2次服用。单纯性淋球菌尿道炎单剂疗法剂量为1g；②5~12岁小儿：急性咽炎或急性扁桃体炎，按体重一日20mg/kg，分2次服用，一日不超过0.5g；急性中耳炎、脓疱病，按体重一日30mg/kg，分2次服用，一日不超过1g
注意事项	1. 有胃肠道疾病史者，特别是溃疡性结肠炎、局限性肠炎或抗菌药物相关性结肠炎者慎用 2. 应于餐后服用，以增加吸收，提高血药浓度，并减少胃肠道反应
禁忌	对本品及其他头孢菌素类过敏者、有青霉素过敏性休克或即刻反应史者及胃肠道吸收障碍者禁用
不良反应	常见腹泻、恶心和呕吐等胃肠反应；少见皮疹、药物热等过敏反应
特殊人群用药	肝、肾功能不全患者：肾功能减退及肝功能损害者慎用 儿童：5岁以下小儿禁用胶囊剂、片剂，宜服用头孢呋辛酯干混悬液 老年人：85岁以上的老年患者的血浆消除半衰期可延至约3.5小时，因此应在医师指导下根据肾功能情况调整用药剂量或用药间期 妊娠与哺乳期妇女：仅在有明确指征时，孕妇方可慎用；哺乳期妇女应慎用或暂停授乳

续　表

药典	USP、Eur. P.、Chin. P.、Jpn. P.
国家处方集	CNF
医保目录	【保（甲）】
基本药物目录	
其他推荐依据	

三、第三代头孢菌素类

■ 药品名称	注射用头孢唑肟　Ceftizoxime for Injection
抗菌谱与适应证	第三代注射用头孢菌素。用于治疗由敏感菌引起的下呼吸道感染、胆道感染、腹腔感染、盆腔感染。尿路感染、脑膜炎、皮肤软组织感染、骨和关节感染、败血症、感染性心内膜炎及创伤、烧伤、烫伤后的严重感染
制剂与规格	注射用头孢唑肟钠：①0.5g；②1g；③2g
用法与用量	静脉滴注。成人：一次 1~2g，每8~12 小时 1 次；严重感染，剂量可增至一次 3~4g，每 8 小时 1 次；治疗非复杂性尿路感染，一次 0.5g，每 12 小时 1 次。儿童：6 个月及以上的婴儿和儿童常用量，按体重一次 50mg/kg，每 6~8 小时 1 次。肾功能损害的患者在给予 0.5~1g 的首次负荷剂量后，需根据其损害程度调整剂量
注意事项	1. 青霉素类过敏史患者，有指征应用本品时，必须充分权衡利弊后在严密观察下慎用 2. 有胃肠道疾病病史者，特别是结肠炎患者慎用
禁忌	对本品及其他头孢菌素过敏者禁用
不良反应	皮疹、瘙痒和药物热等变态反应、腹泻、恶心、呕吐、食欲缺乏等
特殊人群用药	儿童：6 个月以下小儿使用本药的安全性和有效性尚未确定 老年人：老年患者常伴有肾功能减退，应适当减少剂量或延长给药时间 妊娠与哺乳期妇女：妊娠期妇女仅在有明确指征时应用，妊娠安全性分级为 B 级；哺乳期妇女应用本药时应暂停授乳
药典	USP
国家处方集	CNF
医保目录	【保（乙）】
基本药物目录	
其他推荐依据	
■ 药品名称	注射用头孢噻肟　Cefotaxime for Injection
抗菌谱与适应证	第三代注射用头孢菌素。用于敏感细菌所致的肺炎及其他下呼吸道感染、尿路感染、脑膜炎、败血症、腹腔感染、盆腔感染、皮肤软组织感染、生殖道感染、骨和关节感染等。头孢噻肟可以作为小儿脑膜炎的选用药物
制剂与规格	注射用头孢噻肟钠：①0.5g；②1g；③2g

续　表

用法与用量	肌内注射或静脉给药。成人：肌内注射 0.5~2g，每 8~12 小时 1 次。静脉给药一日 2~6g，分 2~3 次给药；严重感染者，每 6~8 小时 2~3g，一日最高剂量为 12g。无并发症的肺炎链球菌肺炎或急性尿路感染：每 12 小时 1g。儿童：静脉给药，新生儿一次 50mg/kg，7 日内新生儿每 12 小时 1 次，7~28 日新生儿每 8 小时 1 次
注意事项	1. 有胃肠道疾病者慎用 2. 用药前须确定是否需进行过敏试验 3. 本品与氨基糖苷类抗菌药物不可同瓶滴注
禁忌	对头孢菌素过敏者及有青霉素过敏性休克或即刻反应史者禁用
不良反应	不良反应发生率低，3%~5%。有皮疹和药物热、静脉炎、腹泻、恶心、呕吐、食欲缺乏等
特殊人群用药	肝、肾功能不全患者：严重肾功能减退患者应用本药时须根据肌酐清除率调整减量 儿童：婴幼儿不宜做肌内注射 老年人：老年患者应根据肾功能适当减量 妊娠与哺乳期妇女：妊娠安全性分级为 B 级；哺乳期妇女用药时宜暂停授乳
药典	USP、Eur. P.、Chin. P.
国家处方集	CNF
医保目录	【保（甲）】
基本药物目录	
其他推荐依据	
■ 药品名称	**注射用头孢曲松　Ceftriaxone for Injection**
抗菌谱与适应证	第三代注射用头孢菌素。用于敏感致病菌所致的下呼吸道感染、尿路、胆道感染，以及腹腔感染、盆腔感染、皮肤软组织感染、骨和关节感染、败血症、脑膜炎等及手术期感染预防。本品单剂可治疗单纯性淋病
制剂与规格	注射用头孢曲松钠：①0.25g；②0.5g；③0.75g；④1g；⑤1.5g；⑥2g；⑦3g；⑧4g
用法与用量	成人肌内注射或静脉给药，每 24 小时 1~2g 或每 12 小时 0.5~1g。最高剂量一日 4g。小儿常用量静脉给药，按体重一日 20~80mg/kg
注意事项	1. 对青霉素过敏患者应用本品时应根据患者情况充分权衡利弊后决定。有青霉素过敏性休克或即刻反应者，不宜再选用头孢菌素类 2. 有胃肠道疾病史者，特别是溃疡性结肠炎、局限性肠炎或抗菌药物相关性结肠炎（头孢菌素类很少产生抗菌药物相关性肠炎）者应慎用
禁忌	1. 禁用于对本品及其他头孢菌素抗菌药物过敏的患者。有青霉素过敏性休克史的患者避免应用本品 2. 头孢曲松不得用于高胆红素血症的新生儿和早产儿的治疗。体外研究显示头孢曲松可从血清蛋白结合部位取代胆红素，从而引起这些患者的胆红素脑病 3. 在新生儿中，不得与补钙治疗同时进行，否则可能导致头孢曲松的钙盐沉降的危险
不良反应	胃肠道反应、过敏反应等
特殊人群用药	儿童：出生体重<2kg 的新生儿使用本药的安全性尚未确定。本药可将胆红素从血清白蛋白上置换下来，患有高胆红素血症的新生儿（尤其是早产儿），应避免使用本药

续　表

	老年人：除非患者虚弱、营养不良或有重度肾功能损害时，老年人应用头孢曲松一般不需调整剂量 妊娠与哺乳期妇女：妊娠安全性分级为 B 级；哺乳期妇女应权衡利弊后应用
药典	USP、Eur. P.、Chin. P.
国家处方集	CNF
医保目录	【保（甲）】
基本药物目录	【基】
其他推荐依据	
■ 药品名称	**注射用头孢哌酮**　Cefoperazone for Injection
抗菌谱与适应证	第三代注射用头孢菌素。用于治疗敏感菌所致的呼吸道感染、泌尿道感染、胆道感染、皮肤软组织感染、败血症、脑膜炎、创伤及手术后感染。与抗厌氧菌药联用，用于治疗敏感菌所致的腹膜炎、盆腔感染
制剂与规格	注射用头孢哌酮钠：①0.5g；②1g；③1.5g；④2g
用法与用量	肌内注射或静脉给药。成人：一般感染：一次 1~2g，每 12 小时 1 次；严重感染：一次 2~3g，每 8 小时 1 次。一日剂量不宜超过 9g，但免疫缺陷患者伴严重感染时剂量可增至一日 12g。儿童：一日 50~200mg/kg，分 2~3 次给药
注意事项	1. 肝病、胆道梗阻严重或同时有肾功能减退者，用药剂量应予以适当调整 2. 部分患者可引起维生素 K 缺乏和低凝血酶原血症，用药期间应进行出血时间、凝血酶原时间监测
禁忌	对头孢菌素过敏者及有青霉素过敏性休克史者禁用
不良反应	皮疹较为多见；少数患者尚可发生腹泻、腹痛；嗜酸性粒细胞增多，轻度中性粒细胞减少；暂时性 AST 及 ALT、碱性磷酸酶、尿素氮或血肌酐升高等
特殊人群用药	儿童：新生儿和早产儿用药须权衡利弊 妊娠与哺乳期妇女：妊娠安全性分级为 B 级；哺乳期妇女用药时宜暂停授乳
药典	USP、Eur. P.、Chin. P.
国家处方集	CNF
医保目录	
基本药物目录	
其他推荐依据	
■ 药品名称	**注射用头孢他啶**　Ceftazidime for Injection
抗菌谱与适应证	第三代注射用头孢菌素。用于敏感革兰阴性杆菌所致的败血症、下呼吸道感染、腹腔和胆道感染、复杂性尿路感染和严重皮肤软组织感染等。对于由多种耐药革兰阴性杆菌引起的免疫缺陷者感染、医院内感染以及革兰阴性杆菌或铜绿假单胞菌所致中枢神经系统感染尤为适用
制剂与规格	注射用头孢他啶：①0.25g；②0.5g；③1g；④2g

续　表

用法与用量	静脉注射或静脉滴注。①败血症、下呼吸道感染、胆道感染等，一日 4~6g，分 2~3 次静脉滴注或静脉注射；②泌尿系统感染和重度皮肤软组织感染等，一日 2~4g，分 2 次静脉滴注或静脉注射；③对于某些危及生命的感染、严重铜绿假单胞菌感染和中枢神经系统感染，可酌情增量至一日 0.15~0.2g/kg，分 3 次静脉滴注或静脉注射；④婴幼儿常用剂量为一日 30~100mg/kg，分 2~3 次静脉滴注
注意事项	在应用头孢他啶治疗前应仔细询问对头孢菌素类、青霉素类或其他药物的过敏反应史
禁忌	禁用于对本品及其他头孢菌素过敏的患者
不良反应	感染和侵袭性疾病，血液和淋巴系统紊乱，免疫系统紊乱等
特殊人群用药	肝、肾功能不全患者：肾功能不全患者用药时，剂量需根据肾功能的降低程度而相应减少 儿童：早产儿及 2 个月以内新生儿慎用 妊娠与哺乳期妇女：妊娠初期和妊娠早期 3 个月妇女应慎用，妊娠安全性分级为 B 级；哺乳期妇女须权衡利弊后用药
药典	USP、Eur. P.、Chin. P.
国家处方集	CNF
医保目录	【保（乙）】
基本药物目录	【基】
其他推荐依据	

■ 药品名称	头孢地尼　Cefdinir
抗菌谱与适应证	第三代口服头孢菌素。用于对本品敏感的葡萄球菌、大肠埃希菌、克雷伯杆菌、奇异变形杆菌等引起的下列感染： 1. 咽喉炎、扁桃体炎、支气管炎急性发作、肺炎 2. 中耳炎、鼻窦炎 3. 肾盂肾炎、膀胱炎、淋菌性尿道炎 4. 附件炎、宫内感染、前庭大腺炎 5. 乳腺炎、肛门周围脓肿、外伤或手术伤口的继发感染 6. 皮肤软组织感染 7. 眼睑炎、睑板腺炎、猩红热
制剂与规格	头孢地尼胶囊：①50mg；②100mg 头孢地尼分散片：①50mg；②100mg
用法与用量	口服：成人一次 100mg，一日 3 次。儿童 9~18mg/kg，分 3 次服用。严重肾功能障碍者应酌减剂量及延长给药间隔时间。血液透析患者，建议剂量为一次 100mg，一日 1 次
注意事项	1. 因有出现休克等过敏反应的可能，应详细询问过敏史 2. 下列患者应慎重使用：对青霉素类抗菌药物有过敏史者；本人或亲属中有易发生支气管哮喘、皮疹、荨麻疹等过敏症状体质者；患有严重基础疾病、不能很好进食或非经口摄取营养者、恶病质等患者
禁忌	对本品有休克史者禁用；对青霉素或头孢菌素有过敏史者慎用
不良反应	常见腹泻、腹痛、皮疹、瘙痒、AST 及 ALT 升高等

特殊人群用药	肝、肾功能不全患者：严重的肾功能障碍者慎用 儿童：新生儿和小于 6 个月婴儿的安全性和疗效尚未确定；可用于儿童急性上颌鼻窦炎 老年人：高龄者慎用；老年患者可能会有出血倾向，应根据对患者的临床观察调整剂量和给药间隔 妊娠与哺乳期妇女：妊娠安全性分级为 B 级；哺乳期妇女仅在利大于弊时，才能使用
药典	Chin. P.
国家处方集	CNF
医保目录	【保（乙）】
基本药物目录	
其他推荐依据	

■ 药品名称	头孢克肟　Cefixime
抗菌谱与适应证	第三代口服头孢菌素。用于敏感菌所致的咽炎、扁桃体炎、急性支气管炎和慢性支气管炎急性发作、中耳炎、尿路感染、单纯性淋病等
制剂与规格	头孢克肟片：①0.05g；②0.1g 头孢克肟分散片：0.1g 头孢克肟咀嚼片：①0.05g；②0.1g 头孢克肟胶囊：①0.05g；②0.1g 头孢克肟颗粒：0.05g
用法与用量	口服。成人：一次 50~100mg，一日 2 次；严重感染时，可增加至一次 200mg，一日 2 次。 儿童：体重 30kg 以下一次 1.5~3mg/kg，一日 2 次；严重感染时，一次 6mg/kg，一日 2 次
注意事项	1. 因有出现休克等过敏反应的可能，应详细询问过敏史 2. 下列患者应慎重使用：对青霉素类抗菌药物有过敏史者；本人或亲属中有易发生支气管哮喘、皮疹、荨麻疹等过敏症状体质者；经口给药困难或非经口摄取营养者、恶病质等患者
禁忌	对头孢克肟及其成分或其他头孢菌素类药物过敏者禁用
不良反应	主要不良反应有腹泻等消化道反应、皮疹等皮肤症状、临床检查值异常，包括肝功能指标升高、嗜酸性粒细胞增多等
特殊人群用药	肝、肾功能不全患者：严重的肾功能障碍者应根据肾功能状况适当减量，给药间隔应适当增大 儿童：6 个月以下儿童使用本药的安全性和有效性尚未确定 老年人：老年人使用本药的血药浓度峰值和 AUC 可较年轻人分别高 26% 和 20%，老年患者可以使用本品 妊娠与哺乳期妇女：妊娠安全性分级为 B 级；哺乳期妇女使用时应暂停授乳
药典	USP、Eur. P.
国家处方集	CNF
医保目录	【保（乙）】
基本药物目录	

续　表

其他推荐依据	
■ 药品名称	**头孢泊肟酯**　Cefpodoxime Proxetil
抗菌谱与适应证	第三代口服头孢菌素。适用于敏感菌引起的下列轻至中度感染：①呼吸系统感染；②泌尿、生殖系统感染；③皮肤及皮肤附件感染：如毛囊炎、疖、痈、丹毒、蜂窝织炎、淋巴管（结）炎、化脓性甲沟（周）炎、皮下脓肿、汗腺炎、感染性粉瘤、肛周脓肿等；④耳鼻喉感染：中耳炎、鼻窦炎等；⑤其他：乳腺炎等
制剂与规格	头孢泊肟酯片：①100mg；②200mg 头孢泊肟酯分散片：100mg 头孢泊肟酯胶囊：100mg 头孢泊肟酯颗粒：40mg 头孢泊肟酯干混悬剂：①50mg；②100mg
用法与用量	餐后口服。成人：上呼吸道感染：一次 0.1g，一日 2 次，疗程 5~10 天；下呼吸道感染：慢性支气管炎急性发作：一次 0.2g，一日 2 次，疗程 10 天；急性社区获得性肺炎：一次 0.2g，一日 2 次，疗程 14 天；单纯性泌尿道感染：一次 0.1g，一日 2 次，疗程 7 天；急性单纯性淋病：单剂 0.2g；皮肤和皮肤软组织感染：一次 0.4g，一日 2 次，疗程 7~14 天。儿童：急性中耳炎：每日剂量 10mg/kg，一次 5mg/kg，每 12 小时 1 次，疗程 10 天。每日最大剂量不超过 0.4g。扁桃体炎、鼻窦炎：每日剂量 10mg/kg，一次 5mg/kg，每 12 小时 1 次，疗程 5~10 天。每日最大剂量不超过 0.2g
注意事项	1. 避免与抗酸药、H_2 受体拮抗剂、质子泵抑制剂同时服用 2. 下列患者应慎重使用：易引起支气管哮喘、荨麻疹、湿疹等过敏症状体质的患者，全身营养状态不佳者
禁忌	对头孢菌素过敏者及有青霉素过敏性休克或即刻反应史者禁用
不良反应	严重不良反应包括休克、严重肠炎等，其他不良反应包括腹泻等消化道反应、皮疹等过敏反应等
特殊人群用药	肝、肾功能不全患者：严重的肾功能损害者应慎用，如必须使用时，应调节给药剂量和给药间隔 老年人：老年患者多见生理功能降低，易出现不良反应及维生素 K 缺乏引起的出血倾向，应慎用 妊娠与哺乳期妇女：妊娠安全性分级为 B 级；哺乳期妇女使用时应停止授乳或换用其他药物
药典	USP、Jpn. P.
国家处方集	CNF
医保目录	
基本药物目录	
其他推荐依据	

四、第四代头孢菌素类

■ 药品名称	注射用头孢吡肟 Cefepime for Injection
抗菌谱与适应证	第四代头孢菌素。用于治疗敏感菌所致的下列中、重度感染： 1. 下呼吸道感染，如肺炎、支气管炎等 2. 泌尿系统感染 3. 非复杂性皮肤或皮肤软组织感染 4. 复杂性腹腔内感染 5. 妇产科感染 6. 其他，如败血症、儿童脑脊髓膜炎及中性粒细胞减少性发热患者的经验治疗
制剂与规格	注射用盐酸头孢吡肟：①0.5g；②1g
用法与用量	肌内注射或静脉滴注。成人：一次1~2g，每12小时1次；轻、中度感染：一次0.5~1g，每12小时1次；重度泌尿道感染：一次2g，每12小时1次；严重感染、中性粒细胞减少性发热的经验治疗：一次2g，每8小时1次。儿童：对2月龄至12岁儿童或体重<40kg的患儿：最大剂量不可超过成人剂量，按体重一次40mg/kg，每12小时1次，疗程7~14日
注意事项	1. 可诱发抗菌药物相关性肠炎 2. 有胃肠道疾患，尤其是肠炎患者慎用
禁忌	禁用于对头孢吡肟或L-精氨酸，头孢菌素类药物，青霉素或其他β-内酰胺类抗菌药物有过敏反应的患者
不良反应	常见腹泻，皮疹和注射局部反应，如静脉炎，注射部位疼痛和炎症；其他可见呕吐、恶心、过敏、瘙痒等
特殊人群用药	肝、肾功能不全患者：肝、肾功能不全患者应监测凝血酶原时间；对肾功能不全的患者，用量应根据肾功能调整 儿童：对13岁以下儿童的疗效尚不明确，须慎用 老年人：老年患者使用本药的半衰期延长，且65岁及以上老年患者的药物总清除率下降 妊娠与哺乳期妇女：妊娠安全性分级为B级；哺乳期妇女应慎用或用药时暂停授乳
药典	USP、Jpn. P.
国家处方集	CNF
医保目录	【保（乙）】
基本药物目录	
其他推荐依据	
■ 药品名称	注射用头孢匹罗 Cefpirome for Injection
抗菌谱与适应证	第四代头孢菌素。适用于治疗敏感菌引起的下列严重感染： 1. 严重的下呼吸道感染（如大叶性肺炎、肺脓肿、支气管扩张合并感染等） 2. 严重的泌尿道感染（如复杂性尿路感染） 3. 严重的皮肤及软组织感染 4. 中性粒细胞减少患者所患严重感染 5. 败血症、化脓性脑膜炎、腹腔内感染、肝胆系统感染、盆腔内感染

续　表

制剂与规格	注射用头孢匹罗：①0.25g；②0.5g；③1g；④2.0g
用法与用量	静脉给药。成人：上、下泌尿道合并感染，严重皮肤及软组织感染：一次1g，每12小时1次；严重下呼吸道感染：一次1~2g，每12小时1次；败血症：一次2g，每12小时1次；中性粒细胞减少患者所患严重感染：一次2g，每12小时1次。肾功能不全时剂量：先给予1~2g负荷剂量，再根据肌酐清除率进行剂量调整。血液透析患者（肌酐清除率<5ml/min），一次0.5~1g，一日1次，透析后再给予0.25~0.5g的补充剂量
注意事项	1. 本品与氨基糖苷类或袢利尿药合用时应监测肾功能 2. 一旦发生假膜性结肠炎，应立即停止用药并开始特异性的抗菌药物治疗 3. 应事先询问患者是否有β-内酰胺抗菌药物过敏史 4. 疗程超过10日，应监测血象
禁忌	对头孢菌素过敏者、儿童、妊娠及哺乳期妇女禁用
不良反应	1. 超敏反应：过敏性皮肤反应如皮疹、荨麻疹、瘙痒、药物热；有可能发生严重的急性过敏反应；血管性水肿、支气管痉挛 2. 胃肠道反应：恶心、呕吐、腹泻 3. 局部反应：静脉壁炎性刺激及注射部位疼痛
特殊人群用药	儿童：小于12岁儿童用药的有效性及安全性尚未确定。不推荐在该年龄组使用本药 妊娠与哺乳期妇女：妊娠期间用药应权衡利弊。哺乳妇女用药应权衡利弊
药典	Jpn. P.
国家处方集	CNF
医保目录	【保（乙）】
基本药物目录	
其他推荐依据	

第三节　其他β-内酰胺类

■ 药品名称	注射用头孢美唑　Cefmetazole for Injection
抗菌谱与适应证	第二代注射用头霉素类，抗菌活性与第二代头孢菌素相近。适用于葡萄球菌、大肠埃希菌、克雷伯杆菌、变形杆菌、脆弱拟杆菌、消化球菌等所致的下列感染：①呼吸道感染；②尿路感染；③胆管炎、胆囊炎；④腹膜炎；⑤女性生殖系统感染；⑥败血症；⑦颌骨周围蜂窝织炎、颌炎
制剂与规格	注射用头孢美唑钠：①1g；②2g
用法与用量	静脉给药。成人：一日1~2g，分2次给药；重度感染剂量可至一日4g，分2~4次静脉滴注。儿童：一日25~100mg/kg，分2~4次给药；重度感染一日150mg/kg，分2~4次静脉滴注。肾功能不全者本药血药浓度升高，半衰期延长，应调整用量

续　表

注意事项	1. 下述患者慎用：对青霉素类抗菌药物有过敏史者，或双亲、兄弟姐妹等亲属属于过敏体质者，严重肾损害者（有可能出现血药浓度升高、半衰期延长），经口摄食不足患者或非经口维持营养者、全身状态不良者（通过摄食，可能出现维生素 K 缺乏）等 2. 给药期间及给药后至少 1 周内避免饮酒
禁忌	对本品有过敏性休克史者禁用
不良反应	过敏反应（如皮疹、瘙痒、荨麻疹、红斑、发热），罕见休克，肝功能异常等
特殊人群用药	儿童：早产儿、新生儿慎用 老年人：慎用 妊娠与哺乳期妇女：妊娠安全性分级为 B 级。哺乳期妇女慎用
药典	USP
国家处方集	CNF
医保目录	【保（乙）】
基本药物目录	
其他推荐依据	
■ 药品名称	注射用头孢西丁　Cefoxitin for Injection
抗菌谱与适应证	第二代注射用头霉素类。适用于治疗敏感菌所致的下呼吸道、泌尿生殖系统、骨、关节、皮肤软组织、心内膜感染以及败血症。尤适用于需氧菌和厌氧菌混合感染导致的吸入性肺炎、糖尿病患者下肢感染及腹腔或盆腔感染
制剂与规格	注射用头孢西丁钠：①1g；②2g
用法与用量	肌内注射或静脉给药。成人，一次 1~2g，每 6~8 小时 1 次。①单纯感染：每 6~8 小时 1g，一日总量3~4g；②中、重度感染：每 4 小时 1g 或每 6~8 小时 2g，一日总量 6~8g；③严重感染：每 4 小时 2g 或每 6 小时 3g，一日总量 12g；④肾功能不全者首次剂量为 1~2g，此后按其肌酐清除率制订给药方案
注意事项	1. 青霉素过敏者慎用 2. 有胃肠疾病史（特别是结肠炎）者慎用 3. 本品与氨基糖苷类抗菌药物配伍时，会增加肾毒性
禁忌	对本品及头孢菌素类抗菌药物过敏者禁用
不良反应	最常见的为局部反应，静脉注射后可出现血栓性静脉炎，肌内注射后可有局部硬结压痛；偶见变态反应、低血压、腹泻等
特殊人群用药	肝、肾功能不全患者：肾功能损害者慎用 儿童：3 个月以内婴儿不宜使用本药 妊娠与哺乳期妇女：妊娠安全性分级为 B 级；哺乳妇女应权衡利弊后用药
药典	USP、Eur. P.
国家处方集	CNF
医保目录	【保（乙）】
基本药物目录	

续　表

其他推荐依据	
■ **药品名称**	**注射用头孢米诺** Cefminox for Injection
抗菌谱与适应证	第三代头霉素类，抗菌活性与第三代头孢菌素相近。用于治疗敏感菌所致的下列感染：①呼吸系统感染；②腹腔感染；③泌尿生殖系统感染：肾盂肾炎、膀胱炎、盆腔腹膜炎、子宫附件炎、子宫内感染、子宫旁组织炎；④其他：败血症等
制剂与规格	注射用头孢米诺钠：①0.5g；②1g；③1.5g；④2g
用法与用量	静脉给药。成人：一次1g，一日2次。败血症和重症感染，一日6g，分3~4次给药。儿童：一次20mg/kg，一日3~4次
注意事项	1. 对β-内酰胺类抗菌药物有过敏史的患者慎用 2. 本人或双亲、兄弟为支气管哮喘、皮疹、荨麻疹等过敏体质者慎用 3. 用药期间及用药后至少1周避免饮酒
禁忌	对头孢米诺或头孢烯类抗菌药物过敏的患者禁用
不良反应	严重不良反应包括休克、全血细胞减少症、假膜性肠炎、重症多形红斑（史-约综合征）、中毒性表皮坏死症、急性肾衰竭、溶血性贫血、间质性肺炎、肺嗜酸性粒细胞浸润症、变态反应（如皮疹、发红、瘙痒、发热等）等
特殊人群用药	肝、肾功能不全患者：肾功能不全者可调整剂量使用，严重肾功能损害患者慎用 儿童：新生儿、早产儿的用药安全尚未确定，满月后的小儿可参照体重用药 老年人：老年患者有可能出现维生素K缺乏引起的出血倾向 妊娠与哺乳期妇女：孕妇、哺乳期妇女用药应权衡利弊
药典	Jpn. P.
国家处方集	CNF
医保目录	【保（乙）】
基本药物目录	
其他推荐依据	
■ **药品名称**	**注射用拉氧头孢** Latamoxef for Injection
抗菌谱与适应证	第三代注射用头霉素类，抗菌性能与第三代头孢菌素相近。适用于治疗敏感菌所致的下列感染： 1. 呼吸系统感染，如肺炎、支气管炎、支气管扩张症继发感染、肺脓肿、脓胸等 2. 消化系统感染，如胆囊炎、胆管炎等 3. 腹腔内感染，如肝脓肿、腹膜炎等 4. 泌尿生殖系统感染 5. 骨、关节、皮肤和软组织感染等 6. 其他严重感染，如败血症、脑膜炎等
制剂与规格	注射用拉氧头孢钠：①1g；②2g
用法与用量	静脉给药。成人：一次0.5~1g，一日2次。重度感染，一日剂量可增加至4g。儿童：一日60~80mg/kg，分3~4次给药。危重病例剂量可递增至一日150mg/kg

续　表

注意事项	1. 对青霉素有过敏史者、胆道阻塞患者慎用 2. 大量静脉注射应选择合适部位,缓慢注射,以减轻对管壁的刺激及减少静脉炎的发生
禁忌	对本品过敏者禁用
不良反应	常见皮疹、荨麻疹、瘙痒、恶心、呕吐、腹泻、腹痛等;少见过敏性休克,偶见 AST 及 ALT 升高,停药后均可自行消失
特殊人群用药	肝、肾功能不全患者:严重肾功能不全者慎用 儿童:新生儿、早产儿慎用 妊娠与哺乳期妇女:妊娠安全性分级为 C 级;哺乳期妇女慎用
药典	Jpn. P.
国家处方集	CNF
医保目录	【保(乙)】
基本药物目录	
其他推荐依据	
■ 药品名称	注射用舒巴坦　Sulbactam for Injection
抗菌谱与适应证	β-内酰胺酶抑制剂,与青霉素类或头孢菌素类药合用,治疗敏感菌所致的尿路感染、肺部感染、支气管感染、胆道感染、腹腔和盆腔感染、耳鼻喉科感染、皮肤软组织感染、骨和关节感染、周围感染、败血症等
制剂与规格	注射用舒巴坦:①0.25g;②0.5g;③1.0g
用法与用量	舒巴坦与氨苄青霉素以 1:2 剂量比应用。一般感染,成人剂量为舒巴坦每日 1~2g,氨苄西林每日 2~4g,一日量分 2~3 次,静脉滴注或肌内注射;轻度感染可舒巴坦每日 0.5g,氨苄青霉素 1g,分 2 次,静脉滴注或肌内注射;重度感染可增大剂量至每日舒巴坦 3~4g,氨苄青霉素 6~8g,一日量分 3~4 次,静脉滴注
注意事项	1. 本品必须和 β-内酰胺类抗菌药物联合使用,单独使用无效 2. 本品配成溶液后必须及时使用,不宜久置 3. 当与青霉素类药物合用时,用药前须做青霉素皮肤试验,阳性者禁用
禁忌	对青霉素类药物过敏者禁用
不良反应	注射部位疼痛、皮疹、静脉炎、腹泻、恶心等反应偶有发生。偶见一过性嗜酸性粒细胞增多,血清 ALT、AST 升高等。极个别患者发生剥脱性皮炎、过敏性休克
特殊人群用药	肝、肾功能不全患者:肾功能减退者,根据血浆肌酐清除率调整用药 老年人:老年患者肾功能减退,须调整剂量 妊娠与哺乳期妇女:妊娠及哺乳期妇女应用仍须权衡利弊
药典	USP、Eur. P.、Chin. P.、Jpn. P.
国家处方集	CNF
医保目录	【保(乙)】
基本药物目录	

续　表

其他推荐依据	
■ 药品名称	**注射用氨曲南　Aztreonam for Injection**
抗菌谱与适应证	单环 β-内酰胺类，适用于治疗敏感需氧革兰阴性菌所致的多种感染，如败血症、下呼吸道感染、尿路感染、腹腔内感染、子宫内膜炎、盆腔炎、术后伤口及烧伤、溃疡等皮肤软组织感染等
制剂与规格	注射用氨曲南：①0.5g；②1.0g；③2.0g
用法与用量	肌内注射或静脉给药。成人：泌尿道感染，一次 0.5~1g，每 8~12 小时 1 次；中度感染，一次 1~2g，每 8~12 小时 1 次；危重患者或由铜绿假单胞菌所致的严重感染，一次 2g，每 6~8 小时 1 次，一日最大剂量不宜超过 8g。肾功能不全时剂量：应根据肌酐清除率调整剂量；每次血液透析后，除维持量外，应另给予起始量的 1/8
注意事项	1. 氨曲南与青霉素之间无交叉过敏反应，但对青霉素、头孢菌素过敏及过敏体质者仍需慎用 2. 有不同程度的抗菌药物相关性肠炎
禁忌	对氨曲南有过敏史者禁用
不良反应	常见为恶心、呕吐、腹泻及皮肤过敏反应等
特殊人群用药	儿童：婴幼儿的安全性尚未确立应慎用 老年人：老年人用药剂量应按其肾功能减退情况酌情减量 妊娠与哺乳期妇女：妊娠安全性分级为 B 级，哺乳期妇女使用时应暂停授乳
药典	USP、Jpn. P.
国家处方集	CNF
医保目录	【保（乙）】
基本药物目录	
其他推荐依据	

第四节　碳青霉烯类

■ 药品名称	**注射用亚胺培南西司他丁　Imipenem and Cilastatin for Injection**
抗菌谱与适应证	对大多数革兰阳性、革兰阴性的需氧菌和厌氧菌有抗菌作用。适用于治疗敏感革兰阳性菌及革兰阴性杆菌所致的严重感染（如败血症、感染性心内膜炎、下呼吸道感染、腹腔感染、盆腔感染、皮肤软组织感染、骨和关节感染、尿路感染）以及多种细菌引起的混合感染
制剂与规格	注射用亚胺培南西司他丁钠（1:1）：①0.5g；②1g；③2g
用法与用量	静脉滴注。成人：轻度感染，每 6 小时 0.25g；中度感染，一次 1g，一日 2 次；严重感染，每 8 小时 1g。日最高剂量不超过 4g。儿童：体重<40kg，一次 15mg/kg，每 6 小时 1 次。一日总剂量不超过 2g。肾功能不全时剂量：肌酐清除率为 30~70ml/min 者，每 6~8 小时用

续　表

	0.5g；肌酐清除率为 20~30ml/min 者，每 8~12 小时用 0.25~0.5g；肌酐清除率<20ml/min 者，每 12 小时用 0.25g。透析时建议血液透析后补充 1 次用量
注意事项	1. 患过胃肠道疾病尤其是结肠炎的患者，需慎用 2. 有癫痫史或中枢神经系统功能障碍者发生痉挛、意识障碍等不良反应增加
禁忌	本品禁用于对本品任何成分过敏的患者
不良反应	局部反应（红斑、局部疼痛和硬结、血栓性静脉炎）；过敏反应/皮肤（皮疹、瘙痒、荨麻疹、多形性红斑、史-约综合征等）；胃肠道反应（恶心、呕吐、腹泻等）等
特殊人群用药	肝、肾功能不全患者：严重肾功能不全患者应根据肌酐清除率调节用量 儿童：婴儿及肾功能不全的儿童使用本药须权衡利弊 妊娠与哺乳期妇女：妊娠安全性分级为 C 级，哺乳期妇女使用时应暂停授乳
药典	USP、Eur. P.、Jpn. P.
国家处方集	CNF
医保目录	【保（乙）】
基本药物目录	
其他推荐依据	
■ 药品名称	注射用美罗培南　Meropenem for Injection
抗菌谱与适应证	1. 对大多数革兰阳性、革兰阴性需氧菌和厌氧菌有抗菌活性。比同类产品增加了脑膜炎的适应证。适用于由单一或多种敏感细菌引起的成人及儿童的严重感染、混合感染和耐药菌感染，包括：肺炎及院内获得性肺炎，败血症，腹腔内感染，尿路感染，妇科感染，皮肤及软组织感染和脑膜炎 2. 对于被推断患有感染的中性粒细胞减低的发热患者，可用本药作为单方经验治疗
制剂与规格	注射用美罗培南：①0.25g；②0.5g
用法与用量	静脉给药：成人：每 8 小时 1 次，一次 0.5~1g；脑膜炎，每 8 小时 1 次，一次 2g；中性粒细胞减少伴发热的癌症患者、腹膜炎，每 8 小时 1 次，一次 1g；皮肤和软组织感染、尿路感染，每 8 小时 1 次，一次 0.5g。儿童：3 个月~12 岁的患儿，一次 10~20mg/kg，每 8 小时 1 次；体重超过 50kg 的患儿，按成人剂量给药；脑膜炎，一次 40mg/kg，每 8 小时 1 次治疗的剂量和疗程需根据感染的类型和严重程度及患者的情况决定，最大可用到每日 6g
注意事项	1. 美罗培南与其他碳青霉烯类和 β-内酰胺类抗菌药物、青霉素和头孢菌素局部交叉过敏反应 2. 严重肾功能障碍的患者，需根据其肌酐清除率调节用量；严重肝功能障碍的患者，有可能加重肝功能障碍 3. 进食不良或全身状况不良的患者，有可能引起维生素 K 缺乏症状 4. 有癫痫史或中枢神经系统功能障碍的患者，发生痉挛、意识障碍等中枢神经系统症状的可能性增加
禁忌	1. 对本品及其他碳青霉烯类抗菌药物有过敏史的患者 2. 使用丙戊酸钠的患者
不良反应	1. 严重不良反应（发生率<0.1%）：可能有过敏性休克，急性肾衰竭等严重肾功能障碍，抗菌药物相关性肠炎，间质性肺炎、肺嗜酸性粒细胞浸润症，痉挛、意识障碍等中枢神经系统症状

续　表

	2. 其他不良反应：过敏反应，如皮疹、荨麻疹、红斑、瘙痒等；血液系统，如粒细胞减少、嗜酸性粒细胞增多、血小板增多或减少等；消化系统，如腹泻、恶心、呕吐、腹痛、食欲减退；二重感染，如口腔黏膜炎、念珠菌感染
特殊人群用药	肝、肾功能不全患者：严重肾功能不全的患者应根据肌酐清除率调节用量 儿童：3 个月以下婴幼儿使用本药的有效性和安全性尚未确定 妊娠与哺乳期妇女：妊娠安全性分级为 B 级。哺乳期妇女用药应权衡利弊
药典	USP、Eur. P.、Chin. P.
国家处方集	CNF
医保目录	【保（乙）】
基本药物目录	
其他推荐依据	
■ 药品名称	**注射用比阿培南　Biapenem for Injection**
抗菌谱与适应证	用于治疗由敏感细菌所引起的败血症、肺炎、肺部脓肿、慢性呼吸道疾病引起的二次感染、难治性膀胱炎、肾盂肾炎、腹膜炎、妇科附件炎等
制剂与规格	注射用比阿培南：0.3g
用法与用量	静脉滴注。成人：一次 0.3g，滴注 30~60 分钟，一日 2 次。一日的最大给药量不得超过 1.2g。缩短给药间隔时间至每 8 小时一次或延长静脉滴注时间至 1~3 小时可以增加疗效。由于老年患者生理功能下降，需注意调整用药剂量及用药间隔时间
注意事项	1. 对青霉素、碳青霉烯类及头孢类抗菌药物过敏者慎用 2. 本人或直系亲属有易诱发支气管哮喘、皮疹、荨麻疹等症状的过敏性体质者慎用 3. 有癫痫史者及中枢神经系统疾病患者慎用
禁忌	对本品过敏者禁用
不良反应	常见皮疹、瘙痒、恶心、呕吐及腹泻等
特殊人群用药	肝、肾功能不全患者：严重肾功能不全的患者应根据肌酐清除率调节用量 儿童：用药的安全性尚不明确 老年人：慎用 妊娠与哺乳期妇女：用药安全性尚不明确
药典	USP、Eur. P.、Jpn. P.
国家处方集	CNF
医保目录	【保（乙）】
基本药物目录	
其他推荐依据	
■ 药品名称	**注射用帕尼培南倍他米隆　Panipenem Betamipron for Injection**
抗菌谱与适应证	用于敏感的金黄色葡萄球菌、表皮葡萄球菌、大肠杆菌、肺炎杆菌、流感杆菌、阴沟杆菌、变形杆菌、枸橼酸杆菌、类杆菌属、对铜绿假单胞菌等所致的下列感染：①呼吸系统感染；

	②腹腔感染；③泌尿、生殖系统感染；④眼科感染、皮肤、软组织感染；⑤耳、鼻、喉感染；⑥骨、关节感染；⑦其他严重感染，如败血症、感染性心内膜炎等
制剂与规格	注射用帕尼培南倍他米隆（1：1）：①250mg（以帕尼培南计）；②500mg（以帕尼培南计）
用法与用量	静脉滴注：成人，一日1g，分2次给药；重症或顽固性感染疾病，剂量可增至一日2g，分2次静脉滴注。儿童，一日30~60mg/kg，分3次静脉滴注；重症或顽固性感染疾病，剂量可增至一日100mg/kg，分3~4次静脉滴注。一日总量不超过2g
注意事项	1. 既往对碳青霉烯类、青霉素类及头孢菌素类等抗菌药物有过敏体质者，经口摄食品不足患者或非经口维持营养患者，全身状态不良者需慎用 2. 推荐使用前需进行皮试 3. 本品禁止与丙戊酸钠合并使用
禁忌	既往对本品的成分发生过休克反应或正在使用丙戊酸钠的患者
不良反应	腹泻、恶心、呕吐，肝功能损害，皮疹，抽搐等；临床检验值异常，如 ALT 及 AST 上升，嗜酸性粒细胞增多等
特殊人群用药	肝、肾功能不全患者：严重肾功能损害患者慎用 儿童：用药的安全性尚未确定，早产儿、新生儿不宜使用 老年人：慎用 妊娠与哺乳期妇女：孕妇用药的安全性尚未确定，用药应权衡利弊；对哺乳的影响尚不明确
药典	Jpn. P.
国家处方集	CNF
医保目录	【保（乙）】
基本药物目录	
其他推荐依据	
■ 药品名称	**注射用厄他培南**　Ertapenem for Injection
抗菌谱与适应证	用于敏感菌引起的下列感染： 1. 社区获得性肺炎 2. 复杂性皮肤和（或）皮下组织感染 3. 复杂性腹部感染 4. 复杂性泌尿道感染 5. 急性盆腔感染
制剂与规格	注射用厄他培南：1g
用法与用量	13岁及以上患者中的常用剂量为1g，每日1次。3个月至12岁患者中的剂量是15mg/kg，每日2次（每天不超过1g）。静脉输注给药，最长可使用14天；肌内注射给药，最长可使用7天
注意事项	1. 治疗以前必须向患者仔细询问有关对青霉素、头孢菌素、其他 β-内酰胺类抗菌药物及其他过敏原的过敏情况 2. 肌内注射本品时应避免误将药物注入血管 3. 已知或怀疑中枢神经系统障碍（包括）癫痫病史者慎用

续　表

禁忌	1. 对本品中任何成分或对同类的其他药物过敏者 2. 由于使用盐酸利多卡因作为稀释剂，所以对酰胺类局部麻醉药过敏的患者、伴有严重休克或心脏传导阻滞的患者禁止肌内注射本品
不良反应	最常见的有腹泻、输药静脉的并发症、恶心和头痛；常见的有头痛、静脉炎、血栓性静脉炎、腹泻、恶心、呕吐、皮疹、阴道炎；偶见的有头晕、嗜睡、失眠、癫痫发作等
特殊人群用药	儿童：不推荐用于儿童脑膜炎患者 妊娠与哺乳期妇女：妊娠安全性分级为 B 级；哺乳期妇女使用时应权衡利弊
药典	USP、Eur. P.、Jpn. P.
国家处方集	CNF
医保目录	
基本药物目录	
其他推荐依据	
■ 药品名称	**法罗培南　Faropenem**
抗菌谱与适应证	用于由葡萄球菌、链球菌、肺炎球菌、肠球菌、柠檬酸杆菌、肠杆菌、消化链球菌、拟杆菌等所致的下列感染：①泌尿系统感染；②呼吸系统感染；③子宫附件炎、子宫内感染、前庭大腺炎；④浅表性皮肤感染症、深层皮肤感染症、痤疮；⑤淋巴管炎、淋巴结炎、乳腺炎、肛周脓肿、外伤、烫伤和手术创伤等继发性感染
制剂与规格	法罗培南钠片：①0.15g；②0.2g 法罗培南钠胶囊：0.1g
用法与用量	口服。成人：①浅表性皮肤感染症、深层皮肤感染症等轻度感染：一次 150~200mg，一日 3 次。②肺炎、肺脓肿、肾盂肾炎、膀胱炎、前列腺炎、睾丸炎、中耳炎、鼻窦炎：一次 200~300mg，一日 3 次。老年人剂量：老年患者应从一次 150mg 开始用药
注意事项	1. 对青霉素类、头孢菌素类或碳青霉烯类药有过敏史者慎用 2. 本人或亲属为易于发生支气管哮喘、皮疹、荨麻疹等过敏反应体质者慎用 3. 经口摄取不良的患者或正接受非口服营养疗法患者、全身状态不良患者（有时会出现维生素 K 缺乏症）慎用
禁忌	对本品过敏者禁用
不良反应	常见腹泻、腹痛、稀便、皮疹、恶心、ALT 及 AST 升高、嗜酸性粒细胞增多；偶见休克、过敏样症状、急性肾功能不全、假膜性肠炎、重症多形红斑（史-约综合征）、中毒性表皮坏死症、间质性肺炎、肝功能不全、黄疸、粒细胞缺乏症、横纹肌溶解症
特殊人群用药	儿童：儿童的安全性尚未确立 老年人：老年患者用药可能因维生素 K 缺乏而发生出血倾向，应慎用 妊娠与哺乳期妇女：孕妇用药应权衡利弊；哺乳期用药应避免授乳
药典	Jpn. P.
国家处方集	CNF
医保目录	【保（乙）】

续　表

基本药物目录	
其他推荐依据	

第五节　β-内酰胺类复方制剂

■ 药品名称	阿莫西林克拉维酸钾　Amoxicillin and Clavulanate Potassium
抗菌谱与适应证	1. 上呼吸道感染：鼻窦炎、扁桃体炎、咽炎等 2. 下呼吸道感染：急性支气管炎、慢性支气管炎急性发作、肺炎、肺脓肿和支气管合并感染等 3. 泌尿系统感染：膀胱炎、尿道炎、肾盂肾炎、前列腺炎、盆腔炎、淋病奈瑟菌尿路感染 4. 皮肤和软组织感染：疖、脓肿、蜂窝织炎、伤口感染、腹内脓毒症等 5. 其他感染：中耳炎、骨髓炎、败血症、腹膜炎和手术后感染等
制剂与规格	阿莫西林克拉维酸钾片：①375mg；②1g 阿莫西林克拉维酸钾分散片：①156.25 mg；②228.5mg 阿莫西林克拉维酸钾咀嚼片：228.5mg 阿莫西林克拉维酸钾颗粒：①156.25 mg；②187.5mg；③228.5 mg 阿莫西林克拉维酸钾干混悬剂：①1g：156.25mg；②1.5 g：228.5mg；③2g：156.25mg 阿莫西林克拉维酸钾混悬液：①5ml：228mg；②5ml：312.5mg 注射用阿莫西林钠克拉维酸钾：①0.6g；②1.2g
用法与用量	1. 口服。成人：轻至中度感染，一次 375mg，每 8 小时 1 次，疗程 7~10 日；肺炎及其他中度严重感染，一次 625mg，每 8 小时 1 次，疗程 7~10 日。3 个月以下婴儿：每 12 小时 15mg/kg。儿童（40kg 以下）：一般感染，每 12 小时 25mg/kg，或每 8 小时 20mg/kg；严重感染，每 12 小时 45mg/kg，或每 8 小时 40mg/kg，疗程 7~10 日。儿童（40kg 以上）：可按成人剂量给药 2. 静脉滴注。成人及 12 岁以上儿童：一次 1.2g，一日2~3 次，疗程 7~14 日；严重感染者可增加至一日 4 次。3 个月以下婴儿：一次 30mg/kg，每 12 小时 1 次，随后加至每 8 小时 1 次。3 个月至 12 岁儿童：一次 30mg/kg，一日 2~3 次，疗程 7~14 日
注意事项	1. 对头孢菌素类药物过敏者及有哮喘、湿疹、花粉症、荨麻疹等过敏性疾病史者慎用 2. 长期使用本品，应定期检查肝、肾、造血系统功能和检测血清钾或钠
禁忌	青霉素皮试阳性反应者、对本品及其他青霉素类药物过敏者及传染性单核细胞增多症患者禁用；孕妇禁用
不良反应	少数患者可见恶心、呕吐、腹泻等胃肠道反应；偶见荨麻疹、皮疹；可见过敏性休克、药物热和哮喘等
特殊人群用药	肝、肾功能不全患者：严重肝功能障碍者、中度或中度肾功能障碍者慎用，肾功能减退者应根据肌酐清除率调整剂量 老年人：老年患者应根据肾功能情况调整剂量 妊娠与哺乳期妇女：孕妇禁用；哺乳期妇女慎用或用药期间暂停授乳
药典	USP、Eur. P.、Chin. P.、Jpn. P.
国家处方集	CNF

续　表

医保目录	【保（甲/乙）】
基本药物目录	【基】
其他推荐依据	
■ 药品名称	**注射用氨苄西林钠舒巴坦钠　Ampicillin Sodium and Sulbactam Sodium for Injection**
抗菌谱与适应证	1. 用于治疗敏感菌（包括产 β-内酰胺酶菌株）所致的呼吸道感染、肝胆系统感染、泌尿系统感染、皮肤软组织感染 2. 用于治疗需氧菌与厌氧菌混合感染（特别是腹腔感染和盆腔感染）
制剂与规格	注射用氨苄西林钠舒巴坦钠：①0.75g（氨苄西林钠 0.5g、舒巴坦钠 0.25g）；②1.5g（氨苄西林钠 1g、舒巴坦钠 0.5g）；③2.25g（氨苄西林 1.5g、舒巴坦 0.75g）；④3g（氨苄西林钠 2g、舒巴坦钠 1g）
用法与用量	深部肌内注射、静脉注射或静脉滴注。成人一次 1.5~3g，每 6 小时 1 次。肌内注射一日剂量不超过 6g，静脉用药一日剂量不超过 12g（舒巴坦一日剂量最高不超过 4g）。儿童按体重一日 100~200mg/kg，分次给药
注意事项	1. 传染性单核细胞增多症、巨细胞病毒感染、淋巴细胞白血病、淋巴瘤等患者不宜应用 2. 下列患者应慎用：有哮喘、湿疹、花粉症、荨麻疹等过敏性疾病史者
禁忌	禁用于对任何青霉素类抗菌药物有过敏反应史的患者
不良反应	注射部位疼痛，过敏性反应和过敏性休克，胃肠道反应（恶心、呕吐、腹泻等），皮肤反应（瘙痒、皮疹）等
特殊人群用药	肝、肾功能不全患者：肾功能减退者应根据血浆肌酐清除率调整剂量 老年人：老年患者肾功能减退，须调整剂量 妊娠与哺乳期妇女：孕妇及哺乳期妇女应用仍须权衡利弊
药典	USP、Eur. P.、Chin. P.、Jpn. P.
国家处方集	CNF
医保目录	【保（乙）】
基本药物目录	
其他推荐依据	
■ 药品名称	**注射用替卡西林钠克拉维酸钾　Ticarcillin Disodium and Clavulanate Potassium for Injection**
抗菌谱与适应证	适用于治疗敏感菌所致的败血症、腹膜炎、呼吸道感染、胆道感染、泌尿系统感染、骨和关节感染、术后感染、皮肤和软组织感染、耳鼻喉感染等
制剂与规格	注射用替卡西林钠克拉维酸钾：①1.6g（替卡西林钠 1.5g、克拉维酸钾 0.1g）；②3.2g（替卡西林钠 3g、克拉维酸钾 0.2g）
用法与用量	1. 成人：静脉滴注，一次 1.6~3.2g，每 6~8 小时 1 次；最大剂量，一次 3.2g，每 4 小时 1 次 2. 肾功能不全时剂量：肌酐清除率>30ml/min 者，每 8 小时 3.2g；肌酐清除率为 10~30ml/min 者，每 8 小时 1.6g；肌酐清除率<10ml/min 者，每 16 小时 1.6g

	3. 儿童：小儿用量，一次 80mg/kg，每 6~8 小时 1 次
	4. 早产儿及足月新生儿：一次 80mg/kg，每 12 小时 1 次
注意事项	1. 对头孢菌素过敏者、凝血功能异常者慎用
	2. 注射用溶液应随用随配，配制好的注射液应立即使用
	3. 与氨基糖苷类抗菌药物合用治疗，两种药物应分别给药
禁忌	对 β-内酰胺类抗菌药物过敏者禁用
不良反应	低钾血症及出血时间延长；皮疹、瘙痒、药物热等过敏反应较多见；可发生胃肠道反应
特殊人群用药	肝、肾功能不全患者：严重肝、肾功能不全患者慎用
	老年人：老年患者肾功能减退，须调整剂量
	妊娠与哺乳期妇女：孕妇用药应权衡利弊；可用于哺乳期妇女
药典	USP、Eur. P.、Jpn. P.
国家处方集	CNF
医保目录	【保（乙）】
基本药物目录	
其他推荐依据	
■ 药品名称	**注射用哌拉西林舒巴坦　Piperacillinand Sulbactam for Injection**
抗菌谱与适应证	用于对哌拉西林耐药对本品敏感的产 β-内酰胺酶致病菌引起的感染：
	1. 呼吸系统感染（如急性支气管炎、肺炎、慢性支气管炎急性发作、支气管扩张伴感染等）
	2. 泌尿生殖系统感染（如单纯型泌尿系感染、复杂型泌尿系感染等）
制剂与规格	注射用哌拉西林钠舒巴坦钠：①1.25g；②2.5g
用法与用量	1. 成人：静脉滴注一次 2.5~5g，每 12 小时 1 次；严重或难治性感染时，每 8 小时 1 次。一日最大用量不得超过 20g（舒巴坦最大剂量为一日 4g）。疗程通常为 7~14 日
	2. 肾功能不全时应酌情调整剂量
	3. 老年患者剂量酌减
注意事项	1. 用前需做青霉素皮肤试验
	2. 哌拉西林可能引起出血，有出血倾向的患者应检查凝血时间、血小板聚集时间和凝血酶原时间
	3. 哌拉西林钠与溶栓药合用时可能发生严重出血，不宜同时使用
禁忌	对青霉素类、头孢菌素类或 β-内酰胺酶抑制药过敏或对上述药物有过敏史者禁用
不良反应	仅少数患者可能发生，包括胃肠道反应、皮肤反应、变态反应等
特殊人群用药	肝、肾功能不全患者：肾功能不全者慎用
	老年人：老年患者（>65 岁）由于肾功能减退，用药剂量宜酌减
	妊娠与哺乳期妇女：用药应权衡利弊
药典	USP、Eur. P.、Chin. P.
国家处方集	CNF

续　表

医保目录	【保（乙）】
基本药物目录	
其他推荐依据	
■ 药品名称	**注射用哌拉西林钠他唑巴坦钠**　Piperacillin Sodium and Tazobactam Sodium for Injection
抗菌谱与适应证	用于对哌拉西林耐药，但对哌拉西林他唑巴坦敏感的产 β-内酰胺酶的细菌引起的中、重度感染： 1. 大肠埃希菌和拟杆菌属所致的阑尾炎、腹膜炎 2. 金黄色葡萄球菌所致的中、重度医院获得性肺炎、非复杂性和复杂性皮肤软组织感染 3. 大肠埃希菌所致的产后子宫内膜炎或盆腔炎性疾病 4. 流感嗜血杆菌所致的社区获得性肺炎
制剂与规格	注射用哌拉西林钠他唑巴坦钠：①1.125g（哌拉西林钠 1g、他唑巴坦钠 0.125g）；②2.25g（哌拉西林钠 2g、他唑巴坦钠 0.25g）；③3.375g（哌拉西林钠 3g、他唑巴坦钠 0.375g）；④4.5g（哌拉西林钠 4g、他唑巴坦钠 0.5g）
用法与用量	1. 成人：静脉滴注。一般感染，一次 3.375g，每 6 小时 1 次，或 4.5g，每 8 小时 1 次，疗程 7~10 日。医院获得性肺炎，起始量 3.375g，每 4 小时 1 次，疗程 7~14 日，也可根据病情及细菌学检查结果进行调整 2. 肾功能不全者应根据肌酐清除率调整剂量 3. 血液透析者一次最大剂量为 2.25g，每 8 小时 1 次，并在每次血液透析后可追加 0.75g
注意事项	1. 有出血史，溃疡性结肠炎、克罗恩病或假膜性肠炎慎用 2. 用药期间应定期检查血清电解质水平、造血功能等
禁忌	对青霉素类、头孢菌素类抗菌药物或 β-内酰胺酶抑制药过敏者禁用
不良反应	皮肤反应（皮疹、瘙痒等）；消化道反应（腹泻、恶心、呕吐等）；过敏反应；局部反应（注射局部刺激反应、疼痛等）
特殊人群用药	肝、肾功能不全患者：严重肝、肾功能障碍者慎用 妊娠与哺乳期妇女：妊娠安全性分级为 B 级；哺乳期妇女慎用
药典	USP、Eur. P.、Chin. P.
国家处方集	CNF
医保目录	【保（乙）】
基本药物目录	
其他推荐依据	
■ 药品名称	**注射用头孢哌酮舒巴坦**　Cefoperazone and Sulbactam for Injection
抗菌谱与适应证	用于治疗敏感细菌所致的下列感染： 1. 呼吸系统感染 2. 腹内感染，如腹膜炎、胆囊炎、胆管炎 3. 泌尿、生殖系统感染，如尿路感染、盆腔炎、子宫内膜炎、淋病等 4. 皮肤、软组织感染 5. 骨、关节感染 6. 其他严重感染，如败血症、脑膜炎等

续　表

制剂与规格	注射用头孢哌酮钠/舒巴坦钠（1∶1）：①1g（头孢哌酮钠0.5g、舒巴坦钠0.5g）；②2g（头孢哌酮钠1g、舒巴坦钠1g） 注射用头孢哌酮钠/舒巴坦钠（2∶1）：①1.5g（头孢哌酮钠1g、舒巴坦钠0.5g）；②3g（头孢哌酮钠2g、舒巴坦钠1g）
用法与用量	静脉滴注： 1. 成人：一日2~4g，严重或难治性感染可增至一日8g。分等量每12小时静脉滴注1次。舒巴坦每日最高剂量不超过4g 2. 儿童：常用量一日40~80mg/kg，等分2~4次滴注。严重或难治性感染可增至一日160mg/kg。等分2~4次滴注。新生儿出生第一周内，应每隔12小时给药1次。舒巴坦每日最高剂量不超过80mg/kg
注意事项	接受β-内酰胺类或头孢菌素类抗菌药物治疗的患者可发生严重的及偶可发生的致死性过敏反应。一旦发生过敏反应，应立即停药并给予适当的治疗
禁忌	已知对青霉素类，舒巴坦、头孢哌酮及其他头孢菌素类抗菌药物过敏者禁用
不良反应	皮疹较为多见；少数患者尚可发生腹泻、腹痛；一过性嗜酸性粒细胞增多，轻度中性粒细胞减少；暂时性AST及ALT、碱性磷酸酶、尿素氮或血肌酐升高等
特殊人群用药	肝、肾功能不全患者：根据患者情况调整用药剂量 儿童：新生儿和早产儿用药须权衡利弊 老年人：老年人呈生理性的肝、肾功能减退，因此应慎用本药并需调整剂量 妊娠与哺乳期妇女：妊娠安全性分级为B级；哺乳期妇女用药时宜暂停授乳
药典	USP、Eur. P.、Chin. P.
国家处方集	CNF
医保目录	【保（乙）】
基本药物目录	
其他推荐依据	

第六节　氨基糖苷类

■ 药品名称	注射用链霉素　Streptomycin for Injection
抗菌谱与适应证	1. 与其他抗结核药联合用于治疗结核分枝杆菌所致的各种结核病或其他分枝杆菌感染 2. 用于治疗土拉菌病，或与其他抗菌药联合用于治疗鼠疫、腹股沟肉芽肿、布鲁杆菌病、鼠咬热 3. 与青霉素联合用于预防或治疗草绿色链球菌或肠球菌所致的心内膜炎
制剂与规格	注射用硫酸链霉素：①0.75g（75万U）；②1g（100万U）；③2g（200万U）；④5g（500万U）
用法与用量	肌内注射。成人：①结核病：一次0.5g，每12小时1次；或一次0.75g，一日1次；②草绿色链球菌心内膜炎：一次1g，每12小时1次，连续用药1周；然后一次0.5g，每12小时

续 表

	1 次，连续用药 1 周；③肠球菌心内膜炎：一次 1g，每 12 小时 1 次，连续用药 2 周；然后一次 0.5g，每 12 小时 1 次，连续用药 4 周；④土拉菌病、鼠疫：一次 0.5~1g，每 12 小时 1 次；⑤布鲁菌病：一日 1~2g，分 2 次给药
注意事项	下列情况应慎用链霉素：①脱水，可使血药浓度增高，易产生毒性反应；②第Ⅷ对脑神经损害，因本品可导致前庭神经和听神经损害；③重症肌无力或帕金森病，因本品可引起神经肌肉阻滞作用，导致骨骼肌软弱；④肾功能损害，因本品具有肾毒性
禁忌	对链霉素或其他氨基糖苷类过敏的患者禁用
不良反应	血尿、排尿次数减少或尿量减少、食欲减退、口渴等肾毒性症状，少数可产生血液中尿素氮及肌酐值增高。影响前庭功能时可有步履不稳、眩晕等症状；影响听神经出现听力减退、耳鸣、耳部饱满感
特殊人群用药	肝、肾功能不全患者：肾功能不全患者慎用 儿童：慎用 老年人：老年患者应采用较小治疗量，并且尽可能在疗程中监测血药浓度 妊娠与哺乳期妇女：妊娠安全性分级为 D 级；哺乳期妇女用药期间暂停授乳
药典	USP、Eur. P.、Chin. P.、Jpn. P.
国家处方集	CNF
医保目录	【保（甲）】
基本药物目录	【基】
其他推荐依据	

■ 药品名称	庆大霉素 Gentamicin
抗菌谱与适应证	1. 适用于治疗敏感革兰阴性杆菌，如大肠埃希菌、克雷伯菌属、肠杆菌属、铜绿假单胞菌以及甲氧西林敏感的葡萄球菌所致的严重感染，如败血症、下呼吸道感染、肠道感染、盆腔感染、腹腔感染、皮肤软组织感染、复杂性尿路感染等。治疗腹腔感染及盆腔感染应与抗厌氧菌药物合用。与青霉素（或氨苄西林）合用治疗肠球菌属感染 2. 用于敏感细菌所致中枢神经系统感染，可鞘内注射作为辅助治疗
制剂与规格	硫酸庆大霉素片（每 10mg 相当于 1 万 U）：①20mg；②40mg 硫酸庆大霉素注射液：①1ml：20mg；②1ml：40mg；③2ml：80mg 硫酸庆大霉素颗粒：10mg
用法与用量	1. 肌内注射、静脉滴注：①成人，一次 80mg，或按体重一次 1~1.7mg/kg，每 8 小时 1 次；体重<60kg 者，一日 1 次给药 3mg/kg；体重>60kg 者，总量不超过 160mg，每 24 小时 1 次。疗程为 7~10 日。②小儿，一次 2.5mg/kg，每 12 小时 1 次；或一次 1.7mg/kg，每 8 小时 1 次。疗程为 7~10 日 2. 鞘内及脑室内给药：成人一次 4~8mg，小儿（3 个月以上）一次 1~2mg，每 2~3 日 1 次 3. 肾功能减退患者根据肌酐清除率调整剂量
注意事项	1. 下列情况应慎用：①脱水，可使血药浓度增高，易产生毒性反应；②第Ⅷ对脑神经损害，因本品可导致前庭神经和听神经损害；③重症肌无力或帕金森病，因本品可引起神经肌肉阻滞作用，导致骨骼肌软弱；④肾功能损害，因本品有肾毒性 2. 长期应用可能导致耐药菌过度生长 3. 不宜用于皮下注射；本品有抑制呼吸作用，不得静脉注射

续　表

禁忌	对本品或其他氨基糖苷类过敏者禁用
不良反应	用药过程中可能引起听力减退、耳鸣或耳部饱满感等耳毒性反应，影响前庭功能时可发生步态不稳、眩晕。也可能发生血尿、排尿次数显著减少或尿量减少、食欲减退、极度口渴等肾毒性反应。发生率较低者有因神经肌肉阻滞或肾毒性引起的呼吸困难、嗜睡、软弱无力等。偶有皮疹、恶心、呕吐、肝功能减退、白细胞减少、粒细胞减少、贫血、低血压等
特殊人群用药	肝、肾功能不全患者：肾功能不全患者慎用 儿童：慎用 老年人：应采用较小治疗量且尽可能在疗程中监测血药浓度 妊娠与哺乳期妇女：妊娠安全性分级为 D 级；哺乳期妇女用药期间暂停授乳
药典	USP、Eur. P.
国家处方集	CNF
医保目录	【保（甲/乙）】
基本药物目录	【基】
其他推荐依据	
■ 药品名称	妥布霉素　Tobramycin
抗菌谱与适应证	1. 适用于铜绿假单胞菌、大肠埃希菌、克雷伯菌属、沙雷菌属所致的新生儿脓毒血症、败血症、中枢神经系统感染、泌尿生殖系统感染、肺部感染、胆道感染、腹腔感染及腹膜炎、骨骼感染、烧伤感染、皮肤软组织感染、急性及慢性中耳炎、鼻窦炎等 2. 与其他抗菌药物联合用于治疗葡萄球菌所致感染（耐甲氧西林菌株感染除外）
制剂与规格	硫酸妥布霉素注射液（每 10mg 相当于 1 万 U）：2ml：80mg
用法与用量	肌内注射或静脉滴注。成人：一次 1~1.7mg/kg，每 8 小时 1 次，疗程 7~14 日。儿童：早产儿或 0~7 日小儿，一次 2mg/kg，每 12~24 小时 1 次；大于 7 日小儿，一次 2mg/kg，每 8 小时 1 次
注意事项	1. 前庭功能或听力减退者、脱水、重症肌无力或帕金森病慎用 2. 本品不宜皮下注射；不能静脉注射
禁忌	对本品或其他氨基糖苷类过敏者、本人或家族中有人因使用链霉素引起耳聋或其他耳聋者禁用；肾衰竭者禁用；孕妇禁用
不良反应	发生率较多者有听力减退、耳鸣或耳部饱满感（耳毒性）、血尿、排尿次数显著减少或尿量减少、食欲减退、极度口渴（肾毒性）、步态不稳、眩晕（耳毒性、影响前庭、肾毒性）。发生率较低者有呼吸困难、嗜睡、极度软弱无力（神经肌肉阻滞或肾毒性）。本品引起肾功能减退的发生率较庆大霉素低
特殊人群用药	肝、肾功能不全患者：肾功能不全、肝功能异常患者慎用 儿童：儿童慎用 老年人：慎用，老年患者应采用较小治疗量且尽可能在疗程中监测血药浓度 妊娠与哺乳期妇女：孕妇禁用；哺乳期妇女慎用或用药期间暂停授乳
药典	USP
国家处方集	CNF

续　表

医保目录	【保（乙）】
基本药物目录	
其他推荐依据	
■ 药品名称	阿米卡星　Amikacin
抗菌谱与适应证	1. 对大肠埃希菌、铜绿假单胞菌及其他假单胞菌、变形杆菌、克雷伯杆菌、不动杆菌、沙雷杆菌和肠杆菌等敏感革兰阴性杆菌与葡萄球菌属所致严重感染，如下呼吸道感染，腹腔感染，胆道感染，骨、关节、皮肤及软组织感染，泌尿系统感染，细菌性心内膜炎，菌血症或败血症等 2. 对庆大霉素、妥布霉素和卡那霉素耐药菌株所致的严重感染
制剂与规格	硫酸阿米卡星注射液：①1ml：100mg（10万U）；②2ml：200mg（20万U） 注射用硫酸阿米卡星：200mg
用法与用量	肌内注射或静脉滴注。①成人：单纯性尿路感染：每12小时200mg；其他全身感染：每8小时5mg/kg，或每12小时7.5mg/kg，一日不超过1.5g；烧伤合并感染：一次5~7.5mg/kg，每6小时1次。②肾功能不全者根据肌酐清除率调整剂量。③儿童：首剂10mg/kg，然后每12小时7.5mg/kg
注意事项	脱水患者、重症肌无力或帕金森患者慎用。其他参见"链霉素"
禁忌	对阿米卡星或其他氨基糖苷类过敏的患者禁用
不良反应	患者可发生听力减退、耳鸣或耳部饱满感，少数患者亦可发生眩晕、步态不稳等症状。听力减退一般于停药后症状不再加重，但个别在停药后可能继续发展至耳聋
特殊人群用药	肝、肾功能不全患者：肾功能损害患者慎用 儿童：慎用 老年人：老年患者应用本药后较易产生各种毒性反应 妊娠与哺乳期妇女：孕妇使用前应充分权衡利弊，妊娠安全性分级为D级；哺乳期妇女在用药期间暂停授乳
药典	USP、Eur. P.、Chin. P.
国家处方集	CNF
医保目录	【保（甲）】
基本药物目录	【基】
其他推荐依据	
■ 药品名称	注射用奈替米星　Netilmicin for Injection
抗菌谱与适应证	1. 主要适用于治疗敏感革兰阴性杆菌所致的严重感染。如大肠埃希菌、肠杆菌属、变形杆菌、铜绿假单胞菌等所致的下呼吸道感染、复杂性尿路感染、腹腔感染、胃肠感染、骨及关节感染、皮肤软组织感染、烧伤或创伤感染、手术感染、败血症等 2. 与其他抗菌药物联合用于治疗葡萄球菌感染（耐甲氧西林葡萄球菌除外） 3. 某些耐庆大霉素菌株所致严重感染
制剂与规格	注射用硫酸奈替米星：①1ml（5万U）；②2ml（10万U）

续 表

用法与用量	肌内注射或静脉滴注。成人 1.3~2.2mg/（kg·8h）或 2~3.25mg/（kg·12h），疗程 7~14 日。一日最高剂量不超过 7.5mg/kg；复杂性尿路感染：一次 1.5~2mg/kg，每 12 小时 1 次，疗程 7~14 日。一日最高剂量不超过 7.5mg/kg；肾功能不全者：按照血药浓度进行调整，或根据肌酐清除率计算调整剂量
注意事项	脱水、第Ⅷ对脑神经损害、重症肌无力或帕金森病患者慎用
禁忌	对奈替米星或任何一种氨基糖苷类抗菌药物过敏或有严重毒性反应者禁用；孕妇和新生儿禁用
不良反应	1. 肾毒性轻微并较少见。常发生于原有肾功能损害者，或应用剂量超过一般常用剂量的感染患者 2. 神经系统毒性：可发生第Ⅷ对脑神经的毒性反应，但本品的毒性发生率较低，程度亦较轻，易发生在原有肾功能损害者，或治疗剂量过高、疗程过长的感染患者，表现为前庭及听力受损的症状，如出现头晕、眩晕、听觉异常等 3. 其他：偶可出现头痛、全身不适、视觉障碍、心悸、皮疹、发热、呕吐及腹泻等
特殊人群用药	肝、肾功能不全患者：肝、肾功能损害者慎用 儿童：儿童（尤其是早产儿及新生儿）慎用。新生儿禁用 老年人：老年患者使用时按轻度肾功能减退者减量用药，且尽可能在疗程中监测血药浓度 妊娠与哺乳期妇女：妊娠安全性分级为 D 级，孕妇禁用；哺乳期妇女在用药期间暂停授乳
药典	USP、Eur. P.、Chin. P.
国家处方集	CNF
医保目录	【保（乙）】
基本药物目录	
其他推荐依据	
■ 药品名称	**注射用依替米星　Etimicin for Injection**
抗菌谱与适应证	用于敏感菌所致的感染： 1. 呼吸系统感染：如急性支气管炎、慢性支气管炎急性发作、社区肺部感染、支气管扩张并发肺部感染等 2. 泌尿生殖系统感染：如急性肾盂肾炎、膀胱炎、前列腺炎、慢性肾盂肾炎或慢性膀胱炎急性发作等 3. 皮肤软组织感染 4. 创伤和手术后感染
制剂与规格	注射用硫酸依替米星：①50mg（5 万 U）；②100mg（10 万 U）
用法与用量	静脉滴注：一次 100~150mg，每 12 小时 1 次，疗程为 5~10 日；肾功能不全者：应调整剂量，并应监测本药血药浓度
注意事项	1. 在用本品治疗过程中应密切观察肾功能和第Ⅷ对脑神经功能的变化，并尽可能进行血药浓度检测 2. 本品可能发生神经肌肉阻滞现象 3. 大面积烧伤患者、脱水患者慎用

续　表

禁忌	对本品及其他氨基糖苷类抗菌药物过敏者禁用
不良反应	不良反应为耳、肾的毒性，发生率和严重程度与奈替米星相似
特殊人群用药	肝、肾功能不全患者：肾功能不全患者慎用 儿童：用药须权衡利弊 老年人：老人需调整给药剂量与用药间期 妊娠与哺乳期妇女：孕妇用药须权衡利弊；哺乳期妇女在用药期间暂停授乳
药典	
国家处方集	CNF
医保目录	【保（乙）】
基本药物目录	
其他推荐依据	
■ 药品名称	新霉素　Neomycin
抗菌谱与适应证	1. 敏感菌所致肠道感染 2. 用于肠道感染和结肠手术前准备
制剂与规格	硫酸新霉素片（以新霉素计）：①100mg（10万U）；②250mg（25万U）
用法与用量	口服给药。①成人：常用剂量一次250~500mg，一日4次；感染性腹泻，一次8.75mg/kg，每6小时1次，疗程2~3日；结肠手术前准备，每小时700mg，用药4小时；继以每4小时700mg，共24小时；肝性脑病的辅助治疗，一次500~1000mg，每6小时1次，疗程5~6日；②儿童：一日25~50mg/kg，分4次服用
注意事项	下列情况应慎用：脱水、第Ⅷ对脑神经损害、重症肌无力、帕金森病、溃疡性结肠炎及有口腔牙病患者（新霉素可引起口腔刺激或疼痛）
禁忌	对本品及其他氨基糖苷类抗菌药物过敏者、肠梗阻者禁用
不良反应	1. 可引起食欲减退、恶心、腹泻等 2. 较少发现听力缺乏、耳鸣或耳部饱满感；头晕或步态不稳；尿量或排尿次数显著减少或极度口渴 3. 偶可引起肠黏膜萎缩而导致吸收不良综合征及脂肪性腹泻，甚至抗菌药物相关性肠炎
特殊人群用药	肝、肾功能不全患者：肾功能损害患者慎用 儿童：慎用 老年人：应采用较小治疗量且尽可能在疗程中监测血药浓度 妊娠与哺乳期妇女：妊娠安全性分级为D级；哺乳期妇女用药期间暂停授乳
药典	USP、Eur. P.、Chin. P.、Jpn. P.
国家处方集	CNF
医保目录	【保（乙）】
基本药物目录	
其他推荐依据	

续　表

■ 药品名称	异帕米星　Isepamicin
抗菌谱与适应证	用于治疗敏感菌所致肺炎、支气管炎、肾盂肾炎、膀胱炎、腹膜炎、败血症、外伤或烧伤创口感染
制剂与规格	硫酸异帕米星注射液：①2ml：200mg（20万U）；②2ml：400mg（40万U）
用法与用量	肌内注射或静脉滴注。成人：一日400mg，分1~2次注射。静脉滴注时一日400mg，分1~2次滴注
注意事项	1. 前庭功能或听力减退者、脱水、依靠静脉高营养维持生命的体质衰弱者、重症肌无力或帕金森病患者慎用 2. 本品不能静脉注射
禁忌	对本品或其他氨基糖苷类及杆菌肽过敏者、本人或家族中有人因使用其他氨基糖苷类抗菌药物引起耳聋者禁用；肾衰竭者及妊娠期妇女禁用；早产儿、新生儿和婴幼儿禁用
不良反应	常见听力减退、耳鸣或耳部饱满感（耳毒性）、血尿、排尿次数显著减少或尿量减少、食欲减退、极度口渴（肾毒性）、步态不稳、眩晕（耳毒性，影响前庭）、恶心或呕吐（耳毒性，影响前庭；肾毒性）
特殊人群用药	肝、肾功能不全患者：严重肝、肾功能不全者慎用，肾衰竭者禁用 儿童：儿童慎用。早产儿、新生儿和婴幼儿禁用 老年人：年老体弱者慎用 妊娠与哺乳期妇女：孕妇禁用；哺乳期妇女应慎用或暂停授乳
药典	Jpn. P.
国家处方集	CNF
医保目录	【保（乙）】
基本药物目录	
其他推荐依据	

第七节　四　环　素　类

■ 药品名称	四环素　Tetracycline
抗菌谱与适应证	1. 立克次体病，包括流行性斑疹伤寒、地方性斑疹伤寒、落基山斑疹热、恙虫病和Q热 2. 支原体属感染 3. 回归热 4. 布鲁菌病（与氨基糖苷类联合应用） 5. 霍乱 6. 鼠疫（与氨基糖苷类联合应用） 7. 兔热病

续　表

制剂与规格	盐酸四环素片：①0.125g；② 0.25g 盐酸四环素胶囊：0.25g 注射用盐酸四环素：①0.125g；② 0.25g；③0.5g
用法与用量	1. 口服给药：成人一次 0.25~0.5g，每 6 小时 1 次；8 岁以上小儿一日 25~50mg/kg，分 4次服用，疗程一般为 7~14 日 2. 静脉滴注：成人一日 1~1.5g，分 2~3 次给药；8 岁以上小儿一日 10~20mg/kg，分 2 次给药，一日剂量不超过 1g 3. 支原体肺炎、布鲁菌病需 3 周左右
注意事项	长期用药期间应定期随访检查血常规及肾功能
禁忌	有四环素类药物过敏史者禁用
不良反应	胃肠道症状如恶心、呕吐、上腹不适、腹胀、腹泻等，偶可发生胰腺炎等；可致肝毒性；变态反应，多为斑丘疹和红斑等
特殊人群用药	肝、肾功能不全患者：肝、肾功能不全者慎用 儿童：8 岁以下儿童不宜使用 老年人：慎用 妊娠与哺乳期妇女：孕妇应避免使用本药，如确有指征应用时每日静脉滴注剂量以 1g 为宜，不应超过 1.5g，其血药浓度应保持在 15μg/ml 以下；妊娠安全性分级为 D 级。哺乳期妇女用药须权衡利弊或暂停授乳
药典	USP、Eur. P.
国家处方集	CNF
医保目录	【保（甲/乙）】
基本药物目录	
其他推荐依据	
■ 药品名称	**土霉素**　Oxytetracycline
抗菌谱与适应证	1. 立克次体病，包括流行性斑疹伤寒、地方性斑疹伤寒、落基山斑疹热、恙虫病和 Q 热 2. 支原体属感染 3. 衣原体属感染，包括鹦鹉热、性病淋巴肉芽肿、非特异性尿道炎、输卵管炎、宫颈炎及沙眼 4. 回归热 5. 布鲁菌病（与氨基糖苷类药联用） 6. 霍乱 7. 鼠疫（与氨基糖苷类药联用） 8. 兔热病 9. 软下疳
制剂与规格	土霉素片：0.25g
用法与用量	口服给药：①成人：一次 250~500mg，每 6 小时 1 次；②儿童：8 岁以上患儿，一次 6.25~12.5mg/kg，每 6 小时 1 次
注意事项	1. 长期用药期间应定期随访检查血常规及肝肾功能

	2. 口服本品时，宜饮用足量水（约 240ml） 3. 本品宜空腹口服，即餐前 1 小时或餐后 2 小时服用
禁忌	有四环素类药物过敏史者禁用；本品可导致恒牙黄染，牙釉质发育不良和骨生长抑制，8 岁以下小儿禁用；妊娠及哺乳期妇女禁用
不良反应	胃肠道症状如恶心、呕吐、上腹不适、腹胀、腹泻等，偶可发生胰腺炎等；可致肝毒性；变态反应，多为斑丘疹和红斑等；偶可引起溶血性贫血、血小板减少等
特殊人群用药	肝、肾功能不全患者：慎用 儿童：8 岁以下小儿禁用 老年人：慎用 妊娠与哺乳期妇女：孕妇应避免使用本药，妊娠安全性分级为 D 级；哺乳期妇女禁用
药典	USP、Eur. P.
国家处方集	CNF
医保目录	
基本药物目录	
其他推荐依据	
■ 药品名称	多西环素　Doxycycline
抗菌谱与适应证	1. 首选药用于：立克次体病、支原体属感染、衣原体属感染、回归热、布鲁菌病（与氨基糖苷类药联用）、霍乱、鼠疫（与氨基糖苷类药联用）、兔热病、软下疳 2. 可用于治疗对青霉素类过敏患者的破伤风、气性坏疽、梅毒、淋病和钩端螺旋体病 3. 中、重度痤疮患者的辅助治疗
制剂与规格	盐酸多西环素片：①50mg；②100mg 盐酸多西环素胶囊：①250mg；②100mg
用法与用量	口服给药，成人：一般感染，首次 200mg，以后一次 100mg，一日 1~2 次，疗程为 3~7 日；抗寄生虫感染，第 1 日，一次 100mg，每 12 小时 1 次；以后一次 100~200mg，一日 1 次（或一次 50~100mg，每 12 小时 1 次）；淋病奈瑟菌性尿道炎和宫颈炎、沙眼衣原体所致的单纯性尿道炎、宫颈炎或直肠感染，一次 100mg，一日 2 次，疗程至少 7 日；梅毒，一次 150mg，每 12 小时 1 次，疗程至少 10 日
注意事项	1. 应用本品时可能发生耐药菌的过度繁殖。一旦发生二重感染，即停用本品并予以相应治疗 2. 长期用药时应定期随访检查血常规及肝功能
禁忌	有四环素类药物过敏史者禁用
不良反应	胃肠道症状如恶心、呕吐、上腹不适、腹胀、腹泻等，偶可发生胰腺炎等；可致肝毒性；变态反应，多为斑丘疹和红斑等；偶可引起溶血性贫血、血小板减少等
特殊人群用药	肝、肾功能不全患者：原有肝病患者慎用；肾功能减退患者可以应用，不必调整剂量，应用时通常亦不引起血尿素氮的升高 儿童：8 岁以下小儿禁用 妊娠与哺乳期妇女：孕妇不宜使用本药，妊娠安全性分级为 D 级；本药可分泌入乳汁，哺乳期妇女应用时应暂停授乳

续　表

药典	USP、Eur. P.
国家处方集	CNF
医保目录	【保（甲）】
基本药物目录	【基】
其他推荐依据	
■ 药品名称	米诺环素　Minocycline
抗菌谱与适应证	用于对本品敏感的葡萄球菌、链球菌、肺炎球菌、淋病奈瑟菌、大肠埃希菌、克雷伯菌、变形杆菌、衣原体、梅毒螺旋体等引起的感染： 1. 浅表性化脓性感染 2. 深部化脓性疾病：乳腺炎、淋巴管（结）炎、骨髓炎、骨炎等 3. 呼吸道感染 4. 痢疾、肠炎、感染性食物中毒、胆管炎、胆囊炎等 5. 泌尿生殖道感染等 6. 败血症、菌血症
制剂与规格	盐酸米诺环素片：①50mg（5万U）；②100mg（10万U） 盐酸米诺环素胶囊：①50mg（5万U）；②100mg（10万U）
用法与用量	口服给药： 1. 成人：每12小时100mg；或每6小时50mg 2. 儿童：8岁以上儿童，每日2~4mg/kg，分1~2次口服，首剂量4mg/kg
注意事项	1. 食管通过障碍者、口服吸收不良或不能进食者及全身状态恶化患者（因易引发维生素K缺乏症）慎用 2. 用药期间应定期检查肝、肾功能
禁忌	对本品及其他四环素类药物过敏者禁用
不良反应	米诺环素引起菌群失调较为多见；消化道反应如食欲减退、恶心、呕吐、腹痛、腹泻、口腔炎、舌炎、肛门周围炎等；影响牙齿和骨发育等
特殊人群用药	肝、肾功能不全患者：肝、肾功能不全者慎用 儿童：8岁以下小儿禁用 老年人：老年患者慎用本药，对有肾功能障碍者，推荐减少给药剂量 妊娠与哺乳期妇女：妊娠安全性分级为D级；哺乳期妇女须权衡利弊后用药或暂停授乳
药典	USP、Eur. P.、Jpn. P.
国家处方集	CNF
医保目录	【保（乙）】
基本药物目录	
其他推荐依据	

第八节　大环内酯类

■ 药品名称	红霉素　Erythromycin
抗菌谱与适应证	1. 作为青霉素过敏患者治疗下列感染的替代用药：溶血性链球菌、肺炎链球菌所致的急性扁桃体炎、急性咽炎、鼻窦炎；溶血性链球菌所致的猩红热、蜂窝织炎；白喉及白喉带菌者；气性坏疽、炭疽、破伤风；放线菌病；梅毒；李斯特菌病等 2. 肺炎支原体肺炎、肺炎衣原体肺炎 3. 军团菌病 4. 百日咳 5. 泌尿生殖系统感染 6. 沙眼衣原体结膜炎 7. 空肠弯曲菌肠炎 8. 厌氧菌所致口腔感染
制剂与规格	红霉素片：①0.125g；②0.25g 红霉素软膏：①1%；②0.5% 红霉素栓：①0.1g；②0.2g 硬脂酸红霉素片：①0.05g；②0.125g；③0.25g 硬脂酸红霉素胶囊：①0.1g；②0.125g 硬脂酸红霉素颗粒：50mg 注射用乳糖酸红霉素：①0.25g；②0.3g
用法与用量	口服给药： 1. 成人：一日0.75~2g，分3~4次；军团菌病，一日1~4g，分3次服用；风湿热复发的预防，一次250mg，一日2次；感染性心内膜炎的预防，术前1小时口服1g，术后6小时再服用500mg 2. 儿童：一日20~40mg/kg，分3~4次服用 静脉滴注： 1. 成人：一次0.5~1.0g，一日2~3次。军团菌病，一日3~4g，分4次 2. 儿童：一日20~30mg/kg，分2~3次 栓剂直肠给药：成人一次0.1g，一日2次；儿童一日20~30mg/kg
注意事项	用药期间定期随访肝功能
禁忌	对红霉素类药物过敏者禁用
不良反应	胃肠道反应多见，有腹泻、恶心、呕吐、中上腹痛、口舌疼痛等；肝毒性少见，偶见黄疸；过敏性反应表现为药物热、皮疹等
特殊人群用药	肝、肾功能不全患者：慎用 妊娠与哺乳期妇女：孕妇用药应权衡利弊，妊娠安全性分级为B级；哺乳期妇女应慎用
药典	USP、Eur. P.、Chin. P.、Jpn. P.
国家处方集	CNF
医保目录	【保（甲）】

续　表

基本药物目录	【基】
其他推荐依据	
■ 药品名称	**阿奇霉素　Azithromycin**
抗菌谱与适应证	1. 用于化脓性链球菌引起的急性咽炎、急性扁桃体炎以及敏感细菌引起的鼻窦炎、急性中耳炎、急性支气管炎、慢性支气管炎急性发作 2. 用于肺炎链球菌、流感杆菌以及肺炎支原体所致的肺炎 3. 用于衣原体及非多种耐药淋病奈瑟菌所致的尿道炎、宫颈炎及盆腔炎 4. 用于敏感菌所致的皮肤软组织感染
制剂与规格	阿奇霉素片（每 100mg 相当于 10 万 U）：①250mg；②500mg 阿奇霉素分散片：①125mg；②250mg 阿奇霉素胶囊：①125mg；②250mg 阿奇霉素颗粒：①100mg；②250mg；③500mg 阿奇霉素干混悬剂：2g：0.1g 阿奇霉素混悬剂：①0.125g；②0.25g 阿奇霉素糖浆：25ml：500mg 注射用乳糖酸阿奇霉素（以阿奇霉素计）：①125mg；②250mg；③500mg 阿奇霉素注射液：①2ml：125mg；②2ml：250mg；③5ml：500mg 阿奇霉素葡萄糖注射液：①100ml（阿奇霉素 125mg、葡萄糖 5g）；②100ml（阿奇霉素 200mg、葡萄糖 5g）
用法与用量	口服：饭前 1 小时或餐后 2 小时服用。成人：沙眼衣原体、杜克嗜血杆菌或敏感淋球菌所致的性传播疾病，仅需单次口服 1g；其他感染的治疗，第一日，0.5g 顿服，第 2~5 日，一日 0.25g 顿服，或一日 0.5g 顿服，连服 3 日；儿童：中耳炎、肺炎，第 1 日 10mg/kg 顿服，一日最大量不超过 500mg；第 2~5 日，一日 5mg/kg 顿服，一日最大量不超过 250mg；咽炎、扁桃体炎，一日 12mg/kg 顿服（一日最大量不超过 0.5g），连用 5 日 静脉滴注：成人社区获得性肺炎，静脉滴注至少 2 日后转为口服给药，一次 500mg，一日 1 次，7~10 日为一疗程；盆腔炎，静脉滴注 1~2 日后转为口服给药，一次 250mg，一日 1 次，7 日为一疗程
注意事项	1. 用药期间如果发生过敏反应（如血管神经性水肿、皮肤反应、史-约综合征及中毒性表皮坏死松解症等），应立即停药，并采取适当措施 2. 进食可影响阿奇霉素的吸收，口服用药需在饭前 1 小时或餐后 2 小时服用
禁忌	对阿奇霉素、红霉素或其他任何一种大环内酯类药物过敏者禁用
不良反应	常见反应为胃肠道反应如腹泻、腹痛、稀便、恶心、呕吐等；局部反应如注射部位疼痛、局部炎症等；皮肤反应如皮疹、瘙痒；其他反应如畏食、头晕或呼吸困难等
特殊人群用药	肝、肾功能不全患者：严重肝功能不全者、严重肾功能不全者不应使用 儿童：用于 6 个月以下幼儿中耳炎或社区获得性肺炎及 2 岁以下小儿咽炎或扁桃体炎的疗效与安全性尚未确定 妊娠与哺乳期妇女：孕妇须充分权衡利弊后用药，妊娠安全性分级为 B 级；哺乳期妇女须充分权衡利弊后用药
药典	USP、Eur. P.、Chin. P.
国家处方集	CNF

续　表

医保目录	【保（甲/乙）】
基本药物目录	【基】
其他推荐依据	
■ 药品名称	地红霉素　Dirithromycin
抗菌谱与适应证	用于12岁以上患者，对本品敏感菌所致的轻、中度感染：慢性阻塞性肺疾病急性加重或慢性支气管炎急性发作、急性支气管炎、社区获得性肺炎、咽炎和扁桃体炎、单纯性皮肤和软组织感染
制剂与规格	地红霉素肠溶胶囊：250mg
用法与用量	口服给药： 1. 慢性支气管炎急性发作：一次500mg，一日1次，疗程5~7日 2. 急性支气管炎：一次500mg，一日1次，疗程7日 3. 社区获得性肺炎：一次500mg，一日1次，疗程14日 4. 咽炎和扁桃体炎：一次500mg，一日1次，疗程10日 5. 单纯性皮肤和软组织感染：一次500mg，一日1次，疗程5~7日
注意事项	可能产生假膜性结肠炎。轻度者停药即能奏效，对于中度至严重病例，应采取适当的治疗措施
禁忌	对地红霉素、红霉素和其他大环内酯类抗菌药物严重过敏的患者禁用；可疑或潜在菌血症患者禁用
不良反应	常见的有头痛、腹痛、腹泻、恶心、消化不良、眩晕/头晕、皮疹、呕吐等
特殊人群用药	肝、肾功能不全患者：轻度肝损伤、肾功能不全者，不必调整剂量。肝功能不全者慎用 妊娠与哺乳期妇女：孕妇慎用，妊娠安全性分级为C级；哺乳期妇女用药应权衡利弊后
药典	USP、Eur. P.
国家处方集	CNF
医保目录	【保（甲）】
基本药物目录	【基】
其他推荐依据	
■ 药品名称	琥乙红霉素　Erythromycin Ethylsuccinate
抗菌谱与适应证	适用于治疗敏感菌或敏感病原体引起的下列感染性疾病： 1. 呼吸系统感染：轻、中度呼吸道感染；肺炎支原体及肺炎衣原体所致的肺炎；白喉（辅助抗毒素作用）；军团菌病；李斯特菌病；百日咳 2. 泌尿生殖系统感染：淋球菌引起的急性盆腔炎；梅毒；沙眼衣原体、衣原体引起的孕期泌尿生殖器感染及成人无并发症的尿道、宫颈或直肠感染等 3. 轻、中度皮肤和软组织感染 4. 其他：肠阿米巴病；空肠弯曲菌肠炎；厌氧菌所致口腔感染；沙眼衣原体结膜炎；放线菌病；猩红热；气性坏疽、炭疽；破伤风。预防风湿热初发或复发；细菌性心内膜炎
制剂与规格	琥乙红霉素片：①200mg；②400mg

续　表

用法与用量	口服给药： 1. 成人：一般用量，每6小时400mg；预防链球菌感染，一次400mg，一日2次；军团菌，一次400~1000mg，一日4次；沙眼衣原体和解脲脲原体引起的尿道炎，一次800mg，一日3次，连服7日 2. 儿童：一般感染，一日30~50mg/kg，分4次服用，每6小时服1次；可每12小时服药1次，一次服日剂量的一半；也可每8小时服药1次，一次服日剂量的1/3；对于更严重的感染，剂量可加倍；百日咳，一次10~12.5mg/kg，一日4次，疗程14日；肠阿米巴，一日40~50mg/kg，分4次服，连服5~14日
注意事项	用药期间定期检查肝功能
禁忌	对本品或其他红霉素制剂过敏者、慢性肝病患者、肝功能损害者及孕妇禁用
不良反应	服药数日或1~2周后患者可出现乏力、恶心、呕吐、腹痛、皮疹、发热等，有时出现黄疸，停药后常可恢复；胃肠道反应有腹泻、恶心、呕吐、中上腹痛、口舌疼痛、胃纳减退等
特殊人群用药	肝、肾功能不全患者：轻度肝功能不全者慎用，严重肝功能不全者禁用 妊娠与哺乳期妇女：孕妇用药应权衡利弊，妊娠安全性分级为B级；哺乳期妇女慎用或暂停授乳
药典	USP、Eur. P.、Chin. P.、Jpn. P.
国家处方集	CNF
医保目录	【保（乙）】
基本药物目录	
其他推荐依据	
■ 药品名称	罗红霉素　　Roxithromycin
抗菌谱与适应证	1. 呼吸道感染：化脓性链球菌引起的咽炎及扁桃体炎；敏感菌所致的鼻窦炎、中耳炎、急性支气管炎、慢性支气管炎急性发作；肺炎支原体或肺炎衣原体所致的肺炎 2. 泌尿生殖系统感染：沙眼衣原体引起的尿道炎和宫颈炎 3. 皮肤软组织感染
制剂与规格	罗红霉素片：150mg 罗红霉素胶囊：50mg；150mg 罗红霉素细粒剂：50mg
用法与用量	口服给药： 1. 成人一次150mg，一日2次；或一次300mg，一日1次。疗程一般为5~12日 2. 肾功能不全者可发生累计效应，肾功能轻度减退者不需调整剂量，严重肾功能不全者给药时间延长1倍（一次150mg，一日1次） 3. 严重肝硬化者的半衰期延长至正常水平2倍以上，如确实需要使用，则150mg一日1次给药 4. 儿童一次2.5~5mg/kg，一日2次
注意事项	1. 进食后服药会减少吸收，与牛奶同服可增加吸收 2. 服用本品后可影响驾驶及机械操作
禁忌	对本药过敏者禁用

续　表

不良反应	常见腹痛、腹泻、呕吐等胃肠道反应；偶见皮疹、头晕、头痛等
特殊人群用药	肝、肾功能不全患者：慎用 妊娠与哺乳期妇女：慎用
药典	Eur. P.、Chin. P.、Jpn. P.
国家处方集	CNF
医保目录	【保（乙）】
基本药物目录	
其他推荐依据	
■ 药品名称	乙酰螺旋霉素　Acetylspiramycin
抗菌谱与适应证	1. 适用于治疗敏感菌所致的呼吸系统感染和皮肤软组织感染，包括：咽炎、扁桃体炎、急性支气管炎、慢性支气管炎急性发作、肺炎、脓皮病、丹毒和猩红热等 2. 适用于治疗敏感菌所致的口腔及耳鼻咽喉科感染，如中耳炎、牙周炎、急性鼻窦炎等 3. 可作为治疗隐孢子虫病以及弓形虫病的选用药物
制剂与规格	乙酰螺旋霉素片：100mg（10万U）
用法与用量	口服给药。成人：一日800~1200mg，分3~4次服；重症一日可用至1600~2000mg；儿童：一日量为20~30mg/kg，分2~4次给药
注意事项	如有变态反应，立即停药
禁忌	对本品、红霉素及其他大环内酯类药物过敏的患者禁用
不良反应	腹痛、恶心、呕吐等胃肠道反应，常发生于大剂量用药时，程度大多轻微，停药后可自行消失。变态反应极少，主要为药疹
特殊人群用药	肝、肾功能不全患者：严重肝、肾功能不全者慎用 妊娠与哺乳期妇女：本品可透过胎盘屏障，故孕妇慎用，妊娠安全性分级为C级；哺乳期妇女应用时应暂停授乳
药典	Eur. P.、Jpn. P.
国家处方集	CNF
医保目录	【保（乙）】
基本药物目录	
其他推荐依据	
■ 药品名称	克拉霉素　Clarithromycin
抗菌谱与适应证	适用于敏感菌所致下列感染：①耳鼻咽喉感染：急性中耳炎、扁桃体炎、咽炎、鼻窦炎；②下呼吸道感染：急性支气管炎、慢性支气管炎急性发作、肺炎；③皮肤软组织感染：脓疱病、丹毒、蜂窝织炎、毛囊炎、疖及伤口感染；④沙眼衣原体感染的尿道炎及宫颈炎；⑤与其他药物联用，可根除幽门螺杆菌，减低十二指肠溃疡复发率

续　表

制剂与规格	克拉霉素片：①125mg；②250mg 克拉霉素分散片：①50mg；②125mg；③250mg 克拉霉素缓释片：500mg 克拉霉素胶囊：①125mg；②250mg 克拉霉素颗粒：①2g：125mg；②2g：100mg 克拉霉素干混悬剂：①1g：125mg；②2g：125mg；③2g：250mg
用法与用量	口服给药。①成人：轻症一次250mg，一日2次；重症，一次500mg，一日2次。疗程5~14日；②儿童：6个月以上的小儿，一般感染可一次7.5mg/kg，一日2次。根据感染的严重程度应连续服用5~10日
注意事项	1. 与红霉素及其他大环内酯类药物之间有交叉过敏和交叉耐药性 2. 可能出现真菌或耐药细菌导致的严重感染 3. 可空腹口服，也可与食物或牛奶同服，与食物同服不影响其吸收
禁忌	对克拉霉素或大环内酯类药物过敏者禁用；孕妇、哺乳期妇女禁用；严重肝功能损害者、水电解质紊乱患者、服用特非那丁者禁用；某些心脏病（包括心律失常、心动过缓、QT间期延长、缺血性心脏病、充血性心力衰竭等）患者禁用
不良反应	主要有口腔异味，腹痛、腹泻、恶心、呕吐等胃肠道反应，头痛，AST及ALT短暂升高
特殊人群用药	肝、肾功能不全患者：肝功能不全者、中度至重度肾功能不全者慎用 儿童：6个月以下小儿中的疗效和安全性尚未确定 妊娠与哺乳期妇女：妊娠安全性分级为C级，孕妇禁用；可分泌入乳汁，哺乳期妇女使用应暂停授乳
药典	USP、Eur. P.、Chin. P.、Jpn. P.
国家处方集	CNF
医保目录	【保（乙）】
基本药物目录	【基】
其他推荐依据	

第九节　酰胺醇类

■ 药品名称	氯霉素　Chloramphenicol
抗菌谱与适应证	1. 用于敏感菌所致伤寒、副伤寒 2. 用于沙门菌属感染的胃肠炎合并败血症 3. 用于耐氨苄西林的B型流感杆菌脑膜炎、青霉素过敏者的肺炎链球菌脑膜炎、脑膜炎球菌脑膜炎及敏感的革兰阴性杆菌脑膜炎 4. 用于需氧菌和厌氧菌混合感染的耳源性脑脓肿 5. 可与氨基糖苷类药联用治疗腹腔感染、盆腔感染以及敏感菌所致的其他严重感染，如败血症及肺部感染 6. 用于Q热、落基山斑疹热、地方性斑疹伤寒和立克次体病

制剂与规格	氯霉素片：0.25g 棕榈氯霉素片：0.05g 氯霉素胶囊：0.25g 棕榈氯霉素颗粒：0.1g 棕榈氯霉素混悬液：1ml：25mg 氯霉素注射液：①1ml：0.125g；②2ml：0.25g 注射用琥珀氯霉素：①0.125g；② 0.25g；③ 0.5g 氯霉素甘油滴耳液：10ml：0.25g
用法与用量	1. 成人：口服给药一日 1.5~3.0g，分 3~4 次给药；静脉滴注一次0.5~1g，一日 2 次 2. 儿童：口服给药一日 25~50mg/kg，分 3~4 次给药；新生儿必需用药时，一日不能超过 25mg/kg，分 4 次给药；静脉滴注一日 25~50mg/kg，分次给药
注意事项	1. 可能发生不可逆性骨髓抑制，应避免重复疗程使用 2. 体弱患者慎用
禁忌	对本品过敏者禁用；精神病患者禁用；孕妇和哺乳期妇女禁用
不良反应	血液系统反应如贫血、淤点、淤斑、鼻出血等；灰婴综合征；周围神经炎和视神经炎；过敏反应较少见；消化道反应如腹泻、恶心及呕吐等
特殊人群用药	肝、肾功能不全患者：肝、肾功能损害者慎用 儿童：新生儿（尤其早产儿）不宜应用本药，确有指征必须用药时应在监测血药浓度条件下使用 老年人：慎用 妊娠与哺乳期妇女：妊娠期尤其是妊娠末期或分娩期禁用，妊娠安全性分级为 C 级；禁用于哺乳期妇女，必须应用时应暂停授乳
药典	USP、Eur. P.、Chin. P.、Jpn. P.
国家处方集	CNF
医保目录	【保（甲/乙）】
基本药物目录	
其他推荐依据	

第十节 林可霉素类

■ 药品名称	林可霉素 Lincomycin
抗菌谱与适应证	1. 适用于治疗敏感葡萄球菌属、链球菌属、肺炎球菌及厌氧菌所致的呼吸道感染、腹腔感染、女性生殖道感染、盆腔感染、皮肤软组织感染等 2. 用于对青霉素过敏的或不适于用青霉素类药物的感染性疾病的治疗
制剂与规格	盐酸林可霉素片：①0.25g；②0.5g 盐酸林可霉素胶囊：①0.25g；②0.5g

续　表

	盐酸林可霉素口服溶液：①10ml：0.5g；②100ml：5g 盐酸林可霉素注射液：①1ml：0.2g；②2ml：0.6g
用法与用量	1. 成人：口服给药，一日 1.5~2g，分 3~4 次给药；肌内注射，一日 0.6~1.2g，分次注射；静脉滴注，严重感染时一次 0.6~1g，每 8~12 小时 1 次 2. 儿童：口服给药，一日 30~60mg/kg，分 3~4 次给药；肌内注射，一日 10~20mg/kg，分次注射；静脉滴注，剂量同肌内注射，分 2~3 次给药
注意事项	肠道疾病或有既往史者（特别如溃疡性结肠炎、局限性肠炎或抗菌药物相关肠炎）、既往有哮喘或其他过敏史者慎用，白色念珠菌阴道炎和鹅口疮患者慎用。用药期间需密切注意抗菌药物相关性肠炎的可能
禁忌	对林可霉素和克林霉素有过敏史的患者禁用；新生儿、深部真菌感染者禁用
不良反应	消化系统反应如恶心、呕吐、腹痛、腹泻等症状，严重者有腹绞痛、腹部压痛、严重腹泻等；偶可发生白细胞减少、中性粒细胞减低等；过敏反应可见皮疹、瘙痒等；静脉给药可引起血栓性静脉炎，快速滴注可能发生低血压、心电图变化甚至心跳、呼吸停止
特殊人群用药	肝、肾功能不全患者：肝功能减退和肾功能严重减退者慎用 儿童：新生儿禁用 老年人：患有严重基础疾病的老年人用药时需密切观察 妊娠与哺乳期妇女：妊娠安全性分级为 C 级；哺乳期妇女用药时应暂停授乳
药典	USP、Eur. P.、Chin. P.、Jpn. P.
国家处方集	CNF
医保目录	【保（甲/乙）】
基本药物目录	
其他推荐依据	
■ 药品名称	克林霉素　Clindamycin
抗菌谱与适应证	用于革兰阳性菌和厌氧菌引起的感染： 1. 呼吸系统感染 2. 泌尿系统感染 3. 厌氧菌所致的妇产科感染如子宫内膜炎、非淋病奈瑟球菌性卵巢-输卵管脓肿、盆腔炎等 4. 皮肤软组织感染 5. 骨、关节感染，如骨髓炎（是金黄色葡萄球菌性骨髓炎的首选治疗药物）、化脓性关节炎 6. 腹腔内感染 7. 其他如心内膜炎、败血症、扁桃体炎和口腔感染等
制剂与规格	盐酸克林霉素胶囊：①75mg；②150mg 注射用盐酸克林霉素：0.5g 盐酸克林霉素注射液：①2ml：0.3g；②4ml：0.3g；③8ml：0.6g 注射用克林霉素磷酸酯：①0.3g；②0.6g；③1.2g 克林霉素磷酸酯注射液：①2ml：0.3g；②4ml：0.6g；③1ml：0.15g 盐酸克林霉素棕榈酸酯颗粒：①1g：37.5mg；②2g：75mg；③24g：0.9g 盐酸克林霉素棕榈酸酯分散片：75mg

续　表

用法与用量	1. 成人：肌内注射或静脉滴注，一次量不宜超过 600mg；中度感染或革兰阳性需氧菌感染，一日 0.6~1.2g，分 2~4 次给药，每 12 或 8 或 6 小时 1 次；严重感染或厌氧菌感染，一日 1.2~2.4g，分 2~4 次给药，每 12 或 8 或 6 小时 1 次 2. 轻中度肾功能损害的患者不需调整剂量，无尿及重度肾功能损害患者的剂量应减至正常剂量的一半 3. 中度以上肝功能损害患者应避免使用本药，如确有指征使用时应减量 4. 儿童：用于 4 周及 4 周以上患儿。静脉滴注，一日 15~25mg/kg，分 3~4 次给药，每 8 或 6 小时 1 次；重度感染，一日 25~40mg/kg，分 3~4 次给药，每 8 或 6 小时 1 次
注意事项	有胃肠疾病或病史者，特别是溃疡性结肠炎、克罗恩病或假膜性肠炎患者，有哮喘或其他过敏史者慎用
禁忌	本品与林可霉素、克林霉素有交叉耐药性，对克林霉素或林可霉素有过敏史者禁用
不良反应	消化系统反应如恶心、呕吐、腹痛、腹泻等症状，严重者有腹绞痛、腹部压痛、严重腹泻等；偶可发生白细胞减少、中性粒细胞减少等；过敏反应可见皮疹、瘙痒等；肝肾功能异常；静脉滴注可能引起静脉炎，肌内注射局部可能出现疼痛、硬结和无菌性脓肿；其他如耳鸣、眩晕、念珠菌感染等
特殊人群用药	肝、肾功能不全患者：肝功能不全者、严重肾功能障碍者慎用 儿童：新生儿禁用，4 岁以内儿童慎用，16 岁以内儿童应用时应注意重要器官功能监测 老年人：用药时需密切观察 妊娠与哺乳期妇女：孕妇用药须充分权衡利弊，妊娠安全性分级为 B 级；哺乳妇女慎用，用药时宜暂停授乳
药典	USP、Eur. P.、Chin. P.、Jpn. P.
国家处方集	CNF
医保目录	【保（甲/乙）】
基本药物目录	【基】
其他推荐依据	

第十一节　多肽类抗菌药物

■ 药品名称	万古霉素　Vancomycin
抗菌谱与适应证	1. 用于耐甲氧西林金黄色葡萄球菌、肠球菌所致严重感染（如心内膜炎、脑膜炎、骨髓炎、肺炎、败血症或软组织感染等）；亦用于对 β-内酰胺类抗菌药物过敏者的上述严重感染 2. 用于血液透析患者发生葡萄球菌属所致的动静脉分流感染 3. 口服适用于对甲硝唑无效的难辨梭状芽胞杆菌相关性肠炎或葡萄球菌性肠炎
制剂与规格	注射用盐酸万古霉素：①500mg（50 万 U）；②1000mg（100 万 U） 盐酸万古霉素胶囊：①125mg（12.5 万 U）；②250mg（25 万 U）

续　表

用法与用量	1. 成人：口服给药，难辨梭状芽胞杆菌引起的假膜性结肠炎，经甲硝唑治疗无效者一次125~500mg，每6小时1次，治疗5~10日，每日剂量不宜超过4g；静脉滴注，通常用盐酸万古霉素每天2g（效价），可分为每6小时500mg或每12小时1g，每次静脉滴注在60分钟以上，可根据年龄、体重、症状适量增减。老年人每12小时500mg或每24小时1g，每次静脉滴注在60分钟以上 2. 儿童：口服给药，肠道感染一次10mg/kg，每6小时1次，治疗5~10日。静脉滴注，一次10mg/kg，每6小时1次；或一次20mg/kg，每12小时1次
注意事项	1. 听力减退或有耳聋病史者慎用 2. 不宜肌内注射，静脉滴注时尽量避免药液外漏，且应经常更换注射部位，滴速不宜过快 3. 在治疗过程中应监测血药浓度 4. 治疗葡萄球菌性心内膜炎，疗程应不少于4周
禁忌	对万古霉素过敏者，严重肝、肾功能不全者，孕妇及哺乳期妇女禁用
不良反应	休克、过敏样症状、急性肾功能不全等
特殊人群用药	肝、肾功能不全患者：严重肝、肾功能不全者禁用 儿童：儿童（尤其是低体重出生儿、新生儿）应监测血药浓度，慎重给药 老年人：老年患者确有指征使用时必须调整剂量或调整用药间隔 妊娠与哺乳期妇女：应充分权衡利弊
药典	USP、Eur. P.、Jpn. P.
国家处方集	CNF
医保目录	【保（乙）】
基本药物目录	
其他推荐依据	
■ 药品名称	**去甲万古霉素**　Norvancomycin
抗菌谱与适应证	1. 可用于对青霉素过敏的肠球菌、棒状杆菌属心内膜炎患者的治疗 2. 可用于对青霉素类或头孢菌素类药过敏，或经上述抗菌药物治疗无效的严重葡萄球菌所致心内膜炎、骨髓炎、肺炎、败血症或软组织感染患者的治疗 3. 可用于治疗血液透析患者发生葡萄球菌属所致动静脉分流感染
制剂与规格	注射用盐酸去甲万古霉素：①400mg（40万U）；②800mg（80万U）
用法与用量	1. 成人：静脉滴注一日800~1600mg，分2~3次给药 2. 肾功能减退者需减少维持剂量。可延长给药间期，每次剂量不变，或减少每次剂量，给药间期不变 3. 儿童：静脉滴注一日16~24mg/kg，一次或分次给药
注意事项	1. 听力减退或有耳聋病史者慎用 2. 不可肌内注射或静脉注射 3. 治疗期间应定期检查听力、尿液中蛋白、管型、细胞数及测定尿相对密度等
禁忌	对万古霉素类抗菌药物过敏者禁用
不良反应	可出现皮疹、恶心、静脉炎等；可引致耳鸣、听力减退，肾功能损害等

续　表

特殊人群用药	肝、肾功能不全患者：肾功能不全患者慎用，如有应用指征时需在治疗药物浓度监测下，根据肾功能减退程度减量应用 儿童：新生儿、婴幼儿用药必须充分权衡利弊 老年人：用于老年患者有引起耳毒性与肾毒性的危险（听力减退或丧失）。老年患者即使肾功能测定在正常范围内，使用时应采用较小治疗剂量 妊娠与哺乳期妇女：妊娠期患者避免应用；哺乳期妇女慎用
药典	Chin. P.
国家处方集	CNF
医保目录	【保（乙）】
基本药物目录	
其他推荐依据	
■ 药品名称	替考拉宁　Teicoplanin
抗菌谱与适应证	1. 用于治疗严重的革兰阳性菌感染，尤其是不能用青霉素类及头孢菌素类抗菌药物治疗或用上述抗菌药物治疗失败的严重葡萄球菌感染，或对其他抗菌药物耐药的葡萄球菌感染。皮肤和软组织感染、泌尿道感染、呼吸道感染、骨和关节感染、败血症、心内膜炎及持续不卧床腹膜透析相关性腹膜炎 2. 作为万古霉素和甲硝唑的替代药
制剂与规格	注射用替考拉宁：200mg
用法与用量	1. 成人肌内、静脉滴注或静脉注射：中度感染，负荷量为第 1 日单次给药 400mg；维持量为一次 200mg，一日 1 次；严重感染，负荷量为一次 400mg，每 12 小时 1 次，共给药 3 次；维持量为一次 400mg，一日 1 次；严重烧伤感染或金黄色葡萄球菌心内膜炎，维持量可能需达一日 12mg/kg 2. 儿童肌内、静脉滴注或静脉注射：中度感染，推荐前 3 次剂量为 10mg/kg，每 12 小时 1 次，随后剂量为 6mg/kg，一日 1 次；严重感染和中性粒细胞减少的患儿（2 个月以上），推荐前 3 次剂量为 10mg/kg，每 12 小时 1 次，随后维持量为一次 10mg/kg，一日 1 次；严重感染和中性粒细胞减少的新生儿，第 1 日的推荐剂量为 16mg/kg，只用 1 剂；以后维持剂量为一次 8mg/kg，一日 1 次
注意事项	治疗期间定期做血液及肝、肾功能的检查
禁忌	对本药过敏者，对万古霉素、去甲万古霉素等糖肽类抗菌药物过敏者禁用
不良反应	局部反应可见注射部位疼痛、血栓性静脉炎；过敏反应可见皮疹、瘙痒、支气管痉挛、药物热等；胃肠道反应可见恶心、呕吐、腹泻等；神经系统反应可见头痛、嗜睡等
特殊人群用药	肝、肾功能不全患者：肾功能不全患者慎用 儿童：可用于 2 个月以上儿童的革兰阳性菌感染 老年人：除非有肾损害，否则老年患者无需调整剂量 妊娠与哺乳期妇女：本药一般不应用于妊娠期或可能妊娠的妇女，除非权衡利弊后必须使用；建议哺乳期妇女用药时暂停授乳
药典	Jpn. P.
国家处方集	CNF

续　表

医保目录	【保（乙）】
基本药物目录	
其他推荐依据	
■ 药品名称	**黏菌素**　Colistin
抗菌谱与适应证	用于肠道手术前准备，用于大肠埃希菌性肠炎和对其他药物耐药的菌痢
制剂与规格	硫酸黏菌素片：①50万U；②100万U；③300万U 硫酸黏菌素颗粒：1g：100万U 注射用黏菌素：50mg
用法与用量	1. 成人：口服一日（100~150）万U，分2~3次服用；肌内注射或静脉滴注，一日（100~150）万U 2. 儿童：口服一日（2~3）万U/kg，分2~3次服用。肌内注射或静脉滴注一日（2~3）万U/kg
注意事项	不宜与其他肾毒性药物合用
禁忌	对黏菌素过敏者禁用
不良反应	食欲减退、恶心和呕吐等胃肠道反应和皮疹、瘙痒等过敏反应
特殊人群用药	肝、肾功能不全患者：肾功能不全患者慎用 妊娠与哺乳期妇女：孕妇用药应权衡利弊，妊娠安全性分级为B级
药典	USP、Eur. P.、Chin. P.、Jpn. P.
国家处方集	CNF
医保目录	
基本药物目录	
其他推荐依据	

第十二节　其他抗菌药物

■ 药品名称	**呋喃妥因**　Nitrofurantoin
抗菌谱与适应证	1. 用于治疗敏感菌如大肠埃希菌、肠球菌属以及克雷伯菌属、肠杆菌属所致的急性单纯性下尿路感染 2. 也可用于尿路感染的预防
制剂与规格	呋喃妥因片：50mg 呋喃妥因肠溶胶囊：50mg 呋喃妥因栓：①50mg；②100mg

续　表

用法与用量	口服给药。①成人：尿路感染，一次 50～100mg，一日 3～4 次；单纯性下尿路感染用低剂量，疗程不低于 1 周，或用至尿培养阴性后至少 3 日，不宜超过 14 日；预防尿路感染，对尿路感染反复发作者，可一日 50～100mg 作预防应用，临睡前服用。②儿童：尿路感染，1 个月以上儿童，一日 5～7mg/kg，分 4 次服；疗程不低于 1 周，或用至尿培养阴性后至少 3 日；预防尿路感染，一日 1mg/kg，临睡前服用
注意事项	1. 宜与食物同服，以减少对胃肠道的刺激 2. 疗程至少 7 日，或继续用药至尿液中细菌清除 3 日以上 3. 葡萄糖-6-磷酸脱氢酶缺乏症患者、周围神经病变者、肺部疾病患者慎用
禁忌	新生儿、孕妇、哺乳期妇女、肾功能减退及对硝基呋喃类药过敏者禁用
不良反应	常见恶心、呕吐、食欲减退和腹泻；少见药物热、皮疹、粒细胞减少等变态反应；偶见头痛、头晕、嗜睡、肌肉疼痛等
特殊人群用药	肝、肾功能不全患者：肾功能减退者禁用 儿童：新生儿禁用 老年人：慎用，必须使用时宜根据肾功能调整给药剂量。老年患者的前列腺感染不宜使用本药 妊娠与哺乳期妇女：孕妇不宜应用，妊娠晚期妇女禁用，妊娠安全性分级为 B 级；哺乳期妇女用药期间应暂停授乳
药典	Eur. P.、Chin. P.
国家处方集	CNF
医保目录	【保（甲）】
基本药物目录	【基】
其他推荐依据	
■ 药品名称	呋喃唑酮　Furazolidone
抗菌谱与适应证	主要用于治疗细菌性痢疾、肠炎、霍乱。也可用于治疗伤寒、副伤寒、梨形鞭毛虫病和阴道滴虫病。还可与制酸剂等药物合用于治疗幽门螺杆菌所致的胃窦炎
制剂与规格	呋喃唑酮片：①10mg；②30mg；③100mg
用法与用量	口服给药：肠道感染疗程为 5～7 日，梨形鞭毛虫病疗程为 7～10 日。成人一次 100mg，一日 3～4 次；儿童一日 5～10mg/kg，分 4 次服用
注意事项	1. 不宜用于溃疡病或支气管哮喘患者 2. 用药期间和停药后 5 日内禁止饮酒 3. 葡萄糖-6-磷酸脱氢酶缺乏症患者、溃疡病患者、支气管哮喘患者慎用
禁忌	对本药或其他硝基呋喃类药过敏者、新生儿、哺乳妇女禁用
不良反应	主要有恶心、呕吐、腹泻、头痛、头晕、药物热、皮疹、肛门瘙痒、哮喘、直立性低血压、低血糖、肺浸润等，偶可出现溶血性贫血、黄疸及多发性神经炎
特殊人群用药	肝、肾功能不全患者：肾功能不全者慎用 儿童：新生儿禁用 妊娠与哺乳期妇女：妊娠安全性分级为 C 级；哺乳期妇女禁用

续　表

药典	USP、BP、Fr. P.
国家处方集	CNF
医保目录	【保（甲）】
基本药物目录	
其他推荐依据	
■ 药品名称	甲硝唑　Metronidazole
抗菌谱与适应证	1. 用于治疗阴道滴虫病 2. 可用于治疗肠道及组织内阿米巴病 3. 可用于治疗小袋虫病和皮肤利什曼病、麦地那龙线虫感染、贾第虫病等 4. 适用于治疗各种厌氧菌感染
制剂与规格	甲硝唑注射液：①20ml∶100mg；②100ml∶200mg；③100ml∶500mg；④250ml∶500mg；⑤250ml∶1250mg 甲硝唑葡萄糖注射液：250ml（甲硝唑0.5g、葡萄糖12.5g） 甲硝唑片：0.2g 甲硝唑胶囊：0.2g 甲硝唑阴道泡腾片：0.5g 甲硝唑栓：①0.5g；②1g 甲硝唑口含片：①2.5mg；②3mg
用法与用量	1. 成人口服给药：滴虫病，一次0.2g，一日4次，疗程7日，可同时使用栓剂。厌氧菌感染，一次0.5g，一日3次，疗程不低于7日。一日最大剂量不宜超过4g 2. 成人静脉滴注：厌氧菌感染，首次剂量为15mg/kg，继以7.5mg/kg维持，一次最大剂量不超过1g，每6~8小时1次，疗程不低于7日 3. 成人阴道栓剂：用于滴虫病，每晚0.5g置入阴道内，连用7~10日 4. 儿童口服给药：滴虫病，一日15~25mg/kg，分3次给药，服用7~10日。厌氧菌感染，一日20~50mg/kg 5. 儿童静脉滴注剂量同成人
注意事项	1. 出现运动失调或其他中枢神经系统症状时应停药 2. 用药期间应戒酒，饮酒后出现腹痛、呕吐、头痛等症状
禁忌	对本药或其他硝基咪唑类药物过敏或有过敏史者、活动性中枢神经系统疾病者、血液病者、孕妇及哺乳期妇女禁用
不良反应	1. 消化系统：恶心、呕吐、食欲缺乏、腹部绞痛，一般不影响治疗 2. 神经系统：头痛、眩晕，偶有感觉异常、肢体麻木、共济失调、多发性神经炎等，大剂量可致抽搐 3. 少数病例发生荨麻疹、潮红、瘙痒、膀胱炎、排尿困难、口中金属味及白细胞减少等，均属可逆性，停药后自行恢复
特殊人群用药	肝、肾功能不全患者：肝功能不全患者慎用 老年人：应注意监测血药浓度并调整剂量 妊娠与哺乳期妇女：禁用，妊娠安全性分级为B级
药典	USP、Eur. P.、Chin. P.

续　表

国家处方集	CNF
医保目录	【保（甲/乙）】
基本药物目录	【基】
其他推荐依据	
■ 药品名称	替硝唑　Tinidazole
抗菌谱与适应证	1. 用于治疗多种厌氧菌感染，如败血症、骨髓炎、腹腔感染、盆腔感染、鼻窦炎、支气管感染、肺炎、皮肤蜂窝织炎、口腔感染及术后伤口感染 2. 用于结肠或直肠手术、妇产科手术及口腔手术的术前预防用药 3. 也可用于肠道及肠道外阿米巴病、阴道滴虫病、贾第虫病的治疗 4. 还可作为甲硝唑的替代药，用于治疗幽门螺杆菌所致的胃窦炎及消化性溃疡
制剂与规格	替硝唑片：0.5g 替硝唑注射液：①100ml：0.4g；②200ml：0.8g 替硝唑葡萄糖注射液：①100ml：0.2g；②100ml：0.4g；③200ml：0.4g 替硝唑栓：0.2g
用法与用量	成人：口服给药：厌氧菌感染，常用量为一次1g，一日1次，首剂加倍，疗程多为5~6日，口腔感染时疗程3日；外科预防用药，一次2g，术前12小时单次服用。阴道滴虫病、贾第虫病，一次2g，单次服用。必要时3~5日可重复1次。滴虫感染时也可一次1g，一日1次，首剂加倍，连服3日。静脉滴注：厌氧菌感染，一次0.8g，一日1次。疗程为5~6日。外科预防用药，总量为1.6g，分1~2次给药，第一次于术前2小时，第二次于术中或术后12~24小时内给药。阴道给药：一次0.2g，一日2次
注意事项	1. 如疗程中发生中枢神经系统不良反应，应及时停药 2. 用药期间不应饮用含乙醇的饮料，因可引起体内乙醇蓄积，干扰乙醇的氧化过程，导致双硫仑样反应，患者可出现腹部痉挛、恶心、呕吐、头痛、面部潮红等 3. 念珠菌感染者应用本品，其症状会加重，需同时抗真菌治疗 4. 治疗阴道滴虫病时，需同时治疗其性伴侣
禁忌	1. 对替硝唑或吡咯类药物过敏患者 2. 有活动性中枢神经疾病和血液病者
不良反应	1. 不良反应少见而轻微，主要为恶心、呕吐、上腹痛、食欲下降及口腔金属味，可有头痛、眩晕、皮肤瘙痒、皮疹、便秘及全身不适 2. 高剂量时也可引起癫痫发作和周围神经病变
特殊人群用药	肝、肾功能不全患者：肝功能不全者慎用 儿童：12岁以下禁用 老年人：用药时应注意监测血药浓度并调整剂量 妊娠与哺乳期妇女：妊娠早期禁用本药，妊娠中、晚期应充分权衡利弊后谨慎使用。FDA妊娠安全性分级为C级。哺乳妇女暂停授乳，治疗结束3日后方可重新授乳
药典	USP、Eur. P.、Chin. P.
国家处方集	CNF
医保目录	【保（甲/乙）】

续　表

基本药物目录	【基】
其他推荐依据	
■ 药品名称	奥硝唑　Ornidazole
抗菌谱与适应证	1. 用于由厌氧菌感染引起的多种疾病 2. 用于男女泌尿生殖道毛滴虫、贾第鞭毛虫感染引起的疾病（如阴道滴虫病） 3. 用于肠、肝阿米巴病（如阿米巴痢疾、阿米巴肝脓肿） 4. 用于手术前预防感染和手术后厌氧菌感染的治疗 5. 阴道栓用于细菌性阴道病、滴虫性阴道炎
制剂与规格	奥硝唑注射液：5ml：500mg 注射用奥硝唑：250mg 奥硝唑氯化钠注射液：100ml（奥硝唑250mg、氯化钠825mg） 奥硝唑葡萄糖注射液：100ml（奥硝唑500mg、葡萄糖5g）
用法与用量	成人：静脉滴注：①厌氧菌感染：手术前后预防感染，术前1~2小时滴注1000mg，术后12小时滴注500mg，术后24小时滴注500mg。治疗厌氧菌引起的感染，初始剂量为500~1000mg。然后每12小时滴注500mg，连用3~6日。②治疗严重阿米巴病：初始剂量为500~1000mg，以后每12小时滴注500mg，连用3~6日。阴道给药：一次500mg，每晚1次，连续5~7日。儿童：静脉滴注，一日20~30mg/kg，每12小时滴注1次，时间为30分钟
注意事项	中枢神经系统疾病患者、肝脏疾病患者、多毛性硬化症患者、酗酒者慎用
禁忌	对本药或其他硝基咪唑类药物过敏者、各种器官硬化症、造血功能低下、慢性酒精中毒患者、有脑和脊髓病变的患者禁用
不良反应	1. 消化系统：胃部不适、胃痛、口腔异味 2. 神经系统：头痛及困倦、眩晕、颤抖、运动失调、周围神经病、癫痫发作、痉挛等 3. 过敏反应：皮疹、瘙痒等 4. 局部反应：刺感、疼痛等
特殊人群用药	儿童：慎用，建议3岁以下儿童不用 妊娠与哺乳期妇女：建议孕妇（特别是妊娠早期）、哺乳期妇女慎用本药
药典	USP、Eur. P.、Chin. P.
国家处方集	CNF
医保目录	【保（乙）】
基本药物目录	
其他推荐依据	
■ 药品名称	磷霉素　Fosfomycin
抗菌谱与适应证	1. 口服制剂适用于治疗敏感菌所致的单纯性下尿路感染、肠道感染（包括细菌性痢疾）、呼吸道感染、皮肤软组织感染、眼科感染及妇科感染等 2. 注射制剂适用于治疗敏感菌所致的呼吸道感染、尿路感染、皮肤软组织感染等。也可与其他抗菌药联合用于治疗敏感菌所致的严重感染（如败血症、腹膜炎、骨髓炎等）

续 表

制剂与规格	磷霉素钙片：①0.1g；②0.2g；③0.5g 磷霉素钙胶囊：0.1g 磷霉素钙颗粒：0.5g 注射用磷霉素钠：①1.0g；②2.0g；③4.0g
用法与用量	成人：口服给药，治疗尿路感染等轻症感染，一日2~4g，分3~4次服用。静脉给药，治疗中度或重度系统感染，一日4~12g，严重感染可增至16g，分2~3次静脉滴注或缓慢静脉推注。肌内注射，一日2~8g，分3~4次肌内注射。儿童：口服给药，一日0.05~0.1g/kg，分3~4次服用。静脉滴注，一日0.1~0.3g/kg，分2~3次静脉滴注。肌内注射，一日0.05~0.2g/kg，分3~4次肌内注射
注意事项	1. 静脉滴注速度宜缓慢，静脉滴注时间1~2小时 2. 应用较大剂量时应监测肝功能
禁忌	对磷霉素过敏者、妊娠及哺乳期妇女、5岁以下儿童
不良反应	主要有恶心、食欲减退、腹部不适、稀便或轻度腹泻。偶见皮疹，嗜酸性粒细胞增多，红细胞、血小板、白细胞降低，头晕、头痛等反应；注射部位静脉炎等
特殊人群用药	肝、肾功能不全者：肝、肾功能减退者慎用 儿童：5岁以上儿童应减量及慎用 老年人：应酌减剂量并慎用 妊娠与哺乳期妇女：建可透过胎盘屏障，迅速进入胎儿循环，但对胎儿的影响尚无足够和严密的对照观察，妊娠安全性分级为B级；哺乳期妇女应避免使用，必须用药时应暂停授乳
药典	Eur. P.、Chin. P.、Jpn. P.
国家处方集	CNF
医保目录	【保（甲/乙）】
基本药物目录	【基】
其他推荐依据	
■ 药品名称	夫西地酸　Fusidic Acid
抗菌谱与适应证	1. 用于敏感菌所致的骨髓炎或皮肤、软组织感染 2. 用于其他抗菌药物治疗失败的深部感染，如败血症、肺炎、心内膜炎等
制剂与规格	夫西地酸片：250mg 注射用夫西地酸：①0.125g；②0.5g 夫西地酸混悬液：5ml：250mg 夫西地酸乳膏：15g：0.3g
用法与用量	口服给药：成人，一次500mg，一日3次；重症加倍。对1岁以下患儿，一日50mg/kg，分3次给药。对1~5岁患儿，一次250mg，一日3次。对5~12岁患儿，用法与用量同成人 局部给药：一日2~3次，涂于患处，疗程为7日。治疗疥疮时可根据病情需要延长疗程 静脉注射：成人一次500mg，一日3次；儿童与婴儿一日按体重20mg/kg，分3次给药
注意事项	1. 早产儿、黄疸、酸中毒及严重病弱的新生儿使用时需留意有无胆红素脑病症状 2. 静脉注射时不能与卡那霉素、庆大霉素、万古霉素、头孢噻啶或阿莫西林混合；亦不可与全血、氨基酸溶液或含钙溶液混合

续　表

禁忌	对夫西地酸过敏者禁用；妊娠初始 3 个月内禁用
不良反应	静脉滴注可能导致血栓性静脉炎和静脉痉挛等
特殊人群用药	肝、肾功能不全者：肝功能不全者慎用 儿童：早产儿、严重病弱的新生儿使用时需留意有无胆红素脑病症状 妊娠与哺乳期妇女：在动物实验中有致胎仔畸形的报道，但目前尚无临床对照研究；可经皮肤吸收，哺乳期妇女禁止局部用于乳房部位的皮肤感染
药典	Eur. P.
国家处方集	CNF
医保目录	【保（乙）】
基本药物目录	
其他推荐依据	
■ 药品名称	利奈唑胺　Linezolid
抗菌谱与适应证	1. 用于由肺炎链球菌（包括多重耐药株）或金黄色葡萄球菌（甲氧西林敏感株）引起的社区获得性肺炎 2. 用于由肺炎链球菌（包括多重耐药株）或金黄色葡萄球菌（甲氧西林敏感和耐药株）引起的医院内获得性肺炎 3. 用于由金黄色葡萄球菌、化脓性链球菌或无乳链球菌引起的复杂性皮肤和皮肤组织感染 4. 用于由金黄色葡萄球菌或化脓性链球菌引起的非复杂性皮肤和皮肤组织感染 5. 用于耐万古霉素的粪肠球菌感染
制剂与规格	利奈唑胺注射液：①100ml：200mg；②300ml：600mg 利奈唑胺片：①200mg；②600mg 利奈唑胺口服混悬液：5ml：100mg
用法与用量	口服或静脉滴注。①复杂性皮肤或皮肤软组织感染、社区获得性肺炎，包括伴发的菌血症、院内获得性肺炎、甲氧西林耐药金葡菌感染：成人和青少年（12 岁及以上）每 12 小时，600mg。儿童患者（出生至 11 岁）每 8 小时，10mg/kg。②万古霉素耐药的屎肠球菌感染，包括伴发的菌血症，成人和青少年（12 岁及以上）每 8 小时，10mg/kg。儿童患者（出生至 11 岁）每 8 小时，10mg/kg。③非复杂性皮肤和皮肤软组织感染，成人每 12 小时口服400mg，青少年每 12 小时口服 600mg；<5 岁，每 8 小时，10mg/kg 口服；5~11 岁，每 12 小时，10mg/kg 口服
注意事项	有骨髓抑制病史者、苯丙酮尿症患者、类癌综合征患者、未控制的高血压患者、嗜铬细胞瘤患者、未治疗的甲状腺功能亢进患者慎用
禁忌	对本药过敏者禁用
不良反应	常见失眠、头晕、头痛、腹泻、恶心、呕吐、便秘、皮疹、瘙痒、发热、口腔念珠菌病、阴道念珠菌病、真菌感染等
特殊人群用药	肝、肾功能不全者：肾功能不全者慎用 儿童：不推荐本品经验性用于儿童患者的中枢神经系统感染 妊娠与哺乳期妇女：孕妇慎用，妊娠安全性分级为 C 级；哺乳期妇女慎用
药典	

续 表

国家处方集	CNF
医保目录	【保（乙）】
基本药物目录	
其他推荐依据	
■ 药品名称	小檗碱 Berberine
抗菌谱与适应证	主要用于治疗敏感病原菌所致的胃肠炎、细菌性痢疾等胃肠道感染
制剂与规格	盐酸小檗碱片：①50mg；②100mg
用法与用量	成人：口服，胃肠道感染，一次0.1~0.3g，一日3次
注意事项	本品静脉注射后可发生严重溶血性贫血和循环障碍，严格禁止静脉给药
禁忌	对本药过敏者禁用；溶血性贫血患者禁用；对葡萄糖-6-磷酸脱氢酶缺乏儿童禁用
不良反应	口服给药时有令人不快的鱼腥味，也偶见皮疹等过敏反应症状，但停药后可自行消退；静脉给药时有出现呼吸困难、过敏性休克的报道
特殊人群用药	妊娠与哺乳期妇女：慎用
药典	Chin. P.、Jpn. P.
国家处方集	CNF
医保目录	【保（甲）】
基本药物目录	【基】
其他推荐依据	
■ 药品名称	利福昔明 Rifaximin
抗菌谱与适应证	治疗由敏感菌所致的肠道感染，包括急慢性肠道感染、腹泻综合征、夏季腹泻、旅行者腹泻和小肠结肠炎等
制剂与规格	利福昔明胶囊：100mg
用法与用量	口服给药。①成人：一次200mg，一日3~4次；②儿童：6~12岁，一次100~200mg，一日4次；12岁以上儿童，剂量同成人。一般连续用药不宜超过7日
注意事项	长期大剂量用药或肠黏膜受损时，会有极少量（<1%）被吸收，导致尿液呈粉红色
禁忌	对本药或其他利福霉素类药过敏者、肠梗阻者、严重的肠道溃疡性病变者禁用
不良反应	常见恶心、呕吐、腹胀、腹痛；少见荨麻疹、足部水肿等
特殊人群用药	儿童：连续服用本药不能超过7日；6岁以下儿童不要服用本药 妊娠与哺乳期妇女：妊娠期妇女需权衡利弊后用药；哺乳期妇女可在有适当医疗监测的情况下服用本药
药典	USP、Eur. P.、Chin. P.、Jpn. P.
国家处方集	CNF

续　表

医保目录	【保（乙）】
基本药物目录	
其他推荐依据	

第十三节　磺胺类与甲氧苄啶

■ 药品名称	磺胺甲噁唑　Sulfamethoxazole
抗菌谱与适应证	1. 治疗敏感菌所致的急性单纯性尿路感染 2. 与甲氧苄啶联用，治疗对其敏感的流感杆菌、肺炎链球菌和其他链球菌所致的中耳炎 3. 与乙胺嘧啶联用，治疗鼠弓形虫引起的弓形虫病 4. 治疗星形奴卡菌病 5. 作为治疗沙眼衣原体所致宫颈炎、尿道炎、新生儿包含体结膜炎的次选药物 6. 作为治疗杜克雷嗜血杆菌所致软下疳的可选药物 7. 预防敏感脑膜炎球菌所致的流行性脑脊髓膜炎 8. 作为对氯喹耐药的恶性疟疾治疗的辅助用药
制剂与规格	磺胺甲噁唑片：0.5g 复方磺胺甲噁唑片：磺胺甲噁唑 0.4g 和甲氧苄啶 80mg
用法与用量	口服给药： 1. 成人：一般感染，首次剂量为 2g，以后一日 2g，分 2 次服用。治疗尿路感染时疗程至少为 7~10 日 2. 肾功能不全患者用量应调整为常用量的 1/2 3. 儿童：2 个月以上患儿的一般感染，首次剂量为 50~60mg/kg（总量不超过 2g），以后一日 50~60mg/kg，分 2 次服用
注意事项	1. 葡萄糖-6-磷酸脱氢酶缺乏者、血卟啉病患者、艾滋病患者、休克患者慎用 2. 治疗中须注意检查：全血象，尿液，肝、肾功能
禁忌	对磺胺类药过敏者、巨幼红细胞性贫血患者、孕妇、哺乳期妇女、小于 2 个月的婴儿和重度肝肾功能损害者禁用
不良反应	过敏反应较为常见，可表现为药疹、剥脱性皮炎等；中性粒细胞减少或缺乏症、血小板减少症及再生障碍性贫血等
特殊人群用药	肝、肾功能不全患者：肝、肾功能损害者慎用 儿童：2 个月以下婴儿禁用 老年人：慎用 妊娠与哺乳期妇女：妊娠安全性分级为 C 级，孕妇、哺乳妇女禁用
药典	USP、Eur. P.、Chin. P.、Jpn. P.
国家处方集	CNF
医保目录	【保（甲）】

续　表

基本药物目录	【基】
其他推荐依据	
■ **药品名称**	**磺胺嘧啶　Sulfadiazine**
抗菌谱与适应证	1. 用于预防、治疗敏感脑膜炎球菌所致的流行性脑膜炎 2. 用于治疗敏感菌所致的急性支气管炎、轻症肺炎、中耳炎及皮肤软组织等感染 3. 用于治疗星形诺卡菌病 4. 作为治疗沙眼衣原体所致宫颈炎和尿道炎的次选药物 5. 作为治疗由沙眼衣原体所致的新生儿包含体结膜炎的次选药物 6. 可作为对氯喹耐药的恶性疟疾治疗的辅助用药 7. 与乙胺嘧啶联合用药治疗鼠弓形虫引起的弓形虫病
制剂与规格	磺胺嘧啶片：0.5g 注射用磺胺嘧啶钠：①0.4g；②1g 磺胺嘧啶混悬液：10%（g/ml）
用法与用量	成人：①口服给药：一般感染，首剂量为2g，以后一次1g，一日2次。治疗流行性脑膜炎，首次量为2g，维持量一次1g，一日4次。②静脉给药：一般感染，一次1~1.5g，一日3次。治疗流行性脑膜炎，首剂量为50mg/kg，维持量一日100mg/kg，分3~4次静脉滴注或缓慢静脉注射。儿童：①口服给药：2个月以上婴儿及儿童的一般感染，首次剂量为50~60mg/kg（总量不超过2g），以后一次25~30mg/kg，一日2次。②静脉给药：一般感染，一日50~75mg/kg，分2次静脉滴注或缓慢静脉注射。流行性脑膜炎，一日100~150mg/kg，分3~4次静脉滴注或缓慢静脉注射
注意事项	葡萄糖-6-磷酸脱氢酶缺乏者、血卟啉病患者、艾滋病患者、休克患者慎用
禁忌	对本药或其他磺胺类药过敏者、严重肝肾功能不全者、孕妇、哺乳期妇女、小于2个月的婴儿禁用
不良反应	过敏反应较为常见，可表现为药疹、剥脱性皮炎等；中性粒细胞减少或缺乏症、血小板减少症及再生障碍性贫血等；溶血性贫血及血红蛋白尿；高胆红素血症和新生儿胆红素脑病
特殊人群用药	肝、肾功能不全患者：轻、中度肝肾功能损害者慎用 儿童：2个月以下婴儿禁用 老年人：慎用 妊娠与哺乳期妇女：孕妇、哺乳妇女禁用，妊娠安全性分级为B级（妊娠早、中期）、D级（妊娠晚期）
药典	USP、Eur. P.、Chin. P.
国家处方集	CNF
医保目录	【保（甲）】
基本药物目录	【基】
其他推荐依据	
■ **药品名称**	**甲氧苄啶　Trimethoprim**
抗菌谱与适应证	1. 可单独用于治疗敏感菌所致的急性单纯性尿路感染和细菌性前列腺炎

续　表

	2. 与磺胺甲噁唑或磺胺嘧啶联用，可用于治疗敏感菌所致的败血症、脑膜炎、中耳炎、肺部感染、急慢性支气管炎、菌痢、尿路感染、肾盂肾炎、肠炎、伤寒等 3. 与磺胺-2,6-二甲氧嘧啶联用，还可用于治疗对氯喹耐药的疟疾
制剂与规格	甲氧苄啶片：100mg 甲氧苄啶颗粒：1g：50mg
用法与用量	口服给药。①成人：治疗急性单纯性尿路感染，一次 0.1g，每 12 小时 1 次；或一次 0.2g，每 12 小时 1 次。疗程为 7~10 日。预防尿路感染，一次 0.1g，一日 1 次。②肾功能不全者根据肌酐清除率调整剂量。肌酐清除率<15ml/min，不宜使用。③儿童：对 6 个月至 5 岁患儿，甲氧苄啶颗粒一次 1g（含甲氧苄啶 50mg）；一日 2 次；对 6~12 岁患儿，甲氧苄啶颗粒一次 2g（含甲氧苄啶 100mg）；一日 2 次
注意事项	1. 由于叶酸缺乏的巨幼细胞贫血或其他血液系统疾病患者慎用 2. 用药期间应定期进行周围血象检查
禁忌	对本药过敏者、早产儿、新生儿、严重肝肾疾病患者、严重血液病患者禁用
不良反应	可出现白细胞减少，血小板减少或高铁血红蛋白性贫血等；过敏反应：可发生瘙痒、皮疹，偶可呈严重的渗出性多形红斑；恶心、呕吐、腹泻等胃肠道反应等
特殊人群用药	肝、肾功能不全患者：轻、中度肝肾功能损害者慎用 儿童：早产儿、新生儿、2 个月以下婴儿禁用 老年人：老年患者应减少用量 妊娠与哺乳期妇女：妊娠期间应权衡利弊后用药，妊娠安全性分级为 C 级；哺乳期妇女用药应权衡利弊
药典	USP、Eur. P.、Chin. P.
国家处方集	CNF
医保目录	【保（乙）】
基本药物目录	
其他推荐依据	

第十四节　氟喹诺酮类

■ 药品名称	吡哌酸　PipemidicAcid
抗菌谱与适应证	用于治疗敏感菌所致的尿路感染及肠道感染
制剂与规格	吡哌酸片：①0.25g；②0.5g 吡哌酸胶囊：0.25g
用法与用量	口服给药：成人一次 0.5g，一日总量 1~2g，疗程不宜超过 10 日
注意事项	1. 本品可与饮食同服，以减少胃肠道反应 2. 长期应用，宜定期监测血常规和肝、肾功能

	3. 有中枢神经系统疾病患者慎用
禁忌	禁用于对本品和萘啶酸过敏的患者；孕妇、哺乳期妇女禁用；18 岁以下小儿及青少年禁用
不良反应	主要为恶心、嗳气、上腹不适、食欲减退、稀便或便秘等胃肠道反应；皮疹或全身瘙痒少见，偶见眩晕、头痛等。停药后可自行恢复
特殊人群用药	肝、肾功能不全患者：严重肝、肾功能损害者慎用 儿童：婴幼儿及 18 岁以下青少年不宜使用 老年人：应减少用量 妊娠与哺乳期妇女：禁用
药典	USP、Chin. P.、Jpn. P.
国家处方集	CNF
医保目录	【保（甲）】
基本药物目录	
其他推荐依据	
■ 药品名称	诺氟沙星　Norfloxacin
抗菌谱与适应证	主要用于敏感菌所致的下列感染：泌尿生殖道感染，消化系统感染，呼吸道感染如急性支气管炎、慢性支气管炎急性发作、肺炎，急慢性肾盂肾炎，膀胱炎，伤寒等
制剂与规格	诺氟沙星片：100mg 诺氟沙星胶囊：100mg 诺氟沙星注射液：100ml：200mg 诺氟沙星葡萄糖注射液：100ml（诺氟沙星 200mg、葡萄糖 5g） 诺氟沙星栓：200mg 诺氟沙星药膜：20mg
用法与用量	成人口服给药：①一般用法：一次 100~200mg，一日 3~4 次；②下尿路感染：一次 400mg，一日 2 次；③复杂性尿路感染：剂量同上，疗程 10~21 日；④单纯性淋菌性尿道炎：单次 800~1200mg；⑤急、慢性前列腺炎：一次 400mg，一日 2 次，疗程 28 日；⑥一般肠道感染：一次 300~400mg，一日 2 次，疗程 5~7 日。成人静脉滴注：一日 200mg，分 2 次，急性感染 7~14 日为一疗程，慢性感染 14~21 日为一疗程
注意事项	1. 不宜静脉注射，静脉滴注速度不宜过快 2. 本类药物可引起中、重度光敏反应，应避免过度暴露于阳光，发生后需停药 3. 有癫痫病史者、有胃溃疡史者、重症肌无力患者慎用
禁忌	对本药及其他喹诺酮类药过敏者、糖尿病患者、孕妇、哺乳期妇女、18 岁以下儿童禁用
不良反应	胃肠道反应较为常见，可表现为腹部不适或疼痛、腹泻、恶心或呕吐；中枢神经系统反应可有头晕、头痛、嗜睡或失眠；过敏反应有皮疹、皮肤瘙痒、面部潮红、胸闷等
特殊人群用药	肝、肾功能不全患者：肝、肾功能减退者慎用 儿童：不宜用于 18 岁以下患者。如感染由多重耐药菌引起者，细菌仅对喹诺酮类药呈敏感时，可在充分权衡利弊后应用 老年人：老年患者常有肾功能减退，因本品部分经肾排出，须减量应用 妊娠与哺乳期妇女：妊娠安全性分级为 C 级；哺乳期妇女应用时应停止授乳

续　表

药典	USP、Eur. P.、Chin. P.、Jpn. P.
国家处方集	CNF
医保目录	【保（甲/乙）】
基本药物目录	【基】
其他推荐依据	

■ 药品名称	氧氟沙星　Ofloxacin
抗菌谱与适应证	用于敏感菌所致的下列感染： 1. 泌尿生殖系统感染，包括单纯性及复杂性尿路感染、细菌性前列腺炎、淋球菌尿道炎、宫颈炎（包括产酶株所致者）等 2. 呼吸系统感染，包括急性支气管炎、慢性支气管炎急性发作、肺炎及其他肺部感染等 3. 消化系统感染，包括胃肠道、胆道、腹腔的沙门菌属感染等 4. 骨、关节、皮肤软组织感染及败血症 5. 结核病，作为抗结核病的二线药物，多与异烟肼、利福平等合用
制剂与规格	氧氟沙星片：0.1g 氧氟沙星颗粒：0.1g 氧氟沙星注射液：100ml∶200mg 氧氟沙星氯化钠注射液：100ml（氧氟沙星200mg、氯化钠900mg）
用法与用量	口服或静脉给药。成人： 1. 下呼吸道感染：一次300mg，一日2次，疗程7~14日 2. 急性单纯性下尿路感染：一次200mg，一日2次，疗程5~7日 3. 复杂性尿路感染：一次200mg，一日2次，疗程10~14日。缓释片，一次400mg，一日1次，疗程10日 4. 细菌性前列腺炎：一次300mg，一日2次，疗程6周 5. 衣原体宫颈炎或尿道炎：一次300mg，一日2次，疗程7~14日 6. 单纯性淋病：单次口服400mg 7. 铜绿假单胞菌感染或重度感染：一次400mg，一日2次 8. 抗结核：一日300mg，一日1次
注意事项	患有中枢神经系统疾病者（如癫痫、脑动脉硬化者）慎用
禁忌	对本药及其他喹诺酮类药过敏者、妊娠期及哺乳期妇女、18岁以下儿童禁用
不良反应	胃肠道反应较为常见，可表现为腹部不适或疼痛、腹泻、恶心或呕吐；中枢神经系统反应可有头晕、头痛、嗜睡或失眠；过敏反应有皮疹、皮肤瘙痒、面部潮红、胸闷等
特殊人群用药	肝、肾功能不全患者：严重肝功能减退者、严重肾功能不全者慎用 儿童：18岁以下患者用药的安全性尚未确立，不宜使用 老年人：老年患者多有肾功能减退，应减量给药 妊娠与哺乳期妇女：妊娠安全性分级为C级；哺乳期妇女全身用药时，应暂停授乳
药典	USP、Eur. P.、Chin. P.、Jpn. P.
国家处方集	CNF
医保目录	【保（甲/乙）】

续　表

基本药物目录	
其他推荐依据	
■ 药品名称	环丙沙星　Ciprofloxacin
抗菌谱与适应证	可用于敏感菌所致的下列感染： 1. 泌尿生殖系统感染：包括单纯性或复杂性尿路感染、细菌性前列腺炎、淋球菌尿道炎、肾盂肾炎、宫颈炎（包括产酶株所致者）等 2. 呼吸系统感染：包括扁桃体炎、咽炎、急性支气管炎及肺部感染等 3. 消化系统感染：包括胃肠道感染、胆囊炎、肛周脓肿等 4. 其他：还可用于骨关节感染、皮肤软组织感染及败血症等
制剂与规格	盐酸环丙沙星片：0.25g 盐酸环丙沙星胶囊：0.25g 乳酸环丙沙星注射液：①100ml：0.1g；②100ml：0.2g；③250ml：0.25g 注射用乳酸环丙沙星：0.2g 盐酸环丙沙星栓：0.2g 乳酸环丙沙星阴道泡腾片：0.1g
用法与用量	成人：口服，①常用量：一日0.5~1.5g，分2~3次口服；②骨、关节感染：一日1~1.5g，分2~3次服，疗程不低于4~6周；③肺炎、皮肤软组织感染：一日1~1.5g，分2~3次服，疗程7~14日；④肠道感染：一日1g，分2次服，疗程5~7日；⑤伤寒：一日1.5g，分2~3次服，疗程10~14日；⑥急性单纯性下尿路感染：一日0.5g，分2次服，疗程5~7日；复杂性尿路感染：一日1g，分2次服，疗程7~14日。静脉滴注，常用量：一次0.1~0.2g，每12小时1次。严重感染或铜绿假单胞菌感染可加大剂量至一次0.4g，一日2~3次
注意事项	1. 宜空腹服用 2. 患中枢神经系统疾病者（如癫痫、脑动脉硬化患者）慎用
禁忌	对环丙沙星及任何一种氟喹诺酮类药过敏的患者禁用；孕妇、哺乳期妇女及18岁以下者禁用
不良反应	胃肠道反应较为常见，可表现为腹部不适或疼痛、腹泻、恶心或呕吐；中枢神经系统反应可有头晕、头痛、嗜睡或失眠；过敏反应有皮疹、皮肤瘙痒、面部潮红、胸闷等
特殊人群用药	肝、肾功能不全患者：肝、肾功能不全患者慎用 儿童：18岁以下患者禁用 老年人：应减量给药 妊娠与哺乳期妇女：禁用
药典	USP、Eur. P.、Chin. P.
国家处方集	CNF
医保目录	【保（甲/乙）】
基本药物目录	【基】
其他推荐依据	
■ 药品名称	左氧氟沙星　Levofloxacin
抗菌谱与适应证	用于敏感细菌引起的下列中、重度感染：①呼吸系统感染；②泌尿系统感染；③生殖系统

续　表

感染：急性前列腺炎、急性附睾炎、宫腔感染、子宫附件炎、盆腔炎（疑有厌氧菌感染时可合用甲硝唑）；④皮肤软组织感染；⑤肠道感染；⑥败血症、粒细胞减少及免疫功能低下患者的各种感染；⑦其他感染：乳腺炎、外伤、烧伤及手术后伤口感染、腹腔感染（必要时合用甲硝唑）、胆囊炎、胆管炎、骨与关节感染以及五官科感染等

制剂与规格	左氧氟沙星片：①0.1g；②0.2g；③0.5g 甲磺酸左氧氟沙星片：100mg 盐酸左氧氟沙星片：100mg 盐酸左氧氟沙星分散片：100mg 盐酸左氧氟沙星胶囊：0.1g 盐酸左氧氟沙星注射液：①2ml：0.1g；②2ml：0.2g；③3ml：0.3g；④100ml：0.1g；⑤100ml：0.2g；⑥100ml：0.3g 左氧氟沙星注射液：100ml 乳酸左氧氟沙星注射液：①100ml：100mg；②100ml：200mg 乳酸左氧氟沙星氯化钠注射液：100ml 甲磺酸左氧氟沙星注射液：100ml：200mg 甲磺酸左氧氟沙星氯化钠注射液：250ml：500mg 注射用盐酸左氧氟沙星：①100mg；②200mg
用法与用量	成人：口服，一日300~400mg，分2~3次服用，如感染较重或感染病原敏感性较差者剂量可增至一日600mg，分3次服用。①呼吸道感染：一次200mg，一日2次；或一次100mg，一日3次，疗程为7~14日；②急性单纯性下尿路感染：一次100mg，一日2次，疗程5~7日；③复杂性尿路感染：一次200mg，一日2次；或一次100mg，一日3次，疗程10~14日；④细菌性前列腺炎：一次200mg，一日2次，疗程6周。静脉滴注，一次100~200mg，一日2次。重度感染患者或病原菌对本药敏感性较差者，一日剂量可增至600mg，分2次静脉滴注
注意事项	1. 癫痫史者、低钾血症或心肌病患者避免使用 2. 皮肤有药物过敏使者禁用本药软膏 3. 有中枢神经系统疾病史者慎用
禁忌	对左氧氟沙星及氟喹诺酮类药过敏者、妊娠及哺乳期妇女、18岁以下儿童禁用
不良反应	胃肠道反应较为常见，可表现为腹部不适或疼痛、腹泻、恶心或呕吐；中枢神经系统反应可有头晕、头痛、嗜睡或失眠；过敏反应有皮疹、皮肤瘙痒、面部潮红、胸闷等
特殊人群用药	肝、肾功能不全患者：肝、肾功能受损者慎用 儿童：18岁以下儿童禁用 老年人：应减量给药 妊娠与哺乳期妇女：禁用，妊娠安全性分级为C级
药典	USP、Eur. P.、Chin. P.
国家处方集	CNF
医保目录	【保（甲/乙）】
基本药物目录	【基】
其他推荐依据	

续　表

■ 药品名称	氟罗沙星　Fleroxacin
抗菌谱与适应证	用于敏感菌所致的下列感染： 1. 呼吸系统感染：急性支气管炎，慢性支气管炎急性发作及肺炎等 2. 泌尿生殖系统感染：膀胱炎、肾盂肾炎、前列腺炎、附睾炎、淋病奈瑟菌性尿道炎等 3. 消化系统感染：伤寒沙门菌感染、细菌性痢疾等 4. 其他：皮肤软组织、骨、关节、耳鼻喉、腹腔及盆腔感染
制剂与规格	氟罗沙星片：①100mg；②150mg；③200mg
用法与用量	口服。成人，一次200mg，一日1~2次，一般疗程为7~14日。重症患者一次300~400mg，3~5日后剂量减至常用量
注意事项	有中枢神经系统疾病（包括脑动脉硬化或抽搐及癫痫史）者慎用
禁忌	对本品或喹诺酮类药物过敏者禁用；妊娠、哺乳期妇女及18岁以下儿童禁用
不良反应	胃肠道反应较为常见，可表现为腹部不适或疼痛、腹泻、恶心呕吐、食欲缺乏等；中枢神经系统反应可有头晕、头痛、兴奋、嗜睡或失眠；变态反应有皮疹、皮肤瘙痒等
特殊人群用药	肝、肾功能不全患者：肝、肾功能损害者慎用 儿童：18岁以下儿童禁用 老年人：高龄患者慎用 妊娠与哺乳期妇女：禁用
药典	Chin. P.
国家处方集	CNF
医保目录	
基本药物目录	
其他推荐依据	
■ 药品名称	吉米沙星　Gemifloxacin
抗菌谱与适应证	1. 慢性支气管炎急性发作 2. 社区获得性肺炎 3. 急性鼻窦炎
制剂与规格	甲磺酸吉米沙星片：320mg
用法与用量	口服。成人：一次320mg，一日1次，慢性支气管炎急性发作、社区获得性肺炎和急性鼻窦炎的疗程分别为5日、7日和5日。不应超过推荐的剂量和疗程
注意事项	1. 以下情况慎用：QT间期延长、心动过缓、急性心肌缺血等心脏疾病患者，葡萄糖-6-磷酸脱氢酶缺乏症患者，患中枢神经系统疾病者，未治疗的电解质紊乱（低血钾或低血镁）者 2. 用药前后及用药时应当检查或监测：全血细胞计数及白细胞分类、细菌培养及药敏试验、血药浓度监测、尿液分析
禁忌	对本品或其他氟喹诺酮类抗菌药物过敏者，妊娠及哺乳期妇女，18岁以下患者禁用

续　表

不良反应	可引起头痛、眩晕等中枢神经系统反应；腹泻、恶心、腹痛、呕吐等胃肠道症状；ALT、AST 升高，皮疹等
特殊人群用药	儿童：18 岁以下患者用药的安全性及有效性未确定 妊娠与哺乳期妇女：妊娠安全性分级为 C 级；哺乳期妇女用药应权衡利弊
药典	USP
国家处方集	CNF
医保目录	【保（乙）】
基本药物目录	
其他推荐依据	
■ 药品名称	洛美沙星　Lomefloxacin
抗菌谱与适应证	用于敏感菌所致的下列感染： 1. 泌尿生殖系统感染 2. 呼吸系统感染 3. 消化系统感染，包括肠炎、胆囊炎、肛周脓肿等 4. 如结膜炎、角膜炎、角膜溃疡、泪囊炎等 5. 中耳炎、外耳道炎、鼓膜炎 6. 其他：伤寒、骨和关节、皮肤软组织感染以及败血症等全身感染
制剂与规格	盐酸洛美沙星片：①0.1g；②0.2g；③0.3g；④0.4g 盐酸洛美沙星胶囊：①0.1g；②0.2g 盐酸洛美沙星注射液：①2ml：100mg；②10ml：100mg；③10ml：200mg；④100ml：200mg；⑤250ml：200mg
用法与用量	口服：成人一次 400mg，一日 1 次；或一次 300mg，一日 2 次；急性单纯性尿路感染：一次 400mg，一日 1 次；单纯性淋病：一次 300mg，一日 2 次。静脉滴注：一次 200mg，一日 2 次；尿路感染：一次 100mg，每 12 小时 1 次
注意事项	1. 中枢神经系统疾病患者（包括脑动脉硬化或癫痫病史者）慎用 2. 本品每次滴注时间不少于 60 分钟 3. 本品可引起光敏反应 4. 当出现皮肤灼热、发红、肿胀、水疱、皮疹、瘙痒及皮炎时应停药
禁忌	对本品或其他氟喹诺酮类抗菌药物过敏者，妊娠及哺乳期妇女，18 岁以下患者
不良反应	口服时个别患者可出现中上腹部不适、食欲缺乏、恶心、口干、轻微头痛、头晕等症状，偶可出现皮疹、皮肤瘙痒等过敏反应和心悸、胸闷等，偶有 ALT、AST 或尿素氮（BUN）值升高
特殊人群用药	肝、肾功能不全患者：肝功能不全者、肾功能减退者慎用 儿童：18 岁以下患者禁用 妊娠与哺乳期妇女：禁用。妊娠安全性分级为 C 级
药典	USP、Eur. P.、Chin. P.
国家处方集	CNF

续 表

医保目录	【保（乙）】
基本药物目录	
其他推荐依据	
■ 药品名称	莫西沙星 Moxifloxacin
抗菌谱与适应证	用于敏感菌所致的呼吸道感染，如慢性支气管炎急性发作、社区获得性肺炎（包括青霉素耐药的社区获得性肺炎）、急性鼻窦炎等。也可用于皮肤及软组织感染
制剂与规格	盐酸莫西沙星片：0.4g 盐酸莫西沙星氯化钠注射液：250ml（莫西沙星 0.4g、氯化钠 2.25g）
用法与用量	成人：口服给药：一次 0.4g，一日 1 次。慢性支气管炎急性发作疗程为 5 日；急性鼻窦炎、皮肤及软组织感染的疗程为 7 日；社区获得性肺炎的疗程为 10 日。静脉滴注：推荐剂量为一次 0.4g，一日 1 次，滴注时间为 90 分钟。慢性支气管炎急性发作疗程为 5 日；急性鼻窦炎、皮肤及软组织感染的疗程为 7 日；社区获得性肺炎采用序贯治疗，疗程为 7~14 日
注意事项	1. 避免用于 QT 间期延长的患者、患有低钾血症及接受 Ⅰa 类（如奎尼丁、普鲁卡因胺）或Ⅲ类（如胺碘酮、索托洛尔）抗心律失常药物治疗的患者 2. 转氨酶高于正常值上限 5 倍以上者禁用 3. 在致心律失常的条件（如严重的心动过缓或急性心肌缺血）存在时慎用 4. 有或怀疑有可导致癫痫发作或降低癫痫发作阈值的中枢神经系统疾病的患者慎用
禁忌	对莫西沙星任何成分或其他喹诺酮类或任何辅料过敏者；妊娠和哺乳期妇女；18 岁以下儿童禁用
不良反应	常见腹痛、头痛、恶心、腹泻、呕吐、消化不良、肝功能实验室检查异常、眩晕等；少见乏力、口干、胃肠失调、便秘等
特殊人群用药	肝、肾功能不全患者：严重肝功能损害者禁用 儿童：18 岁以下儿童禁用 妊娠与哺乳期妇女：禁用。妊娠安全性分级为 C 级
药典	USP、Eur. P.、Chin. P.
国家处方集	CNF
医保目录	【保（乙）】
基本药物目录	
其他推荐依据	
■ 药品名称	帕珠沙星 pazufloxacinctam
抗菌谱与适应证	本品适用于敏感细菌引起的下列感染： 1. 慢性呼吸道疾病继发性感染，如慢性支气管炎、弥漫性细支气管炎、支气管扩张、肺气肿、肺间质纤维化、支气管哮喘、陈旧性肺结核、肺炎、肺脓肿 2. 肾盂肾炎、复杂性膀胱炎、前列腺炎 3. 烧伤创面感染，外科伤口感染 4. 胆囊炎、胆管炎、肝脓肿

续 表

	5. 腹腔内脓肿、腹膜炎
	6. 生殖器官感染，如子宫附件炎、子宫内膜炎、盆腔炎
制剂与规格	甲磺酸帕珠沙星注射液：①100ml：0.3g；②100ml：0.5g
用法与用量	静脉滴注。①（100ml：0.3g）一次0.3g，一日2次，静脉滴注时间为30~60分钟，疗程为7~14天。可根据患者的年龄和病情酌情调整剂量；②（100ml：0.5g）一次0.5g，一日2次，静脉滴注时间为30~60分钟。可根据患者的年龄和病情酌情减量，如一次0.3g，一日2次。疗程为7~14天
注意事项	下列情况下慎用：支气管哮喘、皮疹、荨麻疹等过敏性疾病家族史的患者，心脏或循环系统功能异常者，有抽搐或癫痫等中枢神经系统疾病的患者，葡萄糖-6-磷酸脱氢酶缺乏患者，有休克病史者
禁忌	对帕珠沙星及喹诺酮类药物有过敏史的患者禁用
不良反应	腹泻、皮疹、恶心、呕吐，实验室检查可见 ALT、AST、ALP、r-GTP 升高，嗜酸性粒细胞增加等
特殊人群用药	肝、肾功能不全患者：肾功能不全患者慎用或调整剂量 儿童：用药的安全性尚未确立，建议儿童禁用本品 老年人：应用本品时应注意剂量 妊娠与哺乳期妇女：孕妇及有可能怀孕的妇女禁用；因药物可通过乳汁分泌，哺乳期妇女应用时应停止授乳
药典	USP、Eur. P.、Chin. P.
国家处方集	
医保目录	
基本药物目录	
其他推荐依据	

第十五节 抗结核药

■ 药品名称	利福平 Rifampicin
抗菌谱与适应证	1. 与其他抗结核药联用于结核病初治与复治，包括结核性脑膜炎的治疗 2. 可与其他药物联合用于麻风、非结核分枝杆菌感染的治疗 3. 与万古霉素可联合用于耐甲氧西林金黄色葡萄球菌（MRSA）所致的感染 4. 可与红霉素合用治疗军团菌感染 5. 可用于无症状脑膜炎球菌带菌者，以消除鼻咽部奈瑟脑膜炎球菌
制剂与规格	利福平片：150mg 利福平胶囊：①150mg；②300mg 利福平注射液：5ml：0.3g 注射用利福平：①0.15g；②0.45g；③0.6g

续 表

用法与用量	1. 成人口服给药：抗结核，与其他抗结核药合用，一日 450~600mg，早餐前顿服；脑膜炎球菌带菌者（无症状），成人 5mg/kg，每 12 小时 1 次，连续 2 日；其他感染，一日 600~1000mg，分 2~3 次，餐前 1 小时服用 2. 肝功能不全：一日不超过 8mg/kg。严重肝功能不全者禁用 3. 老年人一日口服 10mg/kg，顿服 4. 儿童口服给药：抗结核，1 个月以上患儿，一日 10~20mg/kg，顿服；新生儿，一次 5mg/kg，一日 2 次；脑膜炎球菌带菌者（无症状），1 个月以上患儿一日 10mg/kg，每 12 小时 1 次，连服 4 次
注意事项	1. 酒精中毒者慎用 2. 可能引起白细胞和血小板减少，并导致齿龈出血和感染、伤口愈合延迟等。用药期间应避免拔牙等手术，并注意口腔卫生、刷牙和剔牙。用药期间应定期检查周围血象 3. 应于餐前 1 小时或餐后 2 小时服用，最好清晨空腹一次服用，因进食影响吸收
禁忌	对本药及其他利福霉素类药物过敏者、严重肝功能不全者、胆道阻塞者、3 个月以内孕妇禁用
不良反应	1. 多见消化道反应，如厌食、恶心、呕吐、上腹部不适、腹泻等胃肠道反应，但均能耐受 2. 肝毒性为主要不良反应 3. 变态反应
特殊人群用药	肝、肾功能不全患者：肝功能不全者慎用，肾功能减退者不需减量 儿童：婴儿慎用，5 岁以下小儿慎用 老年人：老年患者肝功能有所减退用药应酌减 妊娠与哺乳期妇女：妊娠早期妇女禁用，妊娠中、晚期妇女应慎用，妊娠安全性分级为 C级；哺乳期妇女慎用
药典	USP、Eur. P.、Chin. P.、Jpn. P.
国家处方集	CNF
医保目录	【保（甲）】
基本药物目录	【基】
其他推荐依据	
■ 药品名称	异烟肼　Isoniazid
抗菌谱与适应证	1. 与其他抗结核药联合用于治疗重症或不能口服给药的多型结核病，包括结核性脑膜炎以及部分非结核分枝杆菌感染 2. 单用或与其他抗结核药联合用于预防结核病
制剂与规格	异烟肼片：①50mg；②100mg；③300mg 异烟肼注射液：①2ml：50mg；②2ml：100mg 异福片（胶囊）：0.25g 异福酰胺片（胶囊）：0.45g 异烟肼/利福平片：用于结核病的治疗。①利福平 150mg，异烟肼 75mg；体重<50kg，一日 3片。②利福平 300mg，异烟肼 150mg

续 表

用法与用量	成人：口服治疗，结核病：①预防：一日300mg，顿服。②治疗：与其他抗结核药合用时，一日5mg/kg，最高日剂量为300mg。或一次15mg/kg，最高900mg，一周2~3次。③急性粟粒型肺结核、结核性脑膜炎：适当增加剂量，一日400~600mg。④间歇疗法：一日最高剂量为900mg或10~15mg/kg，一周2~3次，用前亦可先用正规剂量1~3个月。肌内注射，结核病：一日5mg/kg，最高日剂量为300mg；或一日15mg/kg，最高900mg，一周2~3次。静脉滴注：一日300~400mg，或5~10mg/kg。儿童：口服给药，一日10~20mg/kg，最高日剂量为300mg，顿服。肌内注射和静脉滴注，治疗剂量为一日10~20mg/kg，最高日剂量为300mg；某些严重结核病患儿，一日剂量可增加至30mg/kg，但最高日剂量为500mg
注意事项	1. 有精神病史者、癫痫病史者、嗜酒者慎用本品或剂量酌减 2. 如疗程中出现视神经炎症状，需立即进行眼部检查，并定期复查 3. 慢乙酰化患者较易产生不良反应，故宜用较低剂量
禁忌	对本药及乙硫异烟胺、吡嗪酰胺、烟酸及其他化学结构相关的药物过敏者，精神病患者，癫痫患者，有本药引起肝炎病史者禁用
不良反应	常用剂量的不良反应发生率低。剂量加大至6mg/kg时，不良反应发生率显著增加，主要为周围神经炎及肝脏毒性，加用维生素B_6虽可减少毒性反应，但也可影响疗效
特殊人群用药	肝、肾功能不全患者：有严重肾功能损害者慎用 儿童：新生儿用药时应密切观察不良反应 老年人：50岁以上患者使用本药肝炎的发生率较高 妊娠与哺乳期妇女：本品可透过胎盘，导致胎儿血药浓度高于母体血药浓度；孕妇应用时须权衡利弊，妊娠安全性分级为C级。在乳汁中浓度可达12μg/ml，与血药浓度相近，哺乳期妇女用药须权衡利弊，如需使用应暂停授乳
药典	USP、Eur. P.、Chin. P.、Jpn. P.
国家处方集	CNF
医保目录	【保（甲）】
基本药物目录	【基】
其他推荐依据	
■ 药品名称	利福霉素 Rifamycin
抗菌谱与适应证	1. 用于治疗结核杆菌感染 2. 用于治疗耐甲氧西林的金黄色葡萄球菌、表皮葡萄球菌的重症感染 3. 用于难治性军团菌感染的联合治疗
制剂与规格	利福霉素钠注射液：5ml：0.25g（25万U，以利福霉素计）
用法与用量	1. 成人：静脉滴注：轻度感染，一次500mg，用5%葡萄糖注射液250ml溶解，一日2次；中、重度感染，一次1000mg，一日2次。静脉注射：一次500mg，一日2~3次 2. 儿童：静脉滴注：一日10~30mg/kg，一日2次
注意事项	1. 胆道阻塞者、慢性酒精中毒者慎用 2. 用药期间应监测肝功能 3. 本品不宜与其他药物混合使用，以免药物析出 4. 用药后患者尿液呈红色，属于正常现象

续　表

禁忌	对本药过敏者、肝病或严重肝损害者禁用
不良反应	滴注过快时可出现暂时性巩膜或皮肤黄染；少数患者可出现一过性肝脏损害、黄疸及肾损害；其他不良反应有恶心、食欲缺乏及眩晕，偶见耳鸣及听力下降、过敏性皮炎等
特殊人群用药	肝、肾功能不全患者：肝功能不全者慎用，肝病或严重肝损害者禁用 妊娠与哺乳期妇女：用药应权衡利弊
药典	Eur. P.
国家处方集	CNF
医保目录	【保（乙）】
基本药物目录	
其他推荐依据	
■ 药品名称	乙胺丁醇　Ethambutol
抗菌谱与适应证	1. 与其他抗结核药联合治疗结核分枝杆菌所致的肺结核和肺外结核，也适用于不能耐受链霉素注射的患者 2. 可用于治疗结核性脑膜炎及非典型结核分枝杆菌感染
制剂与规格	盐酸乙胺丁醇片：0.25g 盐酸乙胺丁醇胶囊：0.25g
用法与用量	成人：口服给药 1. 结核初治：①一次 0.015g/kg，一日 1 次，顿服；②一次 0.025～0.03g/kg，最高 2.5g，一周 3 次；③一次 0.05g/kg，最高 2.5g，一周 2 次 2. 结核复治：一次 0.025g/kg，一日 1 次，连续 60 日，继以一次 0.015g/kg，一日 1 次，顿服 3. 非结核分枝杆菌感染：一日 0.015～0.025g/kg，顿服 儿童：口服，13 岁以上用量与成人相同，13 岁以下不宜应用本药
注意事项	1. 痛风患者、视神经炎患者、糖尿病已发生眼底病变者慎用 2. 治疗期间应检查眼部，如视野、视力、红绿鉴别力等，以及血清尿酸浓度 3. 单用时可迅速产生耐药性，必须与其他抗结核药联合应用
禁忌	对本药过敏者、已知视神经炎患者、酒精中毒者禁用
不良反应	常见视物模糊、眼痛、红绿色盲或视力减退、视野缩小等；少见畏寒、关节肿痛等
特殊人群用药	肝、肾功能不全患者：肝、肾功能减退患者慎用 儿童：13 岁以下儿童禁用 老年人：老年患者因生理性肾功能减退，应按肾功能调整用量 妊娠与哺乳期妇女：妊娠安全性分级为 B 级；哺乳期妇女用药时须权衡利弊
药典	USP、Eur. P.、Chin. P.、Jpn. P.
国家处方集	CNF
医保目录	【保（甲）】
基本药物目录	【基】

续　表

其他推荐依据	
■ 药品名称	**吡嗪酰胺　Pyrazinamide**
抗菌谱与适应证	本药对人型结核杆菌有较好的抗菌作用，而对其他非结核分枝杆菌不敏感。与其他抗结核药（如链霉素、异烟肼、利福平及乙胺丁醇）联合应用于治疗结核病，也可用于结核性脑膜炎
制剂与规格	吡嗪酰胺片：①0.25g；②0.5g 吡嗪酰胺胶囊：0.25g
用法与用量	成人：口服，与其他抗结核药联合，一日 15~30mg/kg，顿服，或者一次 50~70mg/kg，每周 2~3 次。每日服用者最大剂量为一日 3g，每周服 2 次者最大剂量为一次 4g。亦可采用间歇给药法，一周用药 2 次，一次 50mg/kg
注意事项	糖尿病患者、痛风患者、血卟啉病患者、慢性肝病患者慎用
禁忌	对本药及乙硫异烟胺、异烟肼、烟酸或其他与本药化学机构相似的药物过敏者不宜使用，急性痛风患者、高尿酸血症患者、儿童禁用
不良反应	常见肝损害、关节痛，偶见过敏反应
特殊人群用药	肝、肾功能不全患者：慢性肝病及严重肝功能减退者、肾功能不全患者慎用 儿童：禁用 妊娠与哺乳期妇女：妊娠安全性分级为 C 级
药典	USP、Eur. P.、Chin. P.、Jpn. P.
国家处方集	CNF
医保目录	【保（甲）】
基本药物目录	【基】
其他推荐依据	
■ 药品名称	**利福喷汀　Rifapentine**
抗菌谱与适应证	1. 与其他抗结核药联合应用于治疗各类型、各系统初治与复治的结核病；对骨关节结核疗效较好，但不宜用于治疗结核性脑膜炎 2. 可用于治疗非结核性分枝杆菌感染 3. 可与其他抗麻风药联合治疗麻风病 4. 也可用于对其他抗金黄色葡萄球菌抗生素耐药的重症金黄色葡萄球菌感染
制剂与规格	利福喷汀胶囊：①100mg；②150mg；③200mg；④300mg
用法与用量	成人口服给药，抗结核：一次 600mg，一日 1 次，空腹时用水送服（体重<55kg 者应酌减）；一周服药1~2 次。需与其他抗结核药物联合应用，疗程 6~9 个月
注意事项	1. 嗜酒者及酒精中毒者慎用 2. 应用过程中，应经常检查血象和肝功能的变化情况 3. 应在空腹时（餐前 1 小时）用水送服；服利福平出现胃肠道刺激症状时患者可改服利福喷汀 4. 单独用于治疗结核病可能迅速产生细菌耐药性，必须与其他抗结核药合用

续　表

禁忌	对本药或其他利福霉素类抗菌药过敏者、胆道阻塞者、肝病及肝功能异常者（尤其是黄疸患者）、血细胞显著减少者、孕妇禁用
不良反应	少数病例可出现白细胞、血小板减少；AST 及 ALT 升高；皮疹、头晕、失眠等。少见胃肠道反应
特殊人群用药	儿童：5 岁以下小儿应用的安全性尚未确定 老年人：老年患者肝功能有所减退，用药量应酌减 妊娠与哺乳期妇女：孕妇禁用，妊娠安全性分级为 C 级；哺乳期妇女使用时须权衡利弊后决定，用药应暂停授乳
药典	
国家处方集	CNF
医保目录	【保（甲）】
基本药物目录	
其他推荐依据	
■ 药品名称	利福布汀　Rifabutin
抗菌谱与适应证	1. 用于耐药、复发性结核病治疗 2. 用于鸟复合型分枝杆菌（MAC）感染 3. 用于预防及治疗早期 HIV 感染患者中的 MAC 复合体疾病
制剂与规格	利福布汀胶囊：150mg
用法与用量	成人：口服给药，抗结核：一日 150~300mg，一日 1 次。抗鸟复合型分枝杆菌：一日 300mg，一日 1 次
注意事项	1. 中性粒细胞减少或血小板减少患者，肌炎或眼葡萄膜炎患者慎用 2. 胆管梗阻、慢性酒精中毒患者应适当减量
禁忌	对本药或其他利福霉素类药物过敏者、用药后出现过血小板减少性紫癜的患者禁用
不良反应	常见皮疹、胃肠道反应、中性粒细胞减少症等
特殊人群用药	肝、肾功能不全患者：肝功能不全患者慎用 妊娠与哺乳期妇女：慎用。妊娠初始 3 个月内应避免使用
药典	USP、Eur. P.
国家处方集	CNF
医保目录	【保（乙）】
基本药物目录	
其他推荐依据	
■ 药品名称	对氨基水杨酸钠　Sodium Aminosalicylate
抗菌谱与适应证	适用于结核分枝杆菌所致的肺及肺外结核病。静脉滴注可用于治疗结核性脑膜炎及急性血行播散型结核病

续　表

制剂与规格	对氨水杨酸钠片：0.5g 对氨水杨酸钠肠溶片：0.5g 注射用对氨水杨酸钠：①2g；②4g
用法与用量	成人：口服给药，结核病一日8~12g，分4次服。静脉滴注，结核性脑膜炎及急性血行播散型结核病一日4~12g。儿童：口服给药，一日0.2~0.3g/kg，分3~4次服，一日剂量不超过12g。静脉滴注，一日0.2~0.3g/kg
注意事项	充血性心力衰竭患者、消化性溃疡患者、葡萄糖-6-磷酸脱氢酶缺乏者慎用
禁忌	对本药及其他水杨酸类药过敏者禁用
不良反应	常见食欲缺乏、恶心、呕吐、腹痛、腹泻；过敏反应有瘙痒、皮疹、药物热、哮喘、嗜酸性粒细胞增多
特殊人群用药	肝、肾功能不全患者：严重肝、肾功能损害者慎用 妊娠与哺乳期妇女：妊娠安全性分级为C级；哺乳期妇女使用时须权衡利弊
药典	USP
国家处方集	CNF
医保目录	【保（甲）】
基本药物目录	【基】
其他推荐依据	
■ 药品名称	帕司烟肼　Pasiniazid
抗菌谱与适应证	1. 常与其他抗结核药合用于治疗结核病 2. 可作为与结核相关手术的预防用药
制剂与规格	帕司烟肼片：①100mg；②140mg 帕司烟肼胶囊：100mg
用法与用量	成人：与其他抗结核药合用，一日10~20mg/kg，顿服。儿童：一日20~40mg/kg，顿服。预防：一日按体重10~15mg/kg，顿服
注意事项	1. 精神病及癫痫患者、充血性心力衰竭患者、消化性溃疡患者、葡萄糖-6-磷酸脱氢酶缺乏者慎用 2. 用药期间应定期进行肝功能检查 3. 如疗程中出现视神经炎症状，需立即进行眼部检查，并定期复查
禁忌	对本药过敏者、曾因使用异烟肼而致肝炎的患者禁用
不良反应	偶见头晕、头痛、失眠、发热、皮疹、恶心、乏力、黄疸、周围神经炎、视神经炎及血细胞减少等不良反应发生
特殊人群用药	肝、肾功能不全患者：慢性肝病及肾功能不全患者慎用 儿童：12岁以下儿童慎用 妊娠与哺乳期妇女：孕妇使用应权衡利弊；哺乳期妇女应暂停授乳
药典	
国家处方集	CNF

续　表

医保目录	【保（乙）】
基本药物目录	
其他推荐依据	
■ 药品名称	**卷曲霉素**　Capreomycin
抗菌谱与适应证	主要用于经一线抗结核药（如链霉素、异烟肼、利福平和乙胺丁醇等）治疗失败者，或用于因药物毒性或细菌产生耐药性而不适用上述一线抗结核药者
制剂与规格	注射用硫酸卷曲霉素：①0.5g（50万U）；②0.75g（75万U）
用法与用量	成人：肌内注射，一日1g，连用60~120日，然后改为一次1g，每周2~3次。现多推荐一次0.75g，一日1次
注意事项	1. 脱水患者、听力减退者、重症肌无力患者、帕金森病患者慎用 2. 用药期间应注意检查：听力、前庭功能、肝肾功能、血钾浓度 3. 卷曲霉素单用时细菌可迅速产生耐药，故只能与其他抗菌药物联合用于结核病的治疗 4. 注射时需作深部肌内注射，注射过浅可加重疼痛并发生无菌性脓肿
禁忌	对本药过敏者、孕妇、哺乳期妇女禁用
不良反应	具有肾毒性、对第Ⅷ对脑神经有损害、有一定神经肌肉阻滞作用等
特殊人群用药	肝、肾功能不全患者：肾功能不全患者慎用 儿童：不推荐在儿童患者中使用 老年人：需根据肾功能调整剂量 妊娠与哺乳期妇女：禁用
药典	USP、Chin. P.
国家处方集	CNF
医保目录	【保（乙）】
基本药物目录	
其他推荐依据	
■ 药品名称	**丙硫异烟胺**　Protionamide
抗菌谱与适应证	与其他抗结核药联合用于结核病经一线药物（如链霉素、异烟肼、利福平和乙胺丁醇）治疗无效者。本药仅对分枝杆菌有效
制剂与规格	丙硫异烟胺肠溶片：100mg
用法与用量	成人：口服给药，与其他抗结核药合用，一次250mg，每8~12小时1次；儿童：口服给药，与其他抗结核药合用，一次4~5mg/kg，每8小时1次
注意事项	1. 糖尿病患者、营养不良者、酗酒者、卟啉病患者慎用 2. 治疗期间须进行丙氨酸氨基转移酶、天冬氨酸氨基转移酶及眼部检查
禁忌	对本药及异烟肼、吡嗪酰胺、烟酸或其他与本化学结构相近的药物过敏者禁用
不良反应	精神忧郁、步态不稳或麻木、针刺感、烧灼感等

续　表

特殊人群用药	肝、肾功能不全患者：严重肝功能减退者慎用 儿童：12 岁以下儿童不宜服用 妊娠与哺乳期妇女：本药可致畸胎，孕妇禁用
药典	Jpn. P.、Chin. P.
国家处方集	CNF
医保目录	【保（乙）】
基本药物目录	
其他推荐依据	

第十六节　抗病毒药

■ 药品名称	阿德福韦酯　Adefovir Dipivoxil
抗菌谱与适应证	用于治疗乙型肝炎病毒活动复制并伴有 ALT 或 AST 持续升高的肝功能代偿的成年慢性乙型肝炎患者
制剂与规格	阿德福韦酯片：10mg
用法与用量	用法：口服，饭前或饭后均可。用量：成人（18~65 岁）推荐剂量为每日 1 粒，每粒 10mg
注意事项	1. 患者停止治疗会发生急性加重，停止治疗的患者应密切监测肝功能，若必要，应重新进行抗乙肝治疗 2. 使用前应进行人类免疫缺陷病毒（HIV）抗体检查。使用药物，可能出现 HIV 耐药 3. 单用核苷类似物或合用其他抗反转录病毒药物会导致乳酸性酸中毒和严重的伴有脂肪变性的肝大，包括致命事件 4. 建议用阿德福韦酯治疗的育龄妇女要采取有效的避孕措施
禁忌	对阿德福韦酯过敏者禁用
不良反应	常见虚弱、头痛、恶心、腹痛、腹胀、腹泻和消化不良
特殊人群用药	肝、肾功能不全患者：肾功能不全者慎用 儿童：不宜使用本药 老年人：65 岁以上患者用药的安全及有效性尚未确定 妊娠与哺乳期妇女：妊娠安全性分级为 C 级；哺乳妇女用药期间应暂停授乳
药典	
国家处方集	CNF
医保目录	【保（乙）】
基本药物目录	
其他推荐依据	

续　表

■ 药品名称	拉米夫定　Lamivudine
抗菌谱与适应证	1. 用于乙型肝炎病毒（HBV）感染：治疗伴有 HBV 复制的慢性乙型肝炎；用于慢性肝硬化活动期 2. 与其他抗反转录病毒药联用于治疗人类免疫缺陷病毒（HIV）感染
制剂与规格	拉米夫定片：100mg
用法与用量	用于治疗 HBV：每日口服 1 次，每次 100mg。儿童剂量每日 3mg/kg。艾滋病患者合并慢性乙型肝炎时剂量需加大至每日口服 2 次，每次 150mg；并需与其他抗 HIV 药联合应用。拉米夫定-齐多夫定片：齐多夫定 300mg，拉米夫定 150mg。用于治疗 HIV 感染。口服：12 岁以上患者，一次 1 片，一日 2 次
注意事项	1. 治疗期间应对患者的临床情况及病毒学指标进行定期检查 2. 少数患者停止使用后，肝炎病情可能加重。因此如果停用，需对患者进行严密观察，若肝炎恶化，应考虑重新使用拉米夫定治疗 3. 肌酐清除率<30ml/min 者，不建议使用。肝脏损害者不影响拉米夫定的药物代谢过程 4. 拉米夫定治疗期间不能防止患者感染他人，故应采取适当保护措施
禁忌	对拉米夫定或制剂中任何成分过敏者及妊娠早期 3 个月内的患者禁用
不良反应	常见上呼吸道感染样症状、头痛、恶心、身体不适、腹痛和腹泻，症状一般较轻并可自行缓解
特殊人群用药	肝、肾功能不全患者：严重肝大和肝脏脂肪变性者慎用 妊娠与哺乳期妇女：妊娠早期 3 个月内禁用；哺乳期妇女用药期间应暂停授乳；妊娠安全性分级为 C 级
药典	USP、Eur. P.
国家处方集	CNF
医保目录	【保（乙）】
基本药物目录	
其他推荐依据	
■ 药品名称	恩夫韦地　Enfuvirtide
抗菌谱与适应证	本药为 HIV 融合抑制药，为 HIV-1 跨膜融合蛋白 gp41 内高度保守序列衍生而来的一种合成肽类物质，可防止病毒融合及进入细胞内。用于 HIV 感染，常与其他抗反转录病毒药联用
制剂与规格	注射用恩夫韦地：每瓶内含恩夫韦肽 108mg
用法与用量	成人：恩夫韦地的推荐剂量为每次 90mg，每日 2 次。注射于上臂、前股部或腹部皮下。每次注射的部位应与前次不同，并且此部位当时没有局部注射反应。儿童：对 6～16 岁儿童患者推荐剂量为一次 2mg/kg，最大剂量为一次 90mg，一日 2 次
注意事项	1. 与其他抗反转录病毒药物一样，本品必须作为联合方案中的一部分使用 2. 对非 HIV-1 感染个体（如用于暴露后预防）使用可能会诱导产生抗恩夫韦肽抗体，可能导致抗 HIV ELISA 测试出现假阳性结果
禁忌	已知对本品或所含成分过敏的患者禁用

续　表

不良反应	注射部位轻至中度疼痛或不适，不影响日常活动。少量引起的过敏反应，包括皮疹、发热、恶心呕吐、颤抖、僵直、低血压和血清 ALT 及 AST 升高等
特殊人群用药	肝、肾功能不全患者：慎用 儿童：6 岁以下儿童用药的安全性及有效性尚未确定 妊娠与哺乳期妇女：妊娠安全性分级为 B 级。正在使用本品者停止母乳喂养
药典	
国家处方集	CNF
医保目录	
基本药物目录	
其他推荐依据	
■ 药品名称	恩曲他滨　Emtricitabine
抗菌谱与适应证	1. 用于成人人类免疫缺陷病毒 1 型（HIV-1）感染，常与其他抗反转录病毒药联用 2. 用于慢性乙型肝炎
制剂与规格	恩曲他滨胶囊：200mg
用法与用量	成人：口服给药，一次 200mg，一日 1 次或 2 次，空腹或餐后服用
注意事项	心功能不全者慎用
禁忌	对本品过敏者禁用
不良反应	常见有恶心、呕吐、腹泻、嗜睡、咽炎、疲乏、无力、感染、咳嗽、鼻炎等反应
特殊人群用药	肝、肾功能不全患者：肾功能不全者慎用 儿童：不推荐使用 老年人：慎用 妊娠与哺乳期妇女：妊娠安全性分级为 B 级；哺乳期妇女用药期间应避免授乳
药典	
国家处方集	CNF
医保目录	【保（乙）】
基本药物目录	
其他推荐依据	
■ 药品名称	恩替卡韦　Entecavir
抗菌谱与适应证	用于治疗病毒复制活跃、血清丙氨酸氨基转移酶（ALT）持续升高或肝脏组织学显示有活动性病变的慢性成人乙型肝炎
制剂与规格	恩替卡韦片：0.5mg
用法与用量	口服给药，一次 0.5mg，一日 1 次，餐前或餐后至少 2 小时空腹服用。拉米夫定治疗时发生病毒血症或出现耐药突变者，一次 1mg，一日 1 次

续　表

注意事项	1. 有慢性乙型肝炎患者停止治疗后，出现重度急性肝炎发作的报道。应在医师的指导下改变治疗方法 2. 核苷类药物在单独或与其他抗反转录病毒药物联合使用时，已经有乳酸型酸中毒和重度的脂肪性肝大，包括死亡病例的报道 3. 使用恩替卡韦治疗并不能降低经性接触或污染血源传播 HBV 的危险性。因此，需要采取适当的防护措施
禁忌	对恩替卡韦或制剂中任何成分过敏者禁用
不良反应	常见 ALT 升高、疲乏、眩晕、恶心、腹痛、腹部不适、肝区不适、肌肉疼痛、失眠和皮疹
特殊人群用药	肝、肾功能不全患者：接受肝移植者，脂肪性肝大者，肾功能损害者慎用 儿童：16 岁以下患儿用药的安全性和有效性尚未建立 妊娠与哺乳期妇女：妊娠安全性分级为 C 级；不推荐哺乳期妇女使用
药典	
国家处方集	CNF
医保目录	【保（乙）】
基本药物目录	
其他推荐依据	
■ 药品名称	替比夫定　Telbivudine
抗菌谱与适应证	本药用于有病毒复制证据以及有血清氨基转移酶（ALT 或 AST）持续升高或肝组织活动性病变证据的慢性乙型肝炎成人患者
制剂与规格	替比夫定片：600mg
用法与用量	口服给药：推荐剂量为一次 600mg，一日 1 次。本品可用于有肾功能受损的慢性乙型肝炎患者。对于肌酐清除率≥50ml/min 的患者，无须调整推荐剂量。对于肌酐清除率<50ml/min 的患者及正接受血透治疗的终末期肾病（ESRD）患者需要调整给药间隔。对于终末期肾病患者，应在血透后服用本品 替比夫定在肾功能不全患者中的给药间隔调整：肌酐清除率≥50ml/min，600 mg，每天 1 次；肌酐清除率 30~49ml/min，600 mg，每 48 小时 1 次；肌酐清除率<30ml/min（无须透析），600mg，每 72 小时 1 次；终末期肾疾病患者，600mg，每 96 小时 1 次
注意事项	1. 停止治疗可能发生肝炎急性加重，停止治疗时应密切监测肝功能，若必要，应重新进行抗乙型肝炎治疗 2. 单用核苷类药物或合用其他抗反转录病毒药物会导致乳酸性酸中毒和严重的伴有脂肪变性的肝大，包括致命事件 3. 在治疗过程中可出现肌无力、触痛或疼痛，应及时报告医师 4. 使用替比夫定治疗并不能降低经性接触或污染血源传播 HBV 的危险性，需要采取适当的防护措施 5. 服用本品期间，应当定期监测乙型肝炎生化指标、病毒学指标和血清标志物，至少每 6 个月 1 次
禁忌	对替比夫定及本品的其他任何成分过敏的患者禁用

续　表

不良反应	常见恶心、腹泻、腹胀、消化不良、头晕、头痛、皮疹、血淀粉酶升高、脂肪酶升高、ALT 升高、CK 升高等
特殊人群用药	肝、肾功能不全患者：在肾功能障碍或潜在肾功能障碍风险的患者，使用时应调整给药间隔，并密切监测肾功能 儿童：不推荐儿童使用本药 老年人：慎用 妊娠与哺乳期妇女：妊娠安全性分级为 B 级。对妊娠妇女只有在利益大于风险时，方可使用。建议用药时停止授乳
药典	
国家处方集	CNF
医保目录	【保（乙）】
基本药物目录	
其他推荐依据	
■ 药品名称	奥司他韦　Oseltamivir
抗菌谱与适应证	1. 用于治疗成人和 1 岁及以上儿童的甲型和乙型流行性感冒 2. 用于预防成人和 13 岁及以上青少年的甲型和乙型流行性感冒
制剂与规格	磷酸奥司他韦胶囊：75mg
用法与用量	成人和青少年（13 岁以上）：口服给药，①预防：推荐用量为一次 75mg，一日 1 次。与感染者密切接触后，预防用药的时间不少于 7 日，流感流行期间则应为 6 周。②治疗：推荐用量为一次 75mg，一日 2 次，连用 5 日。儿童（1 岁以上）治疗用药：体重≤15kg，一次 30ml，一日 2 次，共 5 日。体重23~40kg，一次 60ml，一日 2 次，共 5 日。体重>40kg，一次 75mg，一日 2 次，共 5 日
注意事项	1. 奥司他韦不能取代流感疫苗；其使用不应影响每年接种流感疫苗；只有在可靠的流行病学资料显示社区出现了流感病毒感染后才考虑用于治疗和预防 2. 对肌酐清除率 10~30ml/min 的患者，用于治疗和预防的推荐剂量应做调整。不推荐用于肌酐清除率<10ml/min 的患者和严重肾衰竭需定期进行血液透析和持续腹膜透析的患者 3. 应对患者自我伤害和谵妄事件进行密切监测
禁忌	对奥司他韦及其制剂中任何成分过敏者禁用
不良反应	极少见皮肤发红、皮疹、皮炎和大疱疹、肝炎和 AST 及 ALT 升高、胰腺炎、血管性水肿、喉部水肿、支气管痉挛、面部水肿、嗜酸性粒细胞增多、白细胞减少和血尿
特殊人群用药	肝、肾功能不全患者：肌酐清除率（Ccr）<10ml/min 或严重肾衰竭需定期血液透析或持续腹膜透析者不推荐使用，肾功能不全者（Ccr 为 10~30ml/min）慎用 儿童：慎用 妊娠与哺乳期妇女：妊娠安全性分级为 C 级；哺乳期妇女应权衡利弊后使用
药典	
国家处方集	CNF
医保目录	【保（乙）】

续　表

基本药物目录	
其他推荐依据	
■ 药品名称	利巴韦林　Ribavirin
抗菌谱与适应证	1. 主要用于呼吸道合胞病毒（RSV）引起的病毒性肺炎与支气管炎 2. 用于流感病毒感染 3. 用于皮肤疱疹病毒感染 4. 局部用于单纯疱疹病毒性角膜炎 5. 与干扰素 α-2b 联用，用于治疗慢性丙型肝炎
制剂与规格	利巴韦林片：①20mg；②50mg；③100mg 利巴韦林含片：①20mg；②100mg 利巴韦林分散片：100mg 利巴韦林胶囊：①100mg；②150mg 利巴韦林颗粒：①50mg；②100mg；③150mg 利巴韦林泡腾颗粒：①50mg；②150mg 利巴韦林口服液：5ml：150mg 利巴韦林滴眼液：0.1%（8ml：8mg） 利巴韦林眼膏：①2g：0.8mg；②2.5g：12.5mg
用法与用量	成人：口服，①体重<65kg 者，一次 400mg，一日 2 次；②体重 65~85kg 者早 400mg，晚 600mg；③体重>85kg 者一次 600mg，一日 2 次 外用，①滴眼液：滴眼，一次 1 滴，一小时 1 次，病情好转后每 2 小时 1 次；②眼膏：涂于患眼结膜囊内，一次适量，一日 2~4 次
注意事项	长期或大剂量服用对肝功能、血象有不良反应。有严重贫血、肝功能异常者慎用
禁忌	对本药过敏者，有心脏病史或心脏病患者，肌酐清除率<50ml/min 的患者，有胰腺炎症状或胰腺炎患者，自身免疫性肝炎患者，活动性结核患者，地中海贫血和镰状细胞贫血患者，孕妇和可能妊娠的妇女，计划妊娠妇女的男性配偶禁用
不良反应	常见贫血、乏力等，停药后即消失。少见疲倦、头痛、失眠、食欲减退、恶心、呕吐、轻度腹泻、便秘等
特殊人群用药	肝、肾功能不全患者：肝、肾功能异常者慎用 老年人：不推荐使用 妊娠与哺乳期妇女：妊娠安全性分级为 X 级。孕妇及可能妊娠的妇女禁用，不推荐哺乳期妇女使用
药典	USP、Eur. P.、Chin. P.
国家处方集	CNF
医保目录	【保（甲）】
基本药物目录	【基】
其他推荐依据	
■ 药品名称	金刚烷胺　Amantadine
抗菌谱与适应证	1. 用于原发性帕金森病、脑炎、一氧化碳中毒、老年人合并脑动脉硬化所致的帕金森叠加综合征及药物诱发的锥体外系反应 2. 也用于预防或治疗亚洲 A-Ⅱ型流感病毒引起的呼吸道感染

续　表

制剂与规格	盐酸金刚烷胺片：100mg 盐酸金刚烷胺胶囊：100mg
用法与用量	成人：口服给药，抗帕金森病：一次 100mg，一日 1~2 次。一日最大剂量为 400mg；抗病毒，一次 200mg，一日 1 次；或一次 100mg，每 12 小时 1 次。儿童：口服给药，①1~9 岁儿童，抗病毒，每 8 小时用 1.5~3mg/kg，或每 12 小时用 2.2~4.4mg/kg，也有推荐每 12 小时用 1.5mg/kg。一日最大量不宜超过 150mg。疗程 3~5 日，不宜超过 10 日。②9~12 岁儿童，抗病毒，每 12 小时口服 100mg。③12 岁或 12 岁以上儿童，抗病毒，同成人用量
注意事项	1. 有癫痫史、精神错乱、幻觉、充血性心力衰竭、肾功能不全、外周血管性水肿或直立性低血压的患者应在严密监护下使用 2. 治疗帕金森病时不应突然停药 3. 用药期间不宜驾驶车辆、操纵机械或高空作业 4. 每日最后一次服药时间应在下午 4 时前，以避免失眠
禁忌	对金刚烷胺过敏、新生儿和 1 岁以下婴儿、哺乳期妇女禁用
不良反应	常见眩晕、失眠和神经质，恶心、呕吐、畏食、口干、便秘
特殊人群用药	肝、肾功能不全患者：肾功能不全者，肝脏疾病患者慎用 老年人：慎用 妊娠与哺乳期妇女：妊娠安全性分级为 C 级；孕妇慎用；哺乳妇女禁用
药典	USP、Eur. P.、Chin. P.、Jpn. P.
国家处方集	CNF
医保目录	【保（甲）】
基本药物目录	【基】
其他推荐依据	

■ 药品名称	金刚乙胺　Rimantadine
抗菌谱与适应证	1. 本药适用于预防成人 A 型（包括 H1N1、H2N2、H3N2）流感病毒感染 2. 本药适用于预防儿童 A 型流感病毒感染
制剂与规格	盐酸金刚乙胺片：0.1g 盐酸金刚乙胺口服颗粒：2g：50mg
用法与用量	成人及 10 岁以上儿童：口服给药，①预防：一次 100mg，一日 2 次。②治疗：一次 100mg，一日 2 次。从症状开始连续治疗约 7 日。肾功能不全时剂量：对于肾衰竭（Ccr≤10ml/min）患者，推荐剂量为一日 100mg。肝功能不全时剂量：对于严重的肝功能不全患者，推荐剂量为一日 100mg。老年人剂量：对于中老年家庭护理患者，推荐剂量为一日 100mg。儿童（10 岁以下）：口服给药用于预防：5mg/kg，一日 1 次，但总量不超过 150mg
注意事项	癫痫患者慎用。金刚烷类药物可改变患者的注意力和反应性
禁忌	对金刚烷类药物过敏者及严重肝功能不全者禁用
不良反应	1. 胃肠道反应：恶心、呕吐、腹痛、食欲缺乏、腹泻 2. 神经系统障碍：神经过敏、失眠、集中力差、头晕、头痛、老年人步态失调 3. 其他：无力、口干

续　表

特殊人群用药	肝、肾功能不全者：慎用 儿童：本药用于 1 岁以下儿童的有效性和安全性尚不明确 老年人：慎用 妊娠与哺乳期妇女：妊娠安全性分级为 C 级；哺乳期妇女用药应权衡利弊
药典	USP
国家处方集	CNF
医保目录	【保（乙）】
基本药物目录	
其他推荐依据	
■ 药品名称	伐昔洛韦　Valaciclovir
抗菌谱与适应证	1. 主要用于带状疱疹 2. 用于治疗单纯疱疹病毒感染及预防复发，包括生殖器疱疹的初发和复发
制剂与规格	盐酸伐昔洛韦片：①150mg；②300mg
用法与用量	口服给药：1 次 0.3g，一日 2 次，饭前空腹服用。带状疱疹连续服药 10 日。单纯性疱疹连续服药 7 日
注意事项	1. 严重免疫功能缺陷者长期或多次应用本品治疗后可能引起单纯疱疹和带状疱疹病毒对本品耐药 2. 服药期间应给予患者充分的水，防止药物在肾小管内沉淀 3. 生殖器复发性疱疹感染以间歇短程疗法给药有效。生殖器复发性疱疹的长期疗法也不应超过 6 个月
禁忌	对本品及阿昔洛韦过敏者禁用
不良反应	偶有头晕、头痛、关节痛、恶心、呕吐、腹泻、胃部不适、食欲减退、口渴、白细胞下降、蛋白尿及尿素氮轻度升高、皮肤瘙痒等
特殊人群用药	肝、肾功能不全患者：慎用 儿童：2 岁以下儿童禁用，2 岁以上儿童慎用 老年人：老年患者由于生理性肾功能衰退，剂量与用药间期需调整 妊娠与哺乳期妇女：孕妇禁用。妊娠安全性分级为 B 级；哺乳妇女应慎用
药典	Chin. P.
国家处方集	CNF
医保目录	【保（乙）】
基本药物目录	
其他推荐依据	
■ 药品名称	沙奎那韦　Saquinavir
抗菌谱与适应证	与其他抗反转录病毒药物联用，治疗 HIV-1 感染
制剂与规格	甲磺酸沙奎那韦片：600mg

续　表

用法与用量	口服给药：一次 600mg，一日 3 次，饭后服用
注意事项	糖尿病或高血糖症患者，A 型和 B 型血友病患者慎用
禁忌	对本药过敏者，严重肝功能受损者禁用
不良反应	腹泻、恶心和腹部不适
特殊人群用药	肝、肾功能不全患者：严重肝功能受损者禁用；中度肝功能受损者，严重肾功能不全者慎用 儿童：16 岁以下患者使用本药的安全性及有效性尚不明确 老年人：60 岁以上老年患者用药研究尚不充分 妊娠与哺乳期妇女：妊娠安全性分级为 B 级；用药妇女应暂停授乳
药典	USP
国家处方集	CNF
医保目录	【保（乙）】
基本药物目录	
其他推荐依据	
■ 药品名称	阿昔洛韦　Aciclovir
抗菌谱与适应证	1. 单纯疱疹病毒（HSV）感染：①口服用于生殖器疱疹病毒感染初发和复发患者；对反复发作患者可用作预防。②静脉制剂用于免疫缺陷者初发和复发性皮肤黏膜 HSV 感染的治疗以及反复发作患者的预防；也用于单纯疱疹性脑炎的治疗。③外用可用于 HSV 引起的皮肤和黏膜感染 2. 带状疱疹病毒（HZV）感染：①口服用于免疫功能正常者带状疱疹和免疫缺陷轻症患者的治疗；②静脉制剂用于免疫缺陷者严重带状疱疹或免疫功能正常者弥散型带状疱疹的治疗；③外用可用于 HZV 引起的皮肤和黏膜感染 3. 免疫缺陷者水痘的治疗 4. 眼部疾病：①结膜下注射或全身用药（口服或静脉滴注）：用于急性视网膜坏死综合征（ARN）、视网膜脉络膜炎、HSV 性葡萄膜炎；②局部用药：滴眼液或眼膏，用于 HZV 性角膜炎、结膜炎、眼睑皮炎及 HSV 性角膜炎
制剂与规格	阿昔洛韦片：①100mg；②200mg；③400mg 阿昔洛韦咀嚼片：①400mg；②800mg 阿昔洛韦胶囊：①100mg；②200mg 注射用阿昔洛韦：①250mg；②500mg 阿昔洛韦氯化钠注射液：①100ml（阿昔洛韦 100mg、氯化钠 900mg）；②250ml（阿昔洛韦 250mg、氯化钠 2.25g） 阿昔洛韦眼膏：2g：60mg 阿昔洛韦滴眼液：8ml：8mg
用法与用量	口服给药： 1. 急性带状疱疹：①片剂、分散片、咀嚼片：一次 200~800mg，每 4 小时 1 次，一日 5 次，连用 7~10 日；②缓释片：一次 1600mg，每 8 小时 1 次，连用 10 日 2. 生殖器疱疹： 　（1）初发：①片剂、分散片、咀嚼片：一次 200mg，每 4 小时 1 次，一日 5 次，连用 10 日；②缓释片、缓释胶囊：一次 400mg，每 8 小时 1 次，连用 10 日

	（2）慢性复发：①片剂、分散片、咀嚼片：一次200~400mg，一日2次，持续治疗4~6个月或12个月，然后进行再评价。根据再评价结果，选择一次200mg，一日3次，或一次200mg、一日5次的治疗方案。在症状初期，可及时给予间歇性治疗：一次200mg，每4小时1次，一日5次，连用5日以上。②缓释片、缓释胶囊：一次200~400mg，一日3次，持续治疗6~12个月，然后进行再评价。根据再评价结果，选择适宜的治疗方案 3. 水痘：①片剂、分散片、咀嚼片：一次800mg，一日4次，连用5日。②缓释片：一次1600mg，一日2次，连用5日 静脉滴注：一日最大剂量为30mg/kg 1. 重症生殖器疱疹初治：一次5mg/kg，每8小时1次，共5日 2. 免疫缺陷者皮肤黏膜单纯疱疹或严重带状疱疹：一次5~10mg/kg，每8小时1次，滴注1小时以上，共7~10日 3. 单纯疱疹性脑炎：一次10mg/kg，每8小时1次，共10日 4. 急性视网膜坏死综合征：一次5~10mg/kg，每8小时1次，滴注1小时以上，连用7~10日，然后改为口服给药，一次800mg，一日5次，连续用药6~14周 外用：①滴眼液：滴眼，一次1滴，每2小时1次；②眼膏：涂于结膜囊内，一次适量，一日4~6次
注意事项	1. 对本品不能耐受者，精神异常或对细胞毒性药出现精神反应者（因静脉应用本药易产生精神症状），脱水者慎用 2. 宜缓慢静脉滴注，以避免本品在肾小管内沉淀，导致肾功能损害，并应防止药液漏至血管外，以免引起疼痛及静脉炎
禁忌	对阿昔洛韦过敏者禁用
不良反应	常见注射部位的炎症或静脉炎、皮肤瘙痒或荨麻疹、皮疹、发热、轻度头痛、恶心、呕吐、腹泻、蛋白尿、血液尿素氮和血清肌酐值升高、肝功能异常如AST、ALT、碱性磷酸酶、乳酸脱氢酶、总胆红素轻度升高等
特殊人群用药	肝、肾功能不全者：慎用 儿童：儿童用药尚未发现特殊不良反应，但仍应慎用 老年人：无充分的研究资料表明对65岁以上老人用药和年轻人用药有明显不同，但老年人用药仍应谨慎 妊娠与哺乳期妇女：能透过胎盘，孕妇用药应权衡利弊，妊娠安全性分级为B级；哺乳妇女用药应权衡利弊
药典	USP、Eur. P.、Chin. P.
国家处方集	CNF
医保目录	【保（甲/乙）】
基本药物目录	【基】
其他推荐依据	
■ 药品名称	泛昔洛韦 Famciclovir
抗菌谱与适应证	用于治疗带状疱疹和原发性生殖器疱疹
制剂与规格	泛昔洛韦片：①125mg；②250mg 泛昔洛韦胶囊：125mg
用法与用量	口服给药：一次250mg，每8小时1次。治疗带状疱疹的疗程为7日，治疗急性原发性生殖器疱疹的疗程为5日

续　表

注意事项	乏昔洛韦不能治愈生殖器疱疹，是否能够防止疾病传播尚不清楚
禁忌	对泛昔洛韦及喷昔洛韦过敏者禁用
不良反应	常见头痛、恶心。此外尚可见头晕、失眠、嗜睡、感觉异常、腹泻、腹痛、消化不良、疲劳、发热、寒战、皮疹、皮肤瘙痒等
特殊人群用药	肝、肾功能不全患者：肾功能不全者慎用 儿童：不推荐使用 老年人：需注意调整剂量 妊娠与哺乳期妇女：本药的妊娠安全性分级为 B 级；哺乳期妇女用药时应暂停授乳
药典	Chin. P.
国家处方集	CNF
医保目录	【保（乙）】
基本药物目录	
其他推荐依据	

■ 药品名称	喷昔洛韦　Penciclovir
抗菌谱与适应证	用于口唇及面部单纯疱疹、生殖器疱疹等
制剂与规格	喷昔洛韦乳膏：①2g：20mg；②5g：50mg；③10g：100mg 注射用喷昔洛韦：250mg
用法与用量	局部给药：外涂患处，一日 4~5 次，应尽早（有先兆或损害出现时）开始治疗。静脉滴注：一次 5mg/kg，每 12 小时 1 次
注意事项	1. 仅用静脉滴注给药，且应缓慢（1 小时以上），防止局部浓度过高，引起疼痛及炎症 2. 溶液配制后应立即使用，不能冷藏，用剩溶液应废弃，稀释药液时出现白色浑浊或结晶则不能使用 3. 软膏不用于黏膜，因刺激作用，勿用于眼内及眼周
禁忌	对喷昔洛韦及泛昔洛韦过敏者禁用
不良反应	注射后可见头痛、头晕、肌酐清除率少量增加，血压轻度下降等。外用时偶见头痛、用药局部灼热感、疼痛、瘙痒等
特殊人群用药	儿童：12 岁以下儿童用药的安全性和有效性尚未确立 妊娠与哺乳期妇女：妊娠安全性分级为 B 级
药典	
国家处方集	CNF
医保目录	【保（乙）】
基本药物目录	
其他推荐依据	

续　表

■ 药品名称	更昔洛韦　Ganciclovir
抗菌谱与适应证	1. 主要用于免疫缺陷患者（包括艾滋病患者）并发巨细胞病毒（CMV）视网膜炎的诱导期和维持期治疗 2. 也用于接受器官移植的患者预防 CMV 感染 3. 用于单纯疱疹病毒性角膜炎
制剂与规格	更昔洛韦胶囊：250mg 更昔洛韦注射液：①10ml∶500mg；②5ml∶250mg 注射用更昔洛韦：①50mg；②150mg；③250mg；④500mg 更昔洛韦滴眼液：8ml∶8mg 更昔洛韦眼膏：2g∶20mg 更昔洛韦眼用凝胶：5g∶7.5mg
用法与用量	静脉滴注： 1. 治疗 CMV 视网膜炎：①初始剂量：5mg/kg，每 12 小时 1 次，连用 14~21 日；②维持剂量：5mg/kg，一日 1 次，一周 5 日；或 6mg/kg，一日 1 次，一周 5 日 2. 预防器官移植受者的 CMV 感染：①初始剂量：5mg/kg，每 12 小时 1 次，连用 7~14 日；②维持剂量：5mg/kg，一日 1 次，一周 7 日；或 6mg/kg，一日 1 次，一周 5 日 口服给药： 1. CMV 视网膜炎的维持治疗：在诱导治疗后，推荐维持量为一次 1000mg，一日 3 次。也可在非睡眠时一次服 500mg，每 3 小时 1 次，一日 6 次。维持治疗时若 CMV 视网膜炎有发展，则应重新进行诱导治疗 2. 晚期 HIV 感染患者 CMV 感染的预防：预防剂量为一次 1000mg，一日 3 次 3. 器官移植受者 CMV 感染的预防：预防剂量为一次 1000mg，一日 3 次。用药疗程根据免疫抑制的时间和程度确定。经眼给药：一次 1 滴，一日 4 次，疗程 3 周
注意事项	1. 本品可引起中性粒细胞减少、血小板减少，并易引起出血和感染，用药期间应注意口腔卫生 2. 用药期间应每 2 周进行血清肌酐或肌酐清除率的测定
禁忌	对本药或阿昔洛韦过敏者，严重中性粒细胞减少（<0.5×10^9/L）或严重血小板减少（<25×10^9/L）的患者禁用
不良反应	1. 常见的为骨髓抑制 2. 可出现中枢神经系统症状，如精神异常、紧张、震颤等 3. 可出现皮疹、瘙痒、药物热、头痛、头晕、呼吸困难等
特殊人群用药	儿童：由于本药有致癌和影响生殖能力的远期毒性，在儿童中静脉或口服使用本药应充分权衡利弊后再决定是否用药 妊娠与哺乳期妇女：孕妇应充分权衡利弊后再决定是否用药。妊娠安全性分级为 C 级；哺乳妇女在用药期间应停止授乳
药典	USP、Chin. P.
国家处方集	CNF
医保目录	【保（乙）】
基本药物目录	
其他推荐依据	

续　表

■ 药品名称	碘苷　Idoxuridine
抗菌谱与适应证	用于治疗带状疱疹病毒感染、单纯疱疹性角膜炎和牛痘病毒性角膜炎
制剂与规格	碘苷滴眼液：①8ml：8mg；②10ml：10mg
用法与用量	经眼给药：滴于患侧结膜囊内，一次1~2滴，每1~2小时1次
注意事项	1. 碘苷对单纯疱疹病毒Ⅱ型感染无效 2. 可与睫状肌麻痹药、抗菌药物及肾上腺皮质激素合用。激素能促使病毒感染扩散，故禁用于浅层角膜炎，但可用于基质性角膜炎、角膜水肿或虹膜炎
禁忌	眼外科手术创伤愈合期，对本药及碘制剂过敏的患者禁用
不良反应	有畏光、局部充血、水肿、痒或疼痛等不良反应；也可发生过敏反应眼睑水肿。长期滴用，可引起接触性皮炎、点状角膜病变、滤泡性结膜炎、泪点闭塞等
特殊人群用药	儿童：儿童用药尚缺乏资料，一般不用于婴幼儿 妊娠与哺乳期妇女：孕妇不宜使用；哺乳期妇女不宜使用
药典	USP、Eur. P.、Chin. P.、Jpn. P.
国家处方集	CNF
医保目录	
基本药物目录	
其他推荐依据	

■ 药品名称	阿糖腺苷　Vidarabine
抗菌谱与适应证	用于治疗疱疹病毒感染所致的口炎、皮疹、脑炎及巨细胞病毒感染
制剂与规格	注射用阿糖腺苷：200mg 注射用单磷酸阿糖腺苷：①100mg；②200mg
用法与用量	肌内注射或缓慢静脉注射：成人，按体重一次5~10mg/kg，一日1次
注意事项	如注射部位疼痛，必要时可加盐酸利多卡因注射液解除疼痛症状
禁忌	妊娠与哺乳期妇女禁用
不良反应	可见注射部位疼痛
特殊人群用药	肝、肾功能不全患者：慎用 妊娠与哺乳期妇女：孕妇禁用。妊娠安全性分级为C级；哺乳妇女禁用
药典	USP
国家处方集	CNF
医保目录	
基本药物目录	
其他推荐依据	

续 表

■ 药品名称	酞丁安 Ftibamzone
抗菌谱与适应证	1. 用于各型沙眼 2. 用于单纯疱疹、带状疱疹 3. 用于尖锐湿疣、扁平疣 4. 用于浅部真菌感染，如体癣、股癣、手足癣等
制剂与规格	酞丁安滴眼液：0.1%（8ml：8mg） 酞丁安搽剂：5ml：25mg 酞丁安软膏：①10g：100mg；②10g：300mg
用法与用量	经眼给药：摇匀后滴眼，一次1滴，一日2~4次。局部给药：①单纯疱疹、带状疱疹：涂于患处，一日3次；②尖锐湿疣、扁平疣：涂于患处，一日3次；③浅部真菌感染：涂于患处，早晚各1次，体癣、股癣连用3周，手足癣连用4周
注意事项	1. 软膏剂、搽剂使用时注意勿入口内和眼内 2. 涂布部位有灼烧感、瘙痒、红肿等，应停止用药，洗净
禁忌	对制剂药品中任何成分过敏者禁用
不良反应	少数病例有局部瘙痒刺激反应，如皮肤红斑、丘疹及刺痒感
特殊人群用药	儿童：儿童用药尚缺乏资料，一般不用于婴幼儿 妊娠与哺乳期妇女：哺乳期妇女不宜使用；孕妇禁用，育龄妇女慎用
药典	
国家处方集	CNF
医保目录	
基本药物目录	
其他推荐依据	
■ 药品名称	膦甲酸钠 Foscarnet Sodium
抗菌谱与适应证	1. 主要用于免疫缺陷者（如艾滋病患者）的巨细胞病毒性视网膜炎 2. 免疫功能损害患者耐阿昔洛韦单纯疱疹病毒性皮肤黏膜感染
制剂与规格	膦甲酸钠注射液：①100ml：2.4g；②250ml：3g；③250m：6g；④500ml：6g 膦甲酸钠氯化钠注射液：①100ml：2.4g；②250ml：3g 膦甲酸钠乳膏：①5g：150mg；②10g：300mg
用法与用量	静脉滴注： 1. 艾滋病患者巨细胞病毒性视网膜炎：①诱导期，推荐初始剂量60mg/kg，每8小时1次，连用2~3周，视治疗后的效果而定，也可每12小时90mg/kg；②维持期，维持剂量一日90~120mg/kg，滴注时间不得少于2小时。如患者在维持期视网膜炎症状加重时，应仍恢复诱导期剂量 2. 艾滋病患者巨细胞病毒性鼻炎：初始剂量60mg/kg，每8小时1次，滴注时间至少1小时，连用2~3周。根据患者肾功能和耐受程度调整剂量和给药时间。维持量一日90~120mg/kg，滴注2小时

续 表

	3. 耐阿昔洛韦的皮肤黏膜单纯疱疹病毒感染和带状疱疹病毒感染：推荐剂量一次 40mg/kg，每 8 小时（或 12 小时）1 次，滴注时间不得少于 1 小时，连用 2~3 周或直至治愈。外用：耐阿昔洛韦的皮肤黏膜单纯疱疹病毒感染：乳膏，一日 3~4 次，连用 5 日为一疗程
注意事项	1. 用药期间必须密切监测肾功能，根据肾功能情况调整剂量 2. 不能与其他肾毒性药物同时使用，不能与喷他脒联合静脉滴注，以免发生低钙血症 3. 注射剂避免与皮肤、眼接触，若不慎接触，应立即用清水洗净 4. 乳膏剂严格限用于免疫功能损害患者耐阿昔洛韦的单纯疱疹病毒性皮肤、黏膜感染
禁忌	对膦甲酸钠过敏者禁用
不良反应	肾功能损害、电解质紊乱、惊厥、贫血或血红蛋白降低、注射部位静脉炎、生殖泌尿道刺激症状或溃疡等
特殊人群用药	肝、肾功能不全患者：肌酐清除率<0.4ml/min 者（以 kg 计）禁用。肝肾功能不全者慎用 儿童：用药应权衡利弊 老年人：老年患者的肾小球滤过率下降，故用药前及用药期间应检查肾功能 妊娠与哺乳期妇女：妊娠安全性分级为 C 级；哺乳期妇女用药期间应暂停授乳
药典	Eur. P.
国家处方集	CNF
医保目录	【保（乙）】
基本药物目录	
其他推荐依据	

第十七节 抗真菌药

■ 药品名称	两性霉素 B　AmphotericinB
抗菌谱与适应证	1. 用于治疗隐球菌病、北美芽生菌病、播散性念珠菌病、球孢子菌病、组织胞质菌病 2. 用于治疗由毛霉菌、根霉属、犁头霉菌属、内胞霉属和蛙粪霉属等所致的毛霉病 3. 用于治疗由申克孢子丝菌引起的孢子丝菌病 4. 用于治疗由烟曲菌所致的曲菌病 5. 外用制剂适用于着色真菌病、烧伤后皮肤真菌感染、呼吸道念珠菌、曲菌或隐球菌感染、真菌性角膜溃疡
制剂与规格	注射用两性霉素 B：①5mg（5000U）；②25mg（2.5 万 U）；③50mg（5 万 U） 注射用两性霉素 B 脂质体：①2mg（2000U）；②10mg（1 万 U）；③50mg（5 万 U）；④100mg（10 万 U）
用法与用量	静脉滴注：①起始剂量为 1~5mg 或按体重一次 0.02~0.1mg/kg，以后根据患者耐受情况每日或隔日增加 5mg，当增加至一次 0.6~0.7mg/kg 时即可暂停增加剂量。②最高单次剂量不超过 1mg/kg，每日或隔 1~2 日给药 1 次，总累积量 1.5~3g，疗程 1~3 个月，视患者病情也可延长至 6 个月。治疗鼻脑毛霉病时，累积治疗量至少 3~4g，治疗白色念珠菌感染，疗

续 表

	程总量约为 1g；治疗隐球菌脑膜炎，疗程总量约为 3g。③对敏感真菌所致的感染宜采用较小剂量，即一次 20~30mg，疗程也宜较长。鞘内注射对隐球菌脑膜炎，除静脉滴注外尚需鞘内给药。首次剂量为 0.05~0.1mg，以后逐渐增至一次 0.5mg，最大量一次不超过 1mg，每周 2~3 次，总量 15mg 左右。雾化吸入：5~10mg，一日分 2 次喷雾，疗程 1 个月。两性霉素 B 脂质体：静脉注射，起始剂量一日 0.1mg/kg，如无不良反应，第 2 日开始增加一日 0.25~0.5mg/kg，剂量逐日递增至维持剂量一日 1~3mg/kg。输液速度以不大于 0.15mg/ml 为宜
注意事项	1. 治疗期间定期严密随访血、尿常规，肝肾功能，血钾，心电图等，如血尿素氮或血肌酐明显升高时，则需减量或暂停治疗，直至肾功能恢复 2. 为减少不良反应，给药前可给非类固醇抗炎药和抗组胺药 3. 本品宜缓慢避光滴注，每剂滴注时间至少 6 小时 4. 药液静脉滴注时应避免外漏，因其可致局部刺激
禁忌	对两性霉素 B 过敏及严重肝病患者禁用
不良反应	1. 静脉滴注过程中或静脉滴注后发生寒战、高热、严重头痛、食欲缺乏、恶心、呕吐，有时可出现血压下降、眩晕等 2. 几乎所有患者在疗程中均可出现不同程度的肾功能损害，尿中可出现红细胞、白细胞、蛋白和管型、血尿素氮和肌酐增高，肌酐清除率降低，也可引起肾小管性酸中毒 3. 低钾血症 4. 血液系统毒性反应有正常红细胞性贫血，偶有白细胞或血小板减少
特殊人群用药	肝、肾功能不全患者：肝病患者，肾功能损害者慎用。严重肝病患者禁用 老年人：减量慎用 妊娠与哺乳期妇女：妊娠安全性分级为 B 级。哺乳期妇女应避免应用本药或用药时暂停授乳
药典	USP、Eur. P.、Chin. P.、Jpn. P.
国家处方集	CNF
医保目录	【保（乙）】
基本药物目录	
其他推荐依据	
■ 药品名称	氟康唑 Fluconazol
抗菌谱与适应证	1. 念珠菌病：①全身性念珠菌病：如念珠菌败血症、播散性念珠菌病及其他非浅表性念珠菌感染等，包括腹膜、心内膜、肺部、尿路的感染；②黏膜念珠菌病：包括口咽部及食管感染、非侵入性肺及支气管感染、念珠菌尿症等；③阴道念珠菌病 2. 隐球菌病：用于治疗脑膜以外的新型隐球菌病；也用于两性霉素 B 与氟胞嘧啶联用初治后的维持治疗 3. 皮肤真菌病：如体癣、手癣、足癣、头癣、指（趾）甲癣、花斑癣等，还可用于皮肤着色真菌病 4. 用于真菌感染所引起的睑缘炎、结膜炎、角膜炎等 5. 预防真菌感染的发生，常见于恶性肿瘤、免疫抑制、骨髓移植、接受细胞毒类药化疗或放疗等患者 6. 球孢子菌病、芽生菌病、组织胞质菌病等

续　表

制剂与规格	氟康唑片：①50mg；②100mg；③150mg；④200mg 氟康唑胶囊：①50mg；②100mg；③150mg 氟康唑注射液：①50ml：100mg；②100ml：200mg
用法与用量	静脉滴注： 1. 念珠菌败血症、播散性念珠菌病及其他非浅表性念珠菌感染：常用剂量为第 1 日 400mg，以后一日 200mg。根据临床症状，可将日剂量增至 400mg 2. 口咽部念珠菌病：常用剂量为一次 50mg，一日 1 次，连用 7~14 日 3. 食管感染、非侵入性肺及支气管感染、念珠菌尿症等：剂量为一次 50mg，一日 1 次，连用 14~30 日。对异常难以治愈的黏膜念珠菌感染，剂量可增至一次 100mg，一日 1 次 4. 阴道念珠菌病：单剂 150mg 5. 隐球菌性脑膜炎及其他部位隐球菌感染：常用剂量为第 1 日 400mg，以后一日 200~400mg，疗程根据临床症状而定，但对隐球菌性脑膜炎，疗程至少为 6~8 周。为防止艾滋病患者的隐球菌性脑膜炎的复发，在完成基本疗程治疗后，可继续给予维持量，一日 200mg 6. 预防真菌感染（如恶性肿瘤患者等）：患者在接受化疗或放疗时，一次 50mg，一日 1 次
注意事项	1. 需定期监测肝肾功能，用于肝肾功能减退者需减量应用 2. 在免疫缺陷者中的长期预防用药，已导致念珠菌属等对氟康唑等吡咯类抗真菌药耐药性的增加，应避免无指征预防用药 3. 与肝毒性药物合用、需服用氟康唑 2 周以上或接受多倍于常用剂量的本品时，可使肝毒性的发生率增高，需严密观察
禁忌	对氟康唑或其他吡咯类药物有过敏史者禁用
不良反应	1. 常见恶心、呕吐、腹痛或腹泻等 2. 过敏反应，可表现为皮疹，偶可发生严重的剥脱性皮炎、渗出性多形红斑 3. 肝毒性，治疗过程中可发生轻度一过性 AST 及 ALT 升高 4. 可见头晕、头痛
特殊人群用药	肝、肾功能不全患者：肝、肾功能损害者慎用 儿童：本药对小儿的影响缺乏充足的研究资料，用药需谨慎 妊娠与哺乳期妇女：孕妇用药须权衡利弊。妊娠安全性分级为 C 级；不推荐哺乳期妇女使用
药典	USP、Chin. P.
国家处方集	CNF
医保目录	【保（乙）】
基本药物目录	【基】
其他推荐依据	
■ 药品名称	伊曲康唑　Itraconazole
抗菌谱与适应证	1. 注射液：用于全身性真菌感染，如曲霉病、念珠菌病、隐球菌病（包括隐球菌性脑膜炎）、组织胞质菌病、孢子丝菌病、巴西副球孢子菌病、芽生菌病和其他多种少见的全身性或热带真菌病。用于口腔、咽部、食管、阴道念珠菌感染以及真菌性结膜炎、真菌性角膜炎

续　表

	2. 胶囊剂：适用于治疗肺部及肺外芽生菌病；组织胞质菌病，包括慢性空洞性肺部疾病和非脑膜组织胞质菌病，以及不能耐受两性霉素 B 或两性霉素 B 治疗无效的肺部或肺外曲霉病。浅部真菌感染，如手足癣、体癣、股癣、花斑癣等。口腔、咽部、食管、阴道念珠菌感染，以及真菌性结膜炎、真菌性角膜炎。用于皮肤癣菌和（或）酵母菌所致甲真菌病 3. 口服液：适用于粒细胞缺乏患者怀疑真菌感染的经验治疗，口咽部和食管念珠菌病的治疗 4. 静脉注射液：适用于粒细胞缺乏患者怀疑真菌感染的经验治疗，还适用于治疗肺部及肺外芽生菌病；组织胞质菌病，包括慢性空洞性肺部疾病和非脑膜组织胞质菌病；以及不能耐受两性霉素 B 或两性霉素 B 治疗无效的肺部或肺外曲霉病
制剂与规格	伊曲康唑胶囊：100mg 伊曲康唑口服液：150ml：1.5g 伊曲康唑注射液：25ml：250mg
用法与用量	口服给药： 1. 体癣、股癣：一日 100mg，疗程 15 日；手足癣：一次 200mg，一日 2 次，疗程 7 日，或一日 100mg，疗程 30 日 2. 花斑癣：一次 200mg，一日 1 次，疗程 7 日 3. 甲真菌病：①冲击疗法：一次 200mg，一日 2 次，连服 1 周。指（趾）甲感染分别需要 2 个和 3 个冲击疗程，每个疗程间隔 3 周。②连续治疗：一次 200mg，一日 1 次，连用 3 个月 4. 真菌性角膜炎：一次 200mg，一日 1 次，疗程 21 日 5. 曲霉病：一次 200mg，一日 1 次，疗程 2~5 个月；对侵袭性或播散性感染者，可增加剂量至一次 200mg，一日 2 次 6. 念珠菌病：①常用量一次 100~200mg，一日 1 次，疗程 3 周至 7 个月；②口腔念珠菌病：一次 100mg，一日 1 次，疗程 15 日；念珠菌性阴道炎：一次 200mg，一日 1 次，疗程 3 日 7. 非隐球菌性脑膜炎：一次 200mg，一日 1 次，疗程 2 个月至 1 年 8. 隐球菌性脑膜炎：一次 200mg，一日 2 次，疗程 2 个月至 1 年。维持量一日 1 次
注意事项	1. 对持续用药超过 1 个月者，及治疗过程中出现畏食、恶心、呕吐、疲劳、腹痛或尿色加深的患者，建议检查肝功能。如出现异常，应停止用药 2. 发生神经系统症状时应终止治疗 3. 对有充血性心力衰竭危险因素的患者，应谨慎用药，并严密监测
禁忌	1. 禁用于已知对伊曲康唑及辅料过敏的患者 2. 注射液禁用于不能注射 0.9% 氯化钠注射液的患者 3. 注射液禁用于肾功能损伤患者肌酐清除率<30ml/min 者 4. 禁止与特非那定、阿司咪唑、咪唑斯汀、西沙比利、多非利特、奎尼丁等合作
不良反应	1. 常见畏食、恶心、腹痛和便秘 2. 已有潜在病理改变并同时接受多种药物治疗的大多数患者，长疗程治疗时可见低钾血症、水肿、肝炎和脱发等症状
特殊人群用药	肝、肾功能不全患者：肝、肾功能不全者，肝酶升高、活动性肝病或有其他药物所致肝毒性史者不宜使用本药 儿童：用药应权衡利弊 老年人：慎用 妊娠与哺乳期妇女：孕妇用药应权衡利弊。本药的妊娠安全性分级为 C 级；哺乳期妇女用药应权衡利弊

续　表

药典	Eur. P.
国家处方集	CNF
医保目录	【保（乙）】
基本药物目录	
其他推荐依据	
■ 药品名称	伏立康唑　Voriconazole
抗菌谱与适应证	1. 侵袭性曲霉病 2. 对氟康唑耐药的念珠菌（包括克柔念珠菌）引起的严重侵袭性感染 3. 由足放线病菌属和镰刀菌属引起的严重感染 4. 非中性粒细胞减少患者的念珠菌血症 5. 应主要用于治疗免疫功能减退患者的进展性、可能威胁生命的感染
制剂与规格	伏立康唑薄膜衣片：①50mg；②200mg 伏立康唑干混悬剂：40mg/ml 注射用伏立康唑：200mg
用法与用量	口服给药： 1. 患者体重≥40kg：①用药第 1 日给予负荷剂量：一次 400mg，每 12 小时 1 次；②开始用药 24 小时后给予维持剂量：一次 200mg，一日 2 次 2. 患者体重<40kg：①用药第 1 日给予负荷剂量：一次 200mg，每 12 小时 1 次；②开始用药 24 小时后给予维持剂量：一次 100mg，一日 2 次 静脉给药： 1. 用药第 1 日给予负荷剂量：一次 6mg/kg，每 12 小时 1 次 2. 开始用药 24 小时后给予维持剂量：一次 4mg/kg，一日 2 次 3. 如果患者不能耐受维持剂量，可减为一次 3mg/kg，一日 2 次
注意事项	1. 治疗前或治疗期间应监测血电解质，如有电解质紊乱应及时纠正 2. 连续治疗超过 28 日者，需监测视觉功能 3. 片剂应在餐后或餐前至少 1 小时服用，其中含有乳糖成分，先天性的半乳糖不能耐受者、Lapp 乳糖酶缺乏或葡萄糖-半乳糖吸收障碍者不宜应用片剂 4. 在治疗中患者出现皮疹需严密观察，如皮损进一步加重则需停药。用药期间应避免强烈的、直接的阳光照射
禁忌	已知对伏立康唑或任何一种赋形剂有过敏史者、孕妇禁用
不良反应	常见视觉障碍、发热、皮疹、恶心、呕吐、腹泻、头痛、败血症、周围性水肿、腹痛及呼吸功能紊乱、肝功能试验值增高
特殊人群用药	肝、肾功能不全患者：严重肝功能减退患者慎用 儿童：12 岁以下儿童的用药安全性和有效性尚未建立 妊娠与哺乳期妇女：孕妇用药应权衡利弊。妊娠安全性分级为 D 级。哺乳期妇女用药应权衡利弊
药典	
国家处方集	CNF
医保目录	【保（乙）】

续　表

基本药物目录	
其他推荐依据	
■ 药品名称	卡泊芬净　Caspofungin
抗菌谱与适应证	1. 用于对其他药物治疗无效或不能耐受的侵袭性曲霉菌病 2. 用于念珠菌所致的食管炎、菌血症、腹腔内脓肿、腹膜炎及胸膜腔感染 3. 用于考虑系真菌感染引起的发热、中性粒细胞减少患者的经验治疗
制剂与规格	注射用醋酸卡泊芬净：①50mg；②70mg
用法与用量	静脉滴注：首日给予单次 70mg 的负荷剂量；之后给予一日 50mg 的维持剂量。对疗效欠佳且对本药耐受较好的患者，可将维持剂量加至一日 70mg
注意事项	与环孢素同时使用，需权衡利弊
禁忌	对本品任何成分过敏者、哺乳期及妊娠期妇女禁用
不良反应	常见发热、头痛、腹痛、疼痛、恶心、腹泻、呕吐、AST 升高、ALT 升高、贫血、静脉炎/血栓性静脉炎。静脉输注并发症、皮肤皮疹、瘙痒等
特殊人群用药	肝、肾功能不全患者：肝功能不全或肝脏疾病患者，肾功能不全患者慎用 儿童：不推荐 18 岁以下的患者使用本药 妊娠与哺乳期妇女：除非必要，孕妇不得使用本药。妊娠安全性分级为 C 级；用药期间不宜授乳
药典	
国家处方集	CNF
医保目录	【保（乙）】
基本药物目录	
其他推荐依据	
■ 药品名称	米卡芬净　Micafungin
抗菌谱与适应证	由曲霉菌和念珠菌引起的下列感染：真菌血症、呼吸道真菌病、胃肠道真菌病
制剂与规格	注射用米卡芬净钠：50mg
用法与用量	静脉给药：成人一次 50~150mg，一日 1 次，严重或难治性患者，可增加至一日 300mg。切勿使用注射用水溶解本品。剂量增加至一日 300mg 用以治疗严重或难治性感染的安全性尚未完全确立。体重为 50kg 或以下的患者，一日剂量不应超过 6mg/kg
注意事项	1. 可能出现肝功能异常或黄疸，应严密监测患者的肝功能 2. 溶解本品时勿用力摇晃输液袋，因易起泡，且泡沫不易消失 3. 本品在光线下可慢慢分解，给药时应避免阳光直射
禁忌	禁用于对本品任何成分有过敏史的患者
不良反应	1. 血液学异常：中性粒细胞减少症、血小板减少或溶血性贫血 2. 可能发生休克、过敏样反应 3. 可能出现肝功能异常或黄疸 4. 可能发生严重的肾功能不全如急性肾衰竭

续 表

特殊人群用药	儿童：儿童静脉使用本药的安全性和有效性尚未建立 妊娠与哺乳期妇女：妊娠安全性分级为 C 级；哺乳妇女用药需权衡利弊
药典	
国家处方集	CNF
医保目录	【保（乙）】
基本药物目录	
其他推荐依据	

■ 药品名称	特比萘芬　Terbinafine
抗菌谱与适应证	1. 口服给药：①由毛癣菌、小孢子菌和絮状表皮癣菌等所致皮肤、头发和指（趾）甲的感染；由念珠菌所致皮肤酵母菌感染。②多种癣病，如体癣、股癣、手癣、足癣和头癣等。③由丝状真菌引起的甲癣 2. 局部给药：由皮肤真菌、酵母菌及其他真菌所致体癣、股癣、手癣、足癣、头癣、花斑癣
制剂与规格	盐酸特比萘芬片：①125mg；②250mg 特比萘芬乳膏：①1g∶10mg（1%）；②10g∶100mg（1%） 盐酸特比萘芬软膏：①10g∶100mg；②15g∶150mg 特比萘芬溶液剂：30ml∶300mg（1%） 盐酸特比萘芬搽剂：15ml∶150mg 盐酸特比萘芬喷雾剂：15ml∶150mg 盐酸特比萘芬散：10g∶100mg
用法与用量	口服给药：一次 125mg~250mg，一日 1 次。疗程视感染程度及不同的临床应用而定：体、股癣2~4 周；手、足癣 2~6 周；皮肤念珠菌病 2~4 周；头癣 4 周；甲癣 6~12 周。局部给药：涂（或喷）于患处及其周围。①乳膏、搽剂、散剂：一日 1~2 次。一般疗程：体癣、股癣1~2 周；花斑癣 2 周；足癣 2~4 周。②溶液剂：用于体癣、股癣，一日 2 次，连用 1~2 周；用于手癣、足癣、花斑癣，一日 2 次，连用 2~4 周。③喷雾剂：一日 2~3 次，1~2 周为一疗程，喷于患处
注意事项	1. 口服对花斑癣无效 2. 使用过程中如出现不良反应症状，应停止用药 3. 软膏、凝胶及擦剂仅供局部皮肤使用皮肤涂敷后，可不必包扎。不宜用于开放性伤口，不能用于眼内，避免接触鼻、口腔及其他黏膜
禁忌	对特比萘芬或萘替芬及本药制剂中其他成分过敏者禁用
不良反应	1. 最常见胃肠道症状（腹满感、食欲减退、恶心、轻度腹痛及腹泻）或轻型的皮肤反应（皮疹、荨麻疹等） 2. 个别严重的有皮肤反应病例，如史-约综合征、中毒性表皮坏死松解症
特殊人群用药	肝、肾功能不全患者：肝、肾功能不全者慎用；严重肝、肾功能不全者禁用 儿童：不推荐用于 2 岁以下的儿童 老年人：适当调整给药剂量 妊娠与哺乳期妇女：孕妇用药应权衡利弊。本药的妊娠安全性分级为 B 级；哺乳期妇女用药期间应暂停授乳

续　表

药典	Eur. P.
国家处方集	CNF
医保目录	【保（乙）】
基本药物目录	
其他推荐依据	
■ 药品名称	氟胞嘧啶　Flucytosine
抗菌谱与适应证	用于治疗念珠菌属心内膜炎、隐球菌属脑膜炎、念珠菌属或隐球菌属真菌败血症、肺部感染和尿路感染
制剂与规格	氟胞嘧啶片：①250mg；②500mg 氟胞嘧啶注射液：250ml：2.5g
用法与用量	口服给药：一次1000~1500mg，一日4次，用药疗程为数周至数月。为避免或减少恶心、呕吐，一次服药时间持续15分钟 静脉注射：一日50~150mg/kg，分2~3次给药 静脉滴注：一日100~150mg/kg，分2~3次给药，静脉滴注速度为4~10ml/min
注意事项	1. 单用氟胞嘧啶在短期内可产生真菌对本品的耐药菌株。治疗播散性真菌病时通常与两性霉素B联合应用 2. 骨髓抑制、血液系统疾病或同时接受骨髓移植药物者慎用 3. 用药期间应检查周围血象、肝肾功能，肾功能减退者需监测血药浓度
禁忌	对本品过敏者禁用
不良反应	1. 可致恶心、呕吐、畏食、腹痛、腹泻等胃肠道反应 2. 皮疹、嗜酸性粒细胞增多等变态反应 3. 可发生肝毒性反应，一般表现为ALT及AST一过性升高，偶见血清胆红素升高 4. 可致白细胞或血小板减少，偶可发生全血细胞减少，骨髓抑制和再生障碍性贫血
特殊人群用药	肝、肾功能不全患者：肝、肾功能损害者，尤其是同时应用两性霉素B或其他肾毒性药物时慎用；严重肝、肾功能不全者禁用 儿童：不宜使用 老年人：需减量 妊娠与哺乳期妇女：孕妇用药应权衡利弊。妊娠安全性分级为C级；哺乳期妇女用药应暂停授乳
药典	USP、Eur. P.、Chin. P.、Jpn. P.
国家处方集	CNF
医保目录	【保（乙）】
基本药物目录	
其他推荐依据	
■ 药品名称	制霉菌素　Nystatin
抗菌谱与适应证	用于念珠菌属引起的消化道、口腔、阴道、皮肤等念珠菌感染

续　表

制剂与规格	制霉菌素片：①10万U；②25万U；③50万U 制霉菌素阴道片：10万U 制霉菌素阴道泡腾片：10万U 制霉菌素阴道栓：10万U 制霉菌素口含片：10万U 制霉菌素软膏：①1g：10万U；②1g：20万U
用法与用量	口服给药：①消化道念珠菌病：一次（50~100）万U，一日3次，连用7~10日。小儿按体重一日（5~10）万U/kg。②口腔念珠菌病：取适量糊剂涂抹，2~3小时一次；口含片一次1~2片，一日3次。 外用：皮肤念珠菌病，应用软膏，一日1~2次，一次1~2g或适量涂抹于患处 阴道给药：①阴道片或栓剂：阴道念珠菌病，一次10万U，一日1~2次；②阴道泡腾片：一次10万U，一日1~2次，置于阴道深处，疗程2周或更久
注意事项	1. 本品对全身真菌感染无治疗作用 2. 本品混悬剂在室温中不稳定，临用前宜新鲜配制并于短期用完
禁忌	对本品过敏者禁用
不良反应	只服较大剂量时可发生腹泻、恶心、呕吐和上腹疼痛等消化道反应，减量或停药后迅速消失。局部应用可引起过敏性接触性皮炎
特殊人群用药	儿童：5岁以下儿童慎用 妊娠与哺乳期妇女：妊娠安全性分级为C级。孕妇慎用；哺乳期妇女慎用
药典	USP、Eur. P.、Jpn. P.
国家处方集	CNF
医保目录	【保（甲）】
基本药物目录	【基】
其他推荐依据	

药品名称索引（汉英对照）

W

X

Y

名词缩略语

BNF	英国国家处方集	Int. P.	国际药典（第 4 版及 2008 补充本 1）
BNFC	英国国家儿童处方集	IOL	人工晶状体植入术
BNPB	型钠尿肽	It. P.	意大利药典（2002 版）
BP	英国药典（未特殊标明系指 2010 版）	Jpn. P.	日本药典（2006 版及补充本 1）
BPC	英国药方集	LVEF	左室射血分数
CABG	冠状动脉旁路移植术	MAPCAs	大型主—肺动脉侧支血管
Chin. P.	中国药典（2005 版）	NYHA	纽约心脏协会
CNF	中国国家处方集（2010 版）	OCT	光学相干断层扫描
CNFC	中国国家处方集（儿童版）2013 年版	PCI	经皮冠状动脉介入治疗
CT	电子计算机 X 射线断层扫描技术	Pol. P.	波兰药典（2002 版及补充本 2005）
CTPACT	肺动脉造影	Span. P.	西班牙药典（2002 版及补充本 2.1）
Eur. P.	欧洲药典（2008 版及补充本 6.1~6.8）	Swiss. P.	瑞士药典
Fr. P.	法国药典（1982 版及 2003 现版）	TEE	经食管超声
Ger. P.	德国药典（2007 版）	USNF	美国国家处方集（2010 及补充本 1）
IABP	主动脉内球囊反搏	USP	美国药典（2006 版及补充本 1）
ICD	国际疾病分类法	Viet. P.	越南药典（2002 版）
INR	国际标准比值		

参考文献

［1］Asaloumidis N, Karkos CD, Trellopoulos G, et al. Outcome after Endovascular Repair of Subacute Type B Aortic Dissection: A Combined Series from Two Greek Centers. Ann Vasc Surg, 2017, 42: 136-142.

［2］Badger S, Forster R, Blair PH, et al. Endovascular treatment for ruptured abdominal aortic aneurysm. Cochrane Database Syst Rev, 2017, 5: CD005261.

［3］Chen IM, Chen PL, Huang CY, et al. Factors Affecting Optimal Aortic Remodeling After Thoracic Endovascular Aortic Repair of Type B (IIIb) Aortic Dissection. Cardiovasc Intervent Radiol, 2017, 40 (5): 671-681.

［4］Clough RE, Nienaber CA. Evidence for and risks of endovascular treatment of asymptomatic acute type B aortic dissection. J Cardiovasc Surg (Torino), 2017, 58 (2): 270-277.

［5］Feldman T, Ruiz CE, Hijazi ZM, et al. The SCAI Structural Heart Disease Council: toward addressing training, credentialing, and guidelines for structural heart disease intervention. Catheter Cardiovasc Interv, 2010, 76 (4): E87-89.

［6］Geva T, Martins JD, Wald RM. Atrial septal defects. Lancet, 2014, 383 (9932): 1921-1932.

［7］Galiè N, Hoeper MM, Humbert M, et al. Guidelines for the diagnosis and treatment of pulmonary hypertension: the Task Force for the Diagnosis and Treatment of Pulmonary Hypertension of the European Society of Cardiology (ESC) and the European Respiratory Society (ERS), endorsed by the International Society of Heart and Lung Transplantation (ISHLT). Eur Heart J, 2009, 30 (20): 2493-2537.

［8］Hahne JD, Arndt C, Herrmann J, et al. Follow-up of abdominal aortic aneurysm after endovascular aortic repair: comparison of volumetric and diametric measurement. Eur J Radiol, 2012, 81 (6): 1187-1191.

［9］Ivanes F, Isorni MA, Halimi JM, et al. Predicitive factors of contrast-induced nephropathy in patients undergoing primary coronary angioplasty. Arch Cardiovas Dis, 2014, 107 (8/9): 424-432.

［10］Jang H, Kim MD, Kim GM, et al. Risk factors for stent graft-induced new entry after thoracic endovascular aortic repair for Stanford type B aortic dissection. J Vasc Surg, 2017, 65 (3): 676-685.

［11］Jamieson WR, Cartier PC, Allard M, et al. Surgical management of valvular heart disease 2004. Can J Cardiol, 2004, 20 Suppl E: 7E-120E.

［12］Joint Task Force on the Management of Valvular Heart Disease of the European Society of Cardiology (ESC), European Association for Cardio-Thoracic Surgery (EACTS), Vahanian A, et al. Guidelines on the management of valvular heart disease (version 2012). Eur Heart J, 2012, 33 (19): 2451-2496.

［13］Jacobs JP, Mavroudis C, Quintessenza JA, et al. Reoperations for pediatric and congenital heart disease: An analysis of the Society of Thoracic Surgeons (STS) congenital heart surgery database. Semin Thorac Cardiovasc Surg Pediatr Card Surg Annu, 2014, 17 (1): 2-8.

［14］Kalteis M, Haller F, Artmann A, et al. Experience and outcomes after a decade of endovascular abdominal aortic aneurysm repair：a retrospective study from a community-based single center. Ann Vasc Surg, 2012, 26（3）：330-337.

［15］ Kim NH, Kim WC, Jeon YS, et al. Repair of type I endoleak by chimney technique after endovascular abdominal aortic aneurysmrepair. Ann Surg Treat Res, 2014, 86（5）：274-277.

［16］ Kirklin JW, Barratt-Boyes BG. Ventricular septal defect. In Cardiac Surgery：Morphology, Diagnostic Criteria, Nature History, Techniques, Results, and Indications. New Yok：Churchill Liveingstone, 1993：256-281.

［17］ Nicholas T. Kouchoukos, Eugene H. Blackstone MD, et al. Kirklin/Barratt-Boyes Cardiac Surgery. 4th Editon. Elsevier/Saunders, 2015.

［18］ Nishimura RA, Otto CM, Bonow RO, et al. 2014 AHA/ACC guideline for the management of patients with valvular heart disease：a report of the American College of Cardiology/American Heart Association Task Force on Practice Guidelines. J Am Coll Cardiol, 2014, 63（22）：e57-e185.

［19］ Nishimura RA, Otto CM, Bonow RO, et al. 2017 AHA/ACC Focused Update of the 2014 AHA/ACC Guideline for the Management of Patients With Valvular Heart Disease：A Report of the American College of Cardiology/American Heart Association Task Forceon Clinical Practice Guidelines. J Am Coll Cardiol, 2017, 70（2）：252-289.

［20］ Park KB, Do YS, Kim SS, et al. Endovascular treatment of acute complicated aortic dissection：long-term follow-up of clinical outcomes and CT findings. J Vasc Interv Radiol, 2009, 20（3）：334-341.

［21］ Quinn AA, Mehta M, Teymouri MJ, et al. The incidence and fate of endoleaks vary between ruptured and elective endovascular abdominal aortic aneurysm repair. J Vasc Surg, 2017, 65（6）：1617-1624.

［22］ Roos-Hesselink JW, Meijboom FJ, Spitaels SE, et al. Outcome of patients after surgical closure of ventricular septal defect at young age：longitudinal follow-up of 22-34 years. Eur Heart J, 2004, 25（12）：1057-1062.

［23］ Feltes TF, Bacha E, Beekman RH 3rd, et al. Indications for cardiac catheterization and intervention in pediatric cardiac disease：a scientific statement from the American Heart Association. Circulation, 2011, 123（22）：2607-2652.

［24］ VIRTUE Registry Investigators. Mid-term outcomes and aortic remodelling after thoracic endovascular repair for acute, subacute, and chronic aortic dissection：the VIRTUE Registry. Eur J Vasc Endovasc Surg, 2014, 48（4）：363-371.

［25］ Zhang L, Zhao Z, Chen Y, et al. Reintervention after endovascular repair for aortic dissection：A systematic review and meta-analysis. J Thorac Cardiovasc Surg, 2016, 152（5）：1279-1288.

［26］ 安硕研, 樊朝美, 李一石. 造影剂肾病的研究现状. 中国临床药理学杂志, 2015, 31（13）：1331-1334.

［27］ 陈孝平. 外科学. 第2版. 北京：人民卫生出版社, 2010.

［28］ 陈孝平, 汪建平. 外科学. 第8版. 北京：人民卫生出版社, 2013.

［29］ 陈玲, 张炼, 李文斌, 等. 不同剂量西地那非治疗新生儿肺动脉高压的疗效. 华中科技大学学报（医学版）, 2012, 41（2）：210-213.

［30］ 陈会文, 苏肇伉, 丁文祥, 等. 室间隔缺损病理解剖分类的再认识. 中国胸心血管外科临床杂志. 2006, 13（2）：89-93.

［31］ 程光存, 严中亚, 吴一军, 等. 儿童先天性心脏病室间隔缺损致病因素分析. 心肺血管病

杂志，2004，2（4）：208-210.

[32] 董力，石应康，许建屏，等．中国心脏瓣膜术后多中心低强度抗凝治疗注册登记及随访研究．中华医学杂志，2016，96（19）：1489-1494.

[33] 高燕，黄国英．先天性心脏病病因及流行病学研究进展．中国循证儿科杂志，2008，3（3）：213-222.

[34] 胡盛寿，黄方炯．冠心病外科治疗学．北京：科学出版社，2003.

[35] 胡盛寿．阜外心血管外科手册．北京：人民卫生出版社，2006.

[36] 胡盛寿．高级卫生专业技术资格考试指导用书·心胸外科学高级教程．北京：人民军医出版社，2014.

[37] 何建国，杨涛．肺动脉高压治疗新视野．中国循环杂志，2014，29（10）：761-763.

[38] 胡小松，杨克明，吕晓东，等．先天性心脏病再次手术的临床分析．中国胸心血管外科临床杂志，2016，23（7）：684-687.

[39] 蒋英，周亮．先天性室间隔缺损892例临床特征分析．中国儿童保健杂志，2017，25（1）：73-76.

[40] 刘迎龙，张宏家，孙寒松，等．右胸外侧小切口小儿先天性心脏畸形矫治术793例体会．中国循环杂志，2000，15（4）：201-203.

[41] 卢中，申运华，严中亚，等．胸骨下段小切口及胸骨正中切口治疗儿童先天性心脏病的对比研究．安徽医科大学学报，2015，20（6）：864-867.

[42] 吴在德．外科学．5版．北京：人民卫生出版社，2002.

[43] 徐志伟．小儿先天性心脏病诊治手册．北京：人民卫生出版社，2009：239-248.

[44] 熊迈，徐颖琦，姚尖平，等．婴幼儿室间隔缺损外科治疗近期效果的多因素分析．中山大学学报（医学科学版），2006，27（6）：714-717.

[45] 余莉，谢亮，朱琦，等．胎儿单纯性室间隔缺损预后的前瞻性研究．中华儿科杂志，2015，53（1）：30-33.

[46] 叶飞，张静，张喆，等．外源性磷酸肌酸在心脏手术中对心脏保护作用的Meta分析．中国药房，2015（3）：356-358.

[47] 朱晓东，张宝仁．心脏外科学．北京：人民卫生出版社，2007.

[48] 《抗菌药物临床应用指导原则（2015年版）》（国卫办医发〔2015〕43号）．

[49] 《抗菌药物临床应用指导原则（2004年版）》（国卫办医发〔2004〕285号）．

[50] 中华医学会．临床技术操作规范·心血管外科学分册．北京：人民军医出版社，2009.

[51] 中华医学会．临床诊疗指南·心脏外科学分册．北京：人民卫生出版社，2009.

[52] 中华儿科杂志编辑委员会，中华医学杂志英文版编辑委员会．先天性心脏病经导管介入治疗指南．中华儿科杂志，2004，42（3）：234-239.

[53] 中华医学会．临床诊疗指南·心血管外科学分册．北京：人民卫生出版社，2009.

[54] 中国医师协会心血管内科分会先心病工作委员会．常见先天性心脏病介入治疗中国专家共识．介入放射学杂志，2011，20（2）：87-92.

[55] 国家药典委员会．中国药典．北京：中国医药科技出版社，2010.

[56] 津岛雄二．韩国抗生物质医药品基准（韩抗基）．东京：厚生省，1990.

[57] 美国药典委员会．美国药典/国家处方集．第31版．沪西书店，2013.

[58] 欧洲药典委员会．欧洲药典（中文版）．北京：中国医药科技出版社，2010.

[59] 日本抗生物质学术协议会．日本抗生物质医药品基准（日抗基）．东京：药业时报社，1998.

［60］日本要局方编辑委员会. 日本药典. 第 16 版. 东京：厚生省，2011.

［61］世界卫生组织专家委员会. 国际药典. 世界卫生组织，2011.

［62］希恩. C. 斯威曼（Sean C Sweetman）编，李大魁，金有豫，汤光，等译. 马丁代尔大药典. 第 35 版. 北京：化学工业出版社，2008.

［63］中国国家处方集编委会. 中国国家处方集（儿童版）. 北京：人民军医出版社，2013.

［64］中国国家处方集编委会. 中国国家处方集. 北京：人民军医出版社，2010.

［65］国家药典委员会. 中华人民共和国药典临床用药须知（2010 年版）. 北京：中国医药科技出版社，2011.

［66］叶飞，张静，张喆，等. 外源性磷酸肌酸在心脏手术中对心脏保护作用的 Neta 分析. 中国药房，2015（3）：356-358.

致读者

　　本系列图书中介绍的药物剂量和用法是编委专家根据当前医疗观点和临床经验并参考本书附录中的相关文献资料慎重制定的，并与通用标准保持一致，编校人员也尽了最大努力来保证书中所推荐药物剂量的准确性。但必须强调的是，临床医师开出的每一个医嘱都必须以自己的理论知识、临床实践为基础，以高度的责任心对患者负责。本书列举的药物用法和用量主要供临床医师参考，并且主要针对疾病诊断明确、临床表现典型的患者。读者在选用药物时，还应该认真研读药品说明书中所列出的适应证、禁忌证、用法、用量、不良反应等，并参考《中华人民共和国药典》《中国国家处方集》等权威著作为据。此书仅为参考，我社不对使用此书所造成的医疗后果负责。

中国协和医科大学出版社

《临床路径治疗药物释义》编辑室